Gröber
Orthomolekulare Medizin

Orthomolekulare Medizin

Ein Leitfaden für Apotheker und Ärzte

Von Uwe Gröber, Frankfurt

Mit 11 Abbildungen und 75 Tabellen

Wissenschaftliche Verlagsgesellschaft mbH Stuttgart 2000

Anschrift des Verfassers:

Uwe Gröber
Rat-Beil-Str. 11
60318 Frankfurt

Die Deutsche Bibliothek – CIP-Einheitsaufnahme
Gröber, Uwe:
Orthomolekulare Medizin : ein Leitfaden für Apotheker und Ärzte / Uwe Gröber. – Stuttgart : Wiss. Verl.-Ges., 2000
   ISBN 3-8047-1758-6

Ein Markenzeichen kann warenzeichenrechtlich geschützt sein, auch wenn ein Hinweis auf etwa bestehende Schutzrechte fehlt.

Jede Verwertung des Werkes außerhalb der Grenzen des Urheberrechtsgesetzes ist unzulässig und strafbar. Dies gilt insbesondere für Übersetzung, Nachdruck, Mikroverfilmung oder vergleichbare Verfahren sowie für die Speicherung in Datenverarbeitungsanlagen.
© 2000 Wissenschaftliche Verlagsgesellschaft mbH, Birkenwaldstr. 44, D-70191 Stuttgart
Printed in Germany
Satz und Druck: Gulde-Druck GmbH, Tübingen
Umschlaggestaltung: Atelier Schäfer, Esslingen

„Lass die Nahrung deine Medizin sein
und Medizin deine Nahrung!"

Hippokrates von Kos

Vorwort

Die orthomolekulare Medizin beruht auf der Erkenntnis, dass am Alterungsprozess und an der Entstehung chronisch-degenerativer Krankheiten ein Mangel oder ein Ungleichgewicht an essenziellen Mikronährstoffen beteiligt ist. Für die normale Entwicklung und langfristige Aufrechterhaltung der Gesundheit ist eine ausreichende Versorgung mit Vitaminen, Mineralstoffen, Spurenelementen, Amino- und essenziellen Fettsäuren unentbehrlich. Nur die wenigsten von ihnen können gespeichert werden, so dass eine unzureichende Zufuhr mit der Nahrung sehr rasch zu mehr oder weniger stark ausgeprägten Defiziten und damit zu komplexen Störungen von Zellen und Organsystemen führt. Die regelmäßige Versorgung unseres Organismus mit bioaktiven Nährstoffen wird damit zum entscheidenden Kriterium für einen ausreichenden Schutz vor der Entwicklung ernährungsbedingter Erkrankungen.

Das vergangene Jahrhundert hat für die Medizin eine Vielzahl neuer Methoden und Modelle gebracht. Wir haben unsere Kenntnisse auf dem Gebiet der Molekularbiologie und Pathophysiologie explosionsartig erweitert. Dennoch stellt uns die extreme Zunahme ernährungsbedingter Erkrankungen wie Arteriosklerose, Diabetes mellitus und Krebs weiterhin vor eine große medizinische und ökonomische Herausforderung. Die an der Entstehung dieser Krankheiten beteiligten Faktoren gehen auf komplexe und zusammenhängende Systemstörungen des Organismus zurück. Die erfolgreiche Therapie dieser Erkrankungen erfordert daher eine ganzheitliche Betrachtung der Krankheitsursachen und macht neue therapeutische Ansätze, insbesondere im Bereich der Prävention, notwendig. Der gezielte Einsatz von Mikronährstoffen in der Vorbeugung und Therapie ernährungsbedingter Krankheiten seitens der orthomolekularen Medizin hat sich dabei zu einer wertvollen Ergänzung der Schulmedizin entwickelt.

Das vorliegende Buch wendet sich in erster Linie an Apotheker, praktizierende Mediziner und Ernährungswissenschaftler. Es ist in vier Teile gegliedert und wird eingeleitet von einem Abschnitt über die Grundlagen der orthomolekularen Medizin an den sich ein Kapitel über Ernährung und ernährungsbedingte Krankheiten anschließt. Im zweiten Teil wird die physiologische und therapeutische Bedeutung der einzelnen Mikronährstoffe ausführlich beschrieben. Wichtige Zivilisationskrankheiten wie Arteriosklerose, Diabetes, Katarakt, Krebs und Osteoporose sowie mögliche therapeutische Interventionen seitens der orthomolekularen Medizin werden im dritten Teil des Buches vorgestellt.

Bei den Mitarbeitern der Wissenschaftlichen Verlagsgesellschaft Stuttgart, besonders bei Frau Sibylle Sauer, möchte ich mich für die stete Hilfsbereitschaft bedanken, mit der sie geholfen haben, meine Wünsche bezüglich der Ausstattung und Gestaltung dieses Buches zu realisieren. Besonderer Dank gebührt meiner Mutter und meiner Frau Eva für ihre Geduld und Unterstützung bei der Erstellung des Manuskripts.

Frankfurt, Sommer 2000   Uwe Gröber

Inhaltsverzeichnis

Vorwort VII
Abkürzungen XIII

Teil I
Allgemeiner Teil

1	**Orthomolekulare Medizin**	3	**2**	**Ernährung**	13
1.1	Einführung	3	2.1	Einführung	13
1.2	Geschichte und Definition	4	2.2	Der Homo orthomolecularis und die	
1.2.1	Geschichte	4		Ernährung unserer Vorfahren	14
1.2.2	Definition	4	2.3	„Mangel im Überfluss" – die modernen	
1.3	Wirkstoffe in der orthomolekularen			Ernährungsgewohnheiten	15
	Therapie	5	2.4	Vollwertige Ernährung	15
1.4	Grundregeln der orthomolekularen		2.4.1	Kohlenhydrate	16
	Medizin	5	2.4.2	Proteine	17
1.5	Empfehlungen zur Dosierung und		2.4.3	Fette	18
	Anwendungsdauer	6	2.4.4	Ballaststoffe	19
1.6	Biochemische Individualität – Nährstoff-		2.4.5	Wasser	20
	bedarf als individuelle Größe	8	2.4.6	Säure-Basen-Haushalt	20
1.7	Entwicklung eines Mikronährstoffmangels	9	2.4.7	Chronische Übersäuerung (latente	
1.8	Diagnose eines Mikronährstoffmangels ..	10		Azidose)	20
1.8.1	Haar-Mineral-Analyse	10	2.4.8	Mikronährstoffe	21
1.8.2	Ermittlung des optimalen individuellen		2.4.9	Ernährungsregeln (nach Empfehlungen	
	Vitamin C-Bedarfs	11		der DGE)	21
1.9	Kennzeichen orthomolekularer Produkte .	11			

Teil II
Mikronährstoffe in der orthomolekularen Medizin

3	**Vitamine**	25	3.2.7	Vitamin B_{12} (Cyanocobalamin)	49
3.1	Einführung	25	3.2.8	Folsäure (Pteroylglutaminsäure)	52
3.2	Wasserlösliche Vitamine	26	3.2.9	Biotin (Vitamin H)	56
3.2.1	Vitamin C (L-Ascorbinsäure)	26	3.3	Fettlösliche Vitamine	58
3.2.2	Vitamin B_1 (Thiamin)	36	3.3.1	Vitamin A (Retinol)	58
3.2.3	Vitamin B_2 (Riboflavin)	39	3.3.2	β-Carotin und Carotinoide	63
3.2.4	Vitamin B_3 (Niacin/Niacinamid)	41	3.3.3	Vitamin E	67
3.2.5	Vitamin B_5 (Pantothensäure) und		3.3.4	Vitamin D (Colecalciferol)	71
	Pantethin	44	3.3.5	Vitamin K (Phyllochinone)	74
3.2.6	Vitamin B_6 (Pyridoxin, Pyridoxal,		3.4	Vitaminoide	77
	Pyridoxamin)	46	3.4.1	α-Liponsäure	77

3.4.2	L-Carnitin	78	5.4.1	Endogene enzymatische Scavenger	134
3.4.3	Coenzym Q10 (Ubichinon 10)	84	5.4.2	Nicht-enzymatische hydrophile Scavenger	135
3.4.4	Orotsäure	87	5.4.3	Nicht-enzymatische lipophile Scavenger	135
3.4.5	Cholin	88	5.4.4	Pflanzliche Antioxidanzien	136
			5.5	Synergismus der Antioxidanzien	136

4 Mineralstoffe und Spurenelemente . 90

- 4.1 Einführung 90
- 4.2 Mineralstoffe 90
- 4.2.1 Calcium 90
- 4.2.2 Magnesium 94
- 4.2.3 Kalium 99
- 4.2.4 Natrium 101
- 4.2.5 Phosphor 103
- 4.3 Spurenelemente 104
- 4.3.1 Selen 104
- 4.3.2 Zink 108
- 4.3.3 Eisen 114
- 4.3.4 Jod 117
- 4.3.5 Fluor 119
- 4.3.6 Chrom 121
- 4.3.7 Kupfer 124
- 4.3.8 Mangan 126
- 4.3.9 Molybdän 127
- 4.3.10 Bor 128
- 4.3.11 Vanadium 129

5 Antioxidanzien, freie Radikale und oxidativer Stress 130

- 5.1 Einführung 130
- 5.2 Freie Radikale 131
- 5.3 Freie Radikale und oxidativer Stress 131
- 5.4 Antioxidanzien – „biologische Rostschutzmittel" 133

6 Essenzielle mehrfach ungesättigte Fettsäuren 137

- 6.1 Einführung 137
- 6.1.1 Vorkommen in Nahrungsmitteln 137
- 6.2 Verhältnis von Ω-3- zu Ω-6-Fettsäuren . 140
- 6.2.1 Ω-3-Fettsäuren 140
- 6.2.2 Ω-6-Fettsäuren 144

7 Aminosäuren 146

- 7.1 Einführung 146
- 7.2 Aminosäuren in der orthomolekularen Medizin 147
- 7.2.1 L-Arginin 147
- 7.2.2 L-Glutamin 150
- 7.2.3 L-Glutaminsäure 152
- 7.2.4 L-Glutathion und L-Cystein 153
- 7.2.5 Glycin 157
- 7.2.6 L-Histidin 158
- 7.2.7 L-Lysin 159
- 7.2.8 L-Methionin 160
- 7.2.9 S-Adenosylmethionin 162
- 7.2.10 D,L-Phenylalanin und L-Tyrosin 162
- 7.2.11 Taurin 164
- 7.2.12 L-Tryptophan 166
- 7.2.13 Verzweigtkettige Aminosäuren: Leucin, Isoleucin und Valin 168

Teil III
Orthomolekulare Therapieansätze

8 Herz-Kreislauf-Erkrankungen 173
- 8.1 Arteriosklerose 173
- 8.1.1 Arteriosklerose und oxidativer Stress 174
- 8.1.2 Ernährung und körperliche Aktivität 174
- 8.1.3 Mikronährstoffe 175

9 Immunsystem 180
- 9.1 AIDS 180
- 9.1.1 Gewichtsverlust und Ernährung 180
- 9.1.2 AIDS und oxidativer Stress 181
- 9.1.3 Mikronährstoffe 181
- 9.2 Krebs 185
- 9.2.1 Freie Radikale und Krebs 185
- 9.2.2 Krebs und Ernährung 185
- 9.2.3 Mikronährstoffe 187
- 9.3 Herpes simplex 191
- 9.3.1 Ernährung und Mikronährstoffe 191

10 Diabetes mellitus 194
- 10.1 Diabetische Gefäßerkrankungen 194
- 10.1.1 Pathogenese der Gefäßerkrankungen beim Diabetiker 195
- 10.2 Ernährung 196
- 10.2.1 Mikronährstoffe 197

11 Hauterkrankungen 200
- 11.1 Akne 200
- 11.1.1 Ernährung 200

11.1.2	Mikronährstoffe	200	16	**Asthma bronchiale und allergische Rhinitis**	221
11.2	Neurodermitis	202			
11.2.1	Ernährung	202	16.1	Asthma bronchiale	221
11.2.2	Mikronährstoffe	202	16.1.1	Mikronährstoffe	221
11.3	Psoriasis vulgaris	203	16.2	Allergische Rhinitis	223
11.3.1	Ernährung und Mikronährstoffe	203	16.2.1	Mikronährstoffe	223
12	**Osteoporose**	206	17	**Katarakt**	225
12.1	Ernährung	206	17.1	Ernährung	225
12.1.1	Mikronährstoffe	206	17.1.1	Mikronährstoffe	226
13	**Prämenstruelles Syndrom**	210	18	**Chronisch entzündliche Darmerkrankungen**	228
13.1	Ernährung	211			
13.1.1	Mikronährstoffe	211	18.1	Ernährung	229
			18.1.1	Mikronährstoffe	230
14	**Schwangerschaft**	213			
14.1	Ernährung	213	19	**Leistungssport**	233
14.1.1	Mikronährstoffe	214	19.1	Ernährung	233
			19.1.1	Mikronährstoffe	234
15.	**Erkrankungen des rheumatischen Formenkreises**	218			
15.1	Ernährung	218			
15.1.1	Mikronährstoffe	218			

Teil IV
Anhang

Glossar	239
Tabellen: Vitamine – Mineralstoffe – Spurenelemente (DGE)	246
Sachregister	249

Abkürzungen

AA	Arachidonsäure	DHA	Docosahexaensäure
ADI	acceptable daily intake		Dehydroascorbinsäure
AE	Acrodermatitis enterohepatica	DHLA	Dihomo-γ-Linolensäure
AGE	advanced glycosylation end-product	DNS	Desoxyribonukleinsäure
AIDS	acquired immune deficiency syndrome	**E**DRF	endothelial derived relaxing factor
ALC	Acetyl-L-Carnitin	ELF	epithelial lining fluid endothelialer Flüssigkeitsfilm
AMD	altersabhängige Maculadegeneration	EMS	eosinophiles Myalgie-Syndrom
ARC	AIDS-related Complex		
ATBC	α-Tocopherol, β-Carotene Cancer Prevention Study	EPA	Eicosapentaensäure
		EPO	Erythropoetin
ATP	Adenosintriphosphat		evening primrose oil
AV-Block	atrioventrikulärer Herzblock		
AZT	Azidodesoxythymidin	**F**AD	Flavinadenindinucleotid
		FDA	Food and Drug Administration
BCAA	branched-chain amino acids		
BH4	Tetrahydrobiopterin	FEV1	forciertes expiratorisches Volumen in der ersten Sekunde
BPH	benigne Prostatahyperplasie		
CARET	Carotene and Retinol Efficacy Trial	FMN	Flavinmononucleotid
		FS	Fettsäuren
CAT	Katalase	FVC	Einsekundenkapazität
CED	chronisch entzündliche Darmerkrankungen	**G**-6-PDH	Glucose-6-Phosphat-Dehydrogenase
CHAOS	Cambridge Heart Antioxidant Study	GABA	γ-Aminobuttersäure
CoA	Coenzym A	GDH	Glutamatdehydrogenase
CoQ10	Coenzym Q10	GIT	Gastrointestinaltrakt
CRH	corticotropin releasing hormone	GLA	γ-Linolensäure
		GSH	reduziertes Glutathion
		GSH-Px	Glutathionperoxidase
DART	diet and reinfaction trial	GSSG	oxidiertes Glutathion
DGE	Deutsche Gesellschaft für Ernährung	GTF	Glucosetoleranzfaktor
DGZMK	Deutsche Gesellschaft für Zahn-, Mund- und Kieferheilkunde	**H**b	Hämoglobin
		HDL	high density lipoprotein
		HIV	human immundeficiency virus

HRT	hormone replacement therapy	paV	periphere arterielle Verschluß-krankheit
HSV	Herpes simplex Virus		
		PGE1	Prostaglandin E1
I.E.	Internationale Einheiten	PKU	Phenylketonurie
IF	intrinsic factor	PLP	Pyridoxal-5-Phosphat
IgE	Immunglobulin E	PMS	prämenstruelles Syndrom
IGF	insulin-like growth factor	PPS	Post-Polio-Syndrom
IL	Interleukin	PUFA	polyunsaturated fatty acids
INH	Isoniazid		
IPP	Isopentenylpyrophosphat	RBP	Retinol-bindendes Protein
		RDA	recommended dietary allowances for vitamines and minerals
KG	Körpergewicht		
KH	Kohlenhydrate		
KHK	koronare Herzkrankheit	RNS	Ribonukleinsäure
KMT	Knochenmarkstransplantation	RNA	
		ROS	reaktive Sauerstoffspezies
LA	Linolensäure		
LCT	langkettige Triglyceride	SAM	S-Adenosylmethionin
LDL	low density lipoprotein	SH-	Sulfhydryl-
Lp (a)	Lipoprotein (a)	SOD	Superoxiddismutase
LTC4		SRS-A	slow reacting substances of anaphylaxis
LTD4			
		SSRI	selektive Serotonin-Wiederaufnahme-Hemmer
MAO	Monoaminooxidase		
MCT	mittelkettige Triglyceride	STH	Somatropin
MGP	Matrix-Gla-Protein		
MS	Multiple Sklerose	T3	Trijodthyronin
MTX	Methotrexat	T4	Thyroxin
		TB	therapeutische Breite
NAC	N-Acetylcystein	THF	Tetrahydrofolsäure
NAD/ NADH	Nicotinamidadenindinukleotid	FH4	
		TNF	Tumornekrosefaktor
NADP/ NADPH	Nicotinamidadenindinukleotidphosphat	TPP	Thiaminpyrophosphat
		TRH	thyreotropin releasing hormone
NIDDM	Non-insulin-dependent diabetes mellitus		
		TSH	Thyreotropin
NK	Natürliche Killerzellen	TXA2	Thromboxan A2
NMDA	N-Methyl-D-Aspartat		
NO	Stickstoffmonoxid	UNICEF	
NOS	Stickstoffmonoxid-Synthase	USDA	United States Departement of Agriculture
NSAR	nichtsteroidale Antirheumatika		
		UV	ultraviolett
NYHA	New York Heart Association		
		WHO	World Health Organisation
PABA	para-Aminobenzoesäure		
PAK	polyzyklische aromatische Kohlenwasserstoffe	ZNS	zentrales Nervensystem

Teil I
Allgemeiner Teil

1 Orthomolekulare Medizin

1.1 Einführung

In den westlichen Industrienationen gehörten zu Beginn des 20. Jahrhunderts Infektionskrankheiten zu den Hauptursachen für die Mehrheit aller Todesfälle. Durch den rasanten medizinischen Fortschritt hat sich das Bild vollständig gewandelt. Heute sind chronische Krankheiten wie Herz-Kreislauf-Erkrankungen und Krebs überwiegend für die Mehrzahl der Todesfälle verantwortlich. Aufgrund der wachsenden Erkenntnisse über die an der Entwicklung dieser Erkrankungen beteiligten Faktoren (Ernährung, Rauchen, Alkohol, Umweltbelastung) bietet sich die Chance, durch eine gesunde Ernährung und Lebensführung der Entstehung dieser Krankheiten vorzubeugen und bis ins hohe Alter Vitalität und Leistungsfähigkeit zu bewahren.

Der Pionierarbeit bedeutender Naturwissenschaftler dieses Jahrhunderts, wie Albert Szent-Györgi und Linus Pauling, ist es zu verdanken, dass das wissenschaftliche Interesse an der Bedeutung von Mikronährstoffen für die Prävention und die Therapie chronischer Erkrankungen in den letzten Jahrzehnten stark zugenommen hat. Die klassische Rolle der Mikronährstoffe im Hinblick auf die Verhütung von Mangelkrankheiten ist in den Hintergrund gerückt. Ihre neue Rolle besteht in der Optimierung der Gesundheit und Prävention chronischer Erkrankungen.

Im Zuge wachsender Erkenntnisse auf dem Gebiet der Biochemie und Vitaminologie hat sich eine relativ neue therapeutische Disziplin etabliert, die zur Prävention und Therapie von Krankheiten gezielt Mikronährstoffe, zum Teil in sehr hohen Dosierungen, einsetzt. Diese neue Therapieform, die sogenannte orthomolekulare Medizin, ist Teil eines ganzheitlichen Therapiekonzeptes, in dessen Mittelpunkt der Mensch als ganze Funktionseinheit steht und nicht nur das einzelne erkrankte und reparaturbedürftige Organ.

Die orthomolekulare Medizin bildet die wissenschaftliche Grundlage für die optimale Versorgung des Organismus mit Vitaminen, Mineralstoffen, Spurenelementen, Amino- und essentiellen Fettsäuren. Ziele der orthomolekularen Medizin sind Prävention chronischer Erkrankungen, Verbesserung der Gesundheit des Einzelnen sowie Erhalt der Vitalität und Leistungsfähigkeit bis ins hohe Alter.

1.2 Geschichte und Definition

1.2.1 Geschichte

Die therapeutische Anwendung von Vitamin B_3 und Vitamin C in der Psychiatrie durch die beiden Ärzte Dr. Abram Hoffer und Dr. Humphry Osmond in den 50er Jahren dieses Jahrhunderts zählt zu den Anfängen der orthomolekularen Medizin. Hoffer und Osmond entwickelten die Hypothese, dass an der Entstehung schizophrener Psychosen ein halluzinogen wirkendes Stoffwechselprodukt des Adrenalins, das sogenannte Adrenochrom („Adrenochrom-Hypothese") beteiligt ist. Aminochrome wie Adrenochrom können bei der Oxidation von Katecholaminen (Adrenalin, Noradrenalin) entstehen. Eine effektive therapeutische Maßnahme zur Senkung des Adrenochromspiegels besteht laut Hoffer und Osmond in der hochdosierten Gabe von Vitamin B_3 und Vitamin C. Vitamin B_3 soll über seine Eigenschaft als Methylgruppen-Akzeptor die Umwandlung von Noradrenalin zu Adrenalin durch die N-Methyl-Transferase verringern, Vitamin C soll die Oxidation von Adrenalin zu Adrenochrom herabsetzen.

In der Behandlung schizophrener Psychosen setzten Hoffer und Osmond Tagesdosen von Niacin/Niacinamid (> 3000 mg/Tag) und Vitamin C (> 1500 mg/Tag) ein, die um ein Vielfaches über den offiziell empfohlenen täglichen Zufuhrempfehlungen für Nährstoffe, den sogenannten RDA's (Recommended Dietary Allowances) lagen. Daher auch der Begriff „Megadosis"-Therapie. Die therapeutischen Erfolge mit diesem Therapieregime publizierten Hoffer und Osmond 1962 im Lancet (1).

1968 formulierte der zweifache Nobelpreisträger Professor Dr. Linus Pauling (1901–1994) in der Zeitschrift Science sein Konzept der orthomolekularen Psychiatrie und legte damit die Grundlage zur gesamten orthomolekularen Medizin (2)(3).

1.2.2 Definition

Der Begriff orthomolekular bedeutet soviel wie die richtigen Moleküle (ortho = gut, richtig; molecular = kleinste Bausteine), im übertragenen Sinne die richtigen Nährstoffe. Zur Aufrechterhaltung einer optimalen Gesundheit ist der Mensch auf die Zufuhr der richtigen Moleküle bzw. lebensnotwendigen Nährstoffe in den Konzentrationen angewiesen, die auch normalerweise in den Körperzellen vorhanden sind. Diese Nährstoffe bilden die Voraussetzung für eine physiologisch intakte Zellfunktion und optimale Leistungsfähigkeit des Organismus (4).

Linus Pauling definierte den Begriff orthomolekulare Medizin wie folgt:

„Orthomolekulare Medizin ist die Erhaltung guter Gesundheit und die Behandlung von Krankheiten durch Veränderung der Konzentrationen von Substanzen im menschlichen Körper, die normalerweise im Körper vorhanden und für die Gesundheit erforderlich sind."

Linus Pauling formulierte mit dieser Definition ein neues Ernährungsparadigma, das nicht mehr, wie etwa die offiziellen Nährstoffzufuhrempfehlungen der Ernährungsgesellschaften, auf der Vorbeugung eines Nährstoffmangels bei gesunden Personen basiert, sondern auf einer individuellen und bedarfsgerechten Versorgung mit essenziellen Nährstoffen.

1.3 Wirkstoffe in der orthomolekularen Therapie

Die in der orthomolekularen Medizin eingesetzten Wirkstoffe sind keine körperfremden Arzneimittel (Xenobiotika) sondern essentielle Mikronährstoffe wie Vitamine, Mineralstoffe, Spurenelemente, Amino- und essenzielle Fettsäuren. Zur Erhaltung optimaler Gesundheit und Leistungsfähigkeit müssen diese Nährstoffe, sogenannte Nutrienten, regelmäßig in ausreichender Menge dem Organismus zugeführt werden.

Die Pharmakologie dieser Mikronährstoffe unterscheidet sich deutlich von der Pharmakologie der Arzneimittel. Mikronährstoffe weisen beispielsweise im Vergleich zu Arzneimitteln eine sehr viel größere therapeutische Breite auf und wirken aufgrund der gegenseitigen Abhängigkeit im Stoffwechsel in Kombination. Die orthomolekulare Medizin versucht daher auch immer die positiven Wechselwirkungen (= Synergismus) zwischen den einzelnen Mikronährstoffen zu berücksichtigen und therapeutisch zu nutzen. Mikronährstoffe sind Wirkstoffe besonderer Art. Dieser Tatsache versucht die orthomolekulare Medizin in der Prävention und Therapie ernährungsbedingter Krankheiten Rechnung zu tragen.

Die Therapieform der orthomolekularen Medizin, d. h. der Einsatz körpereigener Verbindungen zur Vorbeugung und Behandlung zahlreicher Erkrankungen wird in der klassischen Schulmedizin schon seit langem bei verschiedenen Symptomen angewendet. Bekannte Beispiele hierfür sind:

- Vitamin A bei Xerophthalmie
- Vitamin B_{12} in der Behandlung der perniziösen Anämie (Morbus Biermer)
- Vitamin D und Calcium bei Osteoporose und Rachitis
- N-Acetylcystein (NAC) bei Atemwegserkrankungen
- Jod bei der Behandlung von Schilddrüsenerkrankungen
- Nikotinsäure bei Hyperlipidämien.

Auch der Einsatz von Insulin bei Diabetes mellitus oder von natürlichen Hormonen im Rahmen der Hormon-Ersatz-Therapie (Hormone Replacement Therapy, HRT) entspricht diesem Grundprinzip der orthomolekularen Medizin.

1.4 Grundregeln der orthomolekularen Medizin

Die orthomolekulare Medizin beruht auf wissenschaftlichen Methoden, wie

- Pharmakologie und Toxikologie
- Biochemie und Molekularbiologie
- Physiologie und Pathophysiologie
- Ernährungswissenschaften
- Immunologie.

Weg von der Reparaturmedizin hin zur Krankheitsprävention

Die orthomolekulare Medizin versucht durch gezielte Information und Beratung in Ernährungsfragen die Selbstverantwortung des Einzelnen für seine Gesundheit zu fördern und dadurch der Entwicklung von chronischen Krankheiten vorzubeugen.

Beseitigung der Ursachen und nicht nur symptomatische Behandlung

Die orthomolekulare Medizin setzt, im Vergleich zur Schulmedizin, stärker bei der Beseitigung der Krankheitsursachen an und begnügt sich nicht nur mit der Behandlung von Symptomen.

Tab. 1.1: Vergleich orthomolekulare Medizin und Schulmedizin

Orthomolekulare Medizin	Schulmedizin
Bezogen auf Prävention und Ursachen	Häufig nur auf Symptome bezogen
Mikronährstoff-Kombinationen: Synergismus ist erwünscht!	Monosubstanzen
Körpereigene Wirkstoffe (Vitamine, etc.)	Arzneimittel (Xenobiotika)
Hochdosiert	Niedrig dosiert
Hohe therapeutische Breite (TB)	Geringe TB ⇒ Nebenwirkungen!
Dauerhafte Anwendung	

Frühzeitige und langfristige Anwendung

Chronische Erkrankungen entwickeln sich über Jahrzehnte, daher ist zu ihrer Prophylaxe auch nur eine frühzeitige und langfristige Anwendung von Mikronährstoffen sinnvoll.

Kein Mikronährstoff wirkt allein

Mikronährstoffe spielen im Intermediärstoffwechsel zusammen wie ein großes Orchester. Fehlt eines der Instrumente oder ist eine Stimme nicht besetzt, ist die musikalische Harmonie eingeschränkt. Die orthomolekulare Medizin wird vor allem zur Prävention und in der Therapie chronischer Erkrankungen, denen komplexe und vielfältige Ursachen zugrunde liegen, eingesetzt. Aus diesem Grund werden in der Regel Kombinationen von Mikronährstoffen (z. B. Antioxidanzien) anstatt Monosubstanzen angewandt.

Die orthomolekulare Medizin ist kein Allheilmittel und keine Alternative zur Schulmedizin

Die orthomolekulare Medizin kann und will eine notwendige schulmedizinische Therapie nicht ersetzen, sondern vielmehr durch eine gesunde Ernährung und Lebensführung sinnvoll ergänzen. Sie bildet damit keine Alternative zur etablierten Schulmedizin, sondern ist eine Art natürlicher Partner (siehe Tab. 1.1). Im angelsächsischen Raum wird die orthomolekulare Medizin daher auch zur „komplementären Medizin" gerechnet.

1.5 Empfehlungen zur Dosierung und Anwendungsdauer

Vitamine

Mit Ausnahme der fettlöslichen Vitamine A, D und K werden Vitamine in der Regel hochdosiert.

Mineralstoffe und Spurenelemente

Im Gegensatz zu Vitaminen kann bei Mineralstoffen und Spurenelementen durch Dosierungen über dem physiologischen Bedarf im Allgemeinen kein zusätzlicher positiver Effekt erzielt werden. Bei Mineralstoffen und Spurenelementen sollte daher auf die Zufuhr der empfohlenen Mindestmengen geachtet und langfristige Dosierungen über den zulässigen Höchstmengen vermieden werden.

Antioxidanzien

Die Gruppe der Antioxidanzien bildet das beste Beispiel dafür, dass eine vollwertige und naturgemäße Ernährung zur optimalen Deckung des Mikronährstoffbedarfs nicht immer ausreicht. Die tägliche Aufnahme von 400 bis 800 I.E. Vitamin E, die in der CHAOS-Studie über einen Zeitraum von zwei Jahren zu einer deutlichen Reduktion eines nicht tödlichen Herzinfarktes führte, kann unmöglich über die Nahrung aufge-

Tab. 1.2: Allgemeine Dosierungsempfehlungen für Vitamine und andere essentielle Mikronährstoffe zur Prävention klassischer Zivilisationskrankheiten sowie zur Erhaltung guter Gesundheit und Vitalität

Mikronährstoff	Tägliche Zufuhrempfehlung
Vitamine	
• Fettlöslich	
Vitamin A (Retinol)	2000–5000 I.E.
β-Carotin/Carotinoide	5– 20 mg
Vitamin D	100– 400 I.E.
Vitamin E	200– 500 I.E.
Vitamin K	30– 150 µg
• Wasserlöslich	
Vitamin C	200–1000 mg
Vitamin B-Komplex	
Vitamin B_1 (Thiamin)	10– 50 mg
Vitamm B_2 (Riboflavin)	10– 50 mg
Vitamin B_3 (Niacin/Niacinamid)	20– 200 mg
Vitamin B_5 (Panthotensäure)	10– 100 mg
Vitamin B_6 (Pyridoxin)	10– 50 mg
Vitamin B_{12} (Cyanocobalamin)	10– 50 µg
Folsäure	400– 800 µg
Biotin	100– 300 µg
Cholin	10– 100 mg
Inositol	10– 100 mg
Mineralstoffe	
Calcium	500–1200 mg
Magnesium	250– 500 mg
Kalium	100– 500 mg (Der Bedarf von 2 bis 4 g Kalium pro Tag wird in der Regel durch die Ernährung abgedeckt.)
Spurenelemente	
Chrom	50– 200 µg
Jod	100– 200 µg
Eisen	10– 30 mg
Kupfer	1– 3 mg
Mangan	2– 10 mg
Molybdän	75– 200 µg
Selen	70– 100 µg
Zink	10– 15 mg
Ω-3-Fettsäuren	1– 1,5 g
Coenzym Q10	30– 60 mg
Bioflavonoide (Quercetin, Rutin)	100– 500 mg

nommen werden, ohne gleichzeitig zu viel unnötiges Fett zu verzehren.

Antioxidanzien werden hoch dosiert. Aufgrund ihrer gegenseitigen Abhängigkeit in der Redoxkette empfiehlt sich immer die Gabe einer ausgewogenen Kombination anstatt einer hochdosierten Gabe eines einzelnen Antioxidans.

Anwendungsdauer

Chronische Erkrankungen wie koronare Herzkrankheit (KHK), Katarakt und Krebs entwickeln sich über Jahrzehnte. Zur Prävention dieser Zivilisationskrankheiten ist daher nur eine langfristige und regelmäßige Substitution von Mikronährstoffen – bereits in jungen Jahren – sinnvoll.

Praktischer Hinweis

In der Prävention und Therapie der klassischen Zivilisationskrankheiten wird als Grundlage eine qualitativ hochwertige und ausgewogene Multivitamin-Mineralstoff-Kombination empfohlen (siehe Tab. 1.2). Zusätzlich empfiehlt sich eine Kombination von Antioxidanzien sowie die regelmäßige Aufnahme von Omega-3-Fettsäuren in Form von Fischöl-Kapseln und kaltgepresstem Leinsamenöl (1 bis 2 Esslöffel pro Tag).

Die Tagesdosis sollte nicht auf einmal eingenommen, sondern generell über den Tag verteilt werden. Dadurch wird die Bioverfügbarkeit der einzelnen Mikronährstoffe gesteigert und unnötige Verluste infolge erhöhter Ausscheidung über den Urin vermieden.

1.6 Biochemische Individualität – Nährstoffbedarf als individuelle Größe

Der Begriff „biochemische Individualität" beschreibt ein Konzept, das auf der Arbeit des Biochemikers Dr. Roger Williams basiert (5)(6). Dahinter steht folgender Grundgedanke: Genauso wie es von Mensch zu Mensch Unterschiede in körperlichen und geistigen Fähigkeiten gibt, existieren grundlegende Unterschiede auf biochemischer Ebene und damit auch im individuellen Nährstoffbedarf. Der Nährstoffbedarf des Einzelnen wird von zahlreichen Faktoren beeinflusst. Dazu gehören:

- Alter, Gewicht, Körpergröße und Geschlecht
- Schwangerschaft und Stillzeit
- Ernährungsgewohnheiten
- Arzneimittel
- Rauchen und Alkoholkonsum
- Stress
- Intensität der Leistung: Körperliche Aktivität, Sport
- Verwertungsmöglichkeiten der zur Verfügung stehenden Nährstoffe
- Gesundheitsstatus: Krankheit, Operationen, Chemotherapie.

Die nationalen (DGE) und internationalen (National Research Council, FDA) Empfehlungen zur Nährstoffzufuhr wurden mit dem Ziel entwickelt, die Häufigkeit klassischer Nährstoffmangelerkrankungen wie Skorbut (Vitamin C), Pellagra (Niacin) oder Beriberi (Vitamin B_1) zu reduzieren. Dementsprechend wurden die empfohlenen Aufnahmemengen so festgelegt, dass sie nur knapp über den Dosierungen zur Verhütung dieser Mangelerkrankungen bei bestimmten Bevölkerungsgruppen liegen. Die Grundlagen dieser Empfehlungen bilden Untersuchungen an gesunden jungen Freiwilligen, die nicht rauchen, keinen Alkohol trinken und keinen Umweltbelastungen ausgesetzt sind. Der individuelle Nährstoffbedarf des Einzelnen („biochemische Individualität"), mit Ausnahme von Schwangerschaft und Stillzeit, wird trotz sogenannter Sicherheitszuschläge durch diese Empfehlungen nicht erfasst.

Paradoxerweise wird der Nährstoffbedarf älterer Menschen aus dem Datenmaterial junger Menschen abgeleitet, ungeachtet der Tatsache, dass sich im Alter viele Faktoren addieren, die zu einer mangelhaften Nährstoffversorgung führen können:

- Unausgewogene und unzureichende Nahrungsaufnahme durch reduzierten Grundumsatz und verminderte Stoffwechselaktivität
- Schleimhautveränderungen und dadurch bedingte Resorptionsstörungen
- erforderliche Dauermedikation aufgrund chronischer Erkrankungen
- Zahnprobleme
- Körperliche Behinderung
- Psychische Störungen: Depressionen und Demenz
- Die oxidative Belastung nimmt im Alter zu: Oxidative Schäden an Enzymen, Zellmembranen und DNA ↑
  Belastung des zellulären Stoffwechsels ↑
  Körpereigene Reparaturprozesse und Abwehrfunktion ↓
  → Risiko für Free Radical Diseases (KHK, Krebs, Katarakt) ↑.

Alte Menschen weisen häufig einen Mangel an den Vitaminen der B-Gruppe (B_1, B_2, B_6, Folsäure), Vitamin C und den fettlöslichen Vitaminen E und D auf. Auch die Zufuhr von Calcium und Zink ist oft nur unzureichend.

Die Betrachtung der „biochemischen Individualität" verdeutlicht, dass es äußerst schwierig ist, den Nährstoffbedarf zu standardisieren, da der Nährstoffbedarf des Einzelnen signifikant von dem der offiziell ausgesprochenen Empfehlungen abweicht.

1.7 Entwicklung eines Mikronährstoffmangels

Die Entwicklung eines Vitaminmangels ist die Folge einer lang andauernden Unterversorgung des Organismus mit essenziellen Nährstoffen, an deren Ende charakteristische Krankheitssymptome und irreversible Schäden stehen. Der Nachweis eines Nährstoffmangels, vor allem latenter und marginaler Mangelzustände, ist allerdings genauso schwierig wie die Festlegung eines allgemeinen Nährstoffbedarfs.

Die Reaktionsabläufe im Intermediärstoffwechsel beruhen auf einem komplexen Zusammenspiel vieler unterschiedlicher exogener und endogener Wirkstoffe. Zahlreiche Vitamine, vor allem die Vitamine der B-Gruppe, sind nur Vorläufer ihrer eigentlichen physiologisch aktiven Coenzyme. Einzelne Mikronährstoffe greifen in den Stoffwechsel anderer Mikronährstoffe ein, so dass ein klinisch erkennbarer Vitaminmangel gleichzeitig mehrere Vitamine betreffen kann. Auch die Speicherfähigkeit eines Vitamins bestimmt, wie schnell sich eine unzureichende Versorgungslage entwickelt.

Mineralstoffe und Spurenelemente wie z. B. Magnesium und Zink üben ihre physiologischen Funktionen überwiegend auf zellulärer Ebene aus. Da bei normalen Serumspiegeln die zellulären Speicher schon entleert sein können, ermöglichen die gemessenen Serumspiegel nicht immer Rückschlüsse auf die tatsächliche Versorgungslage. Normale Serumwerte schließen daher nicht immer einen Mangel aus.

Brubacher hat die Entwicklung eines Vitaminmangels in verschiedene Stadien eingeteilt, wobei die Übergänge zwischen den einzelnen Stadien fließend sind (siehe Tab. 1.3).

Der Organismus versucht zunächst das reduzierte Vitaminangebot auszugleichen, indem er auf die körpereigenen Vitamindepots zurückgreift und die Ausscheidung über den Urin reduziert (1. und 2. Stadium). Die Vitaminkonzentrationen im Plasma und Urin nehmen weiter ab und es kommt zu einer Aktivitätsabnahme vitaminabhängiger Enzyme (3. Stadium: latenter Mangel). Das 4. Stadium ist durch unspezifische Symptome, wie Erkältungen (Vitamin C), eingeschränkte körperliche und geistige Leistungsfähigkeit gekennzeichnet, die sich aufgrund mangelnder Spezifität häufig einer Diagnose entziehen. Schreitet die Unterversorgung weiter fort, entwickeln sich im 5. Stadium (Hypovitaminose) charakteristische Vitaminmangelsymptome, die durch eine Substitution wieder korrigiert werden könnten. Im 6. Stadium

Tab. 1.3: Stadien des Vitaminmangels nach Brubacher

Stadium	Körperbestand (Gewebespeicher)	Kompensation im Plasma und Urin	Aktivität Vitaminabhängiger Enzyme	Klinische Symptome
1	Langsam ↓	–	–	–
2	Weitere ↓	Blutspiegel ↓ Ausscheidung über Urin ↓	↓	–
3	Weitere ↓	Blutspiegel ↓	Eingeschränkt	Latenter Mangel
4	↓	↓	↓	Unspezifische Symptome
5	↓	↓	↓	Charakteristische Symptome
6	↓	↓	↓	Irreversible Organschäden

(Avitaminose) kommt es schließlich zu schweren irreversiblen Organschäden, die im Fall von Vitamin A zur Erblindung und bei Vitamin C zur schweren Herzschädigung und zum Tode führen (7).

Echte Avitaminosen sind in den westlichen Industrienationen selten, latente Mangelzustände treten dagegen relativ häufig auf. Die Problematik eines latenten Vitaminmangels besteht zum einen darin, dass bei plötzlich erhöhter körperlicher Belastung (z. B. Fieber, grippaler Infekt, Sport) der bisher latente Mangelzustand in einen klinisch manifesten Mangel übergehen kann und dass die mit einem jahrelang andauernden latenten Mangel verbundenen gesundheitlichen Schäden und Langzeitfolgen (Krebs, kardiovaskuläre Erkrankungen) nur schwierig abgeschätzt werden können.

1.8 Diagnose eines Mikronährstoffmangels

Grundlage für eine gezielte Substitution von Mikronährstoffen im Rahmen der orthomolekularen Therapie ist ein ausführliches Beratungsgespräch, in dessen Verlauf eine umfassende Dokumentation der Ernährungsgewohnheiten, der Krankheitsgeschichte und des klinischen Befundes des Patienten erfasst wird. Auch Wechselwirkungen zwischen Mikronährstoffen und Arzneimitteln sollten berücksichtigt werden.

Bei der Diagnose von Nährstoffmangelzuständen greift die orthomolekulare Medizin auf die klassischen laborchemischen Analysen wie Blut- und Urinuntersuchungen zurück. Latente Mangelzustände können sich allerdings diesen Messverfahren entziehen. So erlauben Serumanalysen häufig keinen Rückschluss auf die tatsächliche Versorgungslage mit einem Mikronährstoff. Bei normalen Serumwerten von Elementen wie Magnesium oder Zink, die überwiegend intrazellulär vorliegen, kann nicht unbedingt ein Mangel ausgeschlossen werden. In Erythrozyten ist beispielsweise etwa dreimal soviel Magnesium enthalten wie im Serum. Bestimmungen, die auch die Nährstoffkonzentrationen der Blutzellen erfassen, sind daher häufig diagnostisch wertvoller.

Neben den klassischen diagnostischen Verfahren haben sich in der orthomolekularen Medizin weitere Diagnoseverfahren wie die Haar-Mineral-Analyse und die Ermittlung des optimalen individuellen Vitamin C-Bedarfs nach Cathcart etabliert.

1.8.1 Haar-Mineral-Analyse

Die Haar-Mineral-Analyse wird vor allem zum Nachweis chronisch ausgeprägter Elektrolytmangelzustände und bei Schwermetallvergiftungen eingesetzt. Die Bedeutung der Haar-Mineral-Analyse liegt dabei nicht nur in der Bestimmung des Mineral- und Spurenelementstatus, sondern sie liefert auch wertvolle Hinweise über das Verhältnis der verschiedenen Elemente zueinander.

Zur Untersuchung werden in der Regel etwa 0,2 bis 0,5 g Kopfhaare oder Schamhaare verwendet, die nach Entnahme zur Analyse in ein spezielles Labor geschickt werden. Hier erfolgt nach Reinigung die Bestimmung des Mineralstoff- und Spurenelementgehaltes mittels computergestützter Massenspektroskopie.

Exogene Einflüsse wie Haarpflege und -färbemittel (Auswaschung!) können das Untersuchungsergebnis verfälschen. Bei Haarwachstumsstörungen besteht zudem die Möglichkeit, dass durch das verzögerte Haarwachstum ein Spurenelement (z. B. Zink) in den Haaren akkumuliert und dadurch falsch hohe Werte angezeigt werden. Zur Untersuchung sind daher nur Haare, die sich in der Wachstumsphase befinden, geeignet.

Die Haar-Mineral-Analyse ist keine Alternative zu den klassischen Diagnoseverfahren wie Blut- und Urinuntersuchungen, sondern nur eine sinnvolle Ergänzung.

1.8.2 Ermittlung des optimalen individuellen Vitamin C-Bedarfs

Nach Untersuchungen des amerikanischen Arztes Dr. Robert F. Cathcart entspricht der optimale individuelle Vitamin C-Bedarf derjenigen Dosis, die der Darm gerade noch verträgt, ohne mit Durchfall zu reagieren („Titrating to Bowel Tolerance" – Ermittlung der Darmverträglichkeitsgrenze). Diese orale Darmverträglichkeitsgrenze ist bei kranken Patienten als Zeichen eines erhöhten Vitamin C-Bedarfs um ein Vielfaches höher als beim Gesunden. Die ermittelte optimale Dosis steht nach Cathcart in direktem Verhältnis mit der Verbesserung und Linderung der jeweiligen Krankheitssymptome. Gesunde Personen vertragen pro Tag orale Vitamin C-Gaben von 10 bis 15 g, aufgeteilt in 4 bis 8 Einzelgaben. Bei schweren Krankheiten wie Hepatitis, Krebs oder AIDS (8) kann die Darmverträglichkeitsgrenze zum Teil sogar bei 100 bis 200 g Vitamin C pro Tag liegen (9).

Zur Ermittlung der individuellen Darmverträglichkeitsgrenze wird in der Regel mit einer oralen Anfangsdosis von 3 bis 6 g Vitamin C pro Tag, aufgeteilt in mehrere Einzelgaben (z. B. 3 × 1 g Vitamin C in Orangensaft) begonnen und jeden Tag um 2 g Vitamin C, bis zum Auftreten eines weichen Stuhls oder einer laxativen Wirkung, erhöht. Danach wird schrittweise die Vitamin C-Dosis um 1 bis 2 g bis zum Abklingen dieser Symptome reduziert. Die so ermittelte Dosis entspricht nach Cathcart dem tatsächlichen individuellen Vitamin C-Bedarf.

Anmerkung: Die orale Vitamin C-Aufnahme wird durch die Resorptionsquote und die Darmverträglichkeit begrenzt. Sollen hohe Vitamin C-Plasmaspiegel erzielt werden, ist eine parenterale Gabe notwendig.

1.9 Kennzeichen orthomolekularer Produkte

- Die in der orthomolekularen Medizin eingesetzten Wirkstoffe sind biochemisch definiert und in der Herstellung standardisiert. Es sind Vitamine, Mineralstoffe, Spurenelemente, Aminosäuren und essenzielle Fettsäuren, Enzyme und sekundäre Pflanzeninhaltsstoffe (z. B. Bioflavonoide).
- Die verwendeten Nährstoffe werden überwiegend aus natürlichen und schadstofffreien Ressourcen gewonnen. Beispiel: Eine bedeutende natürliche Quelle für Betacarotin und gemischte Carotinoide ist die Meeresalge *Dunaliella salina* und die Frucht der Ölpalme (rotes Palmöl).
- Orthomolekulare Produkte sind in der Regel hypoallergen und enthalten keine Konservierungsstoffe (preservatives), künstlichen Farbstoffe (artifical coloring), Aromastoffe (flavoring), Zucker, Salz, Stärke (starch), Hefe (yeast) und Gluten.
- Mineralstoffe und Spurenelemente werden aufgrund der besseren Bioverfügbarkeit häufig als Aminosäurechelate angeboten.

Referenzen

(1) Osmond, H., Hoffer, A., Massive niacin treatment in schizophrenia: Review of a nine-year study. Lancet, 1, 316–320, 1962.
(2) Pauling, L., Orthomolecular Psychiatry. Science, 160, 265–271, 1968.
(3) Pauling, L., Orthomolecular Somatic and Psychiatric Medicine. Journal of Vital Substances and Diseases of Civilization, 14, 1–3, 1968.
(4) Challem, Jack, B. A., Nutritional therapy at the crossroads. Journal of Orthomolecular Medicine. 9 (3), 145–150, 1994.

(5) Hoffer, A., M.D., Ph.D. and Morton Walker, D.P.M., Putting it all together: The New Orthomolecular Nutrition. Keats Publ., Inc., 1996.
(6) Williams, R. J., Biochemical Individuality. University of Texas Press, Austin, 1975.
(7) Mutschler, E., Arzneimittelwirkungen. Wissenschaftliche Verlagsgesellschaft, Stuttgart, 1996.

(8) Cathcart, Robert F., Vitamin C, titrating to bowel tolerance, anascorbemia, and acute induced scurvy. Medical Hypotheses, 7, 1359–1376, 1981.
(9) Levine, Stephen, A. and Parris M. Kidd, Antioxidant Adaptation. Its Role in Free Radical Pathology. Biocurrents Division, Allergy Research Group, 1994.

2 Ernährung

2.1 Einführung

Die mittlere Lebenserwartung der Europäer hat sich in den letzten einhundert Jahren durch die moderne medizinische Versorgung und Verbesserung der Lebensqualität nahezu verdoppelt. Im Jahre 2010 sind schätzungsweise mehr als 20 % der Bevölkerung in Europa älter als 70 Jahre. Allerdings ist mit der gestiegenen Lebenserwartung auch die Inzidenz moderner Alters- und Zivilisationskrankheiten wie Adipositas, Diabetes, koronarer Herzkrankheit, Krebs, Osteoporose und Rheuma drastisch gestiegen:

- Allein in Deutschland gibt es nach neuesten Schätzungen 4 Millionen Diabetiker, den größten Anteil bilden sogenannte Typ-II- oder Altersdiabetiker.
- 1997 starben in Deutschland mehr als 400 000 Menschen an den Folgen von Herz-Kreislauf-Erkrankungen und mehr als 200 000 Menschen an Krebs.
- Besonders erschreckend: Fast jeder zweite Deutsche hat Übergewicht!
- Sechs bis acht Millionen Menschen sind in Deutschland von Osteoporose betroffen.
- 10 Millionen Menschen leiden in Deutschland unter Erkrankungen des rheumatischen Formenkreises.

Bei der Entstehung dieser Krankheiten spielt die Ernährung eine zentrale Rolle. Schätzungen zufolge ist etwa die Hälfte aller Erkrankungen in den westlichen Industrienationen auf eine falsche Ernährung zurückzuführen.

Unser Ernährungsverhalten hat sich von dem rein biologischen Zweck der Ernährung im Laufe der Menschheitsgeschichte immer weiter entfernt. Während früher die Nahrungsaufnahme der notwendigen Energie- und Nährstoffversorgung diente, ist unsere gegenwärtige Ernährung durch Überfluss und Genusssucht geprägt. Energiereiche Nahrungsbestandteile wie Fette und Zucker dominieren unsere Ernährung – Vitamine, Mineralstoffe und Ballaststoffe sind dagegen Mangelware.

Der häufige Verzehr von Nahrungsmitteln mit leeren Kalorien und einem zu hohen Energiegehalt führt zu einer positiven Energiebilanz und in der Folge zu Übergewicht. Die hyperkalorische Ernährung ist mit verantwortlich für das frühzeitige Auftreten von kardiovaskulären Krankheiten und Krebserkrankungen, wie Kolon-, Prostata-, Zervix- und Mammakarzinom.

Die mit der Therapie ernährungsbedingter Krankheiten verbundenen Folgekosten haben sich zu einer beachtlichen ökonomischen und damit politischen Größe entwickelt. In Deutschland haben die jährlichen Kosten, die mit der Behandlung ernährungsabhängiger Erkrankungen verbunden sind, bereits die Marke von 100 Milliarden DM überschritten. Eine präventiv ausgerichtete Medizin mit entsprechender Ernährungsberatung ist daher von besonderer gesundheitlicher und auch ökonomischer Bedeutung.

2.2 Der Homo orthomolecularis und die Ernährung unserer Vorfahren

Ein Blick auf die von Eaton und Konner aufgestellten und vor kurzem neu überarbeiteten Daten zur Ernährung unserer Vorfahren (siehe Tab. 2.1) im Paläolithikum (Altsteinzeit) verdeutlicht, dass der Mensch der Altsteinzeit der eigentliche Prototyp des „Homo orthomolecularis" ist (1)(2).

Die paläolithischen Ernährungsgewohnheiten, die unserer Veranlagung als Fleisch bevorzugende Allesesser eher entsprechen würden, unterscheiden sich signifikant von denen der westlichen Industriegesellschaften. Unterschiede ergeben sich insbesondere bei der täglichen Aufnahme von Eiweiß (37 %), Fett (22 %), Ballaststoffen (104 g/d) und essenziellen Mikronährstoffen.

Der Eiweißbedarf des Homo orthomolecularis wurde überwiegend durch den Verzehr von Fisch und magerem Wild gedeckt. Das Fleisch wildlebender Tiere enthält im Vergleich zu Fleisch aus der modernen Massentierhaltung bedeutend weniger Fett und unterscheidet sich auch qualitativ im Hinblick auf das Fettsäuremuster. Da wildlebende Tiere sich von Moosen und Farnen ernähren, ist ihr Fleisch relativ reich an mehrfach ungesättigten Fettsäuren (P: S 1,4), vor allem an Ω-3-Fettsäuren (Ω-6 : Ω-3 4:1 bis 1:1).

Tab. 2.1: Paläolithische Ernährung und unsere heutige Ernährung [modifiziert nach (2)]

	Paläolithische Ernährung – „Homo orthomolecularis"	Moderne Ernährung (USA, Europa)
Protein	37 %	10–20 %
Fett	22 %	30–40 %
Kohlenhydrate	41 %	40–55 %
Cholesterin	480 mg/d	300 bis 600 mg/d
P:S*	1,4	0,4
PUFA (Ω-6: Ω-3)	4:1 bis 1:1	bis 50:1 (extrem hoch)
Ballaststoffe	104 g/d	10–20 g/d
Zucker	10–20 g/d	60–100 g/d
Mikronährstoffe:		
Vitamine mg/d:		
Vitamin C	604 mg	77–109 mg
Vitamin B$_1$	3,91 mg	1–1,75 mg
Riboflavin	6,49 mg	1,3–2,1 mg
Folsäure	0,36 mg	0,15–0,2 mg
Vitamin A	2,87 mg (9570 I.E.)	1,17–1,43 mg (3900–4763 I.E.)
Vitamin E	32,8 mg	7–10 mg
Carotinoide	5,56 mg	2–2,5 mg
Mineralstoffe mg/d:		
Calcium	1956 mg	750 mg
Kalium	10 500 mg	2500 mg
Natrium	768 mg	4000 mg (ca. 10 g Kochsalz)
Eisen	87,4 mg	10–11 mg
Zink	43,4 mg	10–15 mg

Die von Eaton und Konner gemachten Angaben zur paläolithischen Ernährung basieren auf einer durchschnittlichen täglichen Zufuhr von 1697 g Gemüse/Obst und 913 g Fleisch (Mittelwerte aus 236 pflanzlichen Nahrungsmitteln und 85 Tierarten), entsprechend einer Energieaufnahme von 3000 kcal pro Tag.
* Verhältnis mehrfach (P) ungesättigter Fettsäuren zu gesättigten (S) Fettsäuren.

Pflanzliche Nahrung in Form von Wurzeln, Beeren und faserreichen Früchten bildeten den Hauptanteil in der Ernährung unserer orthomolekularen Vorfahren. Der damit verbundene hohe Mineral- (Calcium 1,9 g/d) und Vitamingehalt (Vitamin C 600 mg/d) sowie die hohe Aufnahme sekundärer Pflanzeninhaltsstoffe kennzeichnet die altsteinzeitliche Ernährung als eine qualitativ hochwertige und energiebegrenzte Ernährung hoher Nährstoffdichte.

2.3 „Mangel im Überfluss" – die modernen Ernährungsgewohnheiten

Unsere heutigen Ernährungsgewohnheiten sind gekennzeichnet durch:

- Einen extremen Konsum einfacher Kohlenhydrate (Zucker 60–100 g/d) mit hohem glykämischem Index (Diabetes)
- Einen deutlich erhöhten Fettverzehr (30–40 %), vor allem qualitativ minderwertiger Fette und gleichzeitig zu geringem Anteil an mehrfach ungesättigten Fettsäuren (Docosahexaensäure, DHA und Eicosapentaensäure, EPA)
- Eine viel zu geringe Aufnahme von Ballaststoffen (10–20 g/d)
- Einen extrem hohen Natriumverbrauch (4000 mg/d, ca. 10 g Kochsalz)
- Eine viel zu geringe Aufnahme essenzieller Mikronährstoffe.

Aus all diesen Faktoren resultiert eine Fehlernährung mit geringer Nährstoffdichte und dadurch stark verringerter Aufnahme essenzieller Mikronährstoffe wie bestimmter Aminosäuren, Vitamine, Mineralstoffe und Spurenelemente.

2.4 Vollwertige Ernährung

Eine gesunde Ernährung mit einer bedarfs- und belastungsgerechten Energie- und Nährstoffzufuhr im Sinne einer vollwertigen Ernährung ist die Grundlage der orthomolekularen Medizin.

Unter einer vollwertigen Ernährung versteht man eine qualitativ und quantitativ ausgewogene Auswahl verschiedener Lebensmittel, die den Organismus mit allen lebensnotwendigen Nährstoffen versorgt und ernährungsbedingten Krankheiten vorbeugt. Ein einseitiges Über- oder Unterangebot bestimmter Nährstoffe führt auf Dauer zu gesundheitlichen Störungen. Daher sollte bei der Lebensmittelauswahl neben der Vielfalt auch immer auf die Qualität geachtet werden. Qualitativ hochwertige Lebensmittel sind Lebensmittel mit hoher Nährstoffdichte, d. h. sie enthalten im Verhältnis zu ihrem Energiegehalt relativ hohe Konzentrationen an essenziellen Mikronährstoffen.

Die Menge der mit der Nahrung zugeführten Energie sollte zu einer ausgeglichenen Energiebilanz führen. Paradoxerweise nimmt der moderne Mensch, trotz deutlich verringerter körperlicher Aktivität immer noch so viel kalorienreiche Nahrung zu sich wie der schwer körperlich arbeitende Mensch der Steinzeit oder des Ackerbauzeitalters. Hieraus resultiert eine Überernährung, verbunden mit einer Erhöhung des Körpergewichtes und der Entwicklung ernährungsbedingter Erkrankungen. Reduziert der körperlich leicht arbeitende Zeitgenosse seine Nahrungsaufnahme im Sinne einer ausgeglichenen Energiebilanz, besteht aufgrund des reduzierten Nahrungsangebotes und der verminderten Qualität unserer Nahrungsmittel jedoch die

Gefahr einer Unterversorgung mit essenziellen Mikronährstoffen. Hiervon sind vor allem alte Menschen betroffen, da sich mit zunehmendem Alter die stoffwechselaktive Zellmasse und der Energiebedarf reduziert. Dieser Konflikt veranschaulicht, dass eine gesunde Ernährung häufig nicht mehr ausreicht, um den individuellen Bedarf an Mikronährstoffen zu decken.

Die Nahrungsbestandteile lassen sich im Hinblick auf die zugeführten Mengen in Makro- und Mikronährstoffe einteilen. Makronährstoffe, wie Kohlenhydrate, Proteine und Fette benötigt der Körper in relativ großen Mengen als Bau- und Brennstoffe. Sie liefern Energie und dienen zum Aufbau und zur Aufrechterhaltung der Körperfunktionen. Mikronährstoffe, wie Vitamine, Mineralstoffe, Spurenelemente, Amino- und essenzielle Fettsäuren benötigt der Organismus in geringen Mengen. Sie zählen zu den Wirkstoffen, die als biologische Katalysatoren für zahlreiche Stoffwechselprozesse lebensnotwendig sind.

2.4.1 Kohlenhydrate

Im Laufe der menschlichen Evolution verdrängten die Kohlenhydrate die Proteine und wurden zum Hauptenergieträger unserer Ernährung. Die Bezeichnung Kohlenhydrate ist ein Sammelbegriff für verschiedene Zuckerarten, die entweder als sogenannte einfache Kohlenhydrate in Form von Monosacchariden (z. B. D-Glucose, D-Fructose, D-Galaktose) und Disacchariden (z. B. Saccharose, Lactose) oder als komplexe Kohlenhydrate in Form von Polysacchariden (z. B. Stärke, Dextrin, Inulin) vorliegen können. Unter den Polysacchariden ist Stärke das wichtigste Kohlenhydrat.

1 g Kohlenhydrat hat einen Energieinhalt von etwa 4 kcal (17 kJ). Der Organismus braucht Kohlenhydrate als Glucoselieferanten für die Versorgung des zentralen Nervensystems und den Stoffwechsel der roten Blutkörperchen. Insbesondere das Gehirn ist auf eine ausreichende Versorgung mit Glucose angewiesen und benötigt täglich etwa 140 g. Daneben sind Kohlenhydrate als Bausteine der Glycoproteine und Glucosaminoglycane wesentlicher Bestandteil der Zellmembranen und des Bindegewebes.

Laut DGE sollten mindestens 50 % der Energiezufuhr mit der täglichen Ernährung aus Kohlenhydraten stammen (siehe Tab. 2.2). Empfehlenswert wäre eine Kohlenhydratzufuhr von 55–60 % an der Gesamtenergiezufuhr. Durch einen zu hohen Konsum an Alkohol, Fett und tierischem Eiweiß nimmt der Durchschnittsbürger jedoch in der Regel viel zu wenig Kohlenhydrate auf.

Einfache Kohlenhydrate in Form von Haushaltszucker und Süßigkeiten haben eine geringe Nährstoffdichte. Sie führen dem Körper leere Kalorien zu, d. h. sie liefern bezogen auf ihren extrem hohen Energiegehalt nur geringe Mengen essenzieller Mikronährstoffe. Eine mit schnell resorbierbaren Kohlenhydraten überladene Ernährung belastet zudem die hormonelle Blutzuckerregulierung. Dadurch wird die Entwicklung von Stoff-

Tab. 2.2: Empfohlene Energiezufuhr im Rahmen einer vollwertigen Ernährung

Nährstoff	Zufuhrempfehlung in %
Kohlenhydrate	> 50 % (55–60 %), überwiegend komplexe KH u. Ballaststoffe
Protein	10 bis 15 %
Fett	max. 25–30 % (1/3-Regel)
Gesättigte FS	< 10 %
Einfach ungesättigte FS	>10 %
Mehrfach ungesättigte FS	10 %
Cholesterin	< 300 mg/Tag

wechselerkrankungen wie Adipositas, Hyperinsulinämie und Diabetes mellitus begünstigt. Einfache Kohlenhydrate wirken zudem stark kariogen. Zahnkaries gehört zu den häufigsten Zivilisationskrankheiten überhaupt.

Kohlenhydrate sollten daher in geeigneter Form als Lebensmittel mit einem hohen Anteil an komplexen Kohlenhydraten wie Getreide, Hülsenfrüchte, Reis und Kartoffeln (Pellkartoffeln) zugeführt werden. Lebensmittel mit einem hohen Anteil an komplexen Kohlenhydraten weisen generell auch einen höheren Gehalt an essenziellen Mikronährstoffen und Ballaststoffen sowie einen höheren Sättigungswert auf. Komplexe Kohlenhydrate werden zudem langsamer resorbiert und führen dadurch zu einem geringeren postprandialen Blutzuckeranstieg.

2.4.2 Proteine

Der vom griechischen Wort *proteios*, gleichbedeutend mit erstrangig, abgeleitete Begriff Protein wurde im Jahre 1836 von Berzelius geprägt, um die Bedeutung dieser Stoffgruppe hervorzuheben. Proteine spielen eine Schlüsselrolle in nahezu allen biologischen Prozessen. Der Körper ist in der Lage, die mit der Nahrung zugeführten Kohlenhydrate in Fett umzuwandeln sowie aus Proteinen Kohlenhydrate zu bilden. Die Proteinversorgung des Organismus ist allerdings ausschließlich von der Proteinzufuhr mit der Nahrung abhängig.

Proteine dienen in erster Linie dem Aufbau körpereigener Substanzen, wie:

- Enzymen
- Struktur- und Transportproteinen (z. B. Kollagen, Hämoglobin)
- Antikörpern
- Bausteinen der DNA
- Hormonen und Neurotransmittern.

20 verschiedene α-Aminosäuren bilden die elementaren Struktureinheiten der Proteine, die in nicht essenzielle (entbehrliche) und essenzielle (unentbehrliche) Aminosäuren eingeteilt werden (siehe auch Kapitel 7). Für den Erwachsenen sind acht der zwanzig Aminosäuren essenziell. Da der Körper sie nicht selber bilden kann, ist er auf die exogene Zufuhr mit der Nahrung angewiesen. Zu den essenziellen Aminosäuren gehören: Valin, Leucin, Isoleucin, Lysin, Methionin, Phenylalanin, Threonin und Tryptophan. Bei Abwesenheit einer bestimmten essenziellen Aminosäure in der Nahrung kann kein Eiweißaufbau mehr stattfinden. Die Aminosäure, die in der geringsten Menge zur Verfügung steht, bestimmt das Ausmaß der Syntheseleistung und wird auch als limitierender Faktor bezeichnet.

10 bis 15 % der täglichen Energiezufuhr sollte aus Proteinen stammen. Mit der Zufuhr von 0,8 g Protein pro kg Körpergewicht pro Tag wird der Bedarf eines Erwachsenen laut DGE ausreichend gedeckt. Der Energieinhalt beträgt etwa 4 kcal (17 kJ) pro g Protein. Klein- und Schulkinder haben wachstumsbedingt einen höheren täglichen Bedarf, ebenso Schwangere und Stillende.

Ein Maß für die Qualität von Proteinen ist die biologische Eiweißwertigkeit. Sie gibt an, wieviel g Körpereiweiß aus 100 g des betreffenden Nahrungsproteins aufgebaut werden kann. Tierisches Protein ist im Allgemeinen wertvoller als pflanzliches Protein. Vollei dient mit einem Wert von 100 als Bezugsgröße. Durch die Kombination verschiedener Nahrungseiweiße läßt sich die biologische Wertigkeit sogar noch steigern. Bekanntestes Beispiel ist eine Mischung von Ei- (36 %) und Kartoffelprotein (64 %) mit einer biologischen Wertigkeit von 136.

In der Regel nehmen wir zu viel Protein mit der Nahrung auf, gemäß dem Motto: Eine gutbürgerliche Mahlzeit besteht zu ¾ aus Fleisch – Gemüse und Kartoffeln sind nur schmückendes Beiwerk. Eine üppige Ernährung mit hohem Fleischanteil begünstigt die Entwicklung von Stoffwechselerkrankungen wie Hyperurikämie und Gicht. Durch Übersäuerung und erhöhte renale Calciumausscheidung wird zudem die Osteoporoseentstehung gefördert.

2.4.3 Fette

In den westlichen Industrieländern wird über 40 % der Energieaufnahme über die Zufuhr von Fett gedeckt. Der Fettkonsum liegt damit erheblich über der wünschenswerten Aufnahme von maximal 25 bis 30 % Fett, gemessen an der gesamten Energiezufuhr. Neben der Menge ist die Zusammensetzung der aufgenommenen Nahrungsfette von zentraler Bedeutung. Hauptproblem ist die hohe Zufuhr gesättigter Fettsäuren, die vor allem in Produkten tierischer Herkunft vorkommen und die in direkten Zusammenhang mit Erkrankungen wie Fettsucht, koronare Herzkrankheit und Krebsformen wie Kolon- und Mammakarzinom gebracht werden.

Fette sind Gemische von Triglyceriden, d. h. Estern von Glycerin mit unterschiedlicher Kettenlänge (Neutralfette). Die in den Nahrungsfetten enthaltenen Fettsäuren können nach ihrem Sättigungsgrad eingeteilt werden in:

- Gesättigte (z. B. Butter, Kokosfett)
- Einfach ungesättigte (z. B. Olivenöl)
- Mehrfach ungesättigte Fettsäuren, sog. PUFA's (z. B. Leinöl, Fischöle),

oder nach ihrer Kettenlänge in:
- Kurzkettige (bis 4 C-Atome)
- Mittelkettige, MCT (zwischen 6 und 10 C-Atome)
- Langkettige Fettsäuren, LCT (über 10 C-Atome).

Fette sind wichtige Energielieferanten, da sie im Vergleich zu Kohlenhydraten und Proteinen einen mehr als doppelt so hohen Brennwert von 9 kcal bzw. 38 kJ pro g aufweisen. Neben ihrer Funktion als Energielieferanten sind Fette als Bausteine von Phospholipiden und Glykolipiden Bestandteile aller Zellmembranen (Strukturfett). Mit den Nahrungsfetten nehmen wir gleichzeitig die fettlöslichen Vitamine (E, D, K, A) und die essenziellen Fettsäuren (Linolsäure und α-Linolensäure) auf. Letztere dienen als Ausgangssubstanzen für die Synthese wichtiger Gewebshormone, der sogenannten Eicosanoide.

Gesättigte Fettsäuren

Langkettige gesättigte Fettsäuren wie Laurinsäure (Kokosnussöl, Palmkernöl), Myristinsäure (Butter, Kokosnussöl) und Palmitinsäure (in tierischem Fett), die 60 bis 70 % des gesamten Gehaltes an gesättigten Fettsäuren in unserer Nahrung ausmachen, sind hauptverantwortlich für die Cholesterin erhöhende Wirkung gesättigter Fettsäuren. Sie vermindern die intrazelluläre Aufnahme von LDL-Partikeln über den LDL-Rezeptor aus dem Blut. Gesamt- und LDL-Cholesterin werden deutlich erhöht und damit auch das Risiko für die Entwicklung von Herz-Kreislauf-Erkrankungen und Fettstoffwechselstörungen.

Einfach ungesättigte Fettsäuren

Ölsäure ist die wichtigste einfach ungesättigte Fettsäure in unserer Nahrung. Ölsäure senkt signifikant den Gesamt- und LDL-Cholesterinspiegel. Im Vergleich zu anderen Fettsäuren ist Ölsäure aufgrund der einfachen Doppelbindung auch weniger empfindlich gegen Lipidperoxidation.

Olivenöl ist der Hauptlieferant für Ölsäure (55–83 %). Daneben enthält Olivenöl gesättigte Fettsäuren (8–14 %), mehrfach ungesättigte Fettsäuren (4–20 %) sowie Antioxidanzien wie Vitamin E und Polyphenole. Die einzigartige Zusammensetzung macht kaltgepresstes Olivenöl nach Meinung vieler Ernährungswissenschaftler und Kardiologen zum wertvollsten pflanzlichen Nahrungsfett überhaupt. Diese Auffassung wird durch die im Vergleich zu anderen Bevölkerungsgruppen niedrigere Inzidenz von Herz-Kreislauf-Erkrankungen bei Bevölkerungsgruppen des

Mittelmeerraumes bestätigt. Olivenöl bildet die Hauptfettquelle in der mediterranen Ernährung.

Essentielle mehrfach ungesättigte Fettsäuren

Mehrfach ungesättigte Fettsäuren (polyunsaturated fatty acids = PUFA's) wie Ω-6-Fettsäuren (Linolsäure, Arachidonsäure) und Ω-3-Fettsäuren (α-Linolensäure, Eicosapentaensäure, Docosahexaensäure) können vom menschlichen Organismus nicht gebildet werden. Von besonderer ernährungsphysiologischer Bedeutung sind die vor allem in fetten Tiefseefischen vorkommenden Ω-3-Fettsäuren Eicosapentaensäure (EPA) und Docosahexaensäure (DHA). Sie spielen eine wichtige Rolle bei der frühkindlichen Entwicklung und bei der Prävention und Therapie verschiedener Erkrankungen wie KHK, Bluthochdruck, Psoriasis, Rheuma und entzündlichen Darmerkrankungen (siehe auch Kapitel 6).

Grundsätzlich sollte der Anteil an Ω-6-Fettsäuren (Linolsäure) in unserer Ernährung durch einen gesteigerten Fischverzehr (2–3 × pro Woche) bei gleichzeitiger Reduktion des Fleischverzehrs (1× pro Woche) zugunsten des Ω-3-Fettsäureanteils reduziert werden. Anstelle von Nahrungsfetten, wie Margarine und Pflanzenöle, mit einem hohen Gehalt an Ω-6 Fettsäuren sollten mehr Planzenöle mit einem günstigen Ω-6:Ω-3-Verhältnis wie z. B. Leinöl, Rapsöl und Walnussöl verwendet werden.

Die DGE empfiehlt eine tägliche Zufuhr von 10 g Linolsäure (3 % der Gesamtenergieaufnahme) und mindestens 1 g Ω-3-Fettsäuren (0,5 % der Gesamtenergieaufnahme).

Der Gehalt an essenziellen mehrfach ungesättigten Fettsäuren stellt ein wesentliches Qualitätskriterium für Nahrungsfette dar. Als wichtiges Maß dient der sogenannte **P/S-Quotient**. Er gibt das Verhältnis der mehrfach ungesättigten Fettsäuren (P = polyunsaturated) zu den gesättigten Fettsäuren (S = saturated) an. Je höher dieser Quotient ist, desto höher ist der Anteil an mehrfach ungesättigten Fettsäuren und desto flüssiger ist das entsprechende Fett. Zu den Nahrungsfetten mit einem hohen Gehalt an mehrfach ungesättigten Fettsäuren gehören z. B. Leinöl (α-Linolensäure), Distelöl, Sonnenblumenöl und Sojaöl.

$1/3$-Regel – Verhältnis der einzelnen Fettsäuren zueinander

Das Verhältnis der einzelnen Fettsäuren zueinander sollte etwa 1:1:1 betragen, d. h. die gesamte Fettmenge sollte zu je einem Drittel aus gesättigten, einfach ungesättigten und mehrfach ungesättigten Fettsäuren bestehen.

Trans-Fettsäuren

Trans-Fettsäuren (Elaidinsäure) entstehen als Nebenprodukte bei der Härtung von Fetten (Hydrierung). Bei der Hydrierung werden die Doppelbindungen mehrfach ungesättigter Fettsäuren mit Wasserstoff gesättigt (z. B. Herstellung von Margarine). Trans-Fettsäuren sind vor allem in Magarine, Feingebäck, Schokolade und Kuchen enthalten. Durch die Streckung des Moleküls haben trans-Fettsäuren strukturelle Ähnlichkeit zu gesättigten Fettsäuren und beeinflussen den Lipidstoffwechsel genauso ungünstig.

Trans-Fettsäuren sollen den LDL-, Lipoprotein (a)- und Triglyceridspiegel erhöhen und die HDL-Werte erniedrigen. Eine hohe Zufuhr gesättigter Fettsäuren und trans-Fettsäuren erhöht das Risiko für Herz-Kreislauf-Erkrankungen. Nahrungsfette mit gesättigten Fettsäuren und trans-Fettsäuren sollten daher durch solche mit einem hohen Anteil an einfach und mehrfach ungesättigten Fettsäuren ersetzt werden (3)(4).

2.4.4 Ballaststoffe

In den Industrieländern werden zahlreiche Erkrankungen wie Adipositas, Obstipation, einige Krebsformen (z. B. Kolonkarzinom) und Herz-Kreislauf-Erkrankungen mit dem viel zu geringen Anteil an Ballaststoffen in unserer Nahrung in Verbindung gebracht.

Ballaststoffe sind, mit Ausnahme des Lignins (Polymer aus Phenylpropan), polymere Kohlenhydrate, die durch die Enzyme des menschlichen Intestinaltraktes nicht oder nur zu einem geringen Teil in resorbierbare Formen überführt werden können. Sie sind unverdaulich und werden größtenteils unverändert mit dem Stuhl ausgeschieden. Die wichtigsten Ballaststoffe sind Cellulose, Hemicellulose, Pektin und Lignin. Cellulose (Kleie) und Hemicellulose (Weizen, Roggen) gehören zu den sogenannten unlöslichen Ballaststoffen. Pektine zählen zu den löslichen Ballaststoffen. Sie sind Bestandteile der meisten Früchte.

Ballaststoffe verkürzen die Darmpassagezeit, erhöhen das Stuhlvolumen, verbessern die Durchblutung und Peristaltik des Kolons, binden Gallensäuren und senken den Gesamt- und LDL-Cholesterinspiegel. Sie beugen der Entwicklung gastrointestinaler Erkrankungen wie Hämorrhoiden, Obstipation und Kolonkarzinom sowie Stoffwechselerkrankungen wie Adipositas, Diabetes mellitus und Hyperlipoproteinämien vor.

Die DGE empfiehlt eine tägliche Aufnahme von mindestens 30 g Ballaststoffen.

2.4.5 Wasser

Wasser ist mit 50 bis 66 % der Hauptbestandteil des gesamten Körpergewichtes. Wasser ist für alle im Organismus ablaufenden Stoffwechselprozesse unentbehrlich. Wasser bildet das zentrale Milieu für biochemische Reaktionen, dient als Lösungs- und Transportmittel für essenzielle Stoffwechselprodukte, stabilisiert die Zellmembranen und reguliert die Körpertemperatur, den osmotischen Druck und den Säure-Basen-Haushalt.

Der Mensch sollte täglich 2 bis 3 Liter Wasser trinken (Nierenfunktion!). Besonders im Alter ist auf eine ausreichende Wasserzufuhr zu achten. Eine negative Wasserbilanz infolge einer mangelhaften Wasserzufuhr, Durchfall, Erbrechen oder Blutverlust führt zu erheblichen Beeinträchtigungen zahlreicher Körperfunktionen bis hin zum Tod.

2.4.6 Säure-Basen-Haushalt

Der Säure-Basen-Haushalt ist das zentrale Reaktionsmilieu des Stoffwechsels. Die lebensnotwendige Konstanthaltung der physiologisch schwach alkalischen Reaktion der Gewebeflüssigkeiten wird als Säure-Basen-Gleichgewicht bezeichnet. Obwohl permanent saure Stoffwechselprodukte an das Blut abgegeben werden, wird sein pH-Wert in einem engen pH-Bereich von 7,37 bis 7,43 konstant gehalten. Diese Konstanthaltung ist eine Voraussetzung für die Aufrechterhaltung eines physiologischen Stoffwechselablaufs in den Körperzellen.

An der Regulierung des konstanten pH-Wertes der Körperflüssigkeiten sind das Puffersystem des Blutes (CO_2/HCO_3^-, $H_2PO_4^-/HPO_4^{2-}$, Hämoglobin), der Gasaustausch über die Lunge (CO_2) und die renale Ausscheidung (H^+, HCO_3^-) beteiligt.

Störungen des Säure-Basen-Gleichgewichtes werden entsprechend der damit verbundenen pH-Wertverschiebung als Alkalose (pH > 7,43) oder Azidose (pH < 7,37) bezeichnet. Lang andauerndes Erbrechen oder Durchfall (Verlust von H^+-Ionen) kann zu einer Alkalose, chronische Niereninsuffizienz (verminderte Ausscheidung von H^+-Ionen) zu einer Azidose führen (5).

2.4.7 Chronische Übersäuerung (latente Azidose)

Unsere Ernährung enthält durch den hohen Konsum von Fleisch (Methionin), Käse und raffinierten Zuckern in der Regel einen Säureüberschuss. Diese chronische Säurebelastung kann die Entwicklung einer latenten Azidose begünstigen. Unter einer latenten Azidose versteht man einen Zustand, bei dem die basischen Pufferkapazitäten des Blutes schon zum Teil aufgebraucht wurden, der pH-Wert des Blutes aber noch unverändert ist. Die latente Azidose entwickelt sich durch ein Ungleichgewicht zwischen Säureaufnahme und Säureabgabe. Die dabei anfallenden überschüssigen und ausscheidungspflichtigen Säuren können sich im Bindegewebe anreichern (Bindegewebsazidose). Gewebsazidosen sind den Blutazidosen zeitlich vorgelagert. Für einige Ernährungswissenschaftler ist die latente Azidose an der Entstehung chronischer Krankheiten wie Allergien, chronischer Müdigkeit, Krebs, Rheuma und Osteoporose beteiligt.

Diätetische Maßnahmen zur Behandlung einer latenten Azidose umfassen in erster Linie eine reduzierte Aufnahme säurebildender Nahrungsmittel und eine vermehrte Zufuhr basenbildender Lebensmittel wie Gemüse, Obst und Kartoffeln. Zusätzlich werden alkalisierende Mineralsalze wie Natriumbicarbonat, Calciumcarbonat, Magnesium- und Kaliumcitrat in Form von Basenmischungen gegeben.

2.4.8 Mikronährstoffe

Vitamine, Mineralstoffe, Spurenelemente, Amino- und essenzielle Fettsäuren gehören zu den Mikronährstoffen. Sie sind keine Energieträger. Der Organismus benötigt diese essenziellen Wirkstoffe als Katalysatoren und Bauelemente für eine Vielzahl biologischer Stoffwechselprozesse. Um Mangelerscheinungen vorzubeugen, müssen sie regelmäßig in kleinen Mengen zugeführt werden, daher auch die Bezeichnung Mikronährstoffe (siehe Teil II und III).

2.4.9 Ernährungsregeln (nach Empfehlungen der DGE)

Lebensmittelauswahl: Lebensmittel mit hoher Nährstoffdichte

Grundsätzlich sollten Lebensmittel bevorzugt werden, die bezogen auf ihren Energiegehalt einen hohen Anteil an essenziellen Mikronährstoffen enthalten.

Reduktion der Fettzufuhr

Der Fettverbrauch ist in den letzten Jahrzehnten um etwa 30 % gestiegen. Ein Problem sind vor allem sogenannte versteckte Fette in Fleisch-, Wurstwaren, Käse (enthält bis zu 50 %!) und Süßigkeiten. Der Fettanteil an der Gesamtkalorienzufuhr sollte höchstens 30 % betragen. Der Anteil an gesättigten Fettsäuren sollte 10 % der Gesamtenergiezufuhr nicht überschreiten. Gleichzeitig sollte der Anteil an einfach und mehrfach ungesättigten Fettsäuren deutlich erhöht werden. Auf gehärtete Fette (Transfettsäuren) sollte verzichtet werden, anstatt dessen sollten mehr kaltgepresste, nicht raffinierte Speiseöle, z. B. Olivenöl, bevorzugt werden.

Reduktion des Zuckerverbrauchs

Der hohe Verzehr einfacher Kohlenhydrate in Form von Haushaltszucker, Honig und Süßigkeiten fördert die Entstehung von Karies und Parodontopathien. Süßwaren enthalten zudem erhebliche Mengen an versteckten Fetten mit einem hohen Anteil an gesättigten Fettsäuren.

Senkung der Zufuhr an tierischem Eiweiß

Der Fleisch- und Wurstverzehr, insbesondere der Verzehr von rotem Fleisch (reich an gesättigten Fettsäuren, Cholesterin und Purinen) sollte auf 1 × pro Woche reduziert werden. Der Verzehr von fettem Seefisch (reich an mehrfach ungesättigten Fettsäuren) sollte auf 2 × pro Woche gesteigert werden.

Obst und Gemüse

Der Verzehr von frischem Obst und Gemüse (Ampel: grün, gelb, rot) sollte auf mindestens 5 Portionen pro Tag gesteigert werden („5-a-day for better health"). Obst und Gemüse ist nicht nur reich an Vitaminen, Mineral- und Ballaststoffen, sondern auch an sekundären Pflanzeninhaltsstoffen (Flavonoide, Carotinoide).

Erhöhung des Anteils an komplexen Kohlenhydraten und Ballaststoffen

Im Vergleich zu Weißmehl (Toast, Brötchen, Weißbrot) weisen Vollkornprodukte eine hohe Nährstoffdichte auf und enthalten sehr viele Ballaststoffe.

Reduktion der Kochsalzzufuhr

Kochsalz ist in vielen Lebensmitteln wie Wurst, Käse und Fertiggerichten enthalten. Die Salzzufuhr von derzeit durchschnittlich 9 g pro Tag sollte auf 5–6 g reduziert werden. Grundsätzlich wird die Verwendung von jodiertem Speisesalz empfohlen, da eine ausreichende Jodversorgung durch übliche Lebensmittel nicht gewährleistet ist.

Wasser

Auf eine ausreichende Wasser- und Elektrolytzufuhr (mehr als 2 Liter/Tag z. B. als Mineralwasser, grüner Tee) sollte geachtet werden. Ideal sind natriumarme, aber calcium- und magnesiumreiche Mineralwässer. Schwarzer Tee und Kaffee fördern die Diurese und damit den Verlust von wasserlöslichen Vitaminen, Mineralstoffen und Spurenelementen.

Verzicht auf Tabak und Reduktion des Alkoholkonsums

Trotz der weit verbreiteten Ansicht ist Alkohol (Brennwert: 7 kcal/g) kein Grundnahrungsmittel. Alkohol rangiert neben dem Tabak an erster Stelle unter den gesundheitsschädlichen Stoffen. Die Tatsache, dass Deutschland im internationalen Vergleich eine Spitzenstellung im Alkoholkonsum einnimmt, sollte uns mehr als nur nachdenklich stimmen!

Referenzen

(1) Eaton, S. B. and Konner, M., Paleolithic nutrition. A consideration of its nature and current implications. New England Journal of Medicine, 312, 283–289, 1985.
(2) Eaton, S. B., Eaton, S. B. III and Konner, M. J., Paleolithic nutrition revisited: A twelve-year retrospective on its nature and implications. European Journal of Clinical Nutrition, 51, 207–216, 1997.
(3) Ascherio, Alberto and Willett, Walter, C., Health effects of trans-fatty acids. The American Journal of Clinical Nutrition, 66 (suppl.), 1006S–1010S, 1997.
(4) Lichtenstein, A. H., Trans fatty acids, plasma lipid levels and risk of developing cardiovascular disease. Circulation, 95, 2588–2590, 1997.
(5) Thews, G., Mutschler, E., Vaupel, P., Anatomie, Physiologie, Pathophysiologie des Menschen. Wissenschaftliche Verlagsgesellschaft mbH, Stuttgart, 1999.

Teil II

Mikronährstoffe in der orthomolekularen Medizin

3 Vitamine

3.1 Einführung

Vitamine sind lebensnotwendige organische Mikronährstoffe, die in den Zellen des menschlichen Organismus nicht oder nur unzureichend (z. B. Vitamin B_3) gebildet werden können. Vitamine oder ihre Vorstufen, die sogenannten Provitamine (z. B. Betacarotin), müssen daher exogen mit der Nahrung dem Körper zugeführt werden. Hier erfüllen Vitamine zahlreiche katalytische und regulatorische Aufgaben. Vitamine sind u. a. Bestandteile des antioxidativen Zellschutzsystems, wirken als Coenzyme bei enzymatischen Stoffwechselprozessen und aktivieren Transkriptionsfaktoren.

Eine unzureichende Versorgung mit Vitaminen führt zu Mangelerscheinungen und Erkrankungen. Insbesondere Organe und Gewebe mit einer hohen Stoffwechselrate, wie das Herz, das Gehirn, der Magen-Darm-Trakt und die blutbildenden Gewebe des Knochenmarks sind von einem Vitaminmangel betroffen. Ein völliges Fehlen von Vitaminen führt über kurz oder lang zum Tod. Ein Vitaminmangel wird durch folgende Faktoren begünstigt:

- Alkohol und Zigaretten
- Ernährung
  Einseitige oder unzureichende Ernährung, Fast Food, Konserven, Fertiggerichte, Kantinenessen
- Erhöhter Bedarf
  Alter, Leistungssport, Wachstum, Schwangerschaft, Stillzeit
- Chronische Erkrankungen
- Arzneimittel
- Resorptionsstörungen.

Die Symptomatik von Hypovitaminosen ist häufig unspezifisch, da die meisten Vitamine, vor allem die Gruppe der B-Vitamine als Coenzyme biologisch aktiv sind und der Stoffwechsel der einzelnen Vitamine wiederum von anderen Vitaminen abhängig ist.

Aufgrund ihrer Löslichkeit werden die Vitamine in zwei Gruppen eingeteilt, die wasserlöslichen und fettlöslichen Vitamine. Vitamin C und die Vitamine der B-Gruppe gehören zu den **wasserlöslichen** Vitaminen. Vitamin C ist ein Multitalent unter den Vitaminen und neben seiner Funktion als wichtigstes hydrophiles Antioxidans an unzähligen weiteren Stoffwechselprozessen im Organismus beteiligt. Die B-Vitamine übernehmen in Form ihrer Coenzyme eine zentrale Rolle im Stoffwechsel der Kohlenhydrate, Fette und Proteine.

Riboflavin (Vitamin B_2) ist eine Vorstufe des Flavinadenindinucleotid (FAD) und Pantothensäure (Vitamin B_5) eine Komponente des Coenzym A. Da für die Umwandlung der B-Vitamine in ihre coenzymatisch aktive Form wiederum andere B-Vitamine im Stoffwechsel erforderlich sind, ist es sinnvoll, die B-Vitamine in der Regel als Vitamin B-Komplex zu substituieren. Bei einem Mangel an einem bestimmten B-Vitamin ergibt sich aufgrund der gegenseitigen Abhängigkeit im Stoffwechsel häufig ein kombinierter Mangelzustand. Diese Tatsache erklärt auch, warum die Mangelsymptome für ein einzelnes B-Vitamin häufig relativ uncharakteristisch sind.

Die **fettlöslichen** Vitamine E, D, K und A können nur bei intakter Fettresorption aufgenommen werden. Sie werden mit den Nahrungsfetten in sogenannte Chylomikronen eingebaut und über die Lymphe in den Blutkreislauf aufgenommen. Vitamin A ist am Sehvorgang, der Regulation der Genexpression und der Glykoprotein-Biosynthese beteiligt. Vitamin D reguliert den Calciumhaushalt und den Knochenstoffwechsel. Vitamin E ist als Bestandteil aller Zellmembranen der wichtigste lipophile Radikalfänger. Vitamin K ist, als Coenzym für die γ-Carboxylierung von Glutamatresten, in spezifischen Proteinen für die Blutgerinnung und die Knochenbildung wichtig.

3.2 Wasserlösliche Vitamine

3.2.1 Vitamin C (L-Ascorbinsäure)

Vitamin C ist untrennbar mit dem Namen des zweifachen Nobelpreisträgers Prof. Dr. Linus Pauling (1901–1994) verbunden. Linus Pauling schockierte die Fachwelt in den siebziger Jahren mit seinen Theorien über die hochdosierte Anwendung von Vitamin C in der Therapie von Erkältungskrankheiten und Krebs, für die er vonseiten der Schulmedizin immer wieder auf das Schärfste attackiert wurde. Obwohl konservative Pharmakologen Paulings Theorien heute immer noch belächeln, bestätigt mittlerweile eine Vielzahl wissenschaftlicher Studien den positiven Einfluss des Vitamins auf die Prophylaxe und die Therapie zahlreicher moderner Zivilisationskrankheiten.

Geschichte

Im 15. und 16. Jahrhundert wurden die Besatzungen vieler Schiffe durch Skorbut dezimiert. 1536 beschreibt der Seefahrer Jacques Cartier eindrucksvoll den Skorbutausbruch an Bord eines Schiffes während einer Expedition zur Erforschung des St.-Lorenz-Stromes:

„Einige Männer verloren ihre Kräfte und konnten nicht mehr auf den Beinen stehen (L-Carnitin-Biosynthese vermindert). Andere waren über und über mit purpurfarbenen Flecken bedeckt, die sich über Knöchel, Knie, Schenkel, Schultern, Arme und Nacken ausbreiteten. Die Männer stanken aus den Mündern, ihr Zahnfleisch verfaulte (Kollagen-Synthese vermindert), bis es abgefallen war, und sie verloren nach Schädigung der Wurzeln fast alle Zähne ... die Krankheit breitete sich mit solcher Ansteckungskraft über die Schiffe aus, dass in kurzer Zeit von hundert Mann Besatzung keine zehn mehr gesund waren."

Die typische Vitamin C-Mangelerkrankung Skorbut oder Möller-Barlowsche Erkrankung (bei Säuglingen und Kleinkindern), trat in der Geschichte der Menschheit vor allem dann auf, wenn Menschen sich über einen längeren Zeitraum einseitig ohne frisches Obst und Gemüse ernährten, z. B. auf Seereisen, Polarexpeditionen, in Kriegszeiten und Zeiten von Epidemien und Hungersnöten. Da Vitamin C, das sogenannte „antiskorbutische Vitamin" wesentlicher Bestandteil des Enzyms Prolin-Hydroxylase ist, kann ohne Vitamin C gebildetes Kollagen nur unvollständig hydroxyliert werden. Das Kollagen bildet dadurch nur in ungenügendem Umfang Fasern aus und verursacht so die Hautschäden und die Gefäßschwäche, die für Skorbut charakteristisch sind: Schleimhautblutungen, Blutungen in der Muskulatur, Ausfallen der Zähne und schlecht heilende Wunden.

1753 beschreibt der schottische Arzt James Lind die Möglichkeiten einer Skorbutvorbeugung: „... *frisches Gemüse zusammen mit reifen Früchten erweist sich als das beste Heilmittel und auch als wirkungsvollste Vorbeugungsmaßnahme*".

Anfang des 19. Jahrhunderts wird auf britischen Kriegsschiffen und später auch in der britischen Handelsflotte die regelmäßige Abgabe von Zitronensaft zur Skorbutprophylaxe obligatorisch.

1926 gelingt dem ungarischen Biochemiker Szent Györgi die erste Isolierung von Vitamin C aus den Nebennieren von Rindern. Györgi und Haworth erhalten 1937 für ihre Arbeiten über Vitamin C den Nobelpreis.

1933 entwickelt Tadeus Reichstein die erste Totalsynthese von Vitamin C und damit die erste Synthese eines Vitamins überhaupt. Bei dem als klassische Reichstein-Synthese bezeichneten biotechnologischen Verfahren wird D-Glucose über Sorbitol und Sorbose in Keto-Gulonsäure umgewandelt, deren γ-Lacton das Vitamin C ist. Die Firma Hoffmann-La-Roche nutzte als erste die Reichstein-Synthese zur industriellen Produktion und ist bis heute eine der größten Vitaminhersteller.

Biosynthese im tierischen Organismus

L-Ascorbinsäure wird nicht nur von Pflanzen, sondern auch von den meisten tierischen Organismen selbst synthetisiert. L-Ascorbinsäure ist ein 2,3-Endiol-L-Gulonsäurelacton, das im tierischen Organismus über die Zwischenstufen D-Glucuronsäure, L-Gulonsäure und L-Gulonolacton aus D-Glucose gebildet wird. Die weitere Biosynthese und der entscheidende Schritt erfolgt durch das Enzym L-Gulonolacton-Oxidase. Menschen, Affen und Meerschweinchen fehlt dieses Enzym. Sie haben im Laufe der Evolution die Fähigkeit zur endogenen Vitamin C-Synthese verloren und müssen daher Vitamin C als essenziellen Nährstoff mit der Nahrung zuführen.

Die Vitamin C-Biosynthese beim Tier (siehe Tab. 3.1) variiert sehr stark in Abhängigkeit von Einflussfaktoren wie Stress oder Krankheit. Im Vergleich zu Normalbedingungen produziert eine Maus unter Stress etwa die achtfache Menge an Vitamin C. Würde man zur Ermittlung des durchschnittlichen Vitamin C-Bedarfs eines 70 kg schweren Erwachsenen die Syntheserate einer Maus zugrunde legen, so ergäbe sich ein Tagesbedarf von etwa 2400 mg bis 19 000 mg Vitamin C. Linus Pauling begründete seine täglichen Zufuhrempfehlungen von 10 bis 20 g Vitamin C u. a. mit der Tatsache, dass Tiere wie Ziegen, Mäuse und Ratten täglich vergleichbare große Mengen an Vitamin C bilden.

Die Lipoprotein (a)-Hypothese

Nach dieser interessanten Hypothese, die von Prof. Linus Pauling und Dr. Matthias Rath aufgestellt wurde, schuf die Evolution Lipoprotein (a) als Ersatzstoff (Surrogat) für Vitamin C, da Lipoprotein (a) nur bei den Spezies in höheren Konzentrationen im Blut vorkommt, die, wie der Mensch, nicht in der Lage sind, Vitamin C selbst zu synthetisieren. Im Laufe der Evolution bildete der menschliche Organismus Lipoprotein (a), um einige der durch Vitamin C-Mangel verursachten Mesenchymschädigungen auszugleichen. Insbesondere kann die Ablagerung von Lipoprotein (a) in der Gefäßwand die Blutgefäße festigen und das Bindegewebe im gesamten Körper stabilisieren. Allerdings

Tab. 3.1: Endogene Vitamin-C-Biosynthese bei Säugetieren, modifiziert nach (1)

Spezies	Syntheserate von Vitamin C (mg pro kg Körpergewicht pro Tag)	
	niedrig	hoch (bei Krankheit oder Stress)
Ziege	33	190
Kuh	16	18
Schaf	25	
Ratte	39	199
Maus	**34**	**275**
Kaninchen	9	226
Katze	5	40
Hund	5	40

gehören nach Pauling und Rath erhöhte Lipoprotein (a)-Werte (> 20 mg/dl) und gleichzeitig erniedrigte Vitamin C-Spiegel zu den Hauptrisikofaktoren für die Entwicklung kardiovaskulärer Erkrankungen (2).

Lipoprotein (a) wird, wie andere Lipoproteine auch, in der Leber gebildet. Es besteht aus Apolipoprotein B-100, einer Komponente des LDL-Cholesterins und Apolipoprotein (a). Apolipoprotein (a) ist ein dem Plasminogen strukturell verwandtes Protein. Im Gegensatz zu LDL wird Lipoprotein (a) vom LDL-Rezeptor nicht erkannt und kann daher auch nicht intrazellulär aufgenommen werden. Lipoprotein (a) behindert die Fibrinolyse und fördert dadurch Fibrinablagerungen in der Gefäßwand. In einigen Untersuchungen konnte gezeigt werden, dass Lipoprotein (a) mit Plasminogen um Bindungsstellen am Endothel konkurriert und die Aktivierung von Plasminogen durch Gewebeplasminogenaktivor hemmt. Daneben unterliegt Lipoprotein (a), wie LDL, leicht einer oxidativen Veränderung und wird auch von Makrophagen aufgenommen. Nach Thews ist Lipoprotein (a) das Lipoprotein mit dem stärksten Arteriosklerosepotenzial (3).

Die Stockholm Female Coronary Risk Study, eine Fallkontrollstudie an 292 prä- und postmenopausalen Frauen im Alter von 65 Jahren oder jünger, bestätigt, dass sich mit steigenden Lipoprotein-(a)-Konzentrationen das Risiko für koronare Herzerkrankungen deutlich erhöht. Die Lipoprotein-(a)-Werte der Patientinnen, die im Verlauf der Studie wegen eines koronaren Ereignisses in ein Krankenhaus aufgenommen werden mussten, waren mit durchschnittlich 20 mg/dl signifikant höher gegenüber 14,5 mg/dl bei gesunden Kontrollpersonen (4).

Physiologische Bedeutung

Das biochemische Redoxsystem L-Ascorbinsäure wird im Organismus über die intermediär entstehende radikale Semidehydroascorbinsäure reversibel zu Dehydroascorbinsäure oxidiert. Ascorbinsäure und Dehydroascorbinsäure sind an folgenden physiologischen Reaktionen beteiligt:

α-Amidierung neuroendokriner Hormone

- Gastrin
- Corticotropin-Releasing-Hormon
- Thyreotropin-Releasing-Hormon.

Carnitinbiosynthese

L-Carnitin ist für die Einschleusung langkettiger Fettsäuren in die Mitochondrien, in denen die Energie in Form von Adenosintriphosphat (ATP) gewonnen wird, essenziell. An der Biosynthese von L-Carnitin aus L-Lysin und L-Methionin ist Vitamin C beteiligt. Bei Vitamin C-Mangel kommt es daher frühzeitig zu einer Carnitinverarmung der Muskulatur, die sich klinisch in Müdigkeit äußert.

Hydroxylierungsreaktionen und Neurotransmittersynthese

- Hydroxylierung von Prolin zu Hydroxyprolin und von Lysin zu Hydroxylysin, die für die Bildung von Kollagen im menschlichen Bindegewebe unentbehrlich sind.
- Hydroxylierung von Steroiden
  Hydroxylierung in Position 11 im Rahmen der Biosynthese von Corticosteron und Cortisol. Wegen des erhöhten Glucokortikoidverbrauchs unter Stressbedingungen nimmt vorübergehend der Ascorbinsäuregehalt in den Nebennieren ab. Bei Ascorbinsäuremangel kommt es daher zu einer verminderten Stressantwort.
- Ascorbinsäure ist Cofaktor der Cholesterol-7-hydroxylase, einem Schlüsselenzym beim Abbau von Cholesterin zu Gallensäuren.
- Hydroxylierung von Dopamin zu Noradrenalin, sowie L-Tryptophan zu 5-Hydroxytryptophan, das als Vorstufe des Neurotransmitters Serotonin von Bedeutung ist.

Eisenstoffwechsel

Durch Reduktion von dreiwertigem Eisen (Fe^{3+}) zu zweiwertigem Eisen (Fe^{2+}) steigert L-Ascorbinsäure die enterale Eisenresorption.

Entgiftung toxischer Stoffwechselprodukte und Xenobiotika

Vitamin C ist ein wichtiger Cofaktor bei der Entgiftung toxischer Stoffwechselprodukte und Arzneimittel durch die in den Lebermikrosomen lokalisierten mischfunktionellen Oxidasen. Dabei stimuliert Vitamin C die Synthese des Enzyms Cytochrom P 450 und schützt es gleichzeitig vor der Inaktivierung durch reaktive Sauerstoffverbindungen (5).

Fettstoffwechsel

Vitamin C senkt erhöhte Cholesterin-, Triglycerid- und Lipoprotein-(a)-Werte und steigert die Bildung des antiatherogenen HDL.

Immunsystem

Vitamin C steigert auf vielfältige Weise die zelluläre und humorale Immunantwort:

- Auf humoraler Ebene fördert Vitamin C die Antikörperproduktion und erhöht die Blutspiegel von C1Q-Komplement (das Komplement gehört zur unspezifischen Abwehr von Fremdstoffen; frühe Phase der Pathogenabwehr).
- Durch Stimulation der Interferonproduktion steigert Vitamin C die virale Infektabwehr (Interferone sind Proteine mit antiviraler Wirkung).
- Vitamin C stimuliert die Lymphozytenblastogenese (Entstehung neuer Lymphozyten).
- Vitamin C steigert die Phagozytoseaktivität und die Chemotaxis von neutrophilen und eosinophilen Granulozyten und Monozyten.
- Vitamin C schützt das Bindegewebe (= erste Abwehrbarriere) vor dem Abbau durch Proteasen, indem es die Konzentration an hypochloriger Säure (HOCL) erniedrigt, die z. B. von Makrophagen bei der Abwehr von Mikroorganismen freigesetzt wird.

Antikanzerogene Eigenschaften – Inhibitor der Nitrosaminbildung

Ein bedeutender Schutzeffekt von Vitamin C besteht in der Fähigkeit, die Bildung kanzerogener N-Nitrosoverbindungen im Magen und in der Speiseröhre zu verhindern. Zusätzlich gibt es Hinweise, dass Vitamin C die DNA- und Proteinsynthese in Tumorzellen hemmt und den Prozess der Tumorentstehung auf der Stufe der Initiation und der Promotion blockiert.

Proteinglycosilierung und Bildung von AGE

Vitamin C hemmt die Proteinglycosilierung und die Bildung sogenannter Advanced Glycosylation Endproducts (AGE), die an der Entwicklung diabetischer Spätfolgen maßgeblich beteiligt sind (siehe Kap. 10).

Reduktion von Folsäure

Ascorbinsäure ist an der Reduktion von Folsäure zu Tetrahydrofolsäure (THF) beteiligt.

Regenerator von Vitamin E

Bei der Reaktion mit Lipidperoxiden wird Vitamin E selbst zum Tocopheroxyl-Radikal inaktiviert und muss, um wieder antioxidativ wirksam zu werden, von Vitamin C regeneriert werden.

Scavenger-Funktion

Als wasserlösliche Substanz ist Vitamin C das wichtigste Antioxidans im Zytosol und extrazellulären Raum. Vitamin C schützt Lipide und Proteine, Nukleinsäuren und Zellmembranen vor der Schädigung durch zytotoxische Sauerstoffverbindungen. Es inaktiviert freie Radikale und reaktive Sauerstoffverbindungen (ROS) wie Superoxidanion-, Hydroxyl- und Peroxylradikal, Hypochlorit, Wasserstoffperoxid, Lipidperoxylra-

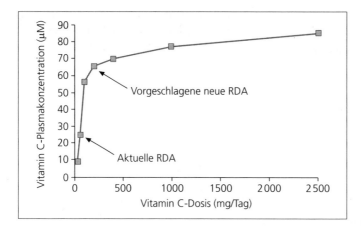

Abb. 3.1: Pharmakokinetik oraler Vitamin C-Dosen

dikale und Singulettsauerstoff. Bei diesen Reaktionen entsteht Dehydroascorbinsäure (DHA), die im Gegensatz zur Ascorbinsäure ein prooxidatives Potential besitzt, d. h. sie ist potenziell toxisch für Zellen und Membranen. Dehydroascorbinsäure wird allerdings in komplexen Reaktionsabläufen endogen mit Hilfe von Glutathion gesteuerten Enzymen (GSH/GSSG-Zyklus) und nicht-enzymatisch durch Bioflavonoide oder Anthocyane wieder regeneriert.

Bioflavonoide (z. B. Rutin, Hesperidin, Quercetin), die früher als Vitamin P (P von Permeabilität) bezeichnet wurden, wirken gegenüber Vitamin C antioxidativ. Sie werden deshalb auch als „natürliche Vitaminsparer" oder „Vitaminverstärker" bezeichnet. Die in der orthomolekularen Medizin verwendeten Vitamin C-Produkte sind daher häufig Kombinationen von Vitamin C mit Bioflavonoiden (z. B. Quercetin) und anderen Antioxidanzien wie alpha-Liponsäure, Coenzym Q10, Cystein, Selen und Vitamin E. Eine isolierte Zufuhr einzelner Antioxidanzien ist aufgrund der gegenseitigen Regenerierung („Redoxrecycling") und Abhängigkeiten im Stoffwechsel nicht sinnvoll!

Vitamin C-Bedarf und -Resorption

Die Deutsche Gesellschaft für Ernährung empfiehlt für Erwachsene eine tägliche Vitamin C-Zufuhr von 100 mg, für Schwangere und Stillende 110 bzw. 150 mg. Amerikanische Wissenschaftler tendieren zu einer Anhebung der Zufuhrempfehlung auf 200 mg pro Tag.

In einer Depletion-Repletion-Studie untersuchte eine Forschergruppe des National Institute of Diabetes and Digestive and Kidney Diseases (USA) unter strengsten Kriterien die Pharmakokinetik oraler Vitamin C-Dosen von 30 mg bis 2500 mg/Tag an gesunden jungen Männern (Nichtrauchern!) (siehe Abb. 3.1).

Das wichtigste Ergebnis dieser Untersuchung war, dass erst ab einer Einzeldosis von 200 mg Vitamin C ein Plateaueffekt und 100 % Bioverfügbarkeit erreicht wurden (6). Die optimale Vitamin C-Dosis bei gesunden Personen wäre damit zweimal höher als die derzeit gültigen internationalen Zufuhrempfehlungen der DGE und der RDA (Recommended Daily Allowances). Paradoxerweise beziehen sich diese behördlichen Zufuhrempfehlungen nur auf gesunde Menschen und gehen daher von illusorischen Voraussetzungen aus. Der individuelle Vitamin C-Bedarf alter oder kranker Menschen wird hierbei keinesfalls berücksichtigt.

Bei oraler Applikation wird Ascorbinsäure zum Teil bereits durch die Mundschleimhaut aufgenommen. Vitamin C wird hauptsächlich konzentrationsabhängig im proximalen

Dünndarm mittels eines natriumabhängigen, aktiven Transports resorbiert. Bei höheren Konzentrationen erfolgt die Aufnahme zum Teil durch passive Diffusion. Vitamin C reichert sich vor allem in der Hypophyse, den Nebennieren, der Augenlinse und den weißen Blutkörperchen an.

Mit steigender Einzeldosis sinkt die Bioverfügbarkeit bis auf ca. 16 % bei 12 Gramm Vitamin C ab. Durch eine über den Tag verteilte Einnahme kann die maximale Resorptionsquote gesteigert werden (siehe Tab. 3.2).

Vitamin C-Gehalt ausgewählter Nahrungsmittel

Besonders reich an Vitamin C sind Hagebutten, Broccoli, Paprika und verschiedene Kohlarten (siehe Tab. 3.3).

Es ist allerdings zu bedenken, dass unser Obst und Gemüse häufig durch Vorbehandlung mit Chemikalien oder durch die unvermeidbare Einwirkung von Sonnenlicht (UV-Strahlung) nur einen stark reduzierten Vitamin C-Gehalt aufweist. Aber auch Kochen und falsche Zubereitung zerstören Vitamin C. Durch eine falsche Lagerung kann der Vitamin C-Gehalt bis auf Null absinken.

Ursachen für einen Vitamin C-Mangel

- Alte Menschen, Altersheimbewohner
  Bei alten Menschen besteht ein hohes Risiko, einen Vitamin C-Mangel zu entwickeln (Resorptionsstörungen, verminderter Energiebedarf, Nahrungsaufnahme). In Untersuchungen an Altersheimbewohnern wurden erschreckend niedrige Vitamin C-Plasmaspiegel gefunden, die zum Teil auf Skorbut, die klassische Vitamin C-Avitaminose hindeuten (7).

Tab. 3.2: Bioverfügbarkeit oraler Vitamin C-Gaben

Resorptionsrate	Einzeldosis (oral)
89–90 %	100 mg
60–75 %	1 000 mg
40 %	3 000 mg
16 %	12 000 mg

- Arzneimittel
  Acetylsalicylsäure, Barbiturate, Diuretika und Tetracycline erhöhen die renale Vitamin C-Ausscheidung. Calcitonin erhöht den Verbrauch. Orale Kontrazeptiva verringern den Vitamin C-Gehalt im Plasma, den Thrombozyten und Leukozyten. Man nimmt an, dass Östrogene durch vermehrte Oxidation (Coeruloplasmin) den Vitamin C-Status verschlechtern. Kortikosteroide erhöhen ebenfalls die Oxidation von Vitamin C.
- Chronischer Alkoholkonsum
- Erhöhter Bedarf:
  Schwangerschaft, Stillzeit, Wachstum
- Chronische Erkrankungen:
  Diabetes mellitus, Krebs, Magen-Darm-Erkrankungen, Nierenerkrankungen, entzündliche Erkrankungen, Hyperthyreose
- Fieber, Infektionen, Verbrennungen, Operationen
- Rauchen
  Raucher haben einen mehr als doppelt so hohen Vitamin C-Bedarf wie Nichtraucher
- Stress, schwere körperliche Arbeit, Leistungssport.

Vitamin C-Mangelsymptome

- Schleimhautblutungen, Muskelschmerzen (Carnitin-Mangel), Müdigkeit, Schwäche, schlecht heilende Wunden

Tab. 3.3: Vitamin C-Gehalt in Nahrungsmitteln

Nahrungsmittel	Vitamin C-Gehalt (mg/100 g)
Obst	
Acerola, roh	1700 mg
Hagebutten, roh	1250 mg
Sanddornsaft	266 mg
Kiwi	71 mg
Orangen	49 mg
Banane	12 mg
Gemüse	
Kartoffeln, gekocht mit Schale	14 mg
Paprika, roh	138 mg
Broccoli, roh	115 mg

- Psychische Veränderungen
  Depressive Verstimmungen, Schwermütigkeit, Reizbarkeit, leichte Erschöpfbarkeit
- Parodontopathien
  Gingivitis, Parodontitis, Karies
- Verminderte Immunität und erhöhte Infektanfälligkeit
- Verminderter antioxidativer Status
  Vitamin C-Mangel kann das Risiko für die Entwicklung moderner Zivilisationskrankheiten, wie KHK, Katarakt und Krebs, die im direkten Zusammenhang mit oxidativem Stress stehen, erhöhen.

Anwendungsgebiete

Allergien

Asthma bronchiale, allergische Rhinitis (Pollen, Hausstaub, Katzenhaar), Neurodermitis

Vitamin C senkt die Blutspiegel des bronchokonstriktorisch wirkenden und die Gefäßpermeabililät erhöhenden Entzündungsmediators Histamin. Daneben steigert es die Bildung gefäßerweiternder Prostaglandine. Vitamin C ist neben Glutathion eines der wichtigsten Antioxidanzien in der Bronchialflüssigkeit und damit essenziell für die Aufrechterhaltung des Redoxstatus und der Membranintegrität des Lungengewebes.

Im Vergleich zu Kontrollgruppen weisen Asthmatiker häufig erniedrigte Vitamin C-Spiegel im Plasma und in den Leukozyten auf (8). In einer Studie an Patienten mit leichtem Asthma hemmte Vitamin C in einer Dosierung von 1000 mg (oral) pro Tag die durch Metacholin induzierte Bronchokonstriktion. Die Tatsache, dass dieser Vitamin C-Effekt durch Indometacin aufgehoben wird, bestätigt, dass Vitamin C seine Wirkung durch Beeinflussung des Arachidonsäurestoffwechsel entfaltet (9). In Abhängigkeit vom Krankheitsbild wird bei allergischen Erkrankungen täglich 2 bis 5 g Vitamin C oral und 1- bis 2 × pro Woche 7,5 bis 15 g Vitamin C parenteral (Infusionen) empfohlen.

Herz-Kreislauf-Erkrankungen

KHK, Hyperlipidämie, Bluthochdruck

Epidemiologische Daten belegen, dass Personen mit einer guten Ascorbinsäureversorgung eine niedrigere Herzinfarktrate haben (10). In einer Untersuchung an 730 Frauen und Männern, über einen Beobachtungszeitraum von zwanzig Jahren, war das Schlaganfallrisiko bei denjenigen mit der höchsten Vitamin C-Aufnahme um 50 % reduziert (11).

Bei der Entstehung der koronaren Herzkrankheit (KHK) spielt die Schädigung des vaskulären Systems eine wichtige Rolle. Vitamin C fördert die Synthese von Kollagen und Elastin und trägt dadurch direkt zur Erhaltung der Integrität der Gefäßwand bei. Die endotheliale Dysfunktion kann durch Vitamin C verbessert werden. Vitamin C reduziert im Zusammenspiel mit Vitamin E die Lipidperoxidation von LDL-Cholesterin und Lipoprotein (a). Über die Stimulierung der 7-alpha-Hydroxylierung des Cholesterins und damit der Gallensäuresynthese in der Leber senkt Vitamin C erhöhte Cholesterinwerte. Zusätzlich senkt es den Triglyceridplasmaspiegel und steigert die Bildung des antiatherogen wirkenden HDL.

Darüber hinaus zeigt Vitamin C eine positive Wirkung bei Bluthochdruck. Die Substitution von 1000 mg Vitamin C pro Tag, über einen Zeitraum von 6 Wochen, reduzierte in einer Studie (randomisiert, cross-over) an 20 Erwachsenen den systolischen Blutdruck statistisch signifikant (12). In einer weiteren Studie wurde gezeigt, dass sich der prozentuale Anteil an Personen mit Bluthochdruck mit steigenden Vitamin C-Plasmaspiegeln nahezu halbierte (13). Vitamin C greift regulierend in die Prostaglandin- und Leukotrien-Synthese ein. Es fördert die Bildung des vasodilatatorisch wirkenden Prostacyclin und kann auch den Abbau des gasförmigen Neurotransmitters Stickstoffmonoxid (NO) durch freie Radikale hemmen. In der Therapie und

Vorbeugung von Herz-Kreislauf-Erkrankungen werden 600 mg bis 3000 mg Vitamin C pro Tag oral empfohlen (siehe auch Kap. 8).

Diabetes mellitus

Im Vergleich zum Stoffwechselgesunden weisen Diabetiker deutlich reduzierte Vitamin C-Plasmaspiegel und erniedrigte intrazelluläre Vitamin C-Konzentrationen auf. Vitamin C und Glucose konkurrieren aufgrund ihrer strukturellen Ähnlichkeit um den zellulären Transportmechanismus. Insulin fördert den Transport von Vitamin C in die Zelle. Bei Hyperglykämie wird daher die zelluläre Vitamin C-Aufnahme durch Glucose beeinträchtigt.

Vitamin C reduziert beim Diabetiker die intrazelluläre Anreicherung von Sorbitol, die Proteinglyosilierung sowie die damit verbundene oxidative Belastung des Organismus. In einer kontrollierten Studie über einen Zeitraum von drei Monaten wurde durch die tägliche Gabe von 1000 mg Vitamin C das glykosilierte Hämoglobin um 18 % und das glykosilierte Albumin um 33 % gesenkt (14). Darüber hinaus werden erhöhte Cholesterin- und Triglyceridwerte durch Vitamin C vermindert. Der Entwicklung von Angiopathien und Wundheilungsstörungen kann durch eine optimale Vitamin C-Versorgung vorgebeugt werden. Vitamin C spielt somit eine wichtige Rolle in der Prävention und Therapie diabetischer Spätschäden wie Arteriosklerose, Retino-, Nephro- und Neuropathien. Eine dauerhafte Substitution von 1000 mg bis 3000 mg Vitamin C pro Tag sollte als adjuvante Maßnahme für Diabetiker außer Frage stehen (siehe auch Kap. 10).

Katarakt (grauer Star)

Die Oxidation von Linsenproteinen spielt bei der Pathogenese von altersbedingten Katarakten eine wichtige Rolle. Vitamin C und L-Glutathion sind die wichtigsten Antioxidanzien in der Augenlinse. Vitamin C schützt vor reaktiven Sauerstoffverbindungen, die vor allem durch die Einwirkung von Sonnenlicht entstehen. In einer Studie führte die tägliche Vitamin C-Einnahme von 300 bis 600 mg über einen Zeitraum von mehr als 10 Jahren zu einer Reduktion des Kataraktrisikos um 77 % (15). Bei einer kürzeren Einnahme wurde keine Schutzwirkung von Vitamin C festgestellt. Daneben gibt es Hinweise darauf, dass Vitamin C auch die Kataraktprogression vermindert (16).

Krebs

Epidemiologische Studien stellen eine enge Beziehung zwischen Vitamin C-Aufnahme und der Häufigkeit bestimmter Tumorarten her. Das Risiko an Oesophagus-, Larynx-, Lungen-, Mundhöhlen-, Pankreas-, Magen-, Rektum-, Brust- und Zervixkrebs zu erkranken, ist bei erniedrigten Vitamin C-Plasmaspiegeln deutlich erhöht (17). Vitamin C zeigt einen präventiven Effekt vor allem bei Magen- und Brustkrebs.

Magenkrebs

Bei chronischer Gastritis, Anazidität, Infektionen mit *Helicobacter pylori* und Magenkrebs finden sich häufig niedrige Vitamin C-Plasmaspiegel und drastisch erniedrigte Vitamin C-Konzentrationen im Magensaft und in der Magenschleimhaut. Infektionen mit *Helicobacter pylori* fördern die Entwicklung einer chronisch-atrophischen Gastritis. Ein Mangel an Magensäure begünstigt die Besiedlung des Magens mit Nitrat-reduzierenden Bakterien, die mit der Nahrung aufgenommene Nitrate in Nitrit umwandeln können. Aus Nitrit können Nitrosamine entstehen, die zu den potentesten Karzinogenen überhaupt gehören. Sie sind maßgeblich an der Entstehung von Krebsarten wie Magen- und Speiseröhrenkrebs beteiligt.

Vitamin C kommt durch aktive Sekretion unter physiologischen Bedingungen in hohen Konzentrationen in der Magenschleimhaut vor und blockiert bei pH-Werten zwischen 1 und 4 effektiv die Nitrosaminbildung. Damit

Vitamin C im Magen seine Funktion als Radikalfänger ausüben kann, ist bei vorliegender Helicobacter-Infektion eine Eradiktion des *Helicobacter pylori* erforderlich.

Brustkrebs

Vitamin C ist im Hinblick auf die Prävention von Brustkrebs Vitamin E überlegen (18). In einer Untersuchung an 34 387 Frauen in der Menopause senkte die tägliche Aufnahme von 500 mg Vitamin C das Brustkrebsrisiko im Vergleich zur Gruppe ohne Vitamin C-Substitution um 21 % (19).

Adjuvante Krebstherapie

Vitamin C spielt zusammen mit Selen in der adjuvanten Krebstherapie eine zentrale Rolle. Die Vitamin C-Therapie kann dazu bei tragen, das Allgemeinbefinden und die Lebensqualität der Krebspatienten deutlich zu verbessern. Auch Schmerzen, insbesondere bei Knochenmetastasen, können durch Vitamin C gelindert und der Schmerzmittelbedarf reduziert werden. Die ersten Studien zur Anwendung von Vitamin C in der Krebsbehandlung wurden von Pauling und Cameron gemacht. In einer Studie an 100 terminalen Krebspatienten führte die tägliche Gabe von 10 g Vitamin C oral zu einer signifikanten Verlängerung der Überlebenszeit (20). Für den Erfolg der Vitamin C-Therapie ist nach Pauling und Cameron neben der ausreichend hohen Dosierung vor allem die kontinuierliche Gabe wichtig, da ein abrupter Abbruch der Vitamin C-Therapie zu einem extremen Abfall der Vitamin C-Spiegel bis unter die Anfangskonzentrationen führen kann.

In der orthomolekularen Medizin werden in der Behandlung von Krebserkrankungen nicht selten orale Vitamin C-Tagesdosen von 10 bis 100 g eingesetzt (siehe Kap. 1.8.2). Allgemein wird in der adjuvanten Krebstherapie eine regelmäßige orale Gabe von 1 bis 15 g Vitamin C pro Tag, begleitet von Vitamin C-Infusionen (z.B. 7,5 bis 15 g Vitamin C pro Infusion, 1 bis 3-mal pro Woche) empfohlen (siehe auch Kap. 9.2).

Anmerkung: Die Vitamin C-Therapie versteht sich keinesfalls als Alternative zur konventionellen Krebstherapie, sie hat jedoch adjuvant eingesetzt sicherlich ihre Berechtigung.

Chemotherapie

Unter Chemotherapie sind die Vitamin C-Plasmaspiegel stark erniedrigt. Zytostatika wie Anthracycline (z. B. Adriamycin), Mitomycin und Etoposid üben ihre zytotoxische Wirkung zu einem Großteil durch freie Radikale und deren schädigenden Wirkung an Membranen, Proteinen und DNA aus. Vitamin C steigert zum einen die inhibitorischen Effekte von Chemotherapeutika, wie z. B. Methotrexat, Paclitaxel und Cisplatin, und reduziert andererseits die mit einer Chemotherapie verbundenen starken Nebenwirkungen (Vitamin C vermindert beispielsweise die Kardiotoxizität von Adriamycin).

Strahlentherapie

Untersuchungen an Tieren zeigen, dass adjuvante Vitamin C-Injektionen die Strahlentoleranz des normalen Gewebes erhöht, ohne gleichzeitig die Strahlendosis zu beeinträchtigen.

Herpes-Infektionen

Die tägliche Aufnahme von 1800 mg Vitamin C in Kombination mit Bioflavonoiden führt bei Patienten mit Herpes labialis zu einer deutlichen Reduktion der Schmerzen, rascheren Trocknung und Abheilung der Blasen. In der Prävention und Therapie von Herpes-Infektionen werden täglich 600 bis 3000 mg Vitamin C oral, bei akuten Infektionen auch 7,5 bis 30 g Vitamin C parenteral empfohlen (siehe auch Kap. 9.3).

Erkältungskrankheiten

Im Verlauf einer Erkältungskrankheit kommt es zu einem starken Abfall der Vitamin

C-Konzentration in den Leukozyten und im Plasma (21). Durch hochdosierte Gabe von 1000 mg bis 6000 mg Vitamin C pro Tag lässt sich die Phagozytoseaktivität der Leukozyten signifikant steigern, sowie die Krankheitsdauer und die Erkältungssymptome reduzieren.

Rauchen

Rauchen erhöht signifikant das Risiko für kardiovaskuläre Erkrankungen und Krebs. Zigarettenrauch verursacht oxidativen Stress und führt zu einem Mehrverbrauch antioxidativer Mikronährstoffe. So hat ein Raucher beispielsweise im Vergleich zu einem Nichtraucher einen 2- bis 3-mal so hohen Vitamin C-Bedarf. Rauchern wird die tägliche Substitution von 600 bis 1000 mg Vitamin C zusammen mit einer ausgewogenen Multivitamin-Mineralstoff-Kombination empfohlen.

Wundheilungsstörungen

Der normale Wundheilungsprozess erfordert die Bildung und Einlagerung von Kollagen an der verletzten Stelle. Vitamin C kann als essenzieller Cofaktor der Kollagenbiosynthese die Wundheilung bei Dekubitus, Ulcus crusis, nach Verbrennungen und Operationen beschleunigen. Bei chronischer Bettlägerigkeit und den dabei häufig durch Druck bedingte Ischämie verursachten entzündlichen und äußerst schmerzhaften Geschwüren („Wundliegen") sollte immer an eine ausreichende Versorgung mit Vitamin C gedacht werden.

Weitere Anwendungsgebiete

AIDS, Cystinurie, Depressionen, erhöhte Infektanfälligkeit, Infertilität, Leistungssport, Methämoglobinämien, Paradontopathien, Parkinson, rheumatoide Arthritis, Skorbut (Morbus Möller-Barlow). Bei chronischer oder rezidivierender Aminkolpitis (bakterielle Vaginose) in Form einer Vaginaltablette.

Nebenwirkungen

Bei oraler Einnahme von 6–12 g Vitamin C täglich kann vorübergehend eine Diarrhö auftreten, die aber schnell wieder abklingt (Vitamin C in Form von Natrium-, Calcium- oder Magnesiumascorbat ist besser magenverträglich). Diese Nebenwirkung tritt bei parenteraler Gabe selbst bei wesentlich höheren Dosen nicht auf.

Die Behauptung, dass erhöhte Vitamin C-Aufnahme zu vermehrter Bildung von Nierensteinen führt, beruht auf der Beobachtung, dass eine Vitamin C-Supplementierung die Ausscheidung von Oxalat im Urin erhöht. Allerdings steigt selbst bei täglich hochdosierter Vitamin C-Aufnahme die Oxalsäureausscheidung nur geringfügig an. Ein Zusammenhang zwischen erhöhter Vitamin C-Aufnahme und gesteigertem Risiko für eine Oxalaturolithiasis konnte bisher in keiner Studie bestätigt werden (22).

Wechselwirkungen

- Der Schutzeffekt von anorganischem Selen (Na-Selenit) kann durch Reduktionsmittel wie Ascorbinsäure aufgehoben werden, da Selenite durch Ascorbinsäure zu elementarem Selen reduziert werden. Elementares Selen ist in wässrigem Milieu nicht löslich und nicht bioverfügbar. Die Wirksamkeit von organisch gebundenem Selen (Seleno-D,L-Methionin) wird hingegen nicht beeinflusst.
- Eine Erniedrigung des pH-Wertes durch hohe Vitamin C-Dosen kann möglicherweise die renale Elimination der schwachen Säure Sulfamethoxazol beeinträchtigen.
- Eine hochdosierte Vitamin C-Gabe kann die hepatische Konjugation von Ethinylestradiol mit Sulfat reduzieren und zu einem Anstieg der Estradiolspiegel führen. Der kontrazeptive Effekt wird dadurch erhöht.
- Bei Ausscheidung größerer Mengen Vita-

min C mit dem Harn können die Nachweisreaktionen von Glucose und Harnsäure im Urin beeinträchtigt werden.

Gegenanzeigen

- Oxalat-Urolithiasis
- Eisen-Speichererkrankungen (Thalassämie, Hämochromatose)
- Bei hochdosierter Anwendung: Niereninsuffizienz, Glucose-6-phosphat-dehydrogenasemangel.

Referenzen

(1) Levine, Mark, New concepts in the biology and biochemistry of ascorbic acid. The New England Journal of Medicine, 314, 892–902, 1986.
(2) Rath, M., Pauling, L., Hypothesis: Lipoprotein (a) is a surrogate for ascorbate. Proceedings of The National Academy of Science, 87, 6204–6207, 1990.
(3) Thews, G., Mutschler, E., Vaupel, P., Anatomie, Physiologie, Pathophysiologie des Menschen. Wissenschaftliche Verlagsgesellschaft mbH, Stuttgart, 1999.
(4) Orth-Gomer, Kristina, M.D., Ph.D., Lipoprotein (a) as a determinant of coronary heart disease in young women. Circulation, 95 (2), 329–334, 1997.
(5) Omaye, Turnbull, Effect of ascorbic acid in heme metabolism in hepatic microsomes. Life Science, 27, 441–449, 1980.
(6) M. Levine, C. Conry-Cantilena, Y. Wang et al., Vitamin C Pharmacokinetics in Healthy Volunteers: Evidence for a Recommended Dietary Allowance. Proceedings of the National Academy of Science, USA, 93 (8), 3704–3709, 16 Apr. 1996.
(7) Birlouez-Aragon, I. et al, Comparison of two levels of vitamin C-supplementation on antioxidant vitamin status in elderly institutionalized subjects. International Journal of Vitamin Nutrition Research, 65, 261–266, 1995.
(8) Olusi, S. O. et al., Plasma and white blood cell ascorbic acid-concentrations in patients with bronchial asthma. Clinica Chimica Acta, 92, 161–166, 1979.
(9) Mohsenin, V. et al., Effect of ascorbic acid on responce to methacholine challenge in asthmatic subjects. American Review of Respiratory Diseases, 127, 143–147, 1983.
(10) Enstrom, J. E., et al., Vitamin C intake and mortality among a sample of the United States population. Epidemiology, 3, 194–202, 1992.
(11) Gale, L. R., et al., Vitamin C and risk of death from stroke and coronary heart disease in cohort of elderly people. British Journal of Medicine, 310, 1563–1566, 1995.
(12) Osilesi, Odutola, et al., Blood pressure and plasma lipid during ascorbic acid supplementation in borderline hypertensive and normotensive adults. Nutrition Research, 11, 405–412, 1991.
(13) Jacques, P. F., et al., Relationship of vitamin C-status to cholesterol and blood pressure. Annals of the New York Academy of Sciences, 669, 205–213, 1992.
(14) Davie, S. J., et al., Effect of vitamin C on glycosylation of proteins. Diabetes, 41 (2), 167–173, 1992.
(15) Jacques, Paul F., et al., Long-term vitamin C supplement use and prevalence of early age-related lens opacities. American Journal of Clinical Nutrition, 66, 911–916, 1997.
(16) Bouton, S., Vitamin C and the aging eye. Archives of Internal Medicine, 63, 930–945, 1939.
(17) Block, G., Vitamin C and cancer prevention: The epidemiologic evidence. American Journal of Clinical Nutrition, 53, 270S–282S, 1991.
(18) Howe, G. R., Hirohata, T., et al., Dietary factors and risk of breast cancer: Combined analysis of 12 case-control studies. Journal of the National Cancer Institute, 82, 561–569, 1990.
(19) Kushi, L. H., et al., Intake of vitamins A, C and E, and postmenopausal breast cancer. The Iowa Women's Health Study. American Journal of Epidemiology, 144, 165–174, 1996.
(20) Cameron, E., Pauling, L., Supplemental ascorbate in the supportive treatment of cancer: Prolongation of survival times in terminal human cancer, Proceedings of the National Academy of Sciences, USA, 73 (10), 3685–3689, 1976.
(21) Wilson, C. W., Clinical pharmacological aspects of ascorbic acid. Annals of the New York Academy of Sciences, 258, 355–376, 1975.
(22) Curhan, Gary, C., et al., A prospective study of the intake of vitamin C and B_6 and the risk of kidney stones in men. Journal of Urology, 155 (6), 1847–1851, 1996.

3.2.2 Vitamin B_1 (Thiamin)

Physiologische Bedeutung

Vitamin B_1 wird im menschlichen Organismus zu seiner coenzymatisch aktiven Form Thiaminpyrophosphat (TPP) phosphoryliert. Als Coenzym der Decarboxylasen, Aldehydtransferasen und Transketolasen ist es für den Stoffwechsel der Kohlenhydrate und Fette essenziell. Bei Thiaminmangel ist die Aktivität der erythrozytären Transketolase signifikant verringert. Da Nervenzellen ihren Energiebedarf über die enzymatische Oxidation und Decarboxylierung von Glucose decken, nimmt Thiamin im Energiestoffwechsel des zentralen und peripheren Nervensystems eine Schlüsselrolle ein. Thiaminpyrophosphat (TPP) ist außerdem an der Reizleitung im peripheren Nervensystem und am Stoffwechsel der Neurotransmitter Acetylcholin, Adrenalin und Serotonin im Zentralnervensystem beteiligt.

Thiaminbedarf und -resorption

Der Thiaminbedarf ist abhängig vom Energieumsatz, da die thiaminabhängigen Enzyme am Energiestoffwechsel beteiligt sind. Kohlenhydrate und Alkohol erhöhen den Bedarf. Die DGE empfiehlt für Erwachsene eine tägliche Zufuhr von 1,0 bis 1,3 mg, für Schwangere und Stillende 1,2 bzw. 1,4 mg Thiamin. Der Thiamingehalt einiger Nahrungsmittel ist in Tab. 3.4 zusammengestellt.

Thiamin wird durch einen aktiven, trägerabhängigen Mechanismus aufgenommen und bei höheren Dosierungen zum Teil durch passive Diffusion im Dünndarm. Im Vergleich zu wasserlöslichen Thiaminverbindungen wie Thiaminhydrochlorid oder Thiaminnitrat werden die fettlöslichen Thiaminderivate (z. B. Benfotiamin), die sog. Alli-Thiamine (können sich unter physiologischen Bedingungen aus Allicin im Knoblauch und Thiamin bilden) wesentlich besser resorbiert und auch länger retiniert (1).

Ursachen für einen Thiaminmangel

- Alkoholkonsum
  Chronischer Alkoholkonsum ist die häufigste Ursache für den Mangel in westlichen Industrienationen. Alkohol beeinträchtigt die Resorption durch Schädigung der Magen-Darm-Schleimhaut und stört den Thiaminstoffwechsel durch Acetaldehyd (Abbauprodukt des Alkohols).
- Arzneimittel
  Kontrazeptiva, Neuroleptika, Fluoruracil
- Erhöhter Bedarf
  Alter, Fieber, Leistungssport, schwere körperliche Arbeit (Thiaminverlust über den Schweiß), Schwangerschaft und Stillzeit, Wachstum, Hyperthyreose, Stress
- Ernährung
  Starker Tee- und Kaffeekonsum (Gerbstoffgehalt: Tannin = Antithiamin). Da der Glucosestoffwechsel obligat auf Thiamin angewiesen ist, steigt bei hoher Zufuhr einfacher Kohlenhydrate (Süßigkeiten, Weißmehl) der Thiaminbedarf. Verzehr von rohem Fisch (Thiaminasen!)
- Langfristige parenterale Ernährung
- Resorptionsstörungen: Achylie, Durchfall
- Geringe Speicherkapazität
  Die Speicherkapazität für Thiamin ist mit ca. 30 mg die niedrigste von allen Vitaminen der B-Gruppe.

Mangelsymptome

Von einem Thiaminmangel sind in erster Linie glucoseabhängige Gewebe, wie das Zentralnervensystem und das periphere Nervensystem, betroffen.

Allgemeine Symptome eines Thiaminmangels

- Eingeschränkte geistige und körperliche Leistungsfähigkeit, Müdigkeit
- Appetitlosigkeit, Gewichtsverlust
- Reizbarkeit
- Vergesslichkeit und Verwirrtheit.

Bei Beriberi

- Periphere Polyneuropathie mit Parästhesien und Krämpfen
- Muskelschwäche und Muskelatrophie

Tab. 3.4: Thiamingehalt ausgewählter Nahrungsmittel

Nahrungsmittel	Thiamingehalt (mg/100 g)
Bierhefe	12
Weizenkeime	2
Sonnenblumenkerne	1,5
Schweinefleisch	0,9
Bohnen	0,8
Haferflocken	0,59
Rindfleisch	0,23

- Burning feet Syndrom (Fußbrennen)
- Herzinsuffizienz, Tachykardien.

Bei Alkoholikern

- Wernicke-Enzephalopathie Augenmuskellähmung, Halluzinationen, Gedächtnisverlust
- Burning feet-Syndrom (Fußbrennen)
- Schwere Leberfunktionsstörungen.

Anwendungsgebiete

Beriberi

Beriberi ist das klassische Krankheitsbild der Vitamin B_1-Avitaminose, die zuerst in Ländern wie Südostasien, in denen geschälter Reis als Hauptnahrungsmittel dient, beobachtet wurde. In den westlichen Industrieländern kann sie bei sich fehlernährenden Alkoholikern auftreten. Sie haben durch den hohen Gehalt einfacher Kohlenhydrate in Spirituosen und Bier einen deutlich erhöhten Thiaminbedarf. Die Krankheit kann in zwei Formen auftreten. Die sogenannte trockene Form äußert sich in Muskelschwäche, Fußbrennen, Polyneuritis (entzündliche Erkrankung des peripheren Nervensystems) mit Parästhesien („Ameisenlaufen") und psychischen Veränderungen (Verwirrtheit, Vergesslichkeit). Die feuchte Form ist mit kardiovaskulären Schädigungen verbunden. Empfohlene Dosierung: anfangs 50 bis 200 mg intravenös, später 50 bis 300 mg Thiamin pro Tag oral (2).

Diabetes mellitus

Zur Vorbeugung und Therapie diabetischer Neuropathien. Die wasserlöslichen Vitamine der B-Gruppe spielen als Coenzyme eine wichtige Rolle im Kohlenhydrat-, Protein- und Fettstoffwechsel. Aufgrund erhöhter Harnausscheidung haben Diabetiker einen erhöhten Bedarf. Empfohlene Dosierung: 50 bis 100 mg Thiamin oder Benfotiamin täglich zusammen mit anderen Vitaminen der B-Gruppe (3).

Immunschwäche

Bei Erkrankungen, die mit einem geschwächtem Immunsystem einhergehen (AIDS, Krebs) wird die Substitution von Thiamin in Form eines B-Komplexes von 50 bis 100 mg pro Tag empfohlen.

Nervosität, Müdigkeit, Antriebslosigkeit und Stress

Die Gruppe der B-Vitamine wird auch als Anti-Stress-Vitamine bezeichnet. Bei Stress und eingeschränkter körperlicher und geistiger Leistungsfähigkeit empfiehlt sich die Substitution einer ausgewogenen Multivitamin-Mineralstoff-Kombination mit hochdosiertem B-Komplex (20 bis 100 mg/Tag).

Repellent (Insektenabwehr)

Thiamin wird bei hoher Dosierung (100 mg pro Tag) zum Teil über den Schweiß ausgeschieden und soll wegen seines Geruchs Insekten abwehren. Die Wirksamkeit ist allerdings sehr umstritten.

Wernicke-Korsakoff-Syndrom

Der hierbei auftretende Thiaminmangel ist fast immer die Folge einer Fehlernährung, die am häufigsten mit Alkoholismus verbunden ist. Die alkoholinduzierte Wernicke-Enzephalopathie geht mit Paralyse der Augenmuskulatur, mentalen Ausfällen und Koordinationsstörungen einher. Bereits bei Verdacht auf eine Wernicke-Enzephalopathie muss eine sofortige Substitution erfolgen, da die Erkrankung unbehandelt zu irreversiblen Schäden und zum Tod führt. Empfohlene Dosierung: 1- bis 2 × täglich 500 mg Thiamin parenteral, zusammen mit anderen B-Vitaminen (4).

Weitere Anwendungsgebiete

Alkoholismus, Morbus Alzheimer, chronisch entzündliche Darmerkrankungen, Depressionen, Herpes zoster, Lebererkrankungen, Leistungssport, Multiple Sklerose, Nervenentzündungen (Trigeminusneuralgien, Ischialgien).

Nebenwirkungen und Wechselwirkungen

Oral eingenommenes Thiamin ist extrem untoxisch. In seltenen Fällen kann es nach wiederholter parenteraler Anwendung zu schweren allergischen Reaktionen kommen (bis hin zum anapylaktischen Schock) (5).

Die Umwandlung von Thiamin in seine physiologisch aktive Form ist an die Anwesenheit von Magnesium gebunden (6).

Referenzen

(1) Schreeb, K. H., et al., Comparative bioavailability of two vitamin B_1 preparations: Benfotiamine and thiamin mononitrate. European Journal of Clinical Pharmacology, 52, 319–320, 1997.
(2) Comballa, M., et al., High iatrogenic fulminant beriberi. The Lancet, 346, 182–183, 1995.
(3) Stracke, H., et al., A Benfotiamine-Vitamin B combination in treatment of diabetic polyneuropathy. Experimental and Clinical Endocrinology and Diabetes, 104, 311–316, 1996.
(4) Cook, Christopher C. H. and Thomson, Allan, D., B-Complex vitamins in the prophylaxis and treatment of Wernicke-Korsakoff Syndrome. British Journal of Clinical Practice, 57 (9), 461–465, 1997.
(5) Ciprandi, G., et al., Anaphylaxis to Thiamin (Vitamin B_1). Allergy, 52, 958–961, 1997.
(6) Dyckner, T., et al., Aggravation of thiamine deficiency by magnesium depletion. A case report. Acta. Med. Scand., 218 (1), 129–131, 1985.

3.2.3 Vitamin B_2 (Riboflavin)

Physiologische Bedeutung

Riboflavin wird im Organismus zu seinen coenzymatisch aktiven Wirkformen Flavinmononukleotid (FMN) oder Flavinadenindinukleotid (FAD) umgewandelt. Als Coenzym der Flavinenzyme ist es an der Wasserstoffübertragung in der Atmungskette, der oxidativen Desaminierung von Aminosäuren und an der Dehydrierung von Fettsäuren beteiligt. Aufgrund der chinoiden Struktur des Riboflavins haben die Flavinenzyme ausgeprägte Redoxeigenschaften. Die Aktivität der GSH-Reduktase, eines der wichtigsten endogenen antioxidativen Schutzsysteme, ist Vitamin B_2-abhängig. Eine hohe GSH-Reduktase-Aktivität findet sich u. a. in der Augenlinse.

Riboflavinbedarf und -resorption

Der Riboflavinbedarf ist, wie auch der Thiaminbedarf, abhängig von der Energiezufuhr. Die DGE empfiehlt für Erwachsene eine tägliche Zufuhr von 1,2 bis 1,5 mg, für Schwangere und Stillende 1,5 bzw. 1,6 mg.

Riboflavin wird überwiegend im proximalen Dünndarm über einen aktiven und sättigbaren Transportmechanismus resorbiert. In höheren Dosierungen wird ein Teil über passive Diffusion aufgenommen.

Riboflavin kommt in zahlreichen pflanzlichen und tierischen Lebensmitteln vor (siehe Tab. 3.5). Flavine sind allerdings sehr lichtempfindlich. Sonnenlicht ist in der Lage, innerhalb kurzer Zeit Riboflavin zu zerstören. Da Riboflavin wasserlöslich ist, gehen zusätzlich große Mengen mit dem Kochwasser verloren.

Ursachen für einen Riboflavinmangel

- Chronischer Alkoholkonsum
- Arzneimittel
  Langandauernde Antibiotika- oder Sulfonamidbehandlung, orale Kontrazeptiva, Neuroleptika (Phenothiazine)
- Hypothyreose
  Schilddrüsenhormone steigern die Umwandlung von Riboflavin in seine coenzymatisch aktiven Formen

Tab. 3.5: Riboflavingehalt ausgewählter Lebensmittel

Lebensmittel	Riboflavingehalt (mg/100 g)
Bierhefe	3,7
Schweineleber	3,2
Spinat	0,2
Joghurt	0,18
Champignons	0,4

- Ernährung
  Unzureichende Zufuhr
- Magen-Darm-Erkrankungen
  Chronische Entzündungen des Dünndarms, Darmmykosen, Durchfall
- Phototherapie Neugeborener (bei Hyperbilirubinämie)
  Riboflavin ist extrem lichtempfindlich.

Mangelsymptome

- Müdigkeit, Antriebslosigkeit, Depressionen
- Haut- und Schleimhautveränderungen Rötung, Schuppung, Mundwinkelrhagaden, Glossitis (Entzündung der Zungenschleimhaut)
- Konjunktivitis, Keratitis
- Lichtempfindlichkeit
- Störungen im Eisenstoffwechsel und der Erythropoese
- Trübungen der Augenlinse
  Riboflavinmangel erhöht das Kataraktrisiko. Diese Gefahr besteht vor allem für alte Menschen.
- Verminderte GSH-Reduktase-Aktivität der Erythrozyten.

Ein Riboflavinmangel tritt selten isoliert auf, sondern ist meistens mit einem Mangel an anderen B-Vitaminen vergesellschaftet.

Anwendungsgebiete

Katarakt

In der Augenlinse führt ein Mangel an Riboflavin zu einer Beeinträchtigung der Glutathionreduktaseaktivität und begünstigt dadurch möglicherweise die Entwicklung von Linsentrübungen (1). Riboflavin wird zusammen mit anderen Antioxidanzien wie Vitamin C und Carotinoiden in der Prophylaxe und Therapie altersbedingter Trübungen der Augenlinse eingesetzt (2).

Migräne

Bei Migräne ist der Energiestoffwechsel in den Mitochondrien verändert. Da Riboflavin bei diesen Stoffwechselprozessen eine wichtige Rolle spielt, untersuchten belgische Wissenschaftler in einer randomisierten und doppelblinden klinischen Studie an 49 Patienten mit Migräne, ob das Vitamin die Häufigkeit und die Schwere der Migräneattacken reduzieren kann. Die Probanden erhielten über einen Zeitraum von drei Monaten täglich 400 mg Riboflavin oder ein Placebo. Im Vergleich zu Placebo führte Riboflavin zu einer deutlichen Reduktion der Anzahl der Migräneattacken. Auch die Schwere und Dauer der Attacken wurden günstig beeinflusst (3)(4).

Sichelzellenanämie

In einer kontrollierten Studie an Patienten mit Sichelzellenanämie führte die Substitution von 2 × täglich 5 mg Riboflavin zu einer signifikanten Verbesserung des Eisenstatus und der Glutathionspiegel (5).

Weitere Indikationen

AIDS, Diabetes mellitus, Dermatosen, Darmentzündungen (Enteritiden), Phototherapie bei Neugeborenen mit Hyperbilirubinämie.

Nebenwirkungen und Wechselwirkungen

Nebenwirkungen und Wechselwirkungen sind bei oraler Anwendung von Riboflavin selbst bei sehr hoher Dosierung nicht bekannt. Die auftretende intensive Gelbfärbung des Urins ist harmlos. Gegenanzeigen sind nicht bekannt.

Referenzen

(1) Skalka, H. W., et al., Riboflavin deficiency and cataract formation. Metabol. Pediatr. Ophthalmol., 5 (1), 17–20, 1981.
(2) Blumberg, Jeffrey, The requirement for vitamins in aging and age-associated degenerative conditions. Vitamin Intake in Human Nutrition, Basel, Karger, 52, 108–115, 1995.
(3) Schoenen, J., Lenaerts, M. and Bastings, E., High dose riboflavin as a prophylactic treatment of migraine: results of an open pilot study. Cephalalgia, 14, 328–329, 1994.

(4) Schoenen, J. et al., Effectiveness of high-dose riboflavin in migraine prophylaxis. Neurology, 50, 466–470, 1998.
(5) Ajayi, O. A., George, B. O. et al., Clinical trial of riboflavin in sickle cell disease. East African Medical Journal, 70, 418–421, 1993.

3.2.4 Vitamin B_3 (Niacin/Niacinamid)

Physiologische Bedeutung

Niacin (Nicotinsäure) und Niacinamid (Nicotinamid) haben qualitativ und quantitativ die gleiche physiologische Bedeutung, da Nicotinsäure nach der Resorption amidiert und als Nicotinamid gespeichert wird. Nicotinamid ist Bestandteil von NAD^+/NADH und $NADP^+$/NADPH (Nicotinamid-Adenin-Dinukleotid), die als wasserstoffübertragende Coenzyme eine zentrale Rolle im Intermediärstoffwechsel einnehmen. Sie sind an zahlreichen Redoxreaktionen beim Auf- und Abbau von Kohlenhydraten, Proteinen und Fettsäuren beteiligt. Vitamin B_3 ist u. a. für die Blutzuckerregulierung (Niacin ist zusammen mit Chrom an der Bildung des GTF beteiligt), die Entgiftung von Xenobiotika (Cytochrom P 450-System) und für das antioxidative Schutzsystem (GSH-Reduktase) von großer Bedeutung. Gewebe mit hoher Stoffwechselrate wie Herz, Leber, Immunzellen, Nieren sowie reproduktive Organe sind besonders reich an Niacin.

Niacinbedarf und -resorption

Nicotinsäure und Nicotinamid werden hauptsächlich über einen Natrium-abhängigen Carriermechanismus im oberen Dünndarm resorbiert. Hohe pharmakologische Dosen werden vermehrt über passive Diffusion aufgenommen.

Da Niacin endogen aus der Aminosäure L-Tryptophan synthetisiert werden kann, wird der Niacinbedarf auch in Niacinäquivalenten angegeben: 1 Niacinäquivalent = 1 mg Niacin = 60 mg Tryptophan. Vitamin B_6 und Vitamin B_2 sind an der endogenen Umwandlung von L-Tryptophan in Niacin beteiligt, so dass ein Mangel an diesen Vitaminen den Niacinstatus ebenfalls beeinträchtigt. Der tatsächliche Bedarf ist daher nur schwer festzulegen. Die DGE empfiehlt für Erwachsene eine tägliche Niacinzufuhr von 13 bis 17 mg (siehe Tab. 3.6).

Tab. 3.6: Niacingehalt ausgewählter Nahrungsmittel

Nahrungsmittel	Niacingehalt (mg/100 g)
Weizenkleie	17,7
Kalbs- und Schweineleber	15,7
Erdnüsse, geröstet	14,3
Rindfleisch	7,5
Huhn	6,8

Ursachen für Niacinmangel

- Alkoholkonsum
  Alkohol vermindert die Resorption und steigert den Abbau von L-Tryptophan.
- Arzneimittel
  Isoniazid (INH), Phenytoin, Diazepam, L-Dopa, Benserazid, Carbidopa. Decarboxylasehemmer wie Benserazid und Carbidopa beeinträchtigen die Niacinbiosynthese durch Hemmung der Kynureninhydroxylase (Enzym im Tryptophanstoffwechsel)
- Einseitige Ernährung
  Mais und Hirse (Pellagra)
- Mangel an Vitamin B_6 und Vitamin B_2.

Mangelsymptome

- Dermatitis an lichtexponierten Stellen
  Gerötete, rissige und schuppige Haut
- Gastrointestinale Störungen
  Durchfall, Erbrechen und Appetitverlust
- Degenerative Veränderungen des ZNS
  Halluzinationen, Psychosen, Verwirrtheit, Reizbarkeit, Müdigkeit
- Schleimhautentzündungen
- Schlafstörungen

Anwendungsgebiete

Pellagra

Pellagra wird auch 3 D-Krankheit genannt (Dermatitis, Diarrhoe und Demenz). Pellagra ist die typische Niacinamid-Avitaminose. Sie trat früher vor allem in Ländern auf, in denen Mais als Hauptnahrungsmittel verwendet wurde. Die Therapie erfolgt mit 300 bis 500 mg Niacinamid pro Tag.

Hyperlipidämien und Herz-Kreislauf-Erkrankungen

Nicotinsäure ist ein wirksames Pharmakon in der Therapie von Fettstoffwechselstörungen. In Tagesdosen von 1,5 bis 3 g senkt Niacin signifikant das stark atherogen wirkende Lipoprotein (a), das Gesamt- und LDL-Cholesterin sowie den Triglyceridspiegel. Die fibrinolytische Aktivität des Blutes wird gesteigert, das HDL-Cholesterin erhöht und der Blutdruck leicht gesenkt (1). In Langzeitbeobachtungen an Patienten mit Hypercholesterinämie wurde unter der Therapie mit Nicotinsäure im Vergleich zu Placebo eine deutliche Reduktion der Mortalität festgestellt (2). Wegen den häufigen Nebenwirkungen („Flush": Hautrötung, Gefäßerweiterung) wird empfohlen, die Therapie mit Nicotinsäure einschleichend zu beginnen: Jeweils zwei Wochen lang 3 × täglich zu den Mahlzeiten 50 mg, 100 mg, 200 mg, 250 mg, 500 mg, dann 1000 mg Nicotinsäure (3).

Inositolhexanicotinat ist ein Ester aus einem Molekül Inositol und sechs Molekülen Nicotinsäure. Nicotinsäure wird aus Inositolhexanicotinat nach hydrolytischer Spaltung des Esters langsam im Plasma und den Geweben freigesetzt. Durch die protahierte Freisetzung und langsamere Anflutung der Nicotinsäure im Plasma sind bei Inositolhexanicotinat die typischen Nebenwirkungen wie Haut- und Gesichtsrötung weniger stark ausgeprägt. Inositolhexanicotinat wird in Dosierungen zwischen 1,5 und 2,5 g pro Tag in der Therapie von Hyperlipidämien eingesetzt.

Generell sollten Nicotinsäure-Präparate wegen der besseren Verträglichkeit immer zu den Mahlzeiten eingenommen werden.

Zur Prävention und adjuvanten Therapie von kardiovaskulären Erkrankungen werden 60 bis 1500 mg Niacin pro Tag empfohlen.

Psychische Störungen (Schizophrenien)

Der Einsatz hochdosierter Gaben von Niacin/Niacinamid und Vitamin C von Hoffer und Osmond in der Therapie schizophrener Erkrankungen gehört zu den Anfängen in der Geschichte der orthomolekularen Medizin (4) (siehe Kap. 1.2).

Osteoarthritis, degenerative Arthritis

Die tägliche Gabe von 3000 mg (6×500 mg) Niacinamid über einen Zeitraum von 3 Monaten führte in einer Pilotstudie an 72 Patienten mit Osteoarthritis zu einer deutlichen Verbesserung der Gelenkbeweglichkeit, zur Reduktion des Arzneimittelbedarfs (NSAR) und zur Schmerzlinderung (5). Die Verbesserungen treten meistens erst nach 1 bis 3 Monaten Therapiedauer ein. Niacinamid ist eines der ältesten und bekanntesten Vitamine zur Behandlung der Osteoarthritis. So wird der therapeutische Einsatz von Niacinamid bereits in den vierziger Jahren von Dr. William Kaufman beschrieben. Niacinamid soll sich vor allem zur Behandlung einer degenerativen Arthritis der Kniegelenke eignen.

Krebs

Niacin soll die Wirksamkeit einer Chemotherapie durch Verstärkung des zytostatischen Effektes auf den Tumor und Verringerung der Toxizität für das gesunde Gewebe verbessern. Im Tierversuch erhöhte Niacin die Strahlenempfindlichkeit von Tumoren und schützte den Herzmuskel vor der toxischen Wirkung von Adriamycin. In der adjuvanten Krebstherapie werden in der Regel 200 mg bis 1500 mg Niacin/Niacinamid pro Tag gegeben.

Diabetes mellitus

Bei der Entstehung eines Typ-I-Diabetes wird eine Autoimmunreaktion diskutiert, in deren Folge die insulinproduzierenden Betazellen zerstört werden. Einige Studien belegen die präventive Wirkung von Nicotinamid-Gaben auf die Entstehung und Progression eines Typ-I-Diabetes (NIDDM). In einer Studie an 16 Patienten mit Neumanifestation eines Diabetes bekamen 7 Patienten täglich 3000 mg Nicotinamid und 9 erhielten Placebo. Nach 6 Monaten waren noch 5 Patienten aus der Nicotinamid-Gruppe und 2 aus der Placebo-Gruppe insulinunabhängig, hatten normale Blutzucker- und HbA_{1c}-Werte. Nach 12 Monaten waren noch 3 Patienten aus der Nicotinamid-Gruppe, aber keiner aus der Placebo-Gruppe in Remission (6). Nicotinamid erhöht die Insulinsensitivität, hemmt die durch Makrophagen induzierte Schädigung der Betazellen (Interleukin-1, Stickoxide, Sauerstoffradikale) und fördert deren Regeneration. Für einen erfolgreichen Einsatz muss die Nicotinamid-Gabe (25 bis 30 mg/kg KG) rechtzeitig bei noch ausreichend hoher Inselzellrestfunktion erfolgen (7).

Weitere Anwendungsgebiete

Als weitere Anwendungsgebiete für Vitamin B_3 kommen AIDS, Hypoglykämie, Mundwinkelrhagaden, Neurodermitis und Sonnenallergie infrage.

Nebenwirkungen, Wechselwirkungen und Gegenanzeigen

Nicotinsäure, nicht jedoch Nicotinamid kann zu gastrointestinalen Beschwerden und einem sogenannten Flush führen, der sich durch Hautrötung, Kribbeln, Urtikaria und Blutdruckabfall (gefäßdilatierende Wirkung) äußert. Wird Nicotinsäure auf leeren Magen eingenommen, sind diese Nebenwirkungen stärker ausgeprägt. Deshalb sollte einschleichend dosiert werden und die Einnahme nach den Mahlzeiten erfolgen.

Langandauernde hochdosierte Anwendung (> 2 g/Tag) kann in seltenen Fällen zu Nebenwirkungen führen, wie Magenulzera, Leberfunktionsstörungen, verminderte Glucosetoleranz, und bei Patienten mit Hyperurikämie zur Erhöhung der Harnsäurespiegel.

Bei akuter Herz-Kreislauf-Insuffizienz darf Nicotinsäure nicht angewendet werden.

Hinweis: Unabhängig davon, welche Niacinform (Niacin, Nicotinamid, Inositolhexanicotinat) therapeutisch verwendet wird, sollten bei einer Hochdosistherapie (2 bis 6 g/Tag) regelmäßig die Cholesterin- und Leberwerte überprüft werden. Nicotinsäure sollte nicht als Retardform (Ausnahme: Inositolnicotinat) eingesetzt werden, da über erhöhte Lebertoxizität berichtet wird (8). Nicotinsäure ist in diesem Sinne kein Fall für die Selbstmedikation, sondern gehört unter ärztliche Kontrolle.

Referenzen

(1) Holvoet, Paul and Collen, Desire, Lipid lowering and enhancement of fibrinolysis with niacin. Circulation, 92, 698–699, 1995.
(2) Canner, P. L., et al., Fifteen year mortality in coronary drug project patients: Long-term benefit with niacin. Journal of the American College of Cardiology, 8, 1245–1255, 1986.
(3) Gibbons, Larry, W., M.D., M.P.H., et al., The Prevalence of side effects with regular and sustained release nicotinic acid. The American Journal of Medicine, 99, 378–385, 1995.
(4) Osmond, H., Hoffer, A., Massive niacin treatment in schizophrenia: Review of a nine-year study. Lancet, 1, 316–320, 1962.
(5) Jonas, W. B., et al., The effect of niacinamide on osteoarthritis: A pilot study. Inflammation Research, 45, 330–334, 1996.
(6) Vague, P. H., Vialettes, B., Lassman-Vague, V., and Vallo, J. J., Nicotinamide may extend remission phase in insulin dependent diabetes. Lancet, 1, 619–620, 1987.
(7) Pozzilli, P., M.D., Vitamin E and Nicotinamide have similar effects in maintaining residual beta cell function in recent onset insulin-dependent diabetes. European Journal of Endocrinology, 137, 234–239, 1997.
(8) McKinney, J. M., et al., A comparison of the efficacy and toxic effects of sustained- versus immediate-release niacin in hypercholesterolemic patients. Journal of the American Medical Association (JAMA), 271, 672–677, 1994.

3.2.5 Vitamin B₅ (Pantothensäure) und Pantethin

Physiologische Bedeutung

Pantothensäure ist wie die meisten wasserlöslichen Vitamine Bestandteil eines Coenzyms. Als Bestandteil des Coenzyms A (CoA) nimmt es eine zentrale Rolle im gesamten Energiestoffwechsel des Organismus ein. Coenzym A (A steht für Acetylierung) ist ein universeller Acylgruppenüberträger. Es dient u. a. zur Aktivierung von Essigsäure. Über Coenzym A ist Pantothensäure am Abbau von Aminosäuren, Fetten und Kohlenhydraten sowie an der Biosynthese von Fettsäuren, Steroiden (Cholesterin, Nebennierenrinden- und Sexualhormonen) und der Neurotransmitter Aceylcholin und Taurin beteiligt. Beim Fettsäuretransport und bei der Fettverbrennung arbeitet Pantothensäure zusammen mit Coenzym Q10 und L-Carnitin.

Pantethin ((3,4-Dithiahexamethylen)bis(panthotenamid)), ein Derivat der Pantothensäure, ist von besonderer Bedeutung für den Lipidstoffwechsel. Es ist, wie auch die Pantothensäure, Bestandteil des Coenzym A.

Pantothensäurebedarf und -resorption

Der genaue Pantothensäurebedarf lässt sich nicht genau angeben. Die Deutsche Gesellschaft für Ernährung gibt für Erwachsene einen Schätzwert von 6 mg Pantothensäure pro Tag an. Aus Stabilitätsgründen wird Pantothensäure meistens als Calcium- oder Natriumpantothenat und Dexpanthenol (Alkohol) angeboten. 1 mg Pantothensäure entsprechen dabei 1,1 mg Natrium- und 1,087 mg Calciumpantothenat.

Die mit der Nahrung aufgenommene Pantothensäure und Pantethin sind größtenteils Bestandteil von Coenzym A, aus dem sie im Magen-Darm-Lumen langsam freigesetzt und im Dünndarm durch passive Diffusion resorbiert werden.

Tab. 3.6a: Pantothensäuregehalt ausgewählter Nahrungsmittel

Nahrungsmittel	Pantothensäuregehalt (mg/100 g)
Kalbsleber	7,9
Bierhefe	7,2
Erdnüsse	2,1
Champignons	2,1
Weizenkeime	1

Wie die Bezeichnung pantos (überall) schon sagt, ist Pantothensäure in der Natur weit verbreitet und kommt in vielen pflanzlichen und tierischen Nahrungsmitteln vor (siehe Tab. 3.6a).

Ursachen für einen Pantothensäure-Mangel

Schwere Mangelzustände beim Menschen kommen selten vor, da Pantothensäure in vielen Nahrungsmitteln enthalten ist. Mangelerscheinungen treten meist in Verbindung mit einem Mangel an anderen B-Vitaminen auf. Zu den Ursachen eines Mangels gehören:
- Alkoholkonsum
- Lebererkrankungen
- Unzureichende Zufuhr über die Nahrung.

Mangelsymptome

- Schleimhautentzündungen im Magen-Darm-Trakt, den Atemwegen, in Mund und Nase sowie im Vaginaltrakt
- Magen-Darm-Störungen und Durchfall
- Müdigkeit und Kopfschmerz
- Dermatitis, Wundheilungsstörungen
- Tachykardie
- Eingeschränkte Immunabwehr
- Burning Feet Syndrom
  Das Burning Feet Syndrom wurde im 2. Weltkrieg häufig bei Kriegsgefangenen in Japan und Burma beobachtet. Es äußert sich in Taubheitsgefühl, Kribbeln in den Zehen und brennenden Schmerzen in den Füßen.

Anwendungsgebiete

Akne vulgaris

Hohe Pantothensäure-Gaben von 10 g pro Tag, aufgeteilt in 4 Einzelgaben in Kombination mit einer 20 %igen Pantothensäure-Creme, die 4- bis 6 × täglich aufgetragen wurde, führten in einer Studie an 100 chinesischen Patienten mit Akne vulgaris zu einem deutlichen Rückgang der Talgsekretion, Verringerung der Porengröße der Gesichtshaut und Rückbildung der Effloreszenzen (1).

Hyperlipidämien (Pantethin, nicht Pantothensäure)

Die tägliche Gabe von 900 mg (3 × 300 mg) Pantethin senkt signifikant die Triglyceridwerte, Gesamt- und LDL-Cholesterin und erhöht die HDL-Werte (2)(3). Dieser Mechanismus beruht auf einer Hemmung der Cholesterinsynthese und einem beschleunigten Abbau von Fettsäuren in den Mitochondrien. Pantethin ist besonders für Diabetiker mit Hyperlipidämien geeignet, da Pantethin die Blutzuckerkontrollen nicht negativ beeinflusst (4)(5).

Rheumatoide Arthritis

Patienten mit rheumatoider Arthritis weisen häufig erniedrigte Pantothensäurespiegel auf. In einer Doppelblindstudie führte die tägliche Gabe von 2 g Pantothensäure als Calciumpantothenat (4 × täglich 500 mg) zu einer deutlichen Besserung subjektiver Symptome wie Morgensteifigkeit und Schmerzempfindung (6).

Schleimhautentzündungen

Zur Behandlung von Schleimhautentzündungen der Mund- und Nasenhöhle, der oberen Atemwege, des Magen-, Darm- und Vaginaltrakts werden 200 bis 400 mg Dexpanthenol gegeben.

Wundheilungsstörungen

Bei Hauterkrankungen und Verletzungen, wie Ulcus cruris, Dekubitus, Verbrennungen, Ekzemen, wird das Epithel geschädigt und muss sich regenerieren. Pantothensäure fördert die Neubildung von Granulationsgewebe und damit den Wundheilungsprozess. Bei Wundheilungsstörungen wird Dexpanthenol, der Alkohol der Pantothensäure, auch äußerlich in Form von Salben, Cremes oder Lotionen angewendet (7).

Weitere Anwendungsgebiete

AIDS, Analfissuren, Burning feet syndrom, Colitis ulcerosa.

Nebenwirkungen, Wechselwirkungen und Gegenanzeigen

Nebenwirkungen und Wechselwirkungen sind bei Pantothensäure selbst bei extrem hohen Dosierungen von mehr als 10 Gramm pro Tag nicht bekannt.

Referenzen

(1) Leung, L. H., Pantothenic acid deficiency as the pathogenesis of acne vulgaris. Medical Hypotheses, 44, 490–492, 1995.
(2) Galeone, F., Scalabrino, A., Giuntoli, F., et al., The lipid lowering effect of pantethine in hyperlipidemic patients: A clinical investigation. Current Therapeutic Research, 34, 383–390, 1983.
(3) Arsenio, L., et al., Effectiveness of long-term treatment with pantethine in patients with dyslipidemia. Clin. Ther., 8 (5), 537–545, 1986.
(4) Donati, C., et al., Pantethine, diabetes mellitus and atherosclerosis. Clinical study of 1045 patients. Clin. Ther., 128 (6), 411–422, 1989.
(5) Arsenio, L., et al., Hyperlipidemia, diabetes and atherosclerosis: Efficacy of treatment with pantethine. Acta Biomed Ateneo Parmense, 55, 25–42, 1984.
(6) Calcium pantothenate in arthritic conditions. A report from the General Practioner Research Group. Practitioner, 224, 208–211, 1980.
(7) Vaxman, F., et al., Can the wound healing process be improved by vitamin supplementation – experimentalstudy on humans. European Surgical Research, 28 (4), 306–314, 1996.

3.2.6 Vitamin B_6 (Pyridoxin, Pyridoxal, Pyridoxamin)

Physiologische Bedeutung

Vitamin B_6 ist ein Sammelbegriff für die Wirkstoffe Pyridoxin, Pyridoxal und Pyridoxamin sowie deren phosphorylierte Metaboliten. Pyridoxal-5-Phosphat (PLP), die eigentliche Wirkform von Vitamin B_6, ist als Coenzym von mehr als 100 enzymatischen Reaktionen für den gesamten Stoffwechsel von zentraler Bedeutung. Als Coenzym der Transaminasen, Decarboxylasen und Desaminasen ist Vitamin B_6 für den Aminosäurestoffwechsel unentbehrlich. Daneben erfüllt es wichtige Aufgaben bei der Hämsynthese, im Fett- und Kohlenhydratstoffwechsel sowie bei der Aufrechterhaltung einer intakten Immunfunktion. Die Biosynthese der Sphingolipide – wichtiger Bestandteile der Myelinscheiden – ist auf eine ausreichende Versorgung mit Vitamin B_6 angewiesen. Zahlreiche Enzyme des Tryptophanstoffwechsels sind Vitamin B_6-abhängig. Bei einem Mangel ist daher die Umwandlung von L-Tryptophan zu Serotonin und Niacin gestört. Durch verminderte Picolinsäureproduktion wird zudem die Bioverfügbarkeit von Zink eingeschränkt.

Pyridoxinbedarf und -resorption

Die Deutsche Gesellschaft für Ernährung empfiehlt für Erwachsene eine tägliche Zufuhr von 1,2 bis 1,6 mg Vitamin B_6, für Schwangere und Stillende 1,9 mg. Bei Schilddrüsenüberfunktion und eiweißreicher Ernährung ist der Bedarf erhöht. Aufgrund seiner zentralen Bedeutung für den Aminosäurestoffwechsel benötigen Personen (z. B. Kraftsportler), die sich sehr proteinreich ernähren, mehr Vitamin B_6 (siehe Tab. 3.7).

Pyridoxin und Pyridoxal werden im Darm durch passive Diffusion resorbiert und im Anschluss in der Leber und im peripheren Gewebe phosphoryliert.

Tab. 3.7: Vitamin B_6-Gehalt ausgewählter Nahrungsmittel

Nahrungsmittel	Vitamin B_6-Gehalt (mg/100 g)
Bierhefe	4,4
Walnüsse	0,87
Weizenkleie	0,72
Schweineleber	0,59
Linsen	0,57

Ursachen für einen Vitamin B_6-Mangel

Ein Vitamin B_6-Mangel tritt meistens im Rahmen einer Unterversorgung mit anderen Vitaminen der B-Gruppe auf. Bei bestimmten Bevölkerungsgruppen ist die Deckung des täglichen Bedarfs über die Ernährung häufig nicht gesichert. Dazu gehören vor allem Jugendliche, Schwangere, Stillende und alte Menschen. Zu den Faktoren, die zur Entwicklung eines Vitamin B_6-Mangels beitragen können, zählen:

- Chronischer Alkoholkonsum
  Alkohol führt durch Schleimhautveränderungen und Schädigung der Leber zu Resorptionsstörungen. Zusätzlich wird der Vitamin B_6-Abbau durch Wechselwirkung mit Acetaldehyd beschleunigt.
- Arzneimittel
  Antiepileptika, Theophyllin, Isoniazid, Hydralazin, D-Penicillamin, östrogenhaltige Kontrazeptiva
- Diabetes mellitus
  Diabetiker haben aufgrund der veränderten Stoffwechsellage einen erhöhten Bedarf an B-Vitaminen (erhöhter Verlust über den Harn, verminderte Aufnahme über die Ernährung durch diätetische Restriktion)
- Proteinreiche Ernährung
  Pyridoxin spielt eine zentrale Rolle im Stoffwechsel der Aminosäuren.
- Rauchen
- Resorptionsstörungen
- Mangel an Vitamin B_2 (Riboflavin) und Magnesium
  Riboflavin ist als Coenzym (FMN) für die

Umwandlung von Pyridoxin in Pyridoxalphosphat notwendig, so dass es bei Riboflavinmangel zu einem sekundären Vitamin B_6-Mangel kommen kann. Dies wird durch die Übereinstimmung der Mangelsymptome unterstrichen.

Mangelsymptome

- Dermatitis (Pellagra-ähnlich, wie bei Riboflavin- und Niacinmangel)
- Depressive Verstimmung, Reizbarkeit
Bei Pyridoxinmangel ist die Decarboxylierung von 5-Hydroxytryptophan zu Serotonin gestört.
- Glossitis und Stomatitis
- Haarausfall
Bei Vitamin B_6-Mangel ist die Picolinsäureproduktion eingeschränkt und damit die Absorption und zelluläre Verwertung von Zink.
- Erhöhte Homocysteinspiegel
- Hypochrome Anämie
Vitamin B_6 wird als Coenzym der δ-Aminolävulinsäure-Synthetase für den ersten Schritt der Hämsynthese benötigt. Bei einem Pyridoxinmangel kann eine mikrozytäre Anämie, die nicht auf Eisensubstitution anspricht, auftreten.
- Hyperoxalurie
- Immunsystem
Eingeschränkte Funktion der humoralen und zellulären Abwehr
- Neurologische Störungen
Epileptiforme Krämpfe, Muskelzuckungen, periphere Neuropathien
- Erhöhte Xanthurensäureausscheidung und verringerte Aktivität der erythrozytären Transaminasen.

Anwendungsgebiete

Asthma

Bei Asthmatikern findet man zum Teil deutlich erniedrigte Vitamin B_6-Spiegel (1). In einigen Untersuchungen führte die Vitamin B_6-Gabe (2 × 50 mg pro Tag) zu einer Reduktion der Häufigkeit und Schwere der Asthmaanfälle. Bei der Therapie mit Theophyllin sollte auf eine ausreichende Vitamin B_6-Versorgung geachtet werden, da Theophyllin die Pyridoxal-5-phosphat-Spiegel deutlich erniedrigt (2)(3). Die typischen Nebenwirkungen des Theophyllins, wie Kopfschmerzen, Schlaflosigkeit, Übelkeit und Unruhe könnten mit einem Vitamin B_6-Mangel in Zusammenhang stehen.

Diabetes mellitus

Vitamin B_6-Mangel äußert sich beim Diabetiker durch eine Störung im Tryptophanstoffwechsel, u. a. in einer gesteigerten Xanthurensäureausscheidung (komplexiert Zink!). Vitamin B_6 beugt der Entwicklung einer diabetischen Neuropathie vor, hemmt die Proteinglycosilierung und senkt erhöhte $HbA1_c$-Werte. Empfohlen wird die tägliche Gabe von 50 bis 100 mg Vitamin B_6.

Depressive Verstimmungen

Bei Frauen, die östrogenhaltige Kontrazeptiva einnehmen, können depressive Verstimmungen durch eine Unterversorgung mit Vitamin B_6 hervorgerufen werden (Tryptophanstoffwechsel).

Primäre Hyperoxalurien vom Typ I

Primäre Hyperoxalurien vom Typ I (Calciumoxalat-Nierensteine) beruhen auf einem Defekt der peroxisomalen Alanin-Glyoxylat-Aminotransferase, die Glyoxylat in Glycin transformiert. Dadurch wird vermehrt Glyoxylat gebildet, das zu Oxalsäure oxidiert wird. Pyridoxalphosphat ist Cofaktor beim Abbau von Glyoxylat zu Glycin. Durch die hochdosierte Gabe von Pyridoxin (150 bis 1000 mg pro Tag) lässt sich die Oxalsäurebildung normalisieren und die Bildung von Nierensteinen verhindern (4).

Chinese-Restaurant-Syndrom

In der chinesischen Küche verwendet man häufig Glutamat als Aromazusatz. Empfindliche Menschen können nach einer Mahlzeit mit Kopfschmerzen, Nackensteife, Schwindel, Schweißausbrüchen, Übelkeit und Herzklopfen reagieren. Die Therapie erfolgt mit 50 bis 100 mg Pyridoxin pro Tag.

Epilepsie, Vitamin B_6-abhängige Krämpfe bei Neugeborenen und Säuglingen („Pyridoxine Dependency")

Bei Säuglingen und Kleinkindern kann ein Pyridoxinmangel Krämpfe und EEG-Veränderungen verursachen, die wahrscheinlich auf eine Störung im Neurotransmitterstoffwechsel des Gehirns zurückzuführen sind. Pyridoxalphosphat ist Coenzym der Aminosäuredecarboxylasen, die an der Umwandlung (Decarboxylierung) von Glutaminsäure zu GABA beteiligt sind (5)(6). Ein Vitamin B_6-Mangel kann zu einer Abnahme der physiologischen Konzentrationen des inhibitorischen Neurotransmitters GABA im Zentralnervensystem führen und dadurch die Krampfschwelle erniedrigen. Die Anwendung von Vitamin B_6 (10 bis 90 mg pro kg KG) in der antiepileptischen Therapie hat grundsätzlich nur unter strenger ärztlicher Kontrolle zu erfolgen.

Herz-Kreislauf-Erkrankungen

Neben erhöhten Cholesterinspiegeln gehört ein erhöhter Homocysteinwert zu den Hauptrisikofaktoren bei der Entstehung der Arteriosklerose. Durch Substitution der Vitamine B_6, B_{12} und Folsäure lassen sich erhöhte Homocystein-Blutspiegel senken. Homocystein kondensiert in einer, durch das Vitamin B_6-abhängige Enzym Cystathionin-β-Synthase katalysierten Reaktion, mit Serin zu Cystathionin. Vitamin B_6 soll zudem die Plättchenaggregation hemmen (siehe auch Kap. 8).

Homocystinurie

Durch eine verminderte Aktivität der Cystathionin-β-Synthase kommt es zu einer Anstauung von Homocystein, das durch oxidative Verknüpfung der SH-Gruppe mit einem weiteren Homocysteinmolekül Homocystin bildet. Die pathologische Akkumulation von Homocystin im Blut und den Geweben verursacht schwere Endothelschäden und führt zu Gefäßverschlüssen. Bei Homocystinurie wird Vitamin B_6 in Dosierungen von 200 bis 1200 mg pro Tag empfohlen.

Immunsystem

Bei Pyridoxinmangel ist die Immunabwehr geschwächt. Zur Stärkung des Immunsystems sollte daher bei Tumorerkrankungen und AIDS immer auf eine ausreichende Versorgung mit Vitamin B_6 geachtet werden. Empfehlenswert ist die Substitution in Form eines B-Komplexes (50 bis 100 mg pro Tag).

Karpaltunnelsyndrom

Das Karpaltunnelsyndrom ist eine Nervenstörung infolge eines Druckschadens am Nervus medianus. Es äußert sich in örtlichen Schmerzen, die von der Hand bis in die Schulter ausstrahlen können. Die Gabe von 100 bis 300 mg Pyridoxin pro Tag kann die Schmerzen vermindern.

Pyridoxin-responsive sideroblastische Anämie

Bei dieser seltenen Form einer hypochromen Anämie wird Pyridoxin in einer Dosierung von 600 mg pro Tag eingesetzt.

Prämenstruelles Syndrom (PMS)

Vitamin B_6 kann depressive Symptome sowie Stimmungsschwankungen, Unterleibsschmerzen, Ödeme und Empfindlichkeit der Brüste, die bei PMS auftreten, signifikant verbessern. Die Wirksamkeit von Vitamin B_6 bei PMS wird durch eine systematische Analyse der bisher zu diesem Thema publizierten und nicht publizierten, randomisierten und Plazebo-kontrollierten Studien bestätigt (insgesamt 9 Studien mit 940 Patientinnen) (7). Empfohlen wird eine tägliche Gabe von 50 bis 500 mg Pyridoxin (10 bis 14 Tage lang während eines Zyklus), am besten in Kombination mit Vitamin B_2 und Magnesium (siehe auch Kap. 13).

Schwangerschaftserbrechen, Kinetosen

Bei Schwangerschaftserbrechen (Hyperemesis gravidarum) und Reiseübelkeit werden 150 bis 500 mg Pyridoxin pro Tag empfohlen. Die Wirksamkeit ist allerdings umstritten.

Weitere Indikationen

Alkoholismus, Arthritis, Cystathioninurie, Isoniazidvergiftung, Lebererkrankungen, Osteoporose.

Nebenwirkungen

Dauerhafte Einnahme von sehr hohen Dosierungen (500 mg Pyridoxin und mehr) über Monate und Jahre können periphere sensorische Neuropathien verursachen, die allerdings nach Absetzen wieder abklingen.

Wechselwirkungen

Vitamin B_6 kann schon in geringen Dosierungen (2 mg pro Tag) zu einem Wirkungsverlust von L-Dopa führen. Als Coenzym der L-Aminosäuredecarboxylase beschleunigt Pyridoxalphosphat die periphere Decarboxylierung von Levodopa.

Referenzen

(1) Reynolds, R. D., Natta, C. L., Depressed plasma pyridoxal-5-phosphate concentrations in adult asthmatics. American Journal of Clinical Nutrition, 41, 684–688, 1985.
(2) Bartel, P. R., et al., Vitamin B_6 supplementation and theophylline-related effects in humans. American Journal of Clinical Nutrition, 60, 93–99, 1994.
(3) Weir, Michael, R., M.D., et al., Depression of vitamin B_6 levels due to theophylline. Annals of Allergy, 65, 59–62, 1990.
(4) Bäßler, K., Vitamine im Wandel der Zeit. VitaMinSpur, 13, 172–176, 1998.
(5) Baumeister, F. A. M. and Egger, J., Diagnosis and therapy of vitamin B_6 dependent epilepsy. Monatsschrift für Kinderheilkunde, 144, 534–536, 1996.
(6) Nakagawa, Eiji, M.D., et al., Efficacy of pyridoxal phosphate in treating an Adult with intractable status epilepticus. Neurology, 48, 1468–1469, 1997.
(7) Wyatt, Katarina, M., et al., Efficacy of vitamin B_6 in the treatment of premenstrual syndrome: Systematic review. British Medical Journal (BMJ), 318, 1375–1381, 1999.

3.2.7 Vitamin B_{12} (Cyanocobalamin)

Physiologische Bedeutung

Vitamin B_{12} (Cyanocobalamin) wird in der Leber zu den coenzymatisch aktiven Wirkformen 5-Desoxyadenosylcobalamin und Methylcobalamin metabolisiert. Diese sind an der Biosynthese von Purin- und Pyrimidin-Basen, der Synthese von Methionin aus Homocystein, an der Regeneration der N-Methyltetrahydrofolsäure (sekundärer Folsäuremangel bei perniziöser Anämie) und der Bildung von Myelinscheiden im Nervensystem beteiligt. Vitamin B_{12} ist, wie Folsäure, an der DNA-Synthese beteiligt und hat folglich großen Einfluss auf alle Zellteilungs- und Wachstumsprozesse. Beide Vitamine ergänzen sich in vielen biologischen Funktionen (z. B. Entgiftung von Homocystein).

Vitamin B_{12}-Bedarf und -Resorption

Die Deutsche Gesellschaft für Ernährung empfiehlt für Erwachsene eine tägliche Zufuhr von 3 µg, für Schwangere und Stillende 3,5 µg bzw. 4 µg Vitamin B_{12}.

Die Resorption erfolgt bei physiologischer Dosierung über einen aktiven Resorptionsmechanismus. Vitamin B_{12} (Extrinsic-Faktor) benötigt für die Aufnahme aus dem Darm den sog. Intrinsic-Faktor, der in den Belegzellen der Magenschleimhaut gebildet wird. Der zwischen Vitamin B_{12} und dem Intrinsic-Fak-

Tab. 3.8: Vitamin B_{12}-Gehalt ausgewählter Nahrungsmittel

Nahrungsmittel	B_{12}-Gehalt (µg/100 g)
Rinderleber	65
Rindernieren	33
Seelachs	3,5
Eier	1,8
Käse (Emmentaler)	2,2

tor (IF) gebildete Komplex wird dann endozytotisch im unteren Ileum aufgenommen. Bei unphysiologisch hohen Dosierungen wird Vitamin B_{12} auch durch passive Diffusion ohne IF im gesamten Dünndarm resorbiert.

Der tägliche Vitamin B_{12}-Bedarf wird überwiegend durch die Zufuhr tierischer Produkte, vor allem Leber, Niere, Eier und Milch gedeckt (siehe Tab. 3.8). Pflanzliche Nahrungsmittel sind nahezu frei von Vitamin B_{12}.

Ursachen für einen Vitamin B_{12}-Mangel

- Arzneimittel
  Colchicin, Colestyramin, H_2-Blocker, Metformin, Neomycin, orale Kontrazeptiva und Paraaminosalicylsäure (Reduktion der Vitamin B_{12}-Resorption). Bei Typ-II-Diabetikern kann eine Polyneuropathie mit einer jahrelangen Metformingabe in Zusammenhang stehen. Hierbei wird eine Hemmung der aktiven Vitamin B_{12}-Resorption durch die Darmschleimhaut diskutiert.
- AIDS: Krankheitsbedingte Resorptionsstörungen
- Alkoholkonsum: Schädigung der Magen-Darmschleimhaut
- Alter: eingeschränkte Sekretion des Intrinsic-Faktors infolge Achylie
- Parasitenbefall (z. B. Fischbandwurm)
- Erkrankungen des Magen-Darm-Traktes
  Mangel an Intrinsic-Faktor, chronische Gastritis mit resultierender Achlorhydrie, totale bzw. partielle Gastroektomie, Morbus Crohn (Befall des terminalen Ileums), Sprue, Zöliakie, Malabsorption infolge Tumor
- Lebererkrankungen: Die Leber ist Hauptspeicherorgan für Vitamin B_{12} (bis zu 60%).
- Ernährung
  Fehl- und Mangelernährung bei rein vegetarischer Ernährung. Vitamin B_{12} kommt hauptsächlich in tierischen Nahrungsmitteln vor.
- Pankreasinsuffizienz
  Bei Pankreasinsuffizienz kommt es zu Störungen in der Vitamin B_{12}-Resorption, die durch die Gabe von Pankreasproteasen ausgeglichen werden kann. Bei Fehlen der Pankreasproteasen ist die Bindung von Vitamin B_{12} an Intrinsic-Faktor stark vermindert.
- Schwangerschaft und Stillzeit
- Zollinger-Ellison-Syndrom, Imerslund-Syndrom.

Mangelsymptome

Der Vitamin B_{12}-Gesamtkörperbestand liegt zwischen 3 und 5 mg. Dieser relativ hohe Körperbestand (Vitamin B_{12}-Bedarf 3 µg/Tag) ist die Ursache dafür, dass Vitamin B_{12}-abhängige Krankheitssymptome erst nach Jahren beobachtet werden.

Mangelsymptome sind:

- Appetitlosigkeit
- Depressive Verstimmungen, Reizbarkeit
- Gedächtnisstörungen und Konzentrationsschwäche
- Müdigkeit und Muskelschwäche
- Neuropathien, brennende Füße
- Funikuläre Myeolose: Degenerative Entmarkung des Rückenmarks
- Perniziöse Anämie
  Blässe, Durchfall, Glossitis, Stomatitis, neurologische Ausfallerscheinungen mit Parästhesien und Muskelparesen
- Erhöhte Methylmalonsäure- und Homocystein-Werte im Serum
- Blockade des Folsäurestoffwechsels infolge unzureichender Bereitstellung von aktiver Tetrahydrofolsäure durch das Enzym Homocysteinmethyltransferase.

Anwendungsgebiete

AIDS

Durch Malabsorption, die u. a. durch Virustatika bedingt ist (Zerstörung der Darmflora), weisen HIV-Patienten häufig einen deutlichen Vitamin B_{12}-Mangel auf. Hinzu kommt, dass Neuropathien zu den häufigsten Nebenwirkungen antiretroviraler Arzneimittel gehören. In einer Untersuchung an 310 HIV-positiven Patienten über einen Zeitraum von neun Jahren wurde festgestellt, dass bei den Patienten mit den niedrigsten Vitamin B_{12}-Serumspiegeln (< 120 pg/ml) das Vollbild der AIDS-Erkrankung wesentlich früher auftrat als bei Patienten mit normalen Vitamin B_{12}-Spiegeln. Erniedrigte Vitamin B_{12}-Spiegel verdoppelten nahezu das Risiko der Krankheitsprogression und könnten damit ein wichtiger Marker für die AIDS-Entwicklung darstellen (1). Aufgrund der gestörten Magen-Darm-Flora sollte bei AIDS-Patienten die Vitamin B_{12}-Substitution (100 bis 1000 µg/Tag) auf parenteralem Wege erfolgen.

Asthma bronchiale

Vitamin B_{12} soll bei Asthmatikern eine provozierte Bronchokonstriktion vermindern können und die Asthmasymptomatik günstig beeinflussen (2)(3). Bei Asthma werden 1000 µg Vitamin B_{12} (i.m.) pro Woche empfohlen.

Diabetes mellitus

Vitamin B_{12} soll zusammen mit den Vitaminen B_1 und B_6 die Energieversorgung und den gestörten Stoffwechsel der Nerven verbessern und die Regeneration der Myelinscheiden fördern. In der Prophylaxe und Therapie diabetischer Neuropathien sollte Vitamin B_{12} (100 bis 1000 µg/Tag) in Kombination mit anderen B-Vitaminen eingesetzt werden (4). Beim Typ-II-Diabetiker, der jahrelang mit Metformin behandelt wird, besteht die Möglichkeit, dass die neurologischen Anzeichen eines Vitamin B_{12}-Mangels (z. B. Sensibilitätsstörungen im Bereich der unteren Extremitäten) durch die klassischen Symptome einer diabetischen Neuropathie verdeckt werden.

Herz-Kreislauf-Erkrankungen und erhöhte Homocysteinspiegel

Ein Mangel an Vitamin B_6, B_{12} und Folsäure kann erhöhte Homocystein-Blutspiegel verursachen. Homocystein ist ein eigenständiger Risikofaktor bei der Entstehung kardiovaskulärer Erkrankungen. In der Vorbeugung und Therapie von kardiovaskulären Erkrankungen werden täglich 50 bis 100 µg Vitamin B_{12} zusammen mit Folsäure und Vitamin B_6 empfohlen.

Perniziöse Anämie, Typ-A-Gastritis

Die perniziöse Anämie (M. Biermer) ist die klassische Vitamin B_{12}-Mangelerkrankung. Sie kann infolge einer atrophischen Gastritis auftreten, bei der die Magenschleimhaut nicht mehr in der Lage ist, ausreichend Magensaft zu bilden (Achylie) und damit auch keinen Intrinsic-Faktor. Die Therapie erfolgt durch parenterale Substitution von Vitamin B_{12}. Hydroxocobalamin ist die Depotform von Vitamin B_{12}.

Morbus Crohn

Bei Resektion des Ileums (> 100 cm) oder bevorzugtem Befall des terminalem Ileums muss Vitamin B_{12} parenteral substituiert werden.

Multiple Sklerose (MS)

In einigen Untersuchungen an Patienten mit Multipler Sklerose wurden deutlich erniedrigte Vitamin B_{12}- und gleichzeitig erhöhte Homocystein-Serumspiegel gefunden. Auch wird zum Teil über eine Verbesserung der Symptome nach parenteraler Anwendung von Vitamin B_{12} berichtet. Obwohl bei einem Mangel an Vitamin B_{12} und auch bei Multipler Sklerose das Myelin geschädigt wird, konnte allerdings bisher kein kausaler Zusammenhang festgestellt werden (5)(6).

Neuropsychiatrische Erkrankungen

Neuropsychiatrische Erkrankungen können ein Zeichen für einen Vitamin B_{12}-Mangel sein. Besonders alte Menschen weisen häufig durch Resorptionsstörungen (Achylie, Intrinsic-Faktor-Mangel) und Mangelernährung einen deutlichen Vitamin B_{12}-Mangel auf. Bei depressiven Verstimmungen, altersbedingten Gedächtnisstörungen und Demenz vom Alzheimer Typ sollte allgemein auf eine ausreichende Versorgung mit Vitamin B_{12} (100 bis 500 µg pro Tag) geachtet werden (7).

Weitere Anwendungsgebiete

Anorexia nervosa, Nervenerkrankungen wie Trigeminusneuralgien und Herpes-Erkrankungen, Stress, Tinnitus, Lern- und Konzentrationsschwierigkeiten, Leistungssport, nach schweren Erkrankungen und Operationen.

Bei Erkrankungen des Dünndarms, Morbus Crohn, Mangel an IF, totaler oder partieller Gastroektomie, Pankreasinsuffizienz und atrophischer Gastritis mit Achylie sollte Vitamin B_{12} parenteral appliziert werden.

Nebenwirkungen

Auch bei hoher Dosierung von Vitamin B_{12}-Präparaten sind keine Nebenwirkungen bekannt.

Referenzen

(1) Tang, Alice, M., et al., Low serum vitamin B_{12} concentrations are associated with faster human immundeficiency virus type I (HIV-I) disease progression. Journal of Nutrition, 127, 345–351, 1997.
(2) Simon, S. W., Vitamin B_{12} therapy in allergy and chronic dermatoses. Journal of Allergy, 2, 183–185, 1951.
(3) Wright, Jonathan, V., M.D., Treatment of childhood asthma with parenteral vitamin B_{12}, gastric re-acidification, and attention to food allergy, Magnesium and pyridoxine: Three case reports with background and integrated hypothesis. Journal of Nutritional Medicine, 1, 277–282, 1990.
(4) Stracke, H., et al., A benfotiamine-vitamin B combination in treatment of diabetic polyneuropathy. Experimental and Clinical Endocrinology and Diabetes, 104, 311–316, 1996.
(5) Reynolds, E. H., et al., Multiple sclerosis associated with vitamin B_{12} deficiency. Archives of Neurology, 48, 808–811, 1991.
(6) Baig, Shahid, M. and Qureshi, G., Ali, Vitamin B_{12} in multiple sclerosis. Biogenic Amines, 11 (6), 479–485, 1995.
(7) Johnston, Carol, S., Ph.D., R.D. and Thomas, Julia, A., M.S., R.D., Holotranscobalamin II levels in plasma are related to dementia in older people. Journal of the American Geriatric Society, 45 (6), 779–780, 1997.

3.2.8 Folsäure (Pteroylglutaminsäure)

Physiologische Bedeutung

Folsäure gehört zur Gruppe der B-Vitamine. Sie wird im Organismus unter Beteiligung von Ascorbinsäure und Vitamin B_{12} zu Tetrahydrofolsäure (THF) reduziert. Tetrahydrofolsäure übernimmt als Überträger aktivierter C-1-Gruppen (Methyl-, Formyl-, Formiat- und Hydroxymethylgruppen) eine wichtige Funktion im Aminosäure- und Nukleotidstoffwechsel sowie bei der Methylierung von Homocystein zu Methionin. Wie Vitamin B_{12} ist auch Folsäure essenziell für die Biosynthese von Purinen und Pyrimidinen, die DNS- und RNS-Synthese und damit für jegliche Wachstums- und Zellteilungsvorgänge. Da die blutbildenden Zellen des Knochenmarks eine hohe Zellteilungsrate besitzen, sind sie besonders auf eine ausreichende Versorgung mit Folsäure angewiesen.

Folsäurebedarf und -resorption

Der Folsäurebedarf dürfte bei etwa 200 µg bis 400 µg liegen. Von der Deutschen Gesellschaft für Ernährung wird für Erwachsene eine tägliche Zufuhr von 400 µg Folsäure (Nahrungsfolat) empfohlen. Schwangeren und Stillenden empfiehlt die DGE 600 µg Folsäure (Nahrungsfolat)/Tag.

Die Folsäureresorption ist ein pH-abhängiger Prozess, der vor allem im proximalen Dünndarm stattfindet. Die in der Nahrung enthaltene Folsäure liegt bis zu 80 % in Form nicht resorbierbarer Polyglutamatverbindungen vor. Diese werden vor der eigentlichen Resorption durch das im Darmsaft und in der Dünndarmmukosa vorkommende Enzym Folsäure-Dekonjugase in resorbierbare Monoglutamatverbindungen gespalten.

Gute Folsäurelieferanten sind Salat, Spinat, Weizenkeime und Leber. Obst ist relativ arm an Folsäure. Aus tierischen Nahrungsmitteln wird Folsäure besser resorbiert (siehe Tab. 3.9).

Aufgrund der allgemein schlechten Versorgungslage mit Folsäure in den westlichen Industrienationen werden seit Januar 1998 in den USA bestimmte Grundnahrungsmittel (z. B. Cornflakes, Getreidemehle) mit Folsäure angereichert. Die Häufigkeit von Neuralrohrdefekten sowie erhöhte Homocysteinspiegel sollen dadurch gesenkt werden. Die Ergebnisse einer doppelblinden, Placebo-kontrollierten und randomisierten Studie an Patienten mit KHK bestätigen, dass sich durch den Zusatz von Folsäure in Cornflakes die Plasmahomocystein-Spiegel signifikant reduzieren lassen (1). Seit August 1998 werden nun auch in Ungarn Grundnahrungsmittel (Brot) mit Folsäure, Vitamin B_6 und B_{12} angereichert (2). Nach Ernährungsberichten der DGE ist in Deutschland die Folsäureversorgung der jungen Frauen im gebärfähigen Alter besonders schlecht. Bei 75 % liegt die Folsäureversorgung unter der empfohlenen Dosis von 400 µg Folsäure/Tag. Trotzdem besteht offensichtlich kein Handlungsbedarf.

Ursachen für einen Folsäure-Mangel

Folsäuremangel gehört in den westlichen Industrienationen zu den häufigsten Avitaminosen. Die körpereigene Folsäurereserve ist mit etwa 15 bis 20 mg relativ gering, so dass sich bei Mehrverbrauch oder Verlust schnell eine negative Folsäurebilanz entwickelt. Besonders häufig sind junge Frauen im gebärfähigen Alter (Neuralrohrdefekt!) und ältere Menschen betroffen. Die industrielle Lebensmittelverarbeitung, falsche Lagerung und Zubereitung führt zu hohen Folsäureverlusten. Folsäure aus Lebensmitteln wird nur zu 50 % resorbiert. Auch mögliche Wechselwirkungen zwischen Arzneimitteln und Folsäure sind von besonderer Bedeutung:

- Alkoholkonsum
  Ein durch hohen Alkoholkonsum bedingtes Brustkrebsrisiko lässt sich durch adäquate Folsäureaufnahme reduzieren (3).
- Erhöhter Bedarf: Schwangerschaft, Stillzeit und Wachstum
- Alter
- Arzneimittel
  Antiepileptika (Barbiturate, Primidon, Phenytoin) können die enterale Folsäure-Resorption durch Hemmung der Folsäure-Dekonjugase beeinträchtigen. Die verbleibenden Polyglutamate werden ausgeschieden.
  Diuretika steigern den renalen Zinkverlust. Zink ist Cofaktor der Folsäuredekonjugase. Chloroquin und Proguanil wirken folsäureantagonistisch.
  Folsäure-Antimetaboliten wie Methotrexat und Cotrimoxazol hemmen die Dihydrofolatreduktase. Sulfasalazin und Colestyramin beeinträchtigen die Resorption.
  Bis zu 30 % der Frauen, die orale Kontrazeptiva einnehmen, weisen einen Folsäuremangel auf, nachweisbar durch eine milde Megaloblastenanämie.
- Erkrankungen
  Diabetes mellitus, chronische Magen-Darm-Erkrankungen, Hämodialyse, Krebs
- Zerstörung durch Hitze und Sauerstoff beim Zubereiten von Speisen (30 bis 90 %).

Tab. 3.9: Folsäuregehalt ausgewählter Nahrungsmittel

Nahrungsmittel	Folsäuregehalt (µg/100 g)
Weizenkeime	330–700
Spinat	145
Eigelb (Huhn)	160
Rinderleber	108
Broccoli	111

Mangelsymptome

- Appetitlosigkeit, Diarrhoe, Gewichtsverlust
- Depressive Verstimmungen, Gedächtnisschwäche, Reizbarkeit
- Erhöhte Homocyst(e)inspiegel
- Megaloblastenanämie
- Schleimhautveränderungen, Haarausfall, Dermatitis
- Schwangerschaft
  Spaltbildung in der Wirbelsäule (Spina bifida), Schwangerschaftskomplikationen (Früh- und Fehlgeburten). Bis zu 20 % der Mütter von Kindern mit Neuralrohrdefekten weisen erhöhte Homocysteinspiegel auf. Möglicherweise ist Homocystein auch an der Entwicklung von Neuralrohrdefekten beteiligt.

Anwendungsgebiete

Chronisch entzündliche Darmerkrankungen

Patienten mit chronisch entzündlichen Darmerkrankungen (Colitis ulcerosa, Morbus Crohn) weisen besonders häufig aufgrund unzureichender Zufuhr, Malabsorption und Störungen der Folatresorption durch Sulfasalazin einen Folsäuremangel auf. Bei Patienten mit Colitis ulcerosa und Morbus Crohn besteht zudem ein erhöhtes Risiko für kolorektale Karzinome. Dabei wird als Risikofaktor auch ein Folsäuremangel diskutiert.

Citrovorumfaktor Rescue

Der Folsäureantagonist Methotrexat (MTX) führt zu einem Mangel an reduzierter Folsäure im Organismus. Aufgrund seiner hohen Affinität zur Dihydrofolsäure-Reduktase kann MTX eine Knochenmarksdepression mit Leukopenien und Thrombozytopenien hervorrufen. Durch die Gabe des Antidots Citrovorumfaktor (Folinsäure, Tetrahydrofolsäure) lässt sich die Toxizität mindern und gesunde Körperzellen vor der Zerstörung durch Methotrexat schützen. In diesem Fall darf die Substitution grundsätzlich nur unter ärztlicher Kontrolle und unter Einhaltung eines bestimmten zeitlich abgestimmten Dosierungsschemas erfolgen!

Diabetes mellitus

Diabetiker weisen häufig einen Folsäuremangel auf, da sie einerseits zu wenig Folsäure über die Nahrung aufnehmen und andererseits durch Zinkdefizite die Bioverfügbarkeit der Folsäure limitiert ist. Diabetikern wird generell zur Prävention von Polyneuropathien eine Substitution von B-Vitaminen inklusive 400 bis 1000 µg Folsäure/Tag empfohlen.

Herz-Kreislauf-Erkrankungen

Mehr als die Hälfte aller Patienten mit Herz-Kreislauf-Erkrankungen, die niedrige Folsäurespiegel haben, weisen erhöhte Homocyst(e)inwerte auf. Die Aminosäure Homocystein (≥ 10 µmol/l) ist ein eigenständiger Risikofaktor für die Entwicklung der Arteriosklerose. Homocystein wird im menschlichen Organismus aus der essenziellen Aminosäure Methionin gebildet und unter Beteiligung der Vitamine B_{12}, B_6 und Folsäure zu Methionin remethyliert oder zu Cystein abgebaut. Folsäure hat dabei die größte Bedeutung. Zur Vorbeugung und Therapie werden 400 bis 1000 µg Folsäure pro Tag empfohlen (siehe auch Kap. 8).

Einnahme oraler Kontrazeptiva

Jungen Frauen, die orale Kontrazeptiva einnehmen, wird eine regelmäßige Zufuhr von 400 µg bis 800 µg Folsäure/Tag in Form eines Multivitaminpräparates empfohlen.

Makrozytäre Anämie

Durch einen Mangel an Folsäure oder Vitamin B_{12} kann sich aufgrund einer gestörten Entwicklung der Erythrozyten eine makrozytäre oder megaloblastäre Anämie entwickeln. Die Zellteilung der blutbildenden Zellen im Knochenmark wird verzögert, so dass sich anstatt normaler Erythrozyten (Normozyten) sogenannte Megalozyten bilden. Megalozyten enthalten, im Vergleich zu normalen roten Blutkörperchen, zuviel Hämoglobin (makrozytäre, hyperchrome Anämie). Die Therapie erfolgt mit täglicher Gabe von 10 bis 20 mg Folsäure oral oder 1 bis 5 mg parenteral.

Psychische Erkrankungen

Folsäuremangel führt zu Depressionen, Reizbarkeit und Konzentrationsschwäche. Bei psychischen Erkrankungen und neurologischen Störungen ist daher auf eine ausreichende Versorgung mit Folsäure zu achten.

Schwangerschaft

Das Neuralrohr schließt sich zwischen dem 22. und 28. Schwangerschaftstag, also noch bevor eine Frau überhaupt weiß, dass sie schwanger ist. Bei einer Fehlsteuerung dieses Prozesses durch Folsäuremangel treten schwere Missbildungen auf wie Spina bifida (Spaltbildung der Wirbelsäule) und Anenzephalie (Fehlen bzw. Degeneration des Gehirns). Zur Vermeidung von Neuralrohrdefekten wird Frauen mit Kinderwunsch eine frühzeitige Substitution mit 0,4 bis 0,8 mg Folsäure pro Tag empfohlen. Nach einer vorausgegangenen Schwangerschaft mit einem Neuralrohrdefekt ist das Wiederholungsrisiko um das 10- bis 20-fache erhöht. Frauen, bei denen in einer früheren Schwangerschaft ein Neuralrohrdefekt aufgetreten ist, sollten bei einem Kinderwunsch 4 mg Folsäure pro Tag einnehmen.

Krebs und zervikale Dysplasien

Aufgrund der wichtigen Funktion von Folsäure bei DNA-Synthese und Chromosomen-Reparaturprozessen wird ein Folsäuremangel auch als Risikofaktor in der Karzinogenese, insbesondere bei bronchialen (4), kolorektalen und zervikalen Tumoren diskutiert.

Unter oraler Kontrazeptiva-Einnahme können metaplastische Veränderungen in den zervikalen Zellen auftreten. In einer Doppelblindstudie an jungen Frauen, die orale Kontrazeptiva einnahmen und moderate dysplastische oder metaplastische Veränderungen der epithelialen Zervixzellen aufwiesen, führte die tägliche orale Gabe von 10 mg Folsäure zu einer signifikanten Verbesserung oder Normalisierung des Zellwachstums. Bei einigen Frauen verschwanden sämtliche Symptome metaplastischer Veränderungen (5)(6).

Weitere Anwendungsgebiete

AIDS

Nebenwirkungen

Cave: Die Substitution mit Folsäure kann einen Mangel an Vitamin B_{12} (sekundärer Folsäuremangel bei perniziöser Anämie) verschleiern. Vitamin B_{12} führt N-Methyltetrahydrofolsäure in die für die DNA-Synthese wichtige Tetrahydrofolsäure zurück. Eine Hemmung dieser Umwandlung durch Vitamin B_{12}-Mangel lässt sich durch Folsäure-Zufuhr zwar kompensieren, die Gefahr schwerer neurologischer Schäden bleibt jedoch bestehen!

Wechselwirkungen

Bei Epileptikern sollte die Gabe von Folsäure nur unter ärztlicher Kontrolle erfolgen und 1 mg/Tag nicht überschreiten, da es sonst zu einer Beeinträchtigung der Wirksamkeit des Antiepileptikums kommen kann und so die Gefahr epileptischer Anfälle erhöht wird.

Referenzen

(1) Malinow, M. R., et al., Reduction of plasma homocyst(e)ine levels by breakfast cereal fortified with folic acid in patients with coronary heart disease. New England Journal of Medicine, 338, 1009–1015, 1998.
(2) Czeizel, A. E., Mehala, Z., Bread fortification with folic acid, vitamin B_{12} and vitamin B_6 in Hungary. Lancet, 352 (9135), 1225, 1998.
(3) Zhang, S., et al., A prospective study of folate intake and the risk of breast cancer. Journal of the American Medical Association (JAMA), 281 (17), 1632–1637, 1999.
(4) Heimburger, D. C., et al., Improvement in bronchial

squamous metaplasia in smokers treated with folate and vitamin B$_{12}$. Report of a preliminary randomized, double-blind intervention trial. JAMA, 259 (10), 1525–1530, 1988.
(5) Butterworth, C. E., et al., Improvement in cervical dysplasia associated with folic acid therapy in users of oral contraceptives. American Journal of Clinical Nutrition, 35, 73–82, 1982.
(6) Butterworth, C. E., et al., Folate deficiency and cervical dysplasia. Journal of the American Medical Association, 267 (4), 528–533, 1992.

3.2.9 Biotin (Vitamin H)

Physiologische Bedeutung

Biotin, auch als Vitamin H bezeichnet, gehört zur Gruppe der wasserlöslichen B-Vitamine. Es ist Coenzym bei Carboxylierungsreaktionen, in deren Verlauf Biotin ATP-abhängig carboxyliert wird und als Carboxylierungsmittel fungiert. In seiner aktiven Form ist Biotin kovalent an Enzymproteine gebunden (prosthetische Gruppe). Im menschlichen Organismus sind vier biotinabhängige Carboxylasen bekannt:

- Acetyl-CoA-Carboxylase (Startreaktion bei der Fettsäurebiosynthese)
- Pyruvatcarboxylase (Schlüsselenzym der Gluconeogenese)
- Propionyl-CoA-Carboxylase (Glucoseproduktion und Energieversorgung)
- Methylcrotonyl-CoA-Carboxylase (Abbau der verzweigtkettigen Aminosäure Leucin)

Biotin ist somit an einer Vielzahl von Stoffwechselprozessen im Intermediärstoffwechsel, wie der Gluconeogenese (Neubildung von Glucose aus Nicht-Zuckern, z. B. Aminosäuren), der Synthese langkettiger ungesättigter Fettsäuren und dem Aminosäurestoffwechsel beteiligt. Carboxybiotinhaltige Enzyme spielen eine wichtige Rolle für die De-novo-Synthese von DNA- und RNA-Molekülen. Daneben wird Biotin auch für die Proliferation der T-Zellen und die Antikörperproduktion benötigt.

Biotinbedarf und -resorption

Der genaue Biotinbedarf ist nur schwierig festzulegen, da der Organismus in der Lage ist, Biotin endogen mit Hilfe von Darmbakterien zu bilden. Die Schätzwerte der Deutschen Gesellschaft für Ernährung liegen für Erwachsene zwischen 30 und 60 µg Biotin pro Tag.

Das in der Nahrung enthaltene Biotin ist überwiegend als Biocytin an Proteine gebunden und muss daraus durch das Enzym Biotinidase mittels Hydrolyse freigesetzt werden, um im Gastrointestinaltrakt resorbiert werden zu können. Die Resorption erfolgt hauptsächlich im proximalen Dünndarm. Biotin findet sich in vielen Nahrungsmitteln, jedoch häufig nur in sehr geringen Mengen (siehe Tab. 3.10).

Ursachen für einen Biotinmangel

Biotinmangel ist beim Menschen relativ selten, da Biotin in zahlreichen Nahrungsmitteln enthalten ist. Mangelerscheinungen können vor allem dann auftreten, wenn die enterale Biosynthese und Resorption beeinträchtigt werden, durch:

- Alkoholkonsum
- Arzneimittel
  Antibiotika und Chemotherapeutika schädigen die Darmflora und beeinträchtigen so die Resorption. Antiepileptika, wie z. B. Phenobarbital, Primidon und Carbamazepin hemmen die Biotinaufnahme und steigern die renale Ausscheidung.
- Resorptionsstörungen

Tab. 3.10: Biotingehalt ausgewählter Nahrungsmittel

Nahrungsmittel	Biotingehalt (µg/100 g)
Bierhefe	115
Schweineleber	27
Hühnerei	25
Spinat	6,9
Spargel	2

Biotinidasemangel, Darmresektion, Kurzdarmsyndrom
- Diabetes mellitus
- Ernährung
Rohes Hühnereiweiß enthält das basische Protein Avidin (Biotin-Antagonist), das Biotin komplexiert und biologisch unwirksam macht. An einer Gruppe Freiwilliger konnte durch die Zufuhr von rohem Eiklar ein künstlicher Biotinmangel hervorgerufen werden. Der Mangel führte zu verstärkter Hautschuppung, Haarausfall, leichter Depression, Muskelschmerzen, massiver Erschöpfung, Parästhesien und Anstieg des Serumcholesterins (1).
- Länger andauernde parenterale Ernährung kann zu Biotinmangel führen.
- Schwangerschaft und Stillzeit.

Mangelsymptome

- Haut/Haare
Seborrhoische Dermatitis (v. a. bei Säuglingen und Kleinkindern), Haarausfall.
- Übelkeit und Durchfall
- Fettstoffwechselstörungen
Erhöhte Cholesterinspiegel
- Neurologische Störungen
Depressionen, Panikzustände
- Biotinidasemangel bei Kindern
Schuppung der Haut, Haarausfall, Konjunktivitis.
- Plötzlicher Kindstod
Möglicherweise gibt es einen Zusammenhang zwischen dem Syndrom des plötzlichen Kindstods und einem Biotinmangel. Die Leber der untersuchten Säuglinge wies deutlich geringere Biotingehalte auf als die von Gleichaltrigen mit bekannter Todesursache (2).
- Immunschwäche.

Anwendungsgebiete

Biotinidasemangel

Bei Patienten mit angeborenem Biotinidasemangel (autosomal-rezessive Vererbung) werden Störungen im Ketonkörperstoffwechsel, Konjunktivitis, Muskelschmerzen, Dermatitis und Alopezie beobachtet. Die Therapie erfolgt durch orale Applikation von 10 mg Biotin pro Tag.

Diabetes mellitus

Die Leber übernimmt eine zentrale Funktion bei der Kontrolle der Glucosespiegel. Biotin verbessert die Insulinsensitivität und erhöht die Aktivität des Enzyms Glucokinase in der Leber (3). Die Glucokinase hat die Aufgabe Glucose-6-phosphat für die Bildung von Glykogen, der Speicherform von Glucose, zu liefern und stellt damit die Glucoseversorgung des Gehirns und der Muskulatur sicher.

Es wird angenommen, dass bei Diabetikern eine Beeinträchtigung des Biotin-abhängigen Enzyms Pyruvatcarboxylase und die damit einhergehende Anreicherung von Pyruvat eine pathogenetische Rolle bei der Entwicklung peripherer Neuropathien spielt (4). Pyruvat wird durch die thiaminabhängige Pyruvatdehydrogenase und durch die biotinabhängige Pyruvatcarboxylase abgebaut. In einer Studie an insulinpflichtigen Diabetikern führte die tägliche Gabe von 16 mg Biotin zu einer deutlichen Senkung der Nüchternblutzuckerspiegel im Vergleich zu Plazebo. Die Symptomatik peripherer Neuropathien wie Parästhesien und schmerzhafte Muskelkrämpfe wird durch Biotin verbessert (5). Zur Vorbeugung und Therapie diabetischer Neuropathien werden bei Diabetikern täglich 5 bis 15 mg Biotin (oral oder i.m.) empfohlen.

Haarausfall und brüchige Fingernägel

Biotin fördert die Einlagerung schwefelhaltiger Aminosäuren in Haarwurzelzellen und erhöht den Anteil der Keratin-Matrix-Proteine. Zur Therapie werden 2,5 bis 5 mg Biotin pro Tag empfohlen, am besten in Kombination mit anderen, für das Haarwachstum wichtigen Nährstoffen wie Zink (15 bis 25 mg/Tag), Vitamin B_6 (50 bis 100 mg) und schwefelhaltigen Aminosäuren wie Methionin und Cystein.

Seborrhoische Dermatitis

Die seborrhoische Dermatitis ist eine chronische Hauterkrankung, die sich durch einen erythematösen, schuppenden und juckenden Ausschlag manifestiert. Besonders betroffen sind die talgdrüsenreichen Körperstellen wie Gesicht, Rücken, Kopfhaut und Brust. Bei leichter Ausprägung treten vor allem verstärkte Hautschuppung, Haarausfall und brüchige Fingernägel auf. Zur Therapie ausgeprägter Formen werden 10 bis 20 mg Biotin oral pro Tag eingesetzt. Biotinmangel der Mutter wird als mögliche Ursache der seborrhoischen Dermatitis bei Brust- und Kleinkindern diskutiert. Eine prophylaktische Substitution mit Biotin in der Schwangerschaft und Stillzeit wäre demnach empfehlenswert.

Weitere Anwendungsgebiete

Parenterale Ernährung, Epilepsie, psychische Störungen.

Nebenwirkungen

Nebenwirkungen sind selbst bei langandauernder Anwendung von Dosierungen über 60 mg nicht beobachtet worden.

Referenzen

(1) Sydenstricker, V. P., Singal, S. A., et al., Observations on the „egg white injury" in man. Journal of the American Medical Association (JAMA), 118, 1199, 1942.
(2) Johnson, A. R., et al., Biotin and the sudden infant death syndrome. Nature, 285, 159, 1980.
(3) Reddi, A., et al., Biotin supplementation improves glucose and insulin tolerances in genetically diabetic KK mice. Life Sciences, 42 (13), 1323–1330, 1988.
(4) Koutsikos, D., et al., Biotin for diabetic peripheral neuropathy, Biomed. Pharmacother., 44 (10), 511–514, 1990.
(5) Coggeshall, J. C., et al., Biotin status and plasma glucose in diabetics. Annals of the New York Academy of Sciences, 447, 389–392, 1985.

3.3 Fettlösliche Vitamine

3.3.1 Vitamin A (Retinol)

Als Vitamin A werden alle natürlichen oder synthetischen Substanzen (Retinol, Retinylester) bezeichnet, die eine Vitamin A-ähnliche biologische Wirksamkeit besitzen. Die Gruppe der Retinoide (Retinsäure und synthetische Derivate), die vor allem in der Therapie schwerer Akne-Formen und der Psoriasis eingesetzt werden, können nicht zu Vitamin A (Retinol) metabolisiert werden und besitzen daher auch nicht alle physiologischen Wirkungen des Vitamins (Sehzyklus, Spermatogenese). Das wichtigste Provitamin ist das in Pflanzen enthaltene β-Carotin, aus dem durch Spaltung der zentralen Doppelbindung zwei Moleküle Vitamin A gebildet werden können. Der Körper wandelt allerdings nur so viel β-Carotin in Vitamin A um, wie er tatsächlich benötigt. Daher kann eine Hypervitaminose A durch β-Carotin nicht ausgelöst werden.

Physiologische Bedeutung

Vitamin A (Retinol) ist für die embryonale Entwicklung, das Körperwachstum, die Sehfunktion (Bestandteil des Rhodopsins „Sehpurpur"), die Spermatogenese sowie für die normale Zelldifferenzierung der Endothelien, Haut, Knochen und Schleimhäute essenziell. Über Wechselwirkung mit intrazellulären Rezeptoren (Retinoidrezeptor) reguliert Vitamin A dabei die Zellproliferation und -differenzierung. Vitamin A schützt die Epithelzellen der Schleimhaut vor der Verhornung und verhindert das Eindringen von Krankheitserregern. Die Aktivität der Makrophagen, der natürlichen Killerzellen, der B-Lymphozyten und die Antikörperbildung werden durch Vitamin A gesteigert.

Vitamin A kann die maligne Entartung gesunder Zellen verhindern sowie das Wachstum neoplastischer Zellen hemmen und gleichzeitig die Differenzierung zu normalem Zellwachstum anregen. In unreifen Geweben fördern Retinoide die Ausbildung sog. gap junctions. Dies sind porenartige, aus Connexin aufgebaute Verbindungskanäle, die im gesunden Epithel für die interzelluläre Kommunikation verantwortlich sind, bei Krebszellen aber häufig fehlen. Retinoide steigern die Exprimierung und Neubildung von Connexin, dem Hauptprotein dieser Verbindungskanäle, und können dadurch die Tumorprogression hemmen.

Vitamin A-Bedarf und -resorption

Die Deutsche Gesellschaft für Ernährung empfiehlt für Kinder eine tägliche Vitamin A-Zufuhr zwischen 0,6 mg und 1,1 mg, für Erwachsene 0,8 mg bis 1,1 mg. Schwangeren und Stillenden wird eine Zufuhr von 1,1 mg (ab dem 4. Schwangerschaftsmonat) bzw. 1,5 mg Vitamin A empfohlen (siehe Tab. 3.11). Ein ungenügender Vitamin A-Status der Mutter während der Schwangerschaft korreliert mit der Häufigkeit von Erkrankungen der Atemwege, erhöhter Infektanfälligkeit und der Anzahl von Neuralrohrdefekten beim Neugeborenen.

Die mit der Nahrung aufgenommenen Retinylester werden nach Spaltung in Retinol mit Hilfe von Gallensäuren im oberen Darm resorbiert. Fette und Gallensäuren begünstigen die Resorption. In der Leber wird Retinol überwiegend als Fettsäureester gespeichert. Zur oralen Therapie wird Vitamin A (Retinol) in der Regel als Retinolpalmitat eingesetzt.

Die biologische Aktivität der einzelnen Vitamin A-Derivate wird in Internationalen Einheiten (I.E.) angegeben. Dabei entspricht 1 mg Retinol-Äquivalent 3000 I.E. Vitamin A, 6 mg β-Carotin und 12 mg gemischten Carotinoiden (1 I.E. Vitamin A = 0,3 µg Retinol).

Ursachen für einen Vitamin A-Mangel

Vitamin A-Mangel gehört in Entwicklungsländern zu den häufigsten Mangelerkrankungen überhaupt. Nach Schätzungen der Weltgesundheitsorganisation (WHO) und UNICEF erblinden jährlich 300 000 Kinder. Weltweit sind etwa 250 Millionen Kinder im Vorschulalter aufgrund eines Vitamin A-Mangels einem erhöhten Erblindungs- und Sterblichkeitsrisiko ausgesetzt. Durch eine rechtzeitige Substitution könnte das Augenlicht und das Leben zahlloser Kinder gerettet werden (1)(2).

In den Industrieländern ist neben einer unzureichenden Vitamin A-Zufuhr mit der Nahrung vor allem eine gestörte Fettresorption Hauptursache für einen Mangel.

Weitere Faktoren, die an der Entwicklung eines Vitamin A-Mangels beteiligt sind:

- Chronischer Alkoholkonsum führt langfristig zu einer Entleerung der peripheren und zentralen Leberspeicher.
- Arzneimittel
  Antibiotika, Colestyramin, Paraffin, Diuretika (Zink!), Glucocorticoide
- Erhöhter Bedarf
  Schwangerschaft und Stillzeit, Raucher
- Ernährung
  Einseitige vegetarische Ernährung, hohe Zufuhr von Weizenkleie (Phytinsäure bindet Zink)
- Infektionskrankheiten
  Bei Maserninfektionen und Windpocken findet man erniedrigte Retinol-Plasmaspiegel.

Tab. 3.11: Vitamin A-Gehalt ausgewählter Nahrungsmittel

Nahrungsmittel	Vitamin A-Gehalt (I. E./100 g)
Fischleberöl	75 000
Rinderleber	20 000–50 000
Butter	2 000– 3 500
Käse	500– 1 000
Milch	100– 300

- Lebererkrankungen
  Zirrhose, Virushepatiden
- Resorptionsstörungen
  Pankreaserkrankungen, Morbus Crohn, parasitäre Darmerkrankungen
- Zinkmangel
  Zink ist essenzieller Bestandteil von Enzymen des Vitamin A-Stoffwechsels. Über das Enzym Alkoholdehydrogenase ist es direkt am Sehvorgang beteiligt. Zink ist zudem essenziell für die Freisetzung des Vitamins aus den Leberspeichern. Aufgrund dieser engen Verknüpfung ist bei einigen Krankheitssymptomen nur schwierig zu unterscheiden, ob es sich um einen Zink- oder einen Vitamin A-Mangel handelt. Diuretika fördern den renalen Zinkverlust und können dadurch im Organismus eine Mangelsymptomatik hervorrufen.

Mangelsymptome

- Augen
  Ein Vitamin A-Mangel äußert sich zuerst durch eine Beeinträchtigung des Sehvermögens wie Hell-Dunkel-Adaptationsstörungen und Nachtblindheit. Hält dieser Mangel längere Zeit an, kommt es zur sog. Xerophthalmie, der Austrocknung und Verhornung der Bindehaut (Bitot-Flecke) mit der Gefahr zu erblinden.
- Blut: Hypochrome Anämie
- Haut und Haare
  Die Haut trocknet aus, bildet Falten und Schuppen (Hyperkeratose). Die Haare ergrauen frühzeitig.
- Hörstörungen
- Hydrocephalus bei Neugeborenen
- Schleimhäute
  Austrocknung und Verhornung; Bronchitis, Gingivitis, Stomatitis, Durchfälle, eingeschränktes Riechvermögen
- Erhöhte Infektanfälligkeit
- Erhöhtes Krebsrisiko: Brust-, Lungen-, Magen/Darm- und Prostatakrebs
- Erhöhte Schilddrüsenhormonspiegel (T_3 und T_4)
- Wachstums- und Zahnungsstörungen bei Kindern und Jugendlichen
- Unfruchtbarkeit, eingeschränkte Testosteronproduktion.

Anwendungsgebiete

AIDS

HIV-Patienten weisen im Vergleich zu Gesunden häufig deutlich erniedrigte Vitamin A-Serumspiegel auf. Ein schlechter Vitamin A-Status korreliert bei HIV-Infizierten mit einer Erniedrigung der CD_4-Zellzahl und einem 3,5 bis 5-fach erhöhten Mortalitätsrisiko (5).

Bei HIV-positiven Schwangeren kann Vitamin A-Mangel die Integrität der Vaginalschleimhaut beeinträchtigen und die Virusausscheidung im Vaginalsekret steigern (4). In Untersuchungen an HIV-positiven Schwangeren in Afrika und den USA erhöhte ein Vitamin A-Mangel der Mutter signifikant das Übertragungsrisiko der HIV-Infektion auf das Kind (5). In einer randomisierten und placebokontrollierten Studie an südafrikanischen Neugeborenen HIV-positiver Mütter führte die hochdosierte Substitution von Vitamin A allgemein bei allen Kindern zu einer Abnahme der Morbidität im Vergleich zur Placebogruppe. Insbesondere die mit Diarrhoe assoziierte Morbidität wurde bei HIV-Infizierten Kindern durch Supplementierung mit Vitamin A um etwa 50% reduziert (6).

Augenerkrankungen

Vitamin A wird vor allem zur Therapie zahlreicher Augenerkrankungen unterschiedlichster Genese wie Konjunktivitis, Xeropthalmie und Nachtblindheit eingesetzt. Bei Nachtblindheit werden über einen Zeitraum von zwei bis drei Wochen 25 000 bis 50 000 I.E. Vitamin A gegeben. Zur Therapie der Xerophthalmie werden bei Erwachsenen Tagesdosen von 50 000 bis 300 000 I.E. eingesetzt.

Erkrankungen der Haut und der Schleimhäute

Zur unterstützenden Behandlung bei Hyper- bzw. Dyskeratosen wie Akne und Psoriasis wird Vitamin A in Dosierungen von 30 000 bis über 90 000 I.E. pro Tag gegeben. Bei mittelschweren und schweren Aknefällen (psychosoziale Belastung, Neigung zur Narbenbildung, starke Seborrhoe) wird in der Regel der Vitamin A-Metabolit Isotretinoin (13-cis-Retinsäure) systemisch in täglichen Dosierungen von 0,5 bis 1 mg pro kg KG eingesetzt (bei Frauen im gebärfähigen Alter ist auf **strenge Kontrazeption** zu achten!). Die hochdosierte Anwendung von Retinol und Retinoiden darf nur unter ärztlicher Kontrolle erfolgen!

In der Behandlung von entzündlichen Schleimhautveränderungen im Mund, sogenannten Aphthen, wird Vitamin A in Dosierungen von 30 000 bis 50 000 I.E. pro Tag zusammen mit Zink 25 bis 50 mg pro Tag empfohlen. Vitamin A-Mangel beeinträchtigt durch Schleimhautveränderungen den Geruchs- und Geschmackssinn. Vitamin A-haltiges Nasenöl reduziert bei Rhinits sicca die Borkenbildung in der Nase und verbessert die Atmung.

Herzerkrankungen und Schlaganfall

Ein Mangel an Vitamin A und anderen Antioxidanzien wie Vitamin E und C wird in direkten Zusammenhang mit einem erhöhten Risiko für Herz-Kreislauf-Erkrankungen gebracht. Eine optimale Versorgung mit Antioxidanzien (Vitamin A, C, E, Selen) kann das Risiko für Herzinfarkt und Schlaganfall reduzieren. Patienten mit gutem Vitamin A- und E-Status erholen sich nach einem Schlaganfall schneller als Patienten mit schlechtem Vitaminstatus.

Infektionskrankheiten und Masern

In Untersuchungen an masernkranken Kleinkindern in Ländern der Dritten Welt fand man deutlich erniedrigte Vitamin A-Serumspiegel zum Teil in Verbindung mit vermehrt auftretender bakterieller Bindehautentzündung. Bei rechtzeitiger Supplementierung mit Vitamin A konnte die Masernsterblichkeit drastisch gesenkt werden. In einer Untersuchung an Kindern mit Masern in Long Beach, Kalifornien wiesen 50 % einen Vitamin A-Mangel auf (7). Eine ausreichende Versorgung mit Vitamin A reduziert generell die Häufigkeit von Infektionskrankheiten wie Grippe, Durchfall, Erkrankungen des Respirationstraktes sowie Bindehaut- und Ohrenentzündungen. Auch die Dauer der Infektionskrankheiten wird durch Vitamin A positiv beeinflusst.

Krebsprävention und -therapie

Epidemiologische Untersuchungen belegen die Bedeutung des Vitamin A in der Tumorprophylaxe. Vitamin A ist für das normale Wachstum und die Differenzierung zahlreicher Gewebe essenziell. Physiologische Vitamin A-Spiegel können vor prämalignen und malignen Veränderungen schützen. Die tumorprotektive Wirkung von Vitamin A wird auf folgende Eigenschaften zurückgeführt: Hemmung der Entartung einer gesunden Zelle zur Krebszelle und Rückbildung bzw. Unterdrückung der Transformation maligner Zellen. Bei einem Mangel kommt es zu Differenzierungsstörungen, vor allem in den schnell proliferierenden Epithelzellen der Schleimhäute. Vitamin A-Mangel ist mit einem erhöhten Risiko für Krebsarten wie Lungen-, Blasen-, Haut-, Dickdarm- und Prostatakrebs verbunden (8).

Vitamin A bzw. Retinoide (all-trans-Retinsäure) werden erfolgreich in der Therapie der akuten Promyelozytenleukämie (APL) eingesetzt. In einer Studie an 24 Patienten konnte durch die hochdosierte Gabe von all-trans-Retinsäure bei 23 Patienten eine Vollremission erreicht werden (9). Daneben wird Vitamin A in Dosierungen von 300 000 bis 1 500 000 I.E. Retinol vor allem in der Behandlung von Plattenepithelkarzinomen des

HNO-Bereiches und der Lunge eingesetzt. Vitamin A kann zudem die Verträglichkeit und Wirksamkeit einer Chemo- und Strahlentherapie verbessern. Die Überlebenszeit der betroffenen Patienten wird durch die systemische Vitamin A-Hochdosistherapie signifikant verlängert (10).

Ohrenerkrankungen

Es gibt Hinweise darauf, dass sich durch eine Vitamin A-Supplementierung bei Otosklerose das Hörvermögen und der damit verbundene Tinnitus bessert (11).

Weitere Anwendungsgebiete

Erkrankungen des Pankreas und der Leber, Malabsorption, Morbus Crohn.

Nebenwirkungen und Überdosierung

In physiologischer Dosierung führt Vitamin A nicht zu Nebenwirkungen. Die ersten Anzeichen einer Überdosierung sind in der Regel Kopfschmerzen, Müdigkeit, Reizbarkeit sowie Muskel- und Gelenkschmerzen.

Bei einer akuten Überdosierung (1 Mio. I.E.), wie sie zum Beispiel bei Polarforschern, die sich einseitig von Eisbärenleber ernährten, auftrat, wurden folgende Symptome beobachtet: Alopezie, Hepatitis, Kopfschmerzen, Schwindel, Erbrechen und Hautveränderungen. Eine chronische Überdosierung (75 000 bis 500 000 I.E.) führt bei Kindern zu Appetitlosigkeit, Austrocknung der Haut, Haarausfall, Mundwinkelrhagaden, Knochenschmerzen, Leberschwellung und Wachstumsverzögerungen (vorzeitiger Epiphysenschluss). Die Gefahr einer Überdosierung lässt sich durch zeitliche Begrenzung der Therapie (medikationsfreie Intervalle) reduzieren.

Aus Sicherheitsgründen sollten Schwangere und Frauen mit Kinderwunsch wegen der Gefahr kindlicher Missbildungen täglich nicht mehr als 8000 I.E. Vitamin A (2,4 mg Retinol) aufnehmen (12)(13). Dennoch sollten Schwangere auf eine ausreichende Versorgung mit Vitamin A (1 mg/Tag) und Folsäure (0,4 mg/Tag) achten, da eine unzureichende Zufuhr mit zahlreichen Risiken sowohl für das im Mutterleib heranwachsende Kind als auch für das Neugeborene verbunden ist. Da Leber sehr reich an Vitamin A ist, sollten Schwangere wegen der Gefahr der Überdosierung und der zum Teil hohen Belastung mit Schwermetallen auf den Verzehr von Leber besser verzichten!

Wechselwirkungen

Vitamin A ist sehr licht- und sauerstoffempfindlich. Vitamin E schützt Vitamin A vor der Oxidation und greift regulierend in den Vitamin A-Stoffwechsel ein. Bei einem Vitamin A-Mangel sollte daher auch an eine ausreichende Versorgung mit Vitamin E gedacht werden.

Gegenanzeigen

Eine hochdosierte Vitamin A-Therapie ist bei Glaukom, in der Schwangerschaft, bei schwerer Hypertonie, bei Leber- und Nierenschäden und Thromboseneigung kontraindiziert.

Referenzen

(1) Potter, Andrew, R., Reducing vitamin A deficiency: Could save the eyesight and lives of countless children. British Medical Journal, 314, 317–318, 1997.
(2) Rahman, Mohammad M., et al., Effect of early vitamin A supplementation on cell-mediated immunity in infants younger than 6 months. American Journal of Clinical Nutrition, 65, 144–148, 1997.
(3) Semba, R. D., et al., Increased mortality associated with vitamin A deficiency during human immunodeficiency virus type 1 infection. Archives of Internal Medicine, 153, 2149–2154, 1993.
(4) Mostad, Sara, B., et al., Hormonal contraception, vitamin A deficiency, and other risk factors for shedding of HIV-1 infected cells from the cervix and vagina. The Lancet, 350, 922–927, 1997.
(5) Greenberg, Barbara, L., et al., Vitamin A deficiency and maternal-infant transmission of HIV in two metropolitan areas in the United States. AIDS, 11, 325–332, 1997.
(6) Coutsoudis, Anna, Ph.D., et al., The effects of vitamin A supplementation on the morbidity of children born to

HIV-infected women. American Journal of Public Health, 85 (8), 1076–1081, 1995.
(7) Arrieta, A. C., et al., Vitamin A levels in children with measles in Long Beach, California. The Journal of Pediatrics, 121, 75–78, 1992.
(8) Ghadirian, Parviz, et al., Nutritional factors and colon carcinoma: A case Control study involving french canadians in Montreal, Quebec, Canada. Cancer, 80, 858–864, 1997.
(9) Sun, S.-Y. and R. Lotan, Retinoids as chemopreventive and therapeutic agents. Drugs of the Future, 23 (6), 621–634, 1998.
(10) W. Scheef, Vitamin A in der Krebsbehandlung. Sonderdruck aus: Kombinierte Tumortherapie, hrsg. von H. Wrba. Hippokrates Verlag, Stuttgart, 1995.
(11) Kauffmann, A. B., Deficiency diseases of ear, nose and throat. Laryngoscope, 32, 50–54, 1922.
(12) Helwick, Caroline, Moderate vitamin A intake around time of conception not tied to birth defects. Medical Tribune, September 4, 1997, 15.
(13) Excess vitamin A causes birth defects. Science News, October 14, 148, 244, 1995.

3.3.2 β-Carotin und Carotinoide

Physiologische Bedeutung

β-Carotin

Die Gruppe der Carotinoide ist eine in der Natur weit verbreitete Substanzklasse. Man kennt heute mehr als 600 verschiedene Carotinoide, von denen etwa 50 im menschlichen und tierischen Körper in Vitamin A (Retinol) umgewandelt werden können. Sie werden deshalb auch als Provitamin A bezeichnet. β-Carotin ist der bekannteste Vertreter dieser Provitamine. Aufgrund seiner vollständig symmetrischen Molekülstruktur entstehen nach Spaltung der zentralen Doppelbindung durch das Enzym 15,15-Dioxygenase aus einem Molekül β-Carotin zwei Moleküle Vitamin A (Retinal), das dann zu Retinol reduziert wird. β-Carotin hat daher von allen Carotinoiden die höchste Vitamin A-Aktivität. 6 mg all-trans-β-Carotin und 12 mg gemischte Carotinoide entsprechen dabei etwa 1 mg Retinol-Äquivalent (3000 I.E. Vitamin A).

Die Umwandlung von β-Carotin in Vitamin A (etwa ⅙) wird allerdings vom Organismus über die Aktivität des Enzyms 15,15-Dioxygenase streng reguliert. Je besser der körpereigene Vitamin A-Status, umso geringer ist die Enzymaktivität, d. h. auch die Einnahme hoher β-Carotin-Dosen führt nicht zu einer toxikologisch relevanten Überproduktion von Vitamin A (strenge Homöostase).

β-Carotin übernimmt als Antioxidans eine wichtige Funktion beim Schutz körpereigener Strukturen (Enzyme, Lipide, Proteine, DNS) vor der schädigenden Wirkung durch reaktive Sauerstoffspezies (ROS). Lichtempfindliche Zellen werden durch β-Carotin vor der zellzerstörenden Wirkung des aggressiven Singulettsauerstoffs ($^1O_2$) geschützt, der vor allem bei der Einwirkung von UV-Licht entsteht. Hierbei übernimmt das Antioxidans die erhöhte Energie des Singulettsauerstoffs und führt sie in Form unschädlicher Wärme ab („Quenching"). Aus dieser Reaktion geht β-Carotin unverändert hervor (siehe auch Kap. 5). Je mehr Doppelbindungen ein Carotinoidmolekül besitzt, desto höher sind auch seine Quenching-Eigenschaften.

Neben der Fähigkeit, Singulettsauerstoff zu quenchen (inaktivieren), hemmt β-Carotin als Ketten brechendes Antioxidans auch die durch Singulettsauerstoff oder Peroxyl-Radikale induzierte Lipidperoxidation. Bei dieser chemischen Reaktion wird β-Carotin allerdings oxidativ unter Verlust seiner antioxidativen Eigenschaften verbraucht.

β-Carotin erhöht die Aktivität der B- und T-Lymphozyten, die Zahl der natürlichen Killerzellen und steigert die zelluläre Immunantwort. Carotinoide und Retinoide sind außerdem an der Regulierung der interzellulären Kommunikation über sogenannte gap junctions, beteiligt. Über diese Verbindungskanäle tauschen Zellen untereinander Botenstoffe und Signale aus, die unkontrolliertes Zellwachstum regulieren (1). Bei entarteten Zellen ist dieser Signalaustausch unterbrochen. Carotinoide und Retinoide können die Umwandlung vorgeschädigter oder entarteter Zellen in Krebszellen unterdrücken, indem sie den interzellulären Informationsaustausch wieder reaktivieren (2).

Carotinoide

Neben β-Carotin spielen vor allem die Carotinoide Lycopin, Lutein, Zeaxanthin, Cryptoxanthin und α-Carotin für die menschliche Ernährung eine wichtige Rolle. Natürliche Carotinoid-Gemische, wie sie zum Beispiel in der Meeresalge *Dunaliella salina* vorkommen, bieten einen umfangreicheren Schutz und weisen ein breiteres Wirkstoffspektrum auf als isoliertes und synthetisch hergestelltes β-Carotin. Carotinoide reichern sich zum Teil in bestimmten Geweben bevorzugt an. Lycopin in der Nebenniere und in den Hoden, Lutein im Gelbkörper, Zeaxanthin im Fettgewebe, Lutein und Zeaxanthin in der Macula lutea, α- und β-Carotin in der Leber.

Lycopin ist unter den Carotinoiden der stärkste Radikalfänger. Reichhaltige Quellen für Lycopin sind Tomaten. Die Bioverfügbarkeit von Lycopin ist allerdings aus gekochten Tomaten oder Tomatensoßen deutlich höher als aus rohen Tomaten (3). In einigen Untersuchungen waren hohe Lycopinwerte im Fettgewebe mit einer signifikanten Reduktion des relativen Herzinfarkt-Risikos verbunden (4). Neuere Untersuchungen konzentrieren sich auf die Bedeutung von Lycopin bei der Prävention von Prostatakrebs. Männer, die häufig Tomatensoßen verzehren, haben ein deutlich reduziertes Risiko, an Prostatakrebs zu erkranken (5). Ähnliche Hinweise gibt es zur Prävention von Brust- und Magenkrebs.

Lutein und Zeaxanthin finden sich in hohen Konzentrationen in den Pigmenten der Macula lutea, dem zentralen Teil der Retina und Stelle des schärfsten Sehens. Möglicherweise reichern sich gerade diese beiden Carotinoide selektiv in der Retina an, da sie an beiden Ringen des Moleküls je eine Hydroxylgruppe tragen. Die Retina ist reich an ungesättigten Fettsäuren, die leicht durch Radikaleinwirkung geschädigt werden können. Lutein und Zeaxanthin schützen aufgrund ihrer ausgeprägten Quenching-Eigenschaften vor schädlicher UV-Strahlung und verhindern die Bildung von Lipidperoxiden. Epidemiologische Studien bestätigen, dass Personen mit einer carotinoidreichen Ernährung ein signifikant geringeres Risiko für die Entwicklung der sog. altersabhängigen Makuladegeneration (AMD) oder einer senilen Katarakt (grauer Star) aufweisen (6)(7).

Bedarf und Resorption

Für Carotinoide und β-Carotin ist es schwierig, einen Mindestbedarf festzulegen. Die Deutsche Gesellschaft für Ernährung empfiehlt eine tägliche Aufnahme von 2–4 mg β-Carotin. Zahlreiche Wissenschaftler empfehlen für eine optimale Prävention Dosierungen zwischen 5 mg und 15 mg pro Tag (siehe Tab. 3.12).

Als lipophile Verbindung wird β-Carotin im oberen Dünndarm unter Mitwirkung von Gallensalzen resorbiert. Bemerkenswert ist, dass β-Carotin aus Supplementen (Gelatinekapseln) deutlich besser resorbiert wird und höhere Plasmaspiegel erzeugt als z. B. aus Karotten. Nahrungsfette steigern deutlich die Resorption. Nach Nahrungszufuhr zeigt sich im Plasma vor allem ein Konzentrationsan-

Tab. 3.12: Carotinoidgehalt (mg/100 g) ausgewählter Nahrungsmittel (8)

Nahrungsmittel	β-Carotin	α-Carotin	Lutein/Zeaxanthin	Lycopin
Aprikose (getrocknet)	17.6			0.86
Tomatensaft	0.9			8.5
Grünkohl	4.7		21.9	
Kürbis	3.1	3.8	1.5	

stieg in den Lipoproteinen, wobei in den LDL die höchsten Konzentrationen vorliegen. Lutein und Zeaxanthin werden hauptsächlich in HDL transportiert. Gespeichert werden Carotinoide vor allem im Fettgewebe und der Leber.

Ursachen für Mangel und Mangelsymptome

Ein klinisch symptomatischer β-Carotinmangel oder Carotinoidmangel ist bisher nicht beschrieben worden. Dies bedeutet allerdings nicht, dass es einen solchen Mangel oder eine unzureichende Versorgung nicht gibt. Ein erhöhter Carotinoidbedarf kann sich alleine schon durch Sonnenlichtexposition, Störungen der Fettabsorption, der Gallensekretion und Fettverdauung, bei erhöhtem oxidativen Stress (Rauchen, Sport) oder unzureichender Zufuhr mit der Nahrung ergeben.

Anwendungsgebiete

AIDS und Immunfunktion

β-Carotin steigert auf vielfältige Weise die humorale und zelluläre Immunantwort. Von einer Supplementierung profitieren daher vor allem Personen mit einem geschwächten Immunsystem (z. B. AIDS-Patienten, alte Menschen). HIV-Infizierte weisen häufig als Folge einer gestörten Fettresorption niedrige β-Carotin Serumspiegel auf. In einer Pilotstudie der Yale Universität wurde bei HIV-Patienten unter der täglichen Gabe von 60 mg β-Carotin über einen Zeitraum von 4 Wochen ein signifikanter Anstieg der Lymphozytenzahl (um 66 %) und geringfügiger Anstieg der CD4-Zellen beobachtet (9). In einer weiteren Studie, doppelblind und placebokontrolliert, führte die tägliche Supplementierung von 180 mg β-Carotin über einen Zeitraum von 4 Wochen bei HIV-Infizierten zu einem statistisch signifikanten Anstieg der weißen Blutzellen und Verbesserung der CD4/CD8-Ratio (10).

Altersbedingte Makuladegeneration (AMD) und Katarakt

Der graue Star und die altersbedingte Makuladegeneration (AMD) gehören zu den Hauptursachen für das Nachlassen der Sehkraft und das vermehrte Auftreten von Erblindungen im Alter. An der Entwicklung der altersbedingten Makuladegeneration (AMD), einem Schaden auf der Fovea centralis der Netzhaut, und der senilen Katarakt sind maßgeblich freie Radikale beteiligt. Carotinoide wie Lutein und Zeaxanthin reichern sich in der Augenlinse an und schützen vor der oxidativen Schädigung durch Sauerstoffradikale. Zeaxanthin ist das dominierende Carotinoid in der Retina. In einer Multicenter-Studie wurde die Zufuhr carotinoidreicher Nahrungsmittel von 356 Patienten mit Makuladegeneration mit 520 gesunden Kontrollpersonen verglichen. Diejenigen mit dem höchsten Verzehr von Carotinoiden, insbesondere Lutein und Zeaxanthin (5,8 mg/Tag) hatten ein um 43 % geringeres Risiko für AMD (11). In einer weiteren Studie an Patienten mit AMD führte die kombinierte Gabe von täglich 500 mg Vitamin C, 400 I.E. Vitamin E, 9 mg Betacarotin und 250 µg Selen bei 60 % der Patienten zu einem Stillstand oder einer Verbesserung der degenerativen Veränderungen der Macula lutea (12).

Zur Vorbeugung und adjuvanten Therapie der Katarakt und der altersbedingten Makuladegeneration wird ein Carotinoid-Komplex mit hohem Lutein- und Zeaxanthinanteil in Kombination mit anderen Antioxidanzien wie Vitamin E, Vitamin C und Anthocyanidinen empfohlen (siehe auch Kap. 17).

Atherosklerose und KHK

Zahlreiche epidemiologische Studien bestätigen, dass eine carotinoidreiche Ernährung mit einem deutlich reduzierten kardiovaskulären Risiko verbunden ist. Niedrige Carotinoid-Plasmaspiegel verdoppeln statistisch das Risiko für Herz-Kreislauf-Erkrankungen. In einer doppelblind, placebokontrolliert und randomisiert durchgeführten Studie an 333 Patienten mit stabiler Angina pectoris führte die β-Carotin-Substitution (50 mg jeden zweiten Tag) zu einer signifikanten Reduktion kardiovaskulärer Komplikationen um etwa 50 % gegenüber Placebo (13).

Hautschutz

β-Carotin wird in hoher Dosierung bei zahlreichen Hauterkrankungen, die mit erhöhter Lichtempfindlichkeit oder Pigmentstörungen einhergehen, erfolgreich eingesetzt, z. B. bei erythropoetischer Protoporphyrie (50–200 mg/Tag), bei polymorphen Lichtdermatosen, Pigmentstörungen (50–150 mg/Tag), Vitiligo, Sonnenbrand und Hautkrebs.

Chronische Sonnenlichtexposition (z. B. Solarium) führt zu Photoalterung und Degeneration der Haut, bis zu präkanzerösen Veränderungen und malignem Melanom. In der Berlin-Eilath-Studie (14) führte die tägliche Supplementierung mit 30 mg β-Carotin zu einer deutlichen Minderung des lichtinduzierten Erythems. Unter β-Carotin-Supplementierung stieg die Dichte der Langerhanszellen (in der Epidermis lokalisierte Hilfszellen des Immunsystems) signifikant an. Die rechtzeitige, vor der Sonnenlichtexposition begonnene Einnahme von β-Carotin in Kombination mit der topischen Applikation konventioneller Lichtschutzpräparate, stellt eine sinnvolle Maßnahme zur Vorbeugung von UV-Lichtinduzierten Hautschäden dar. Auch im Hinblick auf die ständig steigende Hautkrebsrate ist die photoprotektive Wirkung von β-Carotin von Bedeutung.

Krebsprävention

Epidemiologische Studien bestätigen, dass Personen, die sich carotinoidreich ernähren, ein signifikant geringeres Risiko tragen, an Krebsarten wie Brust-, Lungen-, Magen-Darm- und Prostatakrebs zu erkranken. Einige vor kurzem abgeschlossene Interventionsstudien sind im Hinblick auf die antikanzerogene Wirkung von β-Carotin zum Teil widersprüchlich. In der chinesischen Linxian-Studie führte die kombinierte Gabe von β-Carotin, Vitamin E und Selen über einen Zeitraum von ein bis zwei Jahren zu einer deutlichen Reduktion der Mortalität bei Magenkrebs (um 21 %) und der gesamten Krebsmortalität (um 13 %) (15). Andererseits wurde in einer in Finnland an Rauchern durchgeführten Studie (ATBC) in der β-Carotin-Gruppe ein signifikant höheres Lungenkrebsrisiko festgestellt als in der Placebogruppe (16).

Das negative Ergebnis der finnischen Studie war von vielen Kritikern erwartet worden. Finnland nimmt weltweit eine Spitzenposition in der Krebshäufigkeit und bei der Sterblichkeit aufgrund kardiovaskulärer Erkrankungen ein. Als Ursachen werden ernährungs- und umweltbedingte Einflüsse diskutiert (z. B. Selenmangel). Zusätzlich drängt sich die Frage auf, wie sinnvoll es ist, eine Studie an Hochrisikopatienten, in diesem Fall an Rauchern, die zu Beginn der Studie mindestens 20 Jahre lang mehr als 20 Zigaretten pro Tag geraucht hatten, durchzuführen. Das negative Ergebnis der ATBC-Studie sollte auf keinen Fall überbewertet werden, da die überwältigende Mehrzahl der wissenschaftlichen Untersuchungen für den Einsatz der Carotinoide in der Krebsprophylaxe und -therapie spricht.

Nebenwirkungen

β-Carotin hat einen ADI-Wert (Acceptable Daily Intake-Wert) von bis zu 5 mg/kg Körpergewicht, d. h. ein Erwachsener von 70 kg kann täglich bis zu 350 mg β-Carotin zu sich nehmen, ohne gesundheitliche Schädigungen befürchten zu müssen. Carotinoide, insbesondere β-Carotin, besitzen weder akut oder chronisch toxische, noch mutagene, teratogene oder kanzerogene Eigenschaften. Bei längerfristiger hochdosierter Anwendung treten außer der Gelbfärbung der Haut und des Fettgewebes keine unerwünschten Nebenwirkungen auf.

Wechselwirkungen

Es gibt Hinweise darauf, dass bei hochdosierter Anwendung von β-Carotin der Vitamin E-Verbrauch ansteigt. Eine kombinierte Substitution von β-Carotin und Vitamin E ist daher empfehlenswert.

Gegenanzeigen

Bei Leberschäden sollte β-Carotin nicht eingenommen werden.

Referenzen

(1) Germann, I., Beta-carotene, inducer of cell-cell communication. Int. Food Ingredients, 4, 21–25, 1994.
(2) Wolf, G., Retinoids and carotenoids as inhibitors of carcinogenesis and inducers of cell-cell communication. Nutrition Reviews, 50 (9), 270–274, 1992.
(3) Gartner, Christine, et al., Lycopene is more bioavailable from tomato paste than from fresh tomatoes. American Journal of Clinical Nutrition, 66, 116–122, 1997.
(4) Kohlmeier, L. et al., Lycopene and myocardial infarction risk in the Euramic Study. American Journal of Epidemiology, 146, 618–626, 1997.
(5) Giovannucci, E. et al., Intake of carotenoids and retinol in relation to risk of prostate cancer. Journal of The National Cancer Institute 87, 1767–1776, 1995.
(6) Snodderly, D., Max, Evidence for protection against age-related macular degeneration by carotinoids and antioxidant vitamins. American Journal of Clinical Nutrition, 62 (Suppl.), 1448S–1461S, 1995.
(7) Landrum, John, T., et al., The Macular pigment: A possible role in protection from age-related Macular Degeneration. Advances in Pharmacology, 38, 537–555, 1997.
(8) Mangels, A. R., et al., Carotinoid content-of fruits and vegetables: An evaluation of analytic data. Journal of the American Dietary Association, 93, 284–296, 1993.
(9) Fryburg, David, A., et al., The effect of supplemental beta-carotene on immunologic indices in patients with AIDS: A Pilot Study. Yale J. Biol. Med., 68 (1–2), 19–23, 1995.
(10) Coodley, G. O., Nelson, H. D., Loveless, M. O., Folk, C., Beta carotene in HIV infection. Journal of Acquired Immune Deficiency Syndromes, 6 (3), 272–276, 1993.
(11) Seddon, J. M., et al., Dietary carotenoids, vitamins A, C and E, and advanced age-related macular degeneration. Journal of the American Medical Association (JAMA), 272, 1413–1420, 1994.
(12) Bradford, Robert, W., et al., Taurine in health and disease. Journal of Advancement in Medicine. 9 (3), 179–201, 1996.
(13) Gaziano, J. M., Manson, J. E. et al., Beta carotene therapy for chronic stable angina, Circulation, 82, Supp. III, 202, 1990.
(14) Gollnick, Harald, Systemic Beta Carotene plus topical UV-sunscreen are an optimal protection against harmful effects of natural UV-sunlight: Results of the Berlin-Eilath Study. European Journal of Dermatology, 6, 200–205, 1996.
(15) Blot, W. J., Li, J. Y., et al., Nutrition intervention trials in Linxian, China: Supplementation with specific vitamin/mineral combinations, cancer incidence, and disease-specific mortality in the general population. Journal of The National Cancer Institute, 85, 1483–1492, 1993.
(16) The ATBC (Alpha-Tocopherol, Beta Carotene) Cancer Prevention Study Group: The effect of vitamine E and beta carotene on the incidence of lung cancer and other cancers in male smokers. New England Journal of Medicine, 330, 1029–1035, 1994.

3.3.3 Vitamin E

Vitamin E ist ein Oberbegriff für vier in der Natur vorkommende Tocopherole und vier Tocotrienole. Tocotrienole unterscheiden sich von Tocopherolen durch eine dreifach ungesättigte Seitenkette am Chromanring (griech. *tocos*, Geburt; griech. *pherein*, hervorbringen).

Tocopherole können aufgrund ihrer Struktur (3 Chiralitätszentren) in acht (2^3) Stereoisomeren vorliegen. D-α-Tocopherol (R,R,R,-α-Tocopherol) besitzt die höchste biologische Aktivität und dient auch als Standardeinheit für Vitamin E:

1 mg D-α-Tocopherol = 1,49 Internationale Einheiten (I.E.) Vitamin E.

Physiologische Bedeutung

Tocopherole

Vitamin E ist das wichtigste lipophile Ketten brechende Antioxidans im menschlichen Organismus und Bestandteil aller biologischen Membranen. Es schützt mehrfach ungesättigte Fettsäuren (z. B. Linolsäure, Arachidonsäure, Docosahexaensäure) in Zellmembranen und Lipidfraktionen (LDL) vor der Oxidation durch aggressive Sauerstoffradikale. Peroxyl-Radikale reagieren mit Vitamin E etwa 10^4- bis 10^5-mal schneller als mit anderen Lipiden der Zellmembran! Dabei wird Vitamin E selber zum Tocopheroxyl-Radikal oxidiert, das durch Vitamin C wieder regeneriert werden muss.

Vitamin E fungiert als natürliches Antikoagulans, indem es die Synthese von Thromboxan A_2 sowie die Monozytenadhäsion an das Endothel hemmt und die Prostacyclinsynthese steigert. Die physiologische Bildung und Freisetzung des gefäßerweiternden Stickstoffmonoxid (NO) aus den Endothelzellen wird durch Vitamin E geschützt.

Neben seiner Funktion als Antioxidans greift Vitamin E regulierend in entzündliche Prozesse unterschiedlichster Genese ein. Durch Vitamin E können verschiedene Enzyme der Arachidonsäurekaskade, wie z. B. die Phospholipase A_2, die 5-Lipoxygenase und die Cyclooxygenase gehemmt werden. Die bei entzündlichen Prozessen auftretenden unerwünschten Bindegewebsproliferationen werden durch Hemmung der Proteinkinase C reduziert.

Vitamin E steigert die humorale und zellvermittelte Immunfunktion. Die Bildung krebserregender Nitrosamine im Lipidsystem kann durch Vitamin E verhindert werden. Im Hinblick auf die antikanzerogenen Eigenschaften verdienen auch die Ergebnisse experimenteller Untersuchungen, die darauf hinweisen, dass Vitamin E durch Exprimierung des Tumorsuppressorgens p53 die Tumorentwicklung signifikant reduziert, besondere Aufmerksamkeit (1)(2).

Tocotrienole

Einige Studien haben gezeigt, dass Tocotrienole in ihrer antioxidativen und antikanzerogenen Wirksamkeit den Tocopherolen überlegen sind. Tocotrienole – vor allem γ-Tocotrienol – haben zudem ausgeprägte cholesterinsenkende Eigenschaften. Man diskutiert in diesem Zusammenhang eine Hemmung des für die Cholesterin-Biosynthese so wichtigen Enzyms HMG-CoA-Reduktase. In einigen Studien führte die tägliche Gabe von 200 mg γ-Tocotrienol zu einer signifikanten Reduktion der Cholesterin- und Thromboxanspiegel (3)(4).

Vitamin E-Bedarf und Resorption

Die DGE empfiehlt eine tägliche Aufnahme von 12 mg Vitamin E (18 I.E. Vitamin E). Schwangeren und Stillenden werden 13 bzw. 17 mg empfohlen. Reiche Quellen für Vitamin E sind pflanzliche Öle wie Weizenkeimöl, Sonnenblumenöl und Olivenöl. Palmöl ist auch reich an Tocotrienolen. Die Empfehlungen der DGE beruhen auf den Ernährungsgewohnheiten in Mitteleuropa und berücksichtigen den durchschnittlichen Gehalt an mehrfach ungesättigten Fettsäuren in der Nahrung (siehe Tab. 3.13).

Der Bedarf an Vitamin E richtet sich nach der Polyenfettsäurezufuhr. Je Gramm Dienfettsäure sollten 0,5 mg RRR-α-Tocopherol aufgenommen werden.

Der Vitamin E-Bedarf schwankt allerdings interindividuell sehr stark. Die positiven Ergebnisse zahlreicher klinischer Studien mit hoch dosierten Vitamin E-Gaben lassen vermuten, dass die behördlich empfohlenen Werte insbesondere im Hinblick auf die präventiven Wirkungen bei Herz-Kreislauf-Erkrankungen zu niedrig sind.

Das mit der Nahrung aufgenommene Vitamin E wird zusammen mit anderen Nah-

Tab. 3.13: Vitamin E-Gehalt ausgewählter Nahrungsmittel

Nahrungsmittel	α-Tocopherol-Gehalt (mg/100 g)
Weizenkeimöl	155
Sonnenblumenöl	61,4
Olivenöl	11,9
Heilbutt	0,8
Frischkäse	0,7

rungslipiden im Dünndarm über einen passiven Diffusionsprozess aufgenommen. Mittelkettige Fettsäuren verbessern die Resorption, mehrfach ungesättigte Fettsäuren setzen sie herab. Das gleichzeitige Vorhandensein von Gallensäuren und Pankreasenzymen ist für eine optimale Resorption Voraussetzung.

Ursachen für einen Vitamin E-Mangel

Manifester Vitamin E-Mangel zeigt sich sehr selten und tritt häufig nur bei Kindern auf. Latente Mängel sind auf vermehrten oxidativen Stress zurückzuführen.

Ursachen können sein:

- Arzneimittel: Colestyramin (hohe Affinität zu Gallensäuren), Paraffin, Antiepileptika
- A-β-Lipoproteinämie
- Diabetes mellitus
- Erhöhte Zufuhr mehrfach ungesättigter Fettsäuren
- Oxidativer Stress
  Rauchen, Leistungssport
- Resorptionsstörungen
  Darmresektion, chronisch-entzündliche Darmerkrankungen
- Störungen der Gallen- und Pankreassekretion
- Mangel an Vitamin C und Selen
  Sie können oxidiertes Vitamin E regenerieren!
- Unzureichende Zufuhr mit der Nahrung.

Mangelsymptome

- Infertilität, Atrophie der Geschlechtsorgane
- Anämie
  Verkürzte Lebenszeit und Verringerung der roten Blutkörperchen
- Lipofuszineinlagerungen (Alterspigmente)
- Muskelschwäche
- Neurologische Störungen
- Steigerung der Lipidperoxidation.

Anwendungsgebiete

Alter

Mit zunehmendem Alter werden funktionelle Veränderungen in der humoralen und zellulären Abwehr, wie Abnahme der NK-Zellaktivität und der Lymphozytenproliferation, beobachtet. In einer Doppelblindstudie an älteren Erwachsenen konnte durch die tägliche Gabe von 800 I.E. Vitamin E die Lymphozytenproliferation, die IL-2-Produktion und der antioxidative Status signifikant verbessert werden (5).

Neurodegenerative Erkrankungen

Oxidativer Stress spielt auch eine pathogenetische Rolle bei der Entwicklung von Erkrankungen des peripheren und zentralen Nervensystems (Alzheimer, Parkinson, Epilepsie, Multiple Sklerose). So sind freie Radikale und ROS beispielsweise an der Degeneration dopaminerger und kortikaler Neuronen bei Parkinson bzw. Alzheimer beteiligt. Das β-Amyloid-Protein begünstigt durch Anreicherung von Peroxiden die Lipidperoxidation von Zellmembranen. Vitamin E wirkt neuroprotektiv, indem es Neuronen vor der oxidativen Zerstörung schützt.

In einer randomisierten, plazebokontrollierten und doppelblinden Studie an 341 Patienten mit Alzheimer-Krankheit führte die tägliche Gabe von 2000 I.E. Vitamin E oder 10 mg Selegilin über einen Zeitraum von zwei Jahren zu einer signifikanten Verzögerung der Krankheitsprogression. Die Kombination beider Substanzen war einer Monotherapie nicht überlegen (6).

In einer randomisierten und doppelblinden Studie an Patienten mit Epilepsie konnte durch die adjuvante Gabe von täglich 293 mg Vitamin E die Anfallshäufigkeit im Vergleich zu Plazebo drastisch (60 bis 90 %) reduziert werden (7).

Herz-Kreislauf-Erkrankungen

Aufgrund zahlreicher epidemiologischer Studien gehören erniedrigte Vitamin E-Plasmaspiegel zu den Hauptrisikofaktoren bei der Entstehung der Arteriosklerose. Vitamin E verhindert durch seine radikalinaktivierenden Eigenschaften die endothelschädigende Lipidperoxidation. Zu der antiatherogenen Wirkung von Vitamin E tragen neben der antioxidativen Komponente Membran stabilierende, thrombozytenaggregations- und proliferationshemmende Eigenschaften bei.

In der „Nurses Health Study" (8) mit 87 245 Frauen zwischen 34 und 59 Jahren und der „Health Professional Follow-up Study" (9) mit 39 910, im amerikanischen Gesundheitswesen beschäftigten Männern im Alter von 40 bis 75 Jahren, führte die tägliche Gabe von 100 bis 200 I.E. Vitamin E über einen Zeitraum von zwei Jahren zu einer signifikanten Reduktion (um 40 %) des koronaren Risikos. Vitamin E wirkt bei KHK nicht nur präventiv, sondern beeinflusst auch die Progression der Erkrankung günstig. In Prophylaxe und Therapie von Herz-Kreislauf-Erkrankungen sollte Vitamin E immer langfristig eingenommen werden! Empfohlene Dosierung: 400 bis 800 I.E. d-α-Tocopherol pro Tag, am besten in Kombination mit Selen und Vitamin C.

Diabetes mellitus

Infolge Hyperglykämie und Hyperlipidämie ist die Stoffwechsellage des Diabetikers durch eine permanente oxidative Belastung gekennzeichnet. Die Proteinglykosilierung und die Bildung von AGE (Advanced Glycosylation End products) katalysieren die Peroxidation von ungesättigten Fettsäuren und die Oxidation von Proteinen. Oxidativer Stress ist damit maßgeblich an der Entwicklung diabetischer Makro- und Mikroangiopathien beteiligt. Eine ausreichende Versorgung des Diabetikers mit Vitamin C und Vitamin E ist daher im Hinblick auf diabetische Spätkomplikationen von besonderer Bedeutung. Zur Substitution werden täglich 500 bis 1800 I.E. Vitamin E in Kombination mit Vitamin C empfohlen.

In einer in Finnland durchgeführten Studie an 944 Männern im Alter von 42 bis 60 Jahren über einen Zeitraum von vier Jahren korrelierte die Entwicklung eines Typ-II-Diabetes deutlich mit erniedrigten Vitamin E-Plasmaspiegeln. Das Risiko, einen Typ-II-Diabetes zu entwickeln, war bei niedrigen Vitamin E-Spiegeln um den Faktor 3,9 erhöht (10).

Katarakt

Eine ausreichende Versorgung mit Vitamin E kann die durch freie Radikale verursachten Schäden der Augenlinse vermindern und das Katarakt-Risiko senken.

Krebs

Zahlreiche epidemiologische Studien weisen darauf hin, dass Vitamin E das Risiko, an Krebsarten wie Ösophagus- und Kolonkarzinom zu erkranken, vermindert. Unter Chemotherapie haben Krebspatienten einen erhöhten Bedarf an Vitamin E und anderen Antioxidanzien, da Zytostatika wie Anthracycline, Mitomycin C und Etoposid ihre zytotoxische Wirkung zu einem großen Teil durch die Bildung freier Radikale ausüben. In der adjuvanten Krebstherapie werden täglich 500 bis 2500 I.E. Vitamin E empfohlen.

Erkrankungen des rheumatischen Formenkreises

D-α-Tocopherol wurde in einer Doppelblindstudie an 41 Patienten mit chronischer Polyarthritis gegen Diclofenac-Natrium geprüft. Die Patienten wurden randomisiert in zwei Gruppen eingeteilt und erhielten entweder 3 x 544 I.E. Vitamin E oder 3 x 50 mg Diclofenac über einen Zeitraum von drei Wochen. Die klinischen Parameter (Morgensteifigkeit, Schmerzangabe, maximale Gehzeit) besserten sich in beiden Gruppen statistisch signifikant. Es war zwischen beiden Behandlungsregimes kein statistischer Unterschied feststellbar. Responderrate in der Vitamin E-Gruppe 81%, in der Diclofenac-Gruppe 75 % (11). Bei Erkrankungen des rheumatischen Formenkreises (chronische Polyarthritis, Morbus Bechterew, Osteoarthritis.) wird eine Substitution von 1000 bis 3000 I.E. Vitamin E pro Tag empfohlen.

Weitere Indikationen

AIDS, akute Pankreatitis, Lebererkrankungen, Leistungssport, Vorbeugung peri- und intraventrikulärer Blutungen bei Neugeborenen; in Form von Salben oder Cremes bei Verbrennungen, Vernarbungen, Schwangerschaftsstreifen.

Nebenwirkungen

Im Gegensatz zu anderen fettlöslichen Vitaminen treten bei Vitamin E selbst bei hohen täglichen Dosierungen von 600 mg und mehr selten Nebenwirkungen auf, die sich in Form gastrointestinaler Störungen (Übelkeit, Erbrechen) bemerkbar machen können.

Wechselwirkungen

Zur besseren antioxidativen Wirksamkeit sollte Vitamin E mit Vitamin C und Selen kombiniert werden.

Es gibt Hinweise darauf, dass Vitamin E in hohen Dosen mit der Wirkung von Vitamin K bei der Synthese von Gerinnungsfaktoren interferiert. Bei Patienten, die orale Antikoagulantien einnehmen, sollte unter diesen Umständen der Gerinnungsstatus überwacht werden. In hoher Dosierung kann Vitamin E die Insulinwirkung verstärken.

Referenzen

(1) Schwartz, J. L., et al., Molecular and biochemical reprogramming of oncogenesis through the activity of prooxidants and antioxidants. Annals of the New York Academy of Sciences, 686, 262–279, 1993.
(2) Schwartz, J. L., Shklar, G., et al., p53 in the anticancer mechanism of vitamin E. Oral Oncology, European Journal of Cancer, 29B, 313–318, 1993.
(3) Parker, R. A, Pearce, B. C., et al. Tocotrienols regulate cholesterol production in mammalian cells by posttranscriptional suppression of 3-hydroxy-3-methyl-glutaryl-coenzyme A reductase. Journal of Biological Chemistry, May 25, 268 (15), 1230–1238, 1993.
(4) Qureshi, A. A., Qureshi, N., et al., Lowering of serum cholesterol in hypercholesterolemic humans by tocotrienols. American Journal of Clinical Nutrition, 53 (4 Suppl.), 1021S–1026S, 1991.
(5) Meydani, S. N., et al., Vitamin E supplementation enhances cell-mediated immunity in healthy elderly subjects. American Journal of Clinical Nutrition, 52, 557–563, 1990.
(6) Sano, Mary, Ph.D., et al, A controlled trial of selegeline, alpha-tocopherol, or both as treatment for Alzheimer's Disease. The New England Journal of Medicine, 336 (17), 1216–1222, 1997.
(7) Ogunmekan, A. O., Hwang, P. A., A randomized double-blind, placebo-controlled, clinical trial of D-alpha-tocopheryl-acetate as add-on-therapy for epilepsy in children. Epilepsia, 30, 84, 1989.
(8) Stampfer, M. J., Hennekens, C. H., et al., Vitamin E consumption and the risk of coronary heart disease in women. New England Journal of Medicine, 328, 1444–1449, 1993.
(9) Rimm, E. B., Stampfer, M. J., et al., Vitamin E consumption and the risk of coronary heart disease in men. New England Journal of Medicine, 328, 1450–1456, 1993.
(10) Salonen, Jukka, T., et al., Increased risk of non-insulin dependent diabetes mellitus at low plasma vitamin E concentrations: A four year follow up study in men. British Medical Journal, 311, 1124–1127, 1995.
(11) Kolarz, G., Scherak, O., El Shohoumi, M., Blankenhorn, G., Hochdosiertes Vitamin E bei chronischer Polyarthritis. Aktuelle Rheumatologie, 15, 233–237, 1990.

3.3.4 Vitamin D (Colecalciferol)

Physiologische Bedeutung

Unter den Vitaminen hat Vitamin D eine Sonderstellung, da der menschliche Organismus es in den Keratinozyten der Haut aus 7-Dehydrocholesterol (Provitamin D_3) unter der Einwirkung von UV-Licht selber bilden kann. Das endogen gebildete Vitamin D_3 (Colecaliferol) wird in der Leber zu 25-Hydroxy-Colecalciferol und anschließend in der Niere zu 1,25-Dihydroxy-Colecalciferol (Calcitriol), der eigentlichen Wirkform hydroxyliert. Da Cholesterol in der Regel im Organismus ausreichend verfügbar ist und die Bildung der eigentlichen Wirkform in der Leber und der Niere erfolgt, stellt Calcitriol im engeren Sinne kein Vitamin, sondern ein Hormon dar. Das in den Nebenschilddrüsen gebildete Parathormon steigert die Hydroxylierungsrate in der Niere und damit die Bildung von Calcitriol. Im Zusammenspiel mit Calcitonin und Parathormon ist Vitamin D_3 essenziell für die Aufrechterhaltung physiologischer Calcium- und Phosphatkonzentrationen.

Vitamin D_3 steigert die Resorption von Calcium aus dem Darm, indem es in der Dünndarmschleimhaut die Bildung eines calciumbindenden Proteins induziert. Zusätzlich fördert es die Rückresorption von Calcium in den Nieren und stimuliert die Osteoklastentätigkeit. Der erhöhte Blutcalciumspiegel führt zu verstärktem Knochenaufbau durch die Osteoblasten. Durch seinen Einfluss auf den Calciumstoffwechsel ist Vitamin D_3 für den normalen Aufbau von Knochen und Zähnen sowie die Erregungsleitung in Muskel- und Nervenzellen essenziell. Ein Vitamin D-Mangel ist daher mit einer mangelhaften Mineralisierung des Knochens verbunden, der sich bei Kleinkindern in Form der Rachitis, beim Erwachsenen als Osteomalazie äußert.

Neben seiner Bedeutung für den Calciumstoffwechsel ist Vitamin D_3 wichtig für eine normale Differenzierung und Proliferation der Hautzellen. Auch immunkompetente Zellen wie Makrophagen, B- und T-Lymphozyten besitzen Vitamin D-Rezeptoren, über die Vitamin D_3 zusätzlich eine immunmodulierende Wirkung ausübt.

Vitamin D-Bedarf und Resorption

Da Vitamin D bei ausreichender Sonnenbestrahlung vom Organismus selbst produziert werden kann, ist die Ermittlung eines tatsächlichen Bedarfs schwierig. Bei Säuglingen und Kleinkindern reicht in unseren Breiten aufgrund der hohen Luftverschmutzung die endogene Vitamin D-Synthese nicht aus, um Hypovitaminosen zu vermeiden. Auch bei Menschen, deren Haut aufgrund ihrer Lebensgewohnheiten oder aus Altersgründen selten Kontakt mit Sonnenlicht hat, sollte auf eine ausreichende Vitamin D-Versorgung geachtet werden (siehe Tab. 3.14). Die Deutsche Gesellschaft für Ernährung empfiehlt für Säuglinge die tägliche Aufnahme von 10 µg (400 I.E.), für Schwangere und Stillende, für Kinder, Jugendliche und Erwachsene 5 µg (200 I.E.) Vitamin D_3 (1 µg Vitamin D_3 entspricht 40 I.E.).

Neben der endogenen Synthese wird exogen zugeführtes Vitamin D_3 mit Hilfe von Gallensäuren in Chylomikronen inkorporiert, als fettlösliche Verbindung im Dünndarm mittels passiver Diffusion resorbiert und anschließend wie das endogen gebildete Colecalciferol hydroxyliert.

Tab. 3.14: Vitamin D-Gehalt ausgewählter Nahrungsmittel

Nahrungsmittel	Vitamin D-Gehalt (µg/100 g)
Hering	26,7
Lachs	16,3
Thunfisch	4,5
Butter	1,2

Ursachen für einen Vitamin D-Mangel

- Arzneimittel
  Antikonvulsiva (z. B. Phenobarbital, Primidon) vermindern die intestinale Resorption und beschleunigen den Abbau. Paraffin und Colestyramin führen zu einer Malabsorption fettlöslicher Vitamine. Glucocorticoide wirken Vitamin D-antagonistisch: Sie vermindern die Calciumresorption im Darm, fördern die Calciumexkretion über die Nieren und erniedrigen die Knochenneubildung durch Osteoblasten („Corticoid-Osteoporose").
- Alter
  Eingeschränkte Nierenfunktion, ungenügende Versorgung mit Nährstoffen, geringe Sonnenlichtexposition

- Ernährung
  Rein vegetarische Kost verbunden mit geringer Sonnenlichtexposition.
- Hypoparathyreoidismus
- Niereninsuffizienz, Hämodialyse
- Resorptionsstörungen
  Fettresorptionsstörungen bei Leber- und Gallenblasenerkrankungen, chronische Darmerkrankungen.

Mangelsymptome

- Blut
  Die reduzierten Calcium- und Phosphatspiegel im Blut führen zu einer gesteigerten Aktivität der alkalischen Phosphatase und zu Hyperparathyreoidismus.
- Rachitis
  Vitamin D-Mangel verursacht bei Säuglingen und Kleinkindern Rachitis, auch „Englische Krankheit" genannt. Zu den typischen Kennzeichen gehören Verformungen der Röhrenknochen, des Schädels und der Wirbelsäule. Das Absinken des Blutcalciumspiegels führt zu tetanischen Krämpfen (Spasmophilie). Beim Erwachsenen wird die aufgrund der gestörten Einlagerung von Mineralien verursachte Knochenerweichung als Osteomalazie (Skelettdeformierungen, Knochenschmerzen und Spontanbrüche) bezeichnet.
- Vitamin D-Mangel kann sich auch in Form unspezifischer Symptome wie chronischer Müdigkeit, Reizbarkeit, erhöhter Infektanfälligkeit und Schlafstörungen äußern.

Anwendungsgebiete

Diabetes mellitus

Die Inselzellen des Pankreas benötigen für die normale Insulinausschüttung Vitamin D. Ein Mangel an Vitamin D kann mit eingeschränkter Glucosetoleranz einhergehen. In einer Untersuchung an 142 Holländern im Alter von 70 bis 88 Jahren wurde anhand eines oralen Glucosetoleranztestes festgestellt, dass bei Vitamin D-Mangel die Glucosetoleranz, die Insulinsekretion und die Insulinsensitivität deutlich beeinträchtigt sind. Hypovitaminose D könnte nach Meinung der Autoren ein eigenständiger Risikofaktor bei der Entwicklung einer Glucoseintoleranz und des Altersdiabetes darstellen (1)(2).

Hypoparathyreoidismus

Parathormonmangel ist mit einer Hypocalcämie und Hyperphosphatämie verbunden. Durch den Calciummangel kann sich eine Tetanie entwickeln. Zur Therapie wird Colecalciferol (Vit. D_3) eingesetzt.

Krebs

Vitamin D steigert die Immunabwehr und soll das Risiko für Darm- und Brustkrebs senken (3). Im Zusammenhang mit Brustkrebs wird eine Wechselwirkung von Vitamin D mit Östrogenrezeptoren und Hemmung des durch Östrogene induzierten Zellwachstums in der Brustdrüse diskutiert (4).

Chronische Niereninsuffizienz

Colecalciferol (Vitamin D_3) wird in der Niere in die eigentliche Wirkform Calcitriol überführt. Bei eingeschränkter Nierenfunktion kann diese Aktivierung nicht mehr stattfinden. Es entwickelt sich eine renale Osteopathie. Zur Therapie werden deshalb hydroxylierte Vitamin D-Derivate, wie Calcitriol, eingesetzt.

Osteoporose

Insbesondere ältere Menschen und Frauen in der Menopause weisen häufig erniedrigte Vitamin D-Plasmaspiegel auf. Durch eine rechtzeitige und permanente Zufuhr von Calcium und Vitamin D kann bei Senioren die Inzidenz von Oberschenkelhalsfrakturen signifikant gesenkt werden. Für die Osteoporose-Prävention sollte vor allem bis zum 30. Lebensjahr auf eine calciumreiche Ernährung mit reichlich Milch und Milchprodukten geachtet werden. Zur Osteoporose-Prophylaxe werden täglich 400 bis 800 I.E. Vitamin D in Kombination mit 1000 bis 1500 mg Calcium gegeben. In der unterstützenden Therapie der Osteoporose wird Vitamin D in Dosierungen von 1000 bis 3000 I.E. eingesetzt (regelmäßige Calcium-Kontrollen!).

Psoriasis

In der Therapie der Psoriasis wird Vitamin D (Calcitriol) systemisch eingesetzt. In Form seiner Derivate wie Calcipotriol wird es zur lokalen Therapie angewandt. Vitamin D greift regulierend in die gestörte Zelldifferenzierung und -proliferation ein.

Rachitisprophylaxe

Zur Rachitisprophylaxe erhalten Säuglinge und Kleinkinder in der Regel 12 bis 18 Monate lang täglich 500 bis 1000 I.E. Vitamin D_3.

Rachitistherapie

In der Rachitistherapie werden täglich 10 000 I.E. Vitamin D_3 oder einmal 15 mg als Stoß, zusammen mit Calcium- und Phosphationen gegeben.

Chronisch entzündliche Darmerkrankungen

Morbus Crohn, Colitis ulcerosa.

Nebenwirkungen

Bei den fettlöslichen Vitaminen A und D besteht das Risiko einer Hypervitaminose. In Dosierungen von bis zu 1000 I.E. täglich verursacht Vitamin D nur in Ausnahmefällen Nebenwirkungen. Dennoch ist eine hochdosierte Vitamin D- oder A-Substitution kein Fall für die Selbstmedikation und sollte grundsätzlich nur nach Rücksprache mit dem Arzt erfolgen. Die regelmäßige Einnahme hoher Vitamin D-Dosen kann in Folge einer Hyperkalzämie zu ernsten Nebenwirkungen führen. Als klinische Symptome treten Durchfälle, Übelkeit, Kopf- und Gelenkschmerzen auf. Die mit der Ablagerung von Calcium in den Gefäßen verbundene Gefäßverkalkung führt zu Arteriosklerose und Nierenversagen. Allerdings ist man weder durch zu langen Aufenthalt in der Sonne noch durch die Aufnahme Vitamin D-haltiger Nahrungsmittel einem erhöhten Risiko ausgesetzt. Nach Ernährungsberichten der DGE besteht in Deutschland eher die Gefahr einer Unterversorgung mit Vitamin D. Frauen aller Altersgruppen sowie Männer bis zum 25. Lebensjahr liegen deutlich unter den täglichen Zufuhrempfehlungen der DGE!

Wechselwirkungen

Bei gleichzeitiger Einnahme von Thiaziden kann sich das Risiko einer Hypercalcämie erhöhen, da Thiazide die renale Calciumausscheidung verringern.

Gegenanzeigen

Patienten mit Hypercalcämie dürfen nicht mit Vitamin D behandelt werden. Bei Nierensteinen sollte unbedingt vor Einnahme eines Vitamin D-Präparates der Arzt konsultiert werden.

Referenzen

(1) Baynes, K. C. R., et al., Vitamin D, glucose tolerance and insulinemia in elderly men. Diabetologia, 40, 344–347, 1997.
(2) Scragg, R., et al., Serum 25-hydroxyvitamin D_3 levels decreased in impaired glucose tolerance and diabetes, Diabetes Research and Clinical Practice, 27 (3), 181–188, 1995.
(3) Garland, C., et al., Dietary vitamin D and calcium and risk of colorectal cancer: A 19-year prospective study in men. Lancet, 1, 307–309, 1985.
(4) Davoodi, F., Brenner, R. V., et al., Modulation of vitamin D receptor and estrogen receptor by 1,25(OH)2-vitamin D_3 in T-47D human breast cancer cells. Journal of Steroid Biochemistry and Molecular Biology, 54, 147–153, 1995.

3.3.5 Vitamin K (Phyllochinone)

Physiologische Bedeutung

Vitamin K (K = Koagulation) ist eine Sammelbezeichnung für eine Gruppe von Substanzen, die sogenannten Phyllochinone, die als gemeinsames chemisches Grundgerüst eine Naphthochinonstruktur besitzen:

- Phyllochinon (Vitamin K_1)
- Menachinon (Vitamin K_2)
- Menadion (Vitamin K_3).

Vitamin K_1 kommt in grünen Pflanzen vor, Vitamin K_2 wird von Darmbakterien gebildet. Das synthetisch hergestellte Vitamin K_3 hat seine praktische Bedeutung verloren, da es im Rahmen der Vitamin K-Prophylaxe bei Neugeborenen zu schweren Hämolysen führte.

Vitamin K ist essenziell für die Neubildung der Blutgerinnungsfaktoren II (Prothrombin), VII, IX und X sowie der Gerinnungsinhibitoren Protein C und Protein S in der Leber. Dabei wirkt es als Coenzym bei der γ-Carboxylierung der Vorstufen der Gerinnungsfaktoren. Erst die so entstandenen γ-Carboxyglutamyl-Verbindungen sind gerinnungswirksam und können in Anwesenheit von Calciumionen an Phospholipidmembranen gebunden werden. Durch eine erhöhte Vitamin K-Zufuhr kann aber die Blutgerinnung nicht so gesteigert werden, dass bei gesunden Personen Thrombosen auftreten würden.

Weiterhin ist Vitamin K auch an der γ-Carboxylierung anderer Proteine, wie z. B. des Osteocalcins und des Matrix-Gla-Proteins (MGP) beteiligt. Das nicht kollagene Protein Osteocalcin ist Bestandteil der Knochenmatrix. Osteocalcin wird in den Osteoblasten gebildet und kommt vor allem in schnell wachsenden Knochenabschnitten vor. Es übernimmt eine wichtige Funktion beim Einbau von Calcium in die Knochen. Patienten mit Osteoporose weisen häufig erniedrigte Vitamin K-Spiegel auf (1).

Das Vitamin K-abhängige Protein MGP ist als Bestandteil der Blutgefäße für die Aufrechterhaltung der Gefäßintegrität von Bedeutung. Vitamin K-Mangel beeinträchtigt nicht nur die Knochenmineralisation, sondern scheint auch die Bildung atherosklerotischer Ablagerungen zu begünstigen. Transgene Mäuse mit MGP-Defekt versterben innerhalb kürzester Zeit an massiver Aortenverkalkung und Arterienruptur. In einer Studie an postmenopausalen Frauen korrelierte die Schwere atherosklerotischer Verkalkungen signifikant mit erniedrigtem Vitamin K-Spiegel und niedriger Knochendichte (2).

Aufgrund der Strukturähnlichkeit zwischen Vitamin E und Vitamin K werden der reduzierten Form von Vitamin K antioxidative Eigenschaften zugeschrieben. In einem in vitro Model wirkte reduziertes Menadion als Ketten brechendes Antioxidans und reduzierte gleichzeitig den α-Tocopherol-Verbrauch (3).

Bedarf und Resorption

Der Vitamin K-Bedarf ist nicht genau bekannt, zumal ein geringer Teil auch durch Darmbakterien gebildet wird. Die Deutsche Gesellschaft für Ernährung empfiehlt für Erwachsene eine tägliche Zufuhr von 60 bis 80 µg Vitamin K (siehe Tab. 3.15). Von einigen Ernährungswissenschaftlern wird der tatsächliche Vitamin K-Tagesbedarf auf 100 bis 400 µg geschätzt (4).

Vitamin K wird im proximalen Dünndarm durch aktiven Transport resorbiert. Wie bei allen fettlöslichen Vitaminen ist eine ausreichende Produktion von Gallensäuren und Pankreasenzymen für die Vitamin K-Resorption erforderlich.

Ursachen für einen Vitamin K-Mangel

- Alter
- Arzneimittel
  Vitamin K-Antagonisten (Phenprocoumon), Antiepileptika

Tab. 3.15: Vitamin K-Gehalt ausgewählter Nahrungsmittel

Nahrungsmittel	Vitamin K-Gehalt (µg/100 g)
Rosenkohl	275
Spinat	335
Blumenkohl	167
Rinderleber	74,5
Hühnerei	47,5

Breitspektrum-Antibiotika können die Darmflora zerstören und die intestinale Vitamin K-Produktion beeinträchtigen. Cephalosporine beeinträchtigen durch Hemmung der Epoxidreduktase den Vitamin K-Zyklus und führen zu Verwertungsstörungen.
- Chronischer Alkoholkonsum, der zu schweren Leberschädigungen führen kann
- Resorptionsstörungen
Bei Lebererkrankungen, Magen-Darmerkrankungen, Pankreasinsuffizienz und Zölliakie ist die Vitamin K-Resorption eingeschränkt. Ebenso bei Erkrankungen, bei denen die Gallensekretion in den Darm behindert ist, wie z. B. bei Gallengangentzündungen (Cholangitis) oder bei Gallengangverschluss (Störungen der Fettresorption).
- Parenterale Ernährung.

Mangelsymptome

- Unzureichende Bildung der Faktoren V, VI, IX und X in der Leber
- Verlängerung der Thromboplastinzeit (Quickwert)
- Erhöhte Blutungsneigung (Spontanblutungen).

Anwendungsgebiete

Prophylaxe von Blutgerinnungsstörungen bei Neugeborenen

Vitamin K-Mangel mit der Gefahr schwerer Hirnblutungen besteht vor allen Dingen bei Neugeborenen, da Vitamin K kaum plazentagängig ist und Muttermilch nur geringe Mengen Vitamin K enthält. Die Aktivität Vitamin K-abhängiger Blutgerinnungsfaktoren ist zudem beim Neugeborenen im Vergleich zum Erwachsenen nur schwach ausgeprägt. Neugeborene erhalten deshalb prophylaktisch 1 mg Vitamin K_1 i.m. oder 1–2 mg oral. Es gibt Hinweise darauf, dass intramuskulär appliziertes Vitamin K das Krebsrisiko bei Kindern erhöht, daher wird im Allgemeinen die orale Gabe von 2 mg Vitamin K_1 für alle Neugeborenen am ersten Lebenstag empfohlen. Weitere Vitamin-K-Gaben von jeweils 2 mg sollten am Ende der ersten Lebenswoche und am Ende des ersten Lebensmonats erfolgen!

Osteoporose

Bei Osteoporosepatienten wurde eine verminderte Carboxylierung von Osteocalcin beobachtet. Ebenso wurde ein Zusammenhang zwischen einer niedrigen alimentären Vitamin K-Aufnahme, der Knochendichte und einem erhöhten Risiko für Hüftgelenkfrakturen festgestellt. Der hohe Verzehr von grünem Gemüse wie Spinat oder Broccoli scheint nach den Ergebnissen einer amerikanischen Studie bei Frauen das Risiko für Hüftgelenkfrakturen deutlich zu reduzieren. Frauen, die mindestens 109 µg Vitamin K pro Tag aufnahmen, hatten ein um 30 % niedrigeres Risiko für Hüftgelenkfrakturen. Aufgrund seiner Bedeutung für die Knochenmineralisation sollte in der Prophylaxe und Therapie der Osteoporose auf eine ausreichende Versorgung mit Vitamin K geachtet werden. Insbesondere Frauen in der Postmenopause scheinen von einer zusätzlichen Vitamin K-Gabe zu profitieren.

Überdosierung von Antikoagulantien

Hohe Dosen von Vitamin K wirken als Antidot bei Überdosierungen von Cumarin-Derivaten (z. B. Phenprocoumon).

Nebenwirkungen

Bei oraler Applikation sind für Vitamin K keine Nebenwirkungen bekannt. In hohen Dosen gegeben, kann Vitamin K beim Neugeborenen aufgrund der noch unzureichenden Glucuronyl-Transferase-Aktivität der Leber eine Hämolyse verursachen. Dadurch kann Bilirubin nur noch unzureichend an Glucuronsäure gebunden und ausgeschieden werden (Hyperbilirubinämie). Nach parenteraler Gabe bei Neugeborenen wird eine erhöhtes Krebsrisiko diskutiert (5).

Wechselwirkungen und Gegenanzeigen

Bei Therapie mit oralen Antikoagulantien wie Phenprocoumon und Warfarin sollte auf eine gleichzeitige Gabe von Vitamin K verzichtet werden, da die Kontrolle des Quick-Wertes und die Einstellung der Blutgerinnungszeit beeinträchtigt werden kann.

Referenzen

(1) Szulc, P. and Delmas, P. D., Is there a role for vitamin K deficiency in osteoporosis? Challenges of Modern Medicine, 7, 357–36, 1995.
(2) Vermeer, Cees, Ph.D., Vitamin K status and bone mass in women with and without aortic atherosclerosis: A population-based study. Calcified Tissue International, 59, 352–356, 1996.
(3) Fiorentini, Diana, et al., Antioxidant activity of reduced menadione in solvent solution and in model membranes. Free Radical Research, 26, 419–429, 1997.
(4) Vitamin K requirements. Tufts University Health and Nutrition Letter, 15 (5): 1,7, July, 1997.
(5) Von Kries, Rüdiger, et al., Vitamin K and childhood cancer: A population based case-control study in lower Saxony, Germany. British Medical Journal, 313, 199–203, 1996.

3.4 Vitaminoide

3.4.1 α-Liponsäure

Physiologische Bedeutung

α-Liponsäure, auch Thioctsäure genannt, ist eine körpereigene Verbindung, die in zwei Formen vorliegen kann: als Liponsäure, dem cyclischen Disulfid oder als Dihydroliponsäure in einer reduzierten offenkettigen Form. Durch Redoxreaktionen gehen beide Formen ineinander über. Als Coenzym mitochondrialer Multienzymkomplexe (Pyruvatdehydrogenase, Liponamid-Dehydrogenase: oxidative Decarboxylierung von α-Ketosäuren) ist α-Liponsäure zusammen mit Vitamin B_1 und Niacin für den Fett-, Kohlenhydrat- und Energiestoffwechsel (ATP-Gewinnung) von zentraler Bedeutung.

Als Antioxidans schützt α-Liponsäure mit anderen endogenen Scavengern, wie Gluthathionperoxidase und Superoxiddismutase biologische Membranen und Zellen vor der oxidativen Zerstörung durch Sauerstoffradikale. Da α-Liponsäure sowohl fett- als auch wasserlöslich ist, weist sie ein breiteres antioxidatives Spektrum auf als das wasserlösliche Vitamin C oder das fettlösliche Vitamin E (1)(2). Sie ist in der Lage, oxidiertes Gluthathion zu reduzieren und dadurch die intrazellulären Glutathionspiegel zu erhöhen.

Aufgrund der guten chelatisierenden Eigenschaften wird α-Liponsäure bei Schwermetallvergiftungen eingesetzt. Insbesondere bei der Kupferspeicherkrankheit Morbus Wilson steigert α-Liponsäure die Kupferausscheidung. Bei Leberfunktionsstörungen unterschiedlichster Genese normalisiert α-Liponsäure pathologisch erhöhte Leberfunktionswerte (z. B. Bilirubin-, GOT-, γ-GT-Werte) und verbessert die Leberdurchblutung.

α-Liponsäure-Bedarf

Da α-Liponsäure vom Organismus selber gebildet werden kann, wird von den Ernährungsgesellschaften keine tägliche Zufuhrempfehlung angegeben.

Natürliches Vorkommen

α-Liponsäure ist vor allem in tierischen Nahrungsmitteln wie Herz und Leber enthalten. In pflanzlichen Nahrungsmitteln ist der Gehalt nur gering.

Ursachen für einen α-Liponsäure-Mangel und Mangelsymptome

Mangelerscheinungen, die in direktem Zusammenhang mit einem Mangel an α-Liponsäure stehen, sind bisher nicht bekannt.

Anwendungsgebiete

AIDS

In einer von Fuchs und Mitarbeitern an AIDS-Patienten durchgeführten Pilot-Studie führte die 3 × tägliche Gabe von 150 mg α-Liponsäure zu einem signifikanten Anstieg der T-Helferzell-Anzahl, Verbesserung des T-Helfer-/T-Suppressorzell-Verhältnis sowie zur Erhöhung der Plasmaascorbat- und Glutathionspiegel (3). Einige Untersuchungen deuten darauf hin, dass α-Liponsäure sogar die HIV-Replikation unterdrückt (4).

Diabetes mellitus

α-Liponsäure wird hauptsächlich zur Behandlung der diabetischen Polyneuropathie eingesetzt. Durch die Gabe von α-Liponsäure können diabetische Stoffwechselentgleisungen reduziert und die Glucoseverwertung gesteigert werden. Durch die veränderte Stoffwechsellage ist der Diabetiker einem vermehrten oxidativen Stress ausgesetzt. α-Liponsäure hemmt zusammen mit Vitamin C und E die Proteinglycosilierung und reduziert die oxidative Belastung. Studien an Patienten mit Polyneuropathien bestätigen, dass es nach α-Liponsäure-Gabe zu einer deutlichen Reduktion neuropathischer Symptome wie Schmerzen, Brennen und Parästhesien kommt. Zur Behandlung von Polyneuropathien werden in der Regel zu Beginn mehrmals wöchentlich Kurzinfusionen mit 300 mg bis 1200 mg α-Liponsäure pro Tag gegeben und anschließend eine tägliche orale Zufuhr von 200 mg bis 600 mg α-Liponsäure empfohlen (5)(6).

Weitere Anwendungsgebiete

Arteriosklerose, Katarakt, Krebs, Lebererkrankungen (Virushepatitis, alkoholische Fettleber, Leberzirrhose, Knollenblätterpilzvergiftungen) und Schwermetallvergiftungen.

Nebenwirkungen und Wechselwirkungen

Die Blutzucker senkende Wirkung von Insulin bzw. oralen Antidiabetika kann verstärkt werden, so dass zur Vermeidung von Unterzuckerungserscheinungen unter Umständen eine Dosisanpassung erfolgen muss. Es sollte daher eine regelmäßige Blutzuckerkontrolle durchgeführt werden.

Referenzen

(1) Kagan, V. E., et al., Dihydrolipoic acid – a universal antioxidant both in the membrane and in the aqueous phase. Biochemical Pharmacology, 44, 1637–1649, 1992.
(2) Ou, Peimian, et al., Thioctic (Lipoic acid): A therapeutic metal-chelating antioxidant? Biochemical Pharmacology, 50 (1), 123–126, 1995.
(3) Fuchs, J., et al., Studies on lipoate effects on blood redox state in human immunodeficiency virus infected patients. Arzneimittelforschung, 43 (12), 1359–1362, 1993.
(4) Bauer, A., et al., Alpha-lipoic acid is an effective inhibitor of human immuno-deficiency virus (HIV-1) replication. Klinische Wochenschrift, 69 (15), 722–724, 1991.
(5) Ziegler, D., Arnold, F., α-Lipoic acid in the treatment of diabetic peripheral and cardiac autonomic neuropathy, Diabetes, 46 (Suppl. 2), S62–S66, 1997.
(6) Ziegler, D., et al., Treatment of symptomatic diabetic peripheral neuropathy with antioxidant α-Lipoic acid: A 3-week multicenter randomized controlled trial. Diabetologica, 38, 1425–1433, 1995.

3.4.2 L-Carnitin

L-Carnitin wurde im Jahre 1905 zum ersten Mal aus Fleischextrakt – daher auch sein Name (lat. caro, carnis, Fleisch) – isoliert. 1932 deckte man seine chemische Struktur als β-Hydroxy-γ-Butyrobetain auf. Trotz zahlreicher pharmakologischer Untersuchungen in den 30er Jahren blieb seine physiologische Rolle jedoch lange ungeklärt. Die Verbindung war nahezu in Vergessenheit geraten, bis Carter und Mitarbeiter 1952 (1) aufgrund ihrer Untersuchungen an Mehlwürmern das wissenschaftliche Interesse an L-Carnitin neu erweckten. Für den Mehlwurm *Tenebrio molitor* ist L-Carnitin ein essenzieller Wachstumsfaktor. Daher rührt auch die für L-Carnitin gebräuchliche Bezeichnung Vitamin B_T. Wenig später zeigten Wissenschaftler, dass L-Carnitin eine zentrale Rolle im Fettstoffwechsel spielt. Als 1973 erstmals ein genetisch bedingter primärer L-Carnitin-Mangel beim Menschen nachgewiesen wurde (2), stieg das Interesse an L-Carnitin stark an. Man hatte bis dahin immer angenommen, dass der Mensch adäquate Mengen an L-Carnitin selber bilden oder einen erhöhten Bedarf über die Ernährung ausgleichen kann. Die Erkenntnis, dass einige Individuen zur Aufrechterhaltung eines normalen Energiestoffwechsels auf eine zusätzliche L-Carnitin-Substitution angewiesen sind, führte zur Einordnung des Carnitins als Vitamin oder als Vitamin ähnliche Verbindung (Vitaminoid). Da L-Carnitin aus der essenziellen Aminosäure L-Lysin im Körper gebildet werden kann, halten viele Ernährungswissenschaftler die Bezeichnung als Vitamin für unzutreffend. Allerdings kann auch das als Vitamin B_3 bezeichnete Niacin im Körper aus der essenziellen Aminosäure L-Tryptophan synthetisiert werden.

Die komplexe Rolle des L-Carnitins im Energiestoffwechsel des menschlichen Organismus, seine Bedeutung für die Herzfunktion und das Immunsystem wurde erst in den letzten Jahren vollständig aufgeklärt.

Physiologische Bedeutung

L-Carnitin ist eine körpereigene quartäre Ammoniumverbindung, die in der Leber und den Nieren aus L-Lysin und L-Methionin unter Beteiligung der Vitamine C, B_6, Niacin und Eisen gebildet wird. Die höchsten L-Carnitinkonzentrationen im Körper finden sich in Organen, die ihren Energiebedarf überwiegend aus der Verbrennung von Fettsäuren decken: der Herz- und Skelettmuskulatur.

L-Carnitin transportiert langkettige aktivierte Fettsäuren in die Mitochondrien, die Kraftwerke der Zellen, die dort im Zuge der Fettsäureverbrennung (β-Oxidation) zur Energiegewinnung (ATP) verbraucht werden. Da langkettige aktivierte Fettsäuren nicht ohne weiteres die Membran der Mitochondrien überwinden können, ist ein besonderer Transportmechanismus erforderlich: Dabei wird die Acylgruppe vom Schwefelatom des Coenzyms A auf die Hydroxylgruppe des Carnitins übertragen und das daraus entstehende Acyl-Carnitin, die Transportform der Fettsäuren, durch die Mitochondrienmembran geschleust.

Acyl-CoA + Carnitin → Acyl-Carnitin + HS-CoA

Bei Carnitinmangel ist die Oxidation langkettiger Fettsäuren, und damit einer der wichtigsten energieliefernden Prozesse im Organismus, beeinträchtigt. Die Herzmuskelzellen weisen sehr hohe L-Carnitin-Konzentrationen auf, da das Herz seine Energie aus der Verbrennung von Fettsäuren bezieht, im Gegensatz zum Gehirn, das Glucose verstoffwechselt. L-Carnitin verbessert die Energieversorgung und steigert die körperliche Leistungsfähigkeit.

Neben seiner Funktion als Fettsäurecarrier ist L-Carnitin auch ein mitochondrialer Entgifter. Es ist in der Lage, die im Wege der Verbrennung entstandenen Stoffwechselprodukte, z. B. freie Fettsäuren, als L-Carnitinfettsäureester wieder aus den Mitochondrien abzutransportieren und eine Anreicherung toxischer Verbindungen zu verhindern.

Der Immunstatus wird durch L-Carnitin, insbesondere bei geschwächtem Immunsystem (AIDS, Infektionskrankheiten), verbessert. L-Carnitin steigert die Lymphozytenproliferation, die Phagozytoseaktivität der Granulozyten und Monozyten sowie die Aktivität der natürlichen Killerzellen (3).

L-Carnitinbedarf und -resorption

L-Carnitin gehört, wie auch Coenzym Q10, zur Gruppe der vitaminähnlichen Verbindungen, den sogenannten Vitaminoiden. Diese werden zum Teil mit der Nahrung aufgenommen, aber auch im Organismus endogen gebildet. Aus diesem Grund ist es schwierig, einen täglichen Bedarf festzulegen. Männer haben einen höheren Bedarf als Frauen. Eine durchschnittliche Ernährung mit Fleisch und Milch dürfte den täglichen L-Carnitinbedarf ausreichend abdecken (siehe Tab. 3.16). L-Carnitinreiche Nahrungsmittel sind Fleisch- und Milchprodukte. Lamm- und Schaffleisch haben einen relativ hohen Gehalt an L-Carnitin. Pflanzliche Nahrungsmittel enthalten dagegen nur sehr geringe Mengen L-Carnitin.

Die Resorption erfolgt im Dünndarm unter Beteiligung aktiver Transportprozesse und mittels passiver Diffusion.

Ursachen für einen L-Carnitinmangel

Die Ursachen für einen Carnitinmangel sind vielfältig:

- Alter
- Arzneimittel
  Zidovudin, Pivampicillin, Sulfadiazin, Pyrimethamin, Valproinsäure (eine Substitution mit L-Carnitin reduziert möglicherweise die Lebertoxizität der Valproinsäure)
- Ernährung
  Fasten, rein vegetarische Ernährung, langfristige parenterale Ernährung
- Erhöhter Bedarf bei starker körperlicher Belastung, z. B. bei Ausdauersportarten
- Ischämische Herz-Kreislauf-Erkrankungen wie Angina pectoris, Herzinfarkt
- Immunschwäche: AIDS, Infektionskrankheiten (Diphtherie, Tuberkulose)
- Leber- und Nierenerkrankungen (Hämodialyse) mit eingeschränkter L-Carnitin-Biosynthese
- Mangel an Cofaktoren (Vitamin C, B_6, Eisen)
  Die bei der klassischen Vitamin C-Mangelerkrankung Skorbut auftretende Muskelschwäche beruht auf der verminderten L-Carnitin-Biosynthese.
- Primärer, angeborener L-Carnitin-Mangel:
  Dabei handelt es sich um eine angeborene Störung der körpereigenen L-Carnitinbiosynthese. Die Erkrankung tritt sehr selten auf (1:10 000), manifestiert sich in frühester Kindheit und verläuft unbehandelt tödlich. Sie äußert sich in Symptomen wie Muskelschwäche, schmerzhaften Muskelkrämpfen, Ketoazidose, Myoglobinurie (dunkler Harn), Fettablagerungen in Herz und Leber und Kardiomyopathien.

Mangelsymptome

Folgende Mangelsymptome können auftreten:

- Muskelschwäche und Muskelschmerzen
- Eingeschränkte körperliche Leistungsfähigkeit
- Lactatazidose
- Kardiomyopathie.

Anwendungsgebiete

Adipositas

Eine Substitution von L-Carnitin (3 × 1000 mg/Tag) in Verbindung mit einer Diät und körperlicher Aktivität (z. B. moderater Ausdauersport) fördert den Fettstoffwechsel und die Gewichtsreduktion (4). L-Carnitin ist allerdings **kein** „Fettburner", wie in der Laienpresse immer wieder fälschlicherweise behauptet wird und auch nur sinnvoll bei gleichzeitiger körperlicher Aktivität!

AIDS

Im Körper des HIV-Patienten sterben täglich Millionen infizierter T4-Lymphozyten

Tab. 3.16: Carnitingehalt ausgewählter Nahrungsmittel

Lebensmittel	L-Carnitin (mg/100 g)
Schaffleisch	ca. 200 mg
Rindfleisch	80 mg
Schweinefleisch	30 mg
Milch	1–2 mg
Reis	1–2 mg

(CD4-Zellen) durch übermäßige Apoptose (programmierter Zelltod) ab. Diese massiven Verluste versucht das Immunsystem permanent durch Produktion neuer T4-Zellen auszugleichen. Auf Dauer entwickelt sich ein Eiweißmangel, der zu einer zusätzlichen Schwächung des Immunsystems führt.

Bei AIDS-Patienten werden neben reduzierten L-Carnitin-Serumspiegeln vor allem stark erniedrigte Carnitinkonzentrationen in den Monozyten gefunden (5). Als mögliche Ursachen werden Energiestoffwechselstörungen (Eiweißmangel, gestörte Fettverbrennung), renale Verluste und gastrointestinale Störungen diskutiert. L-Carnitin verbessert bei Patienten mit AIDS die Fettverbrennung, steigert die Phagozytoseaktivität der Granulozyten, aktiviert die Monozyten und scheint auch dem Prozess der übermäßigen Apoptose entgegenzuwirken. In einer Untersuchung an männlichen AIDS-Patienten, die mit Zidovudin (Retrovir®) und Cotrimoxazol (Bactrim®, Kepinol®) behandelt wurden, führte die tägliche intravenöse Gabe von 6 g L-Carnitin zu einer deutlichen Reduktion der T-Zell-Apoptose (6). Die mit der AZT-Therapie (Azidodesoxythymidin, Zidovudin) verbundene Muskelschwäche kann durch L-Carnitin verbessert werden (7).

Alzheimer

Acetyl-L-Carnitin (ALC) besitzt die gleichen Eigenschaften wie L-Carnitin, soll aber bei der Behandlung altersbedingter Hirnleistungsstörungen wirksamer sein. Möglicherweise wird ALC durch die Acetylierung besser resorbiert. ALC besitzt antioxidative Eigenschaften und verbessert die Energieversorgung der Gehirnzellen. Aufgrund der strukturellen Ähnlichkeit mit Acetycholin wird auch eine cholinomimetische Wirkung des Carnitins diskutiert. In einer Doppelblindstudie an Patienten mit Alzheimer-Erkrankung konnte durch die tägliche Gabe von 3 × 1000 mg Acetyl-L-Carnitin über die Dauer von einem Jahr eine signifikante Verlangsamung der Krankheitsprogression (zunehmende Beeinträchtigung kognitiver und funktioneller Körperfunktionen) beobachtet werden (8)(9)(10).

Diabetes mellitus

Diabetiker weisen häufig, wie auch Patienten mit Herzerkrankungen, erniedrigte L-Carnitin-Spiegel auf. Die mit einem Diabetes verbundenen Fettstoffwechselstörungen (erhöhte Triglycerid- und Ketonkörperwerte) können durch eine L-Carnitin-Substitution verbessert werden. Auch die Symptomatik peripherer Neuropathien wird durch L-Carnitin günstig beeinflusst. Dosierung: 250 bis 500 mg L-Carnitin pro Tag.

Hämodialyse

Die Niere spielt eine wichtige Rolle bei der körpereigenen L-Carnitin-Synthese. Hämodialyse-Patienten weisen häufig aufgrund erniedrigter endogener Synthese und erhöhten Verlusten einen Carnitinmangel auf (11). Durch die lipidsenkenden Eigenschaften ist eine L-Carnitin-Substitution bei Dialyse-Patienten vor allem im Hinblick auf das erhöhte Risiko arteriosklerotischer und kardiovaskulärer Erkrankungen von Bedeutung. Bei Nierenerkrankungen (Niereninsuffizienz) kann das Hormon Erythropoetin (EPO), das für die Erythropoese im Knochenmark erforderlich ist, nicht mehr ausreichend gebildet werden. Als Folge kann sich eine Anämie entwickeln. Durch die intravenöse Gabe von 1 g L-Carnitin kann der EPO-Bedarf zur Vorbeugung einer Anämie signifikant reduziert werden (12).

Herzerkrankungen

Das Herz gewinnt seine Energie überwiegend aus der Verbrennung von Fettsäuren. Damit das Herz seine Funktion ausüben kann, ist es auf eine ausreichende Versorgung mit L-Carnitin angewiesen. Bei Herzerkrankungen wie KHK und Herzinsuffizienz sind die myokardialen L-Carnitin-Konzentrationen deutlich verringert. L-Carnitin steigert bei Patienten mit KHK die Belastungstoleranz, vermindert die durch Ischämie verursachten EKG-Veränderungen und ökonomisiert die Herzleistung (13)(14). Möglicherweise schützt L-Carnitin dabei das Myokard vor der oxidativen Schädigung durch freie Sauerstoffradikale, die nach Ischämie und anschließender Reperfusion entstehen.

In der Therapie der chronisch-stabilen Angina pectoris stellt eine Ergänzung mit L-Carnitin eine sinnvolle therapeutische Maßnahme neben der etablierten Standardtherapie mit Betablockern, Calciumantagonisten und Nitraten dar. In einer doppelblinden plazebokontrollierten und randomisierten Studie führte die tägliche orale Applikation von 2 g L-Carnitin über einen Zeitraum von 28 Tagen bei Patienten nach einem akuten Herzinfarkt zu einer deutlichen Reduktion der Infarktgröße, der linksventrikulären Dilatation, der Herzrhythmusstörungen und der Angina pectoris-Symptomatik (15). In der Therapie von Herzerkrankungen werden Dosierungen von 500 mg bis 4000 mg L-Carnitin pro Tag eingesetzt.

Hyperlipidämien

Bei Fettstoffwechselstörungen kann L-Carnitin die Triglyceride und die Gesamt-Cholesterinwerte senken und das HDL-Cholesterin erhöhen (16).

Krebserkrankungen

L-Carnitin stärkt nicht nur das Immunsystem, sondern kann auch die kardiotoxischen Nebenwirkungen von Zytostatika, wie Anthracyclinen, vermindern.

Periphere arterielle Verschlusskrankheit

Die Substitution von L-Carnitin (1000 bis 2000 mg/Tag) führte in mehreren Studien zu einer signifikanten Verbesserung der Gehstrecke bei Claudicatio intermittens (17).

Schwangerschaft und Stillzeit

Schwangere und stillende Frauen haben häufig einen erhöhten Bedarf an L-Carnitin. Für eine normale Entwicklung des Neugeborenen ist die Energiegewinnung aus der Verbrennung langkettiger Fettsäuren essenziell. Beim Neugeborenen ist jedoch die Fähigkeit zur körpereigenen L-Carnitin-Synthese noch nicht vollständig entwickelt. Daher verwundert es nicht, dass die initiale L-Carnitin-Versorgung des Neugeborenen stark vom L-Carnitin-Status der Mutter abhängt. Schwangere Frauen weisen zum Beispiel niedrigere L-Carnitin-Serumspiegel im Vergleich zu Nicht-Schwangeren auf. Die L-Carnitin-Konzentrationen im fetalen Blut und im Blut der Nabelschnur sind deutlich höher als im mütterlichen Blut. Man nimmt an, dass L-Carnitin durch einen aktiven Transportmechanismus über die Plazenta zum Fetus gelangt.

Im Gegensatz zu künstlicher Säuglingsnahrung auf Kuhmilch- oder Sojabasis, enthält Muttermilch große Mengen an L-Carnitin. Die Bioverfügbarkeit von L-Carnitin aus der Muttermilch ist zudem wesentlich besser als aus vergleichbarer Flaschennahrung. Diese Tatsache unterstreicht wieder einmal die Bedeutung der Muttermilch für die gesunde frühkindliche Entwicklung.

Bei Frühgeborenen findet man stark erniedrigte L-Carnitin-Serumspiegel. Eine rechtzeitige L-Carnitin-Substitution fördert die Gewichtszunahme und das Wachstum.

Leistungssport

Bei Ausdauersportarten wird der größte Teil der Energie durch die Fettverbrennung bereitgestellt. Der Körper eines Ausdauersportlers verbraucht aufgrund der gesteigerten Muskelarbeit mehr Carnitin als er durch Eigensynthese oder über die Nahrung aufnehmen kann. Vor allem bei Ausdauersportarten wie Radrennen, Marathonlauf und Schwimmen ist der Körper auf eine optimale Versorgung mit L-Carnitin angewiesen. Ein Carnitinmangel kann sich daher durch eine ungenügende Energieverwertung leistungsmindernd auswirken. Die zusätzliche Aufnahme von L-Carnitin verbessert die Carnitinbilanz, die Sauerstoffversorgung der Muskulatur und kann die körperliche Leistungsfähigkeit steigern. L-Carnitin kann auch die erhöhte Infektanfälligkeit reduzieren. Dosierung: In Trainingsphasen 500 bis 2000 mg L-Carnitin pro Tag, vor einem Wettkampf (2–3 h vorher) 2000 mg bis 4000 mg L-Carnitin.

Post-Polio-Syndrom (PPS)

Das Post-Polio-Syndrom ist eine neurologische Störung, die sich erst Jahrzehnte nach einer akuten Polioinfektion durch Symptome wie Muskelschmerzen, starke Ermüdbarkeit und fortschreitende Muskelschwäche äußert. In seltenen Fällen können Muskelatrophie, Atem- und Schluckbeschwerden sowie Kälteempfindlichkeit auftreten. Die bisher vorliegenden Ergebnisse zum Einsatz von L-Carnitin bei PPS belegen, dass durch L-Carnitin (1000 bis 2000 mg/Tag) eine deutliche Verbesserung der Ausdauer, Muskelkraft und Schmerzsymptomatik erzielt werden kann (18)(19).

Weitere Anwendungsgebiete

Lebererkrankungen, parenterale Ernährung.

Nebenwirkungen

In seltenen Fällen wurden gastrointestinale Unverträglichkeiten (Übelkeit, Durchfall) und verstärkter Körpergeruch beobachtet.

Wechselwirkungen

Bei der ATP-Produktion in den mitochondrialen Multienzymkomplexen der Atmungskette wirken L-Carnitin und Coenzym Q10 synergistisch. Cholin kann die renale Exkretion von L-Carnitin deutlich reduzieren und trägt dadurch möglicherweise zu einer Verbesserung des Carnitinstatus bei (20).

Hinweis: Es sollte immer nur die **L-Form**, nie das Racemat oder die reine D-Form des Carnitins verwendet werden. Bei Hämodialyse-Patienten führte das Razemat zu Myasthenia-ähnlichen Symptomen. Man nimmt an, dass die D-Form die zelluläre Aufnahme des natürlichen L-Carnitins hemmt und dadurch zu einem Carnitinmangel in der Herz- und Skelettmuskulatur führt.

Dosierung: Je nach Krankheitsbild und Schwere der Erkrankung wird L-Carnitin in Dosierungen zwischen 0,5 und 6 g pro Tag angewendet. Die tägliche therapeutische Dosis für Erwachsene und Kinder liegt bei etwa 10 bis 100 mg pro Kilogramm Körpergewicht pro Tag.

Referenzen

(1) Carter, H. E., et al., Chemical studies on vitamin BT isolation and characterization as carnitine. Arch. Biochem. Biophys., 38, 405–416, 1952.
(2) Engel, A. G., Angelini, C., Carnitine deficiency of human skeletal muscle with associated lipid storage myopathy: A new syndrome. Science, 179, 899–902, 1973.
(3) Uhlenbruck, G., A., van Mill, Immunbiologische und andere neue Aspekte der Membranmodulation durch L-Carnitin. Echo Verlag, Köln, 1993.
(4) Lurz, R. und R. Fischer, Carnitin zur Unterstützung der Gewichtsabnahme bei Adipositas. ZÄN, Ärztezeitschrift für Naturheilverfahren, 39 (1), 12–15, 1998.
(5) De Simone, C., et al., Carnitine depletion in peripheral blood mononuclear cells from patients with AIDS: Effect of oral L-Carnitine. AIDS, 8, 655–660, 1994.
(6) Cifone, M. Grazia, et al., Effect of L-Carnitine treatment in vivo on apoptosis and ceramide generation in peripheral blood lymphocytes from AIDS patients. Proceedings of the Association of American Physicians, 109 (2), 146–153, 1997.
(7) Semino-Mora, M. C., et al., Effect of L-Carnitine on the AZT-induced destruction of human myotubes. Part II: Treatment with L-Carnitine improves the AZT-induced changes and prevents further destruction. Laboratory Investigations, 71, 773–781, 1994.
(8) Pettegrew, Jay W., M.D., et al., Clinical and neurochemical effects of Acetyl-L-carnitine in Alzheimer's Disease. Neurobiology of Ageing, 16 (1), 1–4, 1995.
(9) Sano, Mary, Ph.D., et al., A double-blind parallel design pilot study of Acetyl Levocarnitine in patients with Alzheimer's Disease. Archives of Neurology, 49, 1137–1141, 1992.

(10) Thal, L. J., M.D., et al., A 1-year multicenter placebo-controlled study of acetyl-L-carnitine in patients with Alzheimers's disease. Neurology, 47, 705–711, 1996.
(11) Berard, E., et al, L-Carnitine in dialyzed patients: The choice of dosage regimen. International Journal of Clinical Pharmacology Research, 15 (3), 127–133, 1995.
(12) Labonia, Walter Dario, M.D., L-Carnitine effects on anemia and hemodialyzed patients treated with Erythropoetin. American Journal of Kidney Diseases, 26 (5), 757–764, 1995.
(13) Kamikawa, T., Suzuki, Y. et al.: Effects of L-carnitine on exercise tolerance in patients with stable angina pectoris. Japanese Heart Journal, 25, 587–597, 1984.
(14) Rizzon, P. et al.: High doses of L-Carnitine in acute myocardial infarction: Metabolic and antiarrhythmic effects. European Heart Journal, 10 (6), 502–508, 1989.
(15) Singh, R. B., et al, A randomized, double-blind, placebo-controlled trial of L-Carnitine in suspected acute myocardial infarction. Postgraduate Medical Journal, 72 (843), 45–50, 1996.
(16) Maebashi, M., Kawamura, N., Sato, M., et al., Lipid-lowering effect of carnitine in patients with type IV hyperlipoproteinaemia. Lancet, 1, 126–128, 1978.
(17) Brevetti, Gregorio, M.D., et al., Propionyl-L-Carnitine in intermittent claudication: Double-blind, placebo-controlled, dose titration, multicenter study. Journal of the American College of Cardiology, 26 (6), 1411–1416, 1995.
(18) Lehmann-Buri, Th., M.D., L-Carnitine and Post-Polio-Syndrome, Handout-6th International G.I.N.I. Conference, 1994.
(19) Lehmann-Buri, Th., M.D., Poliomyelitis-Spätfolgen. Klinik und Behandlungsmöglichkeiten. Therapiewoche Schweiz, 9,7, 421–424, 1993.
(20) Dodson, Wanda and Sachan, Dileep, Choline supplementation reduces urinary carnitine excretion in humans. American Journal of Clinical Nutrition, 63, 904–910, 1996.

3.4.3 Coenzym Q10 (Ubichinon 10)

Coenzym Q10, auch als Ubichinon 10 bezeichnet, ist wie L-Carnitin eine körpereigene Substanz. Der Name Ubichinon deutet darauf hin, dass diese Verbindung in zahlreichen Lebewesen, sozusagen ubiquitär in tierischen und pflanzlichen Organismen vorkommt. In seiner chemischen Struktur ähnelt es den fettlöslichen Vitaminen E und K. Das Coenzym Q10-Molekül besteht aus einem Ringsystem (Chinon) und einer isoprenoiden Seitenkette mit 10 Isopreneinheiten, daher auch die Zusatzbezeichnung 10. Die Seitenkette ermöglicht dem Molekül eine gute Verteilung und Mobilität in der Lipidphase der Zellmembran.

Physiologische Bedeutung

Coenzym Q10 (CoQ10) übernimmt als essenzieller Bestandteil mitochondrialer Enzymkomplexe eine zentrale Funktion bei der Energieproduktion (ATP) in der Atmungskette. Die Energiegewinnung des Organismus erfolgt in den Mitochondrien durch Kopplung von Wasserstoff- bzw. Elektronentransport an die Bildung von ATP (oxidative Phosphorylierung). CoQ10 fungiert dabei als Elektronenüberträger zwischen Flavoproteinen (FMN, FAD) und Cytochromen. Ein guter CoQ10-Status ist Voraussetzung für eine physiologische ATP-Versorgung der Muskelzellen, der Organe und die kardiale Leistungsfähigkeit. Bei einem Mangel an CoQ10 ist der Energiestoffwechsel beeinträchtigt und die oxidative Belastung der Mitochondrien erhöht. Man geht heute davon aus, dass freie Sauerstoffradikale, die bei der ATP-Produktion in der Atmungskette entstehen, aufgrund ihrer schädigenden Wirkung auf die Mitochondrien-DNA am zellulären Alterungsprozess beteiligt sind.

CoQ10 regeneriert auf ähnliche Weise wie Vitamin C membrangebundenes Vitamin E (Vitamin E-Spareffekt) (1). Bei der Hemmung der Lipidperoxidation wirken CoQ10 und Vitamin E somit synergistisch (2). In in vitro Untersuchungen war CoQ10 dabei sogar wirksamer als Vitamin E (3). Neben seiner Schlüsselfunktion im zellulären Energiestoffwechsel und im antioxidativen Zellschutzsystem stärkt CoQ10 auch das Immunsystem.

Coenzym Q10-Bedarf

Der tägliche Bedarf an Coenzym Q10 ist nicht genau definiert, da wir CoQ10 über die Nahrung aufnehmen und unser Organismus es selber aus den Aminosäuren Phenylalanin, Tyrosin und Methionin unter Anwesenheit von Folsäure, Vitamin B_{12} und anderen B-Vitaminen selber synthetisieren kann.

Natürliches Vorkommen

Ubichinonreiche Nahrungsmittel sind neben Fleisch, Eiern und Fisch vor allem kaltgepresste Pflanzenöle wie Olivenöl und Weizenkeimöl.

Ursachen für Coenzym Q10-Mangel

Die höchsten CoQ10-Konzentrationen im menschlichen Körper finden sich im Herz, der Leber und den Nieren. Mit zunehmendem Alter (bereits ab dem 40. Lebensjahr) nehmen die CoQ10-Konzentrationen der Organe jedoch deutlich ab. Im Vergleich zu jungen Menschen findet man bei alten Menschen um bis zu 50 % reduzierte CoQ10-Werte. Von dieser Abnahme sind besonders Organe mit einem hohen Energieumsatz betroffen (z. B. Herz).

Zu den Faktoren, die den Coenzym Q10-Status negativ beeinflussen können, gehören:

- Arzneimittel
  Cholesterin-Synthese-Hemmer (CSE-Hemmer) wie Lovastatin und Pravastatin
- Cofaktormangel
  Beeinträchtigung der endogenen Biosynthese
- Erhöhter Bedarf
  Alter, Herzerkrankungen, Leistungssport, Stress.

Mangelsymptome

Aufgrund der körpereigenen Synthesemöglichkeit gibt es keine Mangelsymptome im Sinne einer echten Avitaminose.

Anwendungsgebiete

AIDS

Die Zellen des Immunsystems sind in ihrer Funktionsfähigkeit auf eine ausreichende Energieversorgung angewiesen. AIDS-Patienten haben häufig erniedrigte Coenzym Q10-Spiegel. In einer Untersuchung an AIDS-Patienten führte die adjuvante Gabe von 200 mg Coenzym Q10 pro Tag über einen Zeitraum von 4 bis 7 Monaten zu einer Verbesserung des CD4/CD8-Verhältnisses und zur signifikanten Reduktion opportunistischer Infektionen (4).

Alter

Im Alter sinkt der CoQ10-Gehalt im Blut und den Organen, vor allem im Herzmuskel, deutlich ab. Ein CoQ10-Mangel kann die Leistungsfähigkeit des gesamten Organismus beeinträchtigen. Zum Ausgleich der verminderten endogenen Biosynthese empfiehlt sich im Alter eine tägliche Substitution von 15 bis 30 mg Coenzym Q10.

Bluthochdruck

Patienten mit Bluthochdruck haben häufig einen Mangel an CoQ10. In einigen Studien senkte CoQ10 bei Hypertonikern signifikant den Blutdruck. Der Mechanismus der blutdrucksenkenden Wirkung von CoQ10 ist allerdings noch unklar. Bei Bluthochdruck werden 60 bis 100 mg CoQ10 pro Tag zusammen mit Magnesium und Vitamin C empfohlen (5)(6).

Herz-Kreislauf-Erkrankungen

Für den normalen Energiestoffwechsel des Herzens ist CoQ10 essenziell. Bei Herzerkrankungen wie KHK, chronischer Herzinsuffizienz und Kardiomyopathie findet man im Herzmuskel deutlich erniedrigte CoQ10-Werte. In Japan, wo zahlreiche Studien zur klinischen Wirksamkeit von CoQ10 durchgeführt wurden, gehört der adjuvante Einsatz von CoQ10 in der Therapie von Herzerkrankungen wie Angina pectoris und chronischer Herzinsuffizienz mittlerweile zum klinischen Standard. Bei Patienten mit KHK führt die CoQ10-Substitution zu einer Reduktion der Angina pectoris-Anfälle und zur Steigerung der körperlichen Leistungsfähigkeit (7).

In einer Langzeitstudie an 424 Patienten mit chronischer Herzinsuffizienz verbesserte sich der Schweregrad gemäß NYHA (New York Heart Association) durch die tägliche Gabe von durchschnittlich 242 mg Coenzym Q10 bei über 80 % der Patienten um mindestens einen Grad. Zusätzlich fiel der Arzneimittelbedarf im Verlauf der Studie deutlich ab (8).

In der adjuvanten Therapie von Herz-Kreislauf-Erkrankungen wird CoQ10 im allgemeinen in oralen Dosen von 60 bis 300 mg pro Tag eingesetzt. Bei CoQ10 sollte wie auch bei Vitamin E immer eine langfristige Einnahme angestrebt werden, da nach Absetzen die CoQ10-Serumspiegel relativ schnell wieder auf die Ausgangswerte abfallen.

Krebs

In einer Studie an 32 Hochrisiko-Patientinnen („Lymphknotenbefall") mit Brustkrebs führte die adjuvante Gabe von Coenzym Q10 (90 mg/Tag) zusammen mit Vitamin C, Vitamin E, β-Carotin und Selen über einen Zeitraum von 18 Monaten bei sechs der Patientinnen zur partiellen Remission. Bei zwei der Patientinnen mit partieller Remission wurde die CoQ10-Dosierung auf 300 mg bzw. 390 mg pro Tag erhöht. In beiden Fällen war nach drei Monaten kein Tumorgewebe mehr nachweisbar (9)(10).

Die Substitution von CoQ10 und anderen Antioxidanzien kann bei Krebspatienten den Gewichtsverlust reduzieren, die Schmerzen lindern und die Lebensqualität deutlich verbessern. Die Kardiotoxizität von Anthracyclinen wie Adriamycin kann durch Coenzym Q10 gesenkt werden (11). Bei Krebs wird Coenzym Q10 in Dosierungen von täglich 100 bis 500 mg zusammen mit anderen Mikronährstoffen empfohlen.

Leistungssport

Leistungssport erhöht den Energie- und Sauerstoffbedarf, steigert die Enzymaktivität und die oxidative Belastung des Organismus. Eine Unterversorgung mit antioxidativen Nährstoffen wie Vitamin E und CoQ10 kann die Infektanfälligkeit erhöhen und die Leistungs- und Regenerationsfähigkeit beeinträchtigen.

Zahnerkrankungen

Coenzym Q10 fördert bei Zahnerkrankungen wie Parodontitis und Gingivitis den Heilungsprozess. Symptome wie Zahnfleischbluten, Zahnfleischentzündung und Zahnbeweglichkeit werden unter Coenzym Q10 deutlich gebessert (12)(13). In der unterstützenden Therapie von Zahnerkrankungen wird Coenzym Q10 täglich in Dosierungen zwischen 50 und 100 mg eingesetzt.

Weitere Anwendungsgebiete

Diabetes mellitus, Stress, Therapie mit CSE-Hemmern.

Nebenwirkungen

Bisher sind auch in der Langzeittherapie mit Coenzym Q10 keine Nebenwirkungen beobachtet worden.

Wechselwirkungen

Coenzym Q10 gehört, wie β-Carotin und Cholesterin, zu den aus Isopreneinheiten zusammengesetzten Verbindungen. Isopren ist ein elementarer C_5-Baustein. In seiner biologisch aktiven Form als Isopentenylpyrophosphat (IPP) spielt er bei der Synthese großer Kohlenstoffgerüste eine fundamentale Rolle.

Die Synthese der Isopren-Seitenketten von CoQ10 verläuft, wie die von Cholesterin, über die Zwischenstufe der Mevalonsäure (siehe Abb. 3.2). Cholesterin-Synthese-Enzym-(CSE)-Hemmer, wie Lovastatin und Simvastatin, hemmen nicht nur die Biosynthese der Mevalonsäure, sondern zum Teil auch die des körpereigenen CoQ10 (14)(15). Bei einer Therapie mit CSE-Hemmern, wie Lovastatin und Simvastatin, sollte daher gleichzeitig eine Substitution mit CoQ10 erfolgen, um die Hemmung der körpereigenen Synthese auszugleichen.

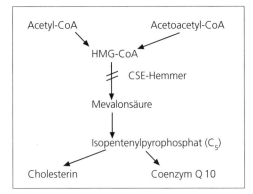

Abb. 3.2: Wechselwirkung von CSE-Hemmern und Coenzym Q10-Biosynthese

Aufgrund der strukturellen Ähnlichkeit mit Vitamin K wird in seltenen Einzelfällen bei Einnahme hoher Coenzym Q10-Dosierungen über eine Beeinflussung der Wirksamkeit oraler Antikoagulantien wie Phenprocoumon und Warfarin berichtet. In diesen Fällen sollte der Quickwert beobachtet werden und gegebenfalls eine Dosisanpassung oraler Antikoagulantien erfolgen.

Referenzen

(1) Maguire, J. J., et al., Mitochondrial electron transport-linked tocopheroxyl radical reduction. Journal of Biological Chemistry, 264, 21462–21465, 1989.
(2) Hanaki, Y., Sugiyama, S., et al., Ratio of low-density lipoprotein cholesterol to ubiquinone as a coronary risk factor. New England Journal of Medicine, 325, 814–815, 1991.
(3) Stocker, R., Bowry, V. W. and Frei, B., Ubiquinone-10 protects human low density lipoprotein more efficiently against lipid peroxidation than does alpha-tocopherol. Proceedings of the National Academy of Science, USA, 88, 1646–1650, 1991.
(4) Folkers, K., Langsjoen, P. H., et al., Biochemical deficiencies of coenzyme Q-10 in HIV-infection and exploratory treatment. Biochemical and Biophysiological Research Communications, 153 (2), 888–896, 1988.
(5) Digiesi, V., et al., Mechanism of action of coenzym Q10 in essential hypertension. Current Therapeutic Research, 51, 668–672, 1992.
(6) Langsjoen, P., et al., Treatment of essential hypertension with coenzym Q10. Molecular Aspects in Medicine, 15 (Suppl.), 265–272, 1994.
(7) Kamikawa, T. Kobayashi, A. et al., Effects of coenzyme Q10 on exercise tolerance in chronic stable angina pectoris. American Journal of Cardiology, 56, 247–251, 1985.
(8) Langsjoen, H., et al., Usefulness of coenzyme Q10 in clinical cardiology: A long-term study. Molecular Aspects in Medicine, 15 (Suppl.), S165–S175, 1994.
(9) Lockwood, K., et al., Partial and complete regression of breast cancer in patients in relation to dosage of coenzyme Q10. Biochemical and Biophysical Research Communications, 199, 1504–1508, 1994.
(10) Lockwood, K., et al., Progress on therapy of breast cancer with CoQ10 and the regression of metastases. Biochemical and Biophysiological Research Communications, 212 (1), 172–177, 1995.
(11) Iarussi, D., et al., Protective effect of coenzyme Q10 on anthracyclines cardiotoxicity: Control study in children with acute lymphoblastic leukemia and non-Hodgkin lymphoma. Molecular Aspects in Medicine, 15 (Suppl.), S207–S212, 1994.
(12) Folkers, K. and Y. Yamamura. Biomedical and Clinical Aspects of Coenzyme Q. Vol. 3, 109–125, Amsterdam, Elsevier/North Holland Biomedical Press, 1981.
(13) Wilkinson, E. G., et al., Bioenergetics and clinical medicine. VI. Adjunctive treatment of peridontal disease with Coenzyme Q10. Research Communications Chem. Pathol. Pharmacol., 14, 715, 1976.
(14) Ghirlanda, G., et al., Evidence of plasma CoQ10-lowering effect by HMG-CoA reductase inhibitors: A double-blind, placebo-controlled study. Journal of Clinical Pharmacology, 3, 226–229, 1993.
(15) Folkers, K., Langsjoen, O., et al., Lovastatin decreases coenzym Q levels in humans. Proceedings of the National Academy of Science, USA, 87, 8931–8934, 1990.

3.4.4 Orotsäure

Physiologische Bedeutung

Orotsäure, auch als Uracil-4-Carbonsäure bezeichnet, wurde erstmals 1904 aus Kuhmolke isoliert (griech. *oros*, Molke). Lange Zeit trug Orotsäure auch die Bezeichnung Vitamin B_{13}. Orotsäure ist allerdings im eigentlichen Sinne kein Vitamin, da sie im Organismus endogen aus den Aminosäuren Asparaginsäure und Glutamin gebildet werden kann.

Orotsäure ist die biologische Vorstufe der Pyrimidinnukleotide und damit für die Proteinbiosynthese, die Bildung von Phospholipiden und den zellulären Energiestoffwechsel von zentraler Bedeutung. Orotsäure kann die Leistungsfähigkeit des Herzens durch Induktion der ATP-Produktion und Optimierung des Energiestoffwechsels der Myokardzellen verbessern. In ihren günstigen Eigenschaften auf das kardiovaskuläre System ergänzen sich Orotsäure und Magnesium. Orotsäure wird daher in Form des Magnesiumorotats vor allem in der adjuvanten Therapie von Herz-Kreislauf-Erkrankungen eingesetzt (1)(2).

Natürliches Vorkommen

Die Milch von Kühen (50 bis 100 mg/l), Schafen (325 mg/l) und Ziegen (60 bis 300 mg/l) ist relativ reich an Orotsäure (3).

Anwendungsgebiete

Herz-Kreislauf-Erkrankungen

Orotsäure wird als Magnesiumorotat vor allem in der Therapie der koronaren Herzerkrankung und bei Bluthochdruck eingesetzt. In Studien an Patienten mit Angina pectoris konnte durch die adjuvante Gabe von Magnesiumorotat die Anzahl der Angina pectoris-Anfälle, der Blutdruck und der Nitratverbrauch deutlich gesenkt werden (4).

Leistungssport

Untersuchungen an Sportlern deuten darauf hin, dass Magnesiumorotat die körperliche Leistungsfähigkeit bei Ausdauersportarten günstig beeinflusst (5).

Nebenwirkungen, Wechselwirkungen und Gegenanzeigen

siehe Kap. 4.2.2.

Referenzen

(1) Schmidt, Joachim, Magnesiumorotat. Kardiovaskuläre Wirksamkeit. Deutsche Apotheker Zeitung (DAZ), 18, 66–70, 1998.
(2) Orotsäure in der Kardiologie. Internationales Symposium über Orotsäure und Magnesiumorotat, November 1991, Rüdesheim. Hrsg. von J. F. Williams, Georg Thieme Verlag, Stuttgart, 1992.
(3) Nowitzki-Grimm, S. und P. Grimm, Orotsäure: Biochemie, Kinetik und Einsatz in der Kardiologie. Pharmazeutische Zeitung, 141 (18), 11–17, 1996.
(4) Ziskoven, R., Der Einsatz von Magnesium in der Therapie der koronaren Herzerkrankung. Der Kassenarzt, 15, 37–46, 1990.
(5) Geiss, K.-R., et al., Steigerung der körperlichen Leistungsfähigkeit durch Magnesiumorotat bei Ausdauersportlern. Der Kassenarzt, 20, 40–41, 1994.

3.4.5 Cholin

Physiologische Bedeutung

Cholin kann im Organismus aus der Aminosäure Methionin synthetisiert werden. Obwohl Cholin im eigentlichen Sinne kein Vitamin ist, wird es, wie auch Inositol und para-Aminobenzoesäure (PABA), den Vitaminen der B-Gruppe zugerechnet. Neben seiner Funktion als Vorstufe für die Synthese des Neurotransmitters Acetycholin ist Cholin, als Bestandteil cholinhaltiger Phospholipide wie Phosphatidylcholin (Lecithin) und Sphingomyelin, ein essenzieller Baustein aller Zellmembranen. Das Gehirn weist einen besonders hohen Gehalt an Phospholipiden auf.

Mit zunehmendem Alter nimmt die Cholinaufnahme in das Gehirn ab. Neben anderen Faktoren könnte die reduzierte Cholinaufnahme an der Entwicklung neurodegenerativer und demenzieller Erkrankungen (Alzheimer) im Alter beteiligt sein. Die Wirksamkeit einer oralen Cholinsubstitution in Form des Cholinbitartrates oder Phosphatidylcholin bei altersbedingter Gedächtnis- und Konzentrationsschwäche ist allerdings sehr umstritten (1)(2).

Im Tierversuch führt Cholinmangel zu Leberverfettung und Störungen der Nierenfunktion. Ähnliche Symptome werden beim Menschen unter cholinfreier parenteraler Ernährung beobachtet (3).

Natürliches Vorkommen

Als Bestandteil des Lecithins ist Cholin in großen Mengen in Eiern, Fleisch, Fisch, Nüssen und Weizenkeimen vorhanden.

Referenzen

(1) Klein, J., Cholin und Lecithin. Nährstoffe zur Förderung des Gedächtnisses? Deutsche Apotheker Zeitung (DAZ), 10, 1041–1050, 1999.

(2) Cohen, B. M., et al., Decreased brain choline uptake in older adults. Journal of the American Medical Association (JAMA), 274, 902–907, 1995.

(3) Buchman, Alan, L., Choline deficiency: A cause of hepatic steatosis during parenteral nutrition that can be reversed with intravenous choline supplementation. Hepatology, 22 (5), 1399–1403, 1995.

4 Mineralstoffe und Spurenelemente

4.1 Einführung

Wie die Vitamine sind auch zahlreiche Mineralstoffe für den Menschen lebensnotwendig. Zu den essenziellen Mineralstoffen gehören die Mengenelemente Magnesium, Calcium, Kalium, Phosphor und Natrium. Mineralstoffe, die weniger als 0,01 % des Körpergewichtes ausmachen, werden als Spurenelemente bezeichnet. Die Verfeinerung und Prozessierung von Lebensmitteln, die Überdüngung der Ackerböden und die hohe Umweltbelastung mit Schwermetallen führen zu einer Verminderung des Mineralstoffgehaltes in unseren Nahrungsmitteln. Auch falsche Ernährungsgewohnheiten (z. B. Fast Food, einseitige Ernährung) tragen dazu bei, dass bei einigen Mineralstoffen wie Calcium, Magnesium, Jod, Selen und Zink relativ häufig ein ernährungsbedingter Mangel in der Bevölkerung auftritt.

Die Mengenelemente regulieren u. a. den Wasser- und Elektrolythaushalt, den Gefäßtonus, die Nervenfunktion und die Muskelkontraktion. Sie sind Cofaktoren von Enzymen, am Aufbau der Knochen und der Zähne sowie an der Blutgerinnung beteiligt. Die essenziellen Spurenelemente erfüllen ihre physiologischen Aufgaben vor allem als Bestandteil von Enzymen (Selen: Glutathionperoxidase), Hormonen (Jod: Schilddrüsenhormone) und Metalloproteinen (Zink: Metallothionein).

Neben den lebensnotwendigen Spurenelementen werden mit der Nahrung auch toxische Spurenelemente wie Blei, Cadmium und Quecksilber aufgenommen. Da sie über die gleichen Transportwege wie die essenziellen Spurenelemente in den Körper gelangen, können sie sich im Organismus anreichern und den Stoffwechsel der essenziellen Spurenelemente beeinträchtigen.

4.2 Mineralstoffe

4.2.1 Calcium

Physiologische Bedeutung

Calcium ist mengenmäßig das wichtigste Mineral im menschlichen Körper. Der größte Teil des Calciums bildet zusammen mit Phosphat und Magnesium das Grundgerüst des menschlichen Skeletts und der Zähne. Calcium hat einen Anteil von etwa 2 % am Gesamtkörpergewicht eines Erwachsenen, das entspricht etwa 1 bis 1,5 kg. Die Hauptmenge des Calciums, etwa 99 %, befinden sich in den Knochen und nur 1 % in den Körperflüssigkeiten. Das Knochengewebe wird durch Veränderungen in der Calcium-Homöostase und der Calciumzufuhr deutlich beeinflusst.

Die strenge Regulierung des Serumcalciumspiegels (Calcium-Homöostase) beruht auf dem komplexen Zusammenspiel verschiedener Hormone: Parathormon, 1,25-

Dihydroxycholecalciferol (Calcitriol) und Calcitonin. Sie entfalten ihre Wirkung vor allem an drei Organen: am Darm, am Knochen und an der Niere.

Parathormon wird bei absinkenden Serumcalciumspiegeln aus der Nebenschilddrüse freigesetzt. Es hebt den Calciumspiegel an, indem es Calcium aus dem Knochen mobilisiert und die renale Rückresorption steigert. Parathormon induziert zudem in der Niere – über die Magnesium-abhängige 1-α-Hydroxylase – die Hydroxylierung von 25-Hydroxy-Colecalciferol zu 1,25-Dihydroxy-Colecalciferol, der eigentlichen Wirkform von Vitamin D. Eine ausreichende Versorgung mit Magnesium ermöglicht die Freisetzung von Parathormon aus den Nebenschilddrüsen und fördert folglich die Calciumresorption (1). **Vitamin D** erhöht die Calciumresorption aus dem Darm und steigert die Einlagerung von Calcium in die Knochen. Steigt der Serumcalciumspiegel über den Normbereich, wird **Calcitonin** aus den C-Zellen der Schilddrüse freigesetzt. Calcitonin fördert die Calciumeinlagerung in die Knochen und stimuliert gleichzeitig die Calciumausscheidung über die Niere. Dadurch wird der Calciumspiegel des Blutes gesenkt. Neben diesen Hormonen beeinflussen auch Glucocorticoide, Katecholamine, Östrogene und Wachstumshormon den Calciumstoffwechsel.

Calcium vermittelt die Freisetzung von Neurotransmittern, regelt die Drüsensekretion, steuert die Erregungsleitung in Nerven- und Muskelzellen, stabilisiert die Zellmembranen und ist an zahlreichen enzymatischen Reaktionen als Cofaktor beteiligt.

Über die Bildung von Komplexen mit Phospholipiden und Gerinnungsfaktoren (Calcium bindet an γ-Carboxylgruppen) ist Calcium für die Blutgerinnung lebensnotwendig. Die Bildung von Thrombin aus Prothrombin ist an die Anwesenheit von Calciumionen gebunden.

Calciumbedarf und -resorption

Die moderne Zivilisationskrankheit Osteoporose hat sich in den westlichen Industrienationen im letzten Jahrzehnt zu einem gesundheitspolitischen Problem erster Ordnung entwickelt. Ernährungsberichte der DGE belegen, dass vor allem bei Kindern, Jugendlichen und Senioren die Calciumversorgung mangelhaft ist. Insbesondere heranwachsende Frauen weisen sehr oft eine Unterversorgung auf. Dies ist im Hinblick auf das Osteoporoserisiko von besonderer Bedeutung, da die Hauptmasse des Knochens, etwa 90 %, bis zum 20. Lebensjahr gebildet wird. Weitere 10 % bis zur maximal erreichbaren Knochenmasse werden bis zum 35. Lebensjahr aufgebaut. Danach nimmt die Knochenmasse kontinuierlich ab. Hinzu kommt, dass Frauen allgemein eine geringere Knochenmasse aufweisen als Männer.

Die Deutsche Gesellschaft für Ernährung empfiehlt für Erwachsene eine tägliche Calciumzufuhr von 1000 bis 1200 mg. Schwangere und stillende Frauen haben einen Bedarf von 1000 bis 1200 mg Calcium pro Tag.

Von dem mit der Nahrung aufgenommenen Calcium werden nur 20 bis 40 % im proximalen Dünndarm über einen aktiven Transportmechanismus resorbiert. Je niedriger die Zufuhr desto höher ist die prozentuale Resorption (siehe Tab. 4.1). Mit zunehmendem Alter nimmt die Calciumresorption ab! Zur Substitution werden Calciumsalze mit guter Bioverfügbarkeit wie Gluconate, Lactate und Citrate empfohlen.

Tab. 4.1: Calciumgehalt ausgewählter Nahrungsmittel

Nahrungsmittel	Calciumgehalt (mg/100 g)
Parmesan	1180
Emmentaler	1020
Milch	120
Frischkäse	98
Grünkohl	230
Spinat	126

Ursachen für Calciummangel

- Arzneimittel
  Antazida, Glucocorticoide (Cortocoid-Osteoporose!) Antikonvulsiva, Schilddrüsenhormone, Tetracycline und Abführmittel beeinflussen den Calciumstoffwechsel negativ über eine Veränderung der Absorptions- bzw. Exkretionsmechanismen.
- Ernährung
  Milch und Milchprodukte werden nicht in dem Umfang konsumiert, wie es für eine ausreichende Calciumversorgung notwendig wäre. Gleichzeitig ist der Phosphatanteil in unserer Nahrung (Limonaden, Wurstwaren) und damit der Calciumverlust über den Faeces deutlich gestiegen. Allerdings muss im Hinblick auf den Milchkonsum berücksichtigt werden, dass Milchprodukte von einer steigenden Anzahl der Bevölkerung nicht gut vertragen werden. In der Folge nimmt die Häufigkeit allergischer Reaktionen und Erkrankungen zu, vor allem bei Kindern und Jugendlichen. Bemerkenswert ist auch, dass Bevölkerungsgruppen in den asiatischen Ländern, die einen relativ geringen Verbrauch an Milchprodukten haben, im Vergleich zu Bevölkerungsgruppen in den westlichen Industrieländern ein deutlich geringeres Osteoporoserisiko aufweisen (weniger Fleisch, viel Vitamin K in grünem Gemüse!).
  Die Ernährung beeinflusst den Calciumstoffwechsel nicht nur über ihren Calciumgehalt, sondern auch durch die Art ihrer Zusammensetzung. Ein zu hoher Anteil an tierischem Protein führt zu einer erhöhten Säurebelastung des Organismus. Calcium wird aus dem Knochen mobilisiert, um diese Säuren zu neutralisieren und geht über die Nieren verloren. Auch der viel zu hohe Natriumverbrauch steigert den renalen Calciumverlust. Freie Fettsäuren hemmen die Resorption, da sie mit Calcium unlösliche Calciumsalze bilden. Oxalsäurehaltige Lebensmittel (schwarzer Tee, Spinat, Rhabarber) und phytinreiche Nahrungsmittel (Sojaprodukte, Vollkornprodukte) behindern genauso wie eine phosphat- und ballaststoffreiche Ernährung die Calciumresorption.
- Menopause
  Die hormonelle Umstellung in der Menopause führt zu einer Verschlechterung der Calciumbilanz.
- Funktionsstörungen der Nebenschilddrüse
- Akute Pankreatitis
- Resorptionsstörungen
  Darmerkrankungen (z. B. Morbus Crohn, Colitis ulcerosa, Sprue, Zöliakie), Gallensekretionsstörungen.
- Vitamin-D-Mangel
  Bei alten Menschen kommt es leicht zu einem Mangel an Vitamin D aufgrund einer verminderten Sonnenlichtexposition, einer beeinträchtigten Nierenfunktion und verminderter Vitamin D-Aufnahme mit der Nahrung.

Mangelsymptome

- Gestörte Blutgerinnung
- Herzrhythmusstörungen
- Müdigkeit
- Nervensystem
  Erhöhte Erregbarkeit
- Rachitis
  Rachitis ist die klassische Calciummangelkrankheit bei Kindern. Sie wird verursacht durch einen Vitamin D-Mangel, der zu einer verminderten Resorption von Calcium führt.
- Osteoporose
  Osteoporose kann nutritive oder hormonelle Ursachen haben (primäre Osteoporose) oder tritt als Folge systemischer Erkrankungen oder chronischen Arzneimittelkonsums (z. B. Glucocorticoide) auf.
- Tetanie
  Gesteigerte neuromuskuläre Erregbarkeit mit Krämpfen der quergestreiften Muskulatur und Parästhesien.

Anwendungsgebiete

Allergien

Calcium spielt eine zentrale Rolle bei der Erhaltung und Stabilisierung der Zellmembranen. Calcium reduziert die durch Histamin induzierte Erythem- und Quaddelbildung (2). Man nimmt an, dass Calcium die Membranen der Mastzellen stabilisiert und dadurch die Freisetzung des Histamins unterdrückt. Zur Vorbeugung einer Sonnenallergie empfiehlt sich ein bis zwei Wochen vor Urlaubsbeginn eine tägliche Calciumzufuhr von 500 bis 1500 mg, die während des Urlaubs fortgesetzt wird. Ebenso wird Calcium eingesetzt bei allergischer Rhinitis und bei allergischer Reaktion auf Insektenstiche.

Bluthochdruck

Patienten mit leichter Hypertonie können von einer Calciumsubstitution profitieren. In einigen Untersuchungen führte die tägliche Gabe von 1000 bis 1500 mg Calcium zu einer milden aber signifikanten Senkung des Blutdrucks (3).

Kolonkarzinom

Prävention: Epidemiologische und tierexperimentelle Untersuchungen deuten daraufhin, dass Vitamin D und Calcium das Risiko, an Kolon- und Magenkrebs zu erkranken, deutlich vermindern. Gallen- und Fettsäuren können das Kolon schädigen und zu einer verstärkten Proliferation der Epithelzellen im Kolon führen. Durch Bindung von Gallensäuren kann Calcium die exzessive Proliferation der Epithelzellen und die schädigende Wirkung der Gallen- und Fettsäuren reduzieren. Nach neueren Daten wird zur Senkung des Kolonkarzinomrisikos Frauen eine tägliche Calciumaufnahme von 1500 mg und Männern von 1800 mg empfohlen (4).

Rezidivprophylaxe: Calcium kann auch die Rückfallhäufigkeit kolorektaler Adenome mindern. In einer doppelblinden, randomisierten und placebokontrollierten Studie an 930 Patienten konnte durch eine tägliche Gabe von 3000 mg Calciumcarbonat (1200 mg Calcium) das Wiederauftreten neuer kolorektaler Adenome statistisch signifikant reduziert werden (5).

Osteoporose

Die beste Osteoporose-Prophylaxe besteht in einer hohen Calciumzufuhr in der Kindheit und Jugendzeit. Dadurch wird die Ausbildung einer hohen maximalen Knochenmasse bis zum 35. Lebensjahr begünstigt. Je größer die bis zum 35. Lebensjahr aufgebaute Knochenmasse ist, um so geringer ist im Alter das Risiko für Wirbel- und Oberschenkelhalsbrüche. Für Heranwachsende ist eine calciumreiche Ernährung deshalb wichtig. Auch Frauen sollten im Hinblick auf die Erhaltung der Knochenmasse im Alter und den Wiederaufbau verlorener Knochenmasse schon weit vor der Menopause auf eine ausreichende Calciumversorgung achten. Bei älteren Menschen ist auf die gleichzeitige Substitution von Calcium und Vitamin D zu achten, da sie relativ häufig einen Mangel an Vitamin D aufweisen. Zur oralen Osteoporoseprophylaxe werden 1000 mg bis 1500 mg Calcium täglich empfohlen. Vitamin D in Dosierungen von 400 bis 800 I.E. täglich steigert zusätzlich die Calciumresorption und reduziert die Parathormonausschüttung. In der Osteoporosetherapie erfolgt im Rahmen verschiedener kombinierter Therapieschemata (z. B. Hormonsubstitution) in der Regel eine gemeinsame Gabe von Calcium und Vitamin D.

Schwangerschaft und Präeklampsie

Die regelmäßige Aufnahme von 1200 bis 2000 mg Calcium pro Tag in der Schwangerschaft ist nicht nur im Hinblick auf eine gesunde Entwicklung des Ungeborenen und Verhütung einer späteren Osteoporose der Mutter von Bedeutung, sondern kann auch das Risiko einer schwangerschaftsbedingten Hypertonie bzw. Präeklampsie deutlich senken (6)(7).

Muskelkrämpfe, Tetanie

Eine Hypocalcämie führt zu erhöhter Erregbarkeit des Nervensystems und der Muskulatur. Auch Ausdauersportler, die sehr viel Calcium über den Schweiß verlieren, sollten deshalb auf eine ausreichende Calciumversorgung achten.

Rheumatische Erkrankungen

Durch den häufigen Einsatz von Glucocorticoiden bei Erkrankungen des rheumatischen Formenkreises ist die corticoidinduzierte Osteoporose von großer Bedeutung. Glucocorticoide wirken Vitamin D-antagonistisch, hemmen die Knochenneubildung und vermindern die intestinale Calciumresorption. Bei langfristiger Anwendung steigt dadurch das Osteoporose-Risiko deutlich an.

Weitere Anwendungsgebiete

Rachitis.

Nebenwirkungen

Hohe Dosen führen bei längerer Einnahme gelegentlich zu Obstipation oder Durchfall.

Wechselwirkungen

Calcium hemmt, wie auch Magnesium, die Resorption von Eisen, Natriumfluorid und Tetracyclinen. Entsprechende Präparate sollten deshalb zeitversetzt eingenommen werden. Bei Vergiftungen mit Digitalis steigert Calcium das Risiko schwerer Herzrhythmusstörungen.

Gegenanzeigen

Bei eingeschränkter Nierenfunktion, Nierenkalksteinen oder erhöhtem Blutcalciumspiegel z. B. bei Nebenschilddrüsenüberfunktion oder Überdosierung von Vitamin D darf Calcium, wenn überhaupt, nur unter ärztlicher Kontrolle eingenommen werden.

Referenzen

(1) Classen, H. L., Wörwag, M., Bedeutung ausgewählter Mengen- und Spurenelemente. PZ, 7–9, 9. März 1997.
(2) Haas, P. J., Juckreizhemmende und antiallergische Wirksamkeit von Kalzium-Brausetabletten. Zeitschrift für Allgemeinmedizin, 61, 755, 1985.
(3) McCarron, D. A. and Morris, C. D., Blood pressure response to oral calcium in persons with mild to moderate hypertension. A randomized, double-blind, placebo-controlled, crossover-trail. Annals of Internal Medicine, 103, 825–833, 1985.
(4) Lipkin, Martin, M. D., et al., Calcium, vitamin D and colon cancer. Cancer Research, 51, 3069–3070, 1991.
(5) Baron, J., et al., Calcium supplements for the prevention of colorectal adenomas. New England Journal of Medicine, 340, 101–107, 1999.
(6) McCarron, D. A., M.D., and Hatton, Daniel, Ph.D., Dietary calcium and lower blood pressure: We can all benefit. JAMA, 275 (14), 1128–1129, April 10, 1996.
(7) Belizan, J. M., et al., Calcium supplementation to prevent hypertensive disorders of pregnancy. New England Journal of Medicine. 325, 1399–1405, 1991.

4.2.2 Magnesium

Physiologische Bedeutung

Von allen Mineralstoffen findet man bei Magnesium am häufigsten eine Unterversorgung in der Bevölkerung. In der orthomolekularen Medizin ist Magnesium daher einer der wichtigsten, wenn nicht sogar der wichtigste Mineralstoff.

Magnesium ist das vierthäufigste Kation im menschlichen Organismus. Der Körper eines Erwachsenen enthält ungefähr 25 g Magnesium. Zu den besonders magnesiumreichen Organen gehören die Herz- und Skelettmuskulatur, das Gehirn, die Leber und die Nieren. Neben Kalium ist Magnesium der wichtigste intrazelluläre Mineralstoff. Über 95 % des gesamten Magnesiumbestandes befindet sich in den Zellen. Mehr als die Hälfte ist davon im Knochen gespeichert, aus dem Magnesium bei Bedarf relativ schnell freigesetzt werden kann. Die verbleibenden 40 bis 45 % befinden sich im Zellinneren der Muskeln, im Weichteilgewebe, in der Leber und den Erythrozyten. Von dem intrazellulär vorhandenen Magnesium liegen nur etwa 10 % in freier, ionisierter Form vor, der Rest ist an Enzyme und zu einem erheblichen Teil an Adenosintriphosphat (ATP), dem wichtigsten Überträger freier Energie in biologischen Systemen, gebunden.

Als Aktivator von mehr als 300 Enzymsystemen spielt das biochemische Allroundtalent Magnesium eine zentrale Rolle in zahlreichen Stoffwechselprozessen. Es ist an allen Prozessen beteiligt, die ATP-abhängig sind und damit Energie verbrauchen. Durch Interaktion mit Phospholipiden stabilisiert Magnesium die Zellmembranen und reguliert als Cofaktor der Natrium/Kalium-Pumpe die Erregungsleitung und -übertragung in den Nerven- und Muskelzellen (Natrium/Kalium-ATPase). Ein Magnesiummangel verursacht intrazelluläre Kaliumverluste und führt zu einer Überladung der Zellen mit Natrium und Calcium. Indem es Calciumionen kompetitiv von seinen Rezeptoren und Bindungsstellen verdrängt, fungiert Magnesium als physiologischer Calciumantagonist. Durch die Reduktion des Calciuminfluxes in die Herzmuskelzelle und Hemmung der Katecholaminausschüttung („Stressabschirmung") senkt Magnesium den kardialen Sauerstoffverbrauch und beugt Herzrhythmusstörungen vor. Aufgrund seiner antianginösen, antiarrhythmischen und blutdrucksenkenden Eigenschaften wird Magnesium in der Therapie einer Vielzahl kardiovaskulärer Erkrankungen wie Angina pectoris, Herzinfarkt, Herzinsuffizienz, Herzrhythmusstörungen und Hypertonie erfolgreich eingesetzt.

Der größte Teil des gesamten Körperbestandes an Magnesium befindet sich im Knochen. Neben Calcium und Phosphor ist Magnesium damit maßgeblich am Aufbau der Knochenmatrix beteiligt. Daneben ist Magnesium auch für die Proteinbiosynthese und die Nukleinsäuresynthese von Bedeutung.

Bedarf und Resorption

Die Deutsche Gesellschaft für Ernährung (DGE) empfiehlt für Erwachsene eine tägliche Magnesiumzufuhr von 300 mg bis 400 mg. Schwangeren und Stillenden wird eine tägliche Zufuhr von 310 bzw. 390 mg Magnesium empfohlen (siehe Tab. 4.2). Ein eventuell erhöhter Bedarf durch die Einnahme von Arzneimitteln (z. B. Diuretika) oder bei Stoffwechselstörungen und Stress wird nicht berücksichtigt.

Magnesium wird überwiegend im oberen Abschnitt des Dünndarms resorbiert, wobei die Resorptionsquote bei 20 bis 30 % liegt. Bei einer Unterversorgung kann die Resorptionsquote deutlich gesteigert werden. Der größte Teil des resorbierten Magnesiums wird renal ausgeschieden. Die Niere kann die Ausscheidung von Magnesium in Abhängigkeit von der Versorgungslage stark drosseln. Dieser Magnesium-Spareffekt wird durch Arzneimittel wie Diuretika, Glucocorticoide und Alkohol gestört.

Organische Magnesiumsalze wie z. B. Citrate, Aspartate oder Orotate werden in der Regel besser resorbiert als anorganische Verbindungen. Bei Magnesiumorotaten spielt neben der guten Bioverfügbarkeit auch die eigenständige pharmakotherapeutische Wirkung der Orotsäure, vor allem in der Therapie von Herz-Kreislauf-Erkrankungen, eine zusätzliche Rolle.

Tab. 4.2: Magnesiumgehalt ausgewählter Nahrungsmittel

Nahrungsmittel	Magnesium (mg/100 g)
Weizenkeime	250
Haferflocken	139
Mais	120
Reis	64
Bananen	46
Grünkohl	31

Ursachen für einen Magnesium-Mangel

- Arzneimittel
  Abführmittel, Ciclosporin, Cisplatin, Digitalis-Präparate, Diuretika, ACE-Hemmer, Glucocorticoide, Kontrazeptiva, Theophyllin, Aminoglykoside, Amphotericin B
- Erhöhter Bedarf
  Schwangerschaft, Stillzeit, Leistungssport
- Darmerkrankungen
  Morbus Crohn, Colitis ulcerosa, Darmfisteln, Teilentfernung des Dünndarms, Sprue
- Mangel an B-Vitaminen
  B_1 (Thiamin) und B_6 (Pyridoxin)
- Primärer Hyperaldosteronismus (Kaliumverlust, Muskelschwäche, Polyurie)
- Überfunktion der Nebenschilddrüse und der Schilddrüse
- Verminderte Resorption
  Hohe Calciumzufuhr, eiweißreiche Ernährung, hoher Konsum phosphathaltiger Limonaden. Alkohol fördert die Magnesiumausscheidung und hemmt die Magnesiumresorption.
- Nierenerkrankungen, Pankreatitis
- Überdüngung unserer Böden
- Erhöhter Verlust
  Durchfall, Erbrechen, Anorexia nervosa, Diabetes mellitus, starkes Schwitzen. Eine zu hohe Natriumzufuhr fördert die renale Magnesiumausscheidung.

Mangelsymptome

Neben Kalium ist Magnesium der häufigste intrazelluläre Mineralstoff. Ein Mangel ist daher nur schwer zu diagnostizieren, da bei normalen Serum- oder Plasmakonzentrationen bereits ein Mangel bestehen kann. Viele, jedoch häufig sehr unspezifische Symptome können auf einen Magnesiummangel hinweisen:

- Herz-Kreislauf-System
  Herzrhythmusstörungen, Tachykardie, Koronarspasmen, erhöhter Blutdruck. Die bei Magnesiummangel gesteigerte Empfindlichkeit gegenüber Katecholaminen erhöht das Risiko für Herzrhythmusstörungen und Stenokardien. Zusätzlich steigert die vermehrte Freisetzung von Angiotensin, Serotonin und Thromboxan den Tonus der Gefäßmuskulatur.
- Durchfall, Obstipation
- Konzentrationsstörungen, Depressionen, Stressempfindlichkeit
- Kopfschmerzen, Migräne
- Schlafstörungen, Unruhe, Nervosität
- Muskel- und Wadenkrämpfe, gesteigerte neuromuskuläre Erregbarkeit (Tetanie)
- Parästhesien
- Verstärkte und schmerzhafte Regelblutungen
- Kaliumverluste
  Überladung mit Natrium (begünstigt Arrythmien)
- Calciummangel
  Ein Magnesiummangel kann eine Hypocalcämie aufgrund einer Unterfunktion der Nebenschilddrüse verursachen. 1,25-Dihydroxycolecalciferol (Calcitriol) fördert die Calciumresorption aus dem Darm. Die renale 1-α-Hydroxylase, die 25-Hydroxycolecalciferol in 1,25-Dihydroxycolecalciferol, die eigentliche Wirkform von Vitamin D umwandelt, ist magnesiumabhängig. Eine ausreichende Versorgung mit Magnesium fördert also die Calciumresorption und ermöglicht die Freisetzung von Parathormon aus der Nebenschilddrüse bei Absinken der Calciumspiegel.

Anwendungsgebiete

Alkoholabusus

Häufiger Alkoholkonsum fördert die durch Alkohol induzierte Magnesiumdiurese und beeinträchtigt zugleich die Magnesiumresorption. Die Niere kann die Magnesiumausscheidung bei schlechter Versorgungslage drosseln. Dieser renale Spareffekt wird von Alkohol durchbrochen. Empfohlene Dosierung: 300 mg Magnesium pro Tag.

Diabetes mellitus und Hypoglykämie

Zahlreiche Studien weisen auf einen engen Zusammenhang zwischen Magnesiummangel und Störungen im Kohlenhydratstoffwechsel hin (1). Die Glykolyse ist ein wichtiger Stoffwechselweg zur endogenen Energieerzeugung in Form von ATP aus Glucose. Magnesium ist an der Aktivierung des Enzyms Hexokinase, das die Umwandlung von Glucose zu Glucose-6-phosphat katalysiert, und damit am ersten Schritt der Glykolyse beteiligt. Magnesium kann die Glucoseverwertung verbessern und die Insulinsensitivität erhöhen. Durch die erhöhte renale Zucker- und Wasserausscheidung verlieren Diabetiker zudem vermehrt Magnesium. Zusätzlich gibt es Hinweise auf lipidsenkende Eigenschaften von Magnesium. Aufgrund seiner positiven Wirkungen auf das Herz-Kreislauf-System ist eine Magnesiumsubstitution (300 bis 800 mg/Tag, z. B. als Orotat) auch im Hinblick auf die Vorbeugung diabetischer Spätfolgen von Bedeutung.

Herz-Kreislauf-Erkrankungen

Magnesiummangel spielt bei Entwicklung von Herz-Kreislauf-Erkrankungen eine sehr große Rolle. Als natürlicher Calciumantagonist wirkt es gefäßerweiternd und blutdrucksenkend. Magnesium ist in der Lage Spasmen der Herzkranzgefäße zu verhindern und Herzrhythmusstörungen zu stabilisieren. Magnesium hat zudem einen positiven Einfluss auf die Blutgerinnung und die Blutfettwerte. Da bei kardiovaskulären Erkrankungen wie Herzinsuffizienz und KHK in der Regel Magnesium- und Kaliumverluste gleichzeitig auftreten, werden häufig Kalium-Magnesium-Kombinationen eingesetzt. In der Therapie sollte grundsätzlich auf eine ausreichend hohe Dosierung von Magnesium (300 bis 800 mg/Tag, z. B. als Orotat) und auf eine lange Behandlungsdauer geachtet werden.

Die rechtzeitige intravenöse Gabe von Magnesium kann die Sterblichkeit bei Herzinfarkt deutlich verringern. Auch nach Bypass- und Herzklappen-Operationen kommt es unter intravenöser Gabe seltener zu ventrikulären und supraventrikulären Rhythmusstörungen. Auch in der Therapie einer, durch herzwirksame Glykoside ausgelösten Arrythmie wird Magnesium erfolgreich eingesetzt. Bei den sehr selten auftretenden „Torsades de pointes Tachykardien" ist die hochdosierte intravenöse Gabe von Magnesium die Therapie der Wahl.

Bluthochdruck

Patienten mit Bluthochdruck weisen häufig erniedrigte Magnesiumspiegel auf. Durch die regelmäßige Einnahme von Magnesium (300 bis 600 mg/Tag) lässt sich der Blutdruck senken. Der Einsatz von Diuretika in der Therapie der Hypertonie führt zu Magnesiumverlusten. Deshalb sollte auch hier immer an eine zusätzliche Magnesiumsubstitution zur Kompensation erhöhter Magnesiumverluste über den Urin gedacht werden.

Migräne

In einer Studie an 81 Patienten im Alter zwischen 18 und 65 Jahren mit einer Migräne-Anfallshäufigkeit von 3,6 pro Monat führte die tägliche orale Gabe von 600 mg Magnesium (4 × 150 mg) als Magnesiumcitrat zu einer deutlichen Reduktion der Dauer und Intensität der Anfälle. Auch der Bedarf an Arzneimitteln ließ sich durch eine regelmäßige Magnesium-Substitution reduzieren. In der Magnesium-Gruppe traten bei acht Patienten Durchfall und bei zwei Magen-Darm-Verstimmungen auf (2). Magnesium, oral verabreicht, ist jedoch nicht zur Therapie akuter Migräneanfälle geeignet, sondern dient nur der Prophylaxe.

Muskelkrämpfe

Die meisten Muskelkrämpfe, nächtlichen Wadenkrämpfe und Muskelzuckungen sprechen in der Regel sehr gut auf eine Magnesiumtherapie an. Eine tägliche Gabe von 300 mg Magnesium (in Kombination mit Kalium), wird empfohlen, zum Beispiel in Form einer Brausetablette.

Präeklampsie (hypertensive Spätgestose)

Präeklampsie oder schwangerschaftsinduzierter Bluthochdruck sind gefährliche Schwangerschaftskomplikationen und häufig Auslöser von Frühgeburten. Dabei kommt es nach der 20. Schwangerschaftswoche neben Hypertonie zu Proteinurie, starker Ödembildung und schweren Krampfanfällen (Eklampsie). Das Risiko einer Präeklampsie liegt normalerweise zwischen 2 und 8 %, kann aber bei Risikopatientinnen wie Hypertonie, gefährdeten Erstgebärenden bis zu 20 % betragen.

Magnesium wird seit langem erfolgreich in der Präeklampsieprophylaxe eingesetzt. In der Prävention schwerer Krampfanfälle bei hypertensiven Schwangeren ist die parenterale Gabe von Magnesiumsulfat (i.m., i.v.) einer Therapie mit Phenytoin überlegen (3). Es wird vermutet, dass der Bluthochdruck und die Gerinnungsstörungen, die bei einer Präeklampsie auftreten, durch ein Ungleichgewicht zwischen gefäßerweiternden und gefäßverengenden Prostaglandinen (Thromboxan) verursacht wird. Magnesium normalisiert wahrscheinlich durch Stimulation der Prostacyclinsynthese die pathologische Blutkoagulation und Vasokonstriktion.

Prämenstruelles Syndrom (PMS)

PMS tritt in der Regel einige Tage bis zu einer Woche vor der Menstruation auf. Je näher der Beginn der Periode rückt desto stärker werden die Beschwerden. Zu dem Symptomenkomplex des PMS gehören u. a. Depressionen, Kopfschmerzen, Angstzustände, Heißhunger nach Süßem oder Salzigem und Schmerzen in der Brust. Frauen mit PMS weisen im Vergleich zu Frauen ohne PMS häufig erniedrigte Magnesium-Spiegel auf. Einige der Symptome wie emotionale Schwankungen, Depressionen, Muskelkrämpfe und Spannungszustände können durch eine Substitution von Magnesium (300 bis 400 mg/Tag in Kombination mit Vitamin B_6) gelindert werden (4).

Schwangerschaft und Stillzeit

Schwangere weisen häufig einen relativen Magnesiummangel auf, da der Mehrbedarf mit der Nahrung in der Schwangerschaft nur ungenügend gedeckt werden kann. Bei verschiedenen Komplikationen, die während einer Schwangerschaft auftreten können, ist eine Magnesium-Substitution hilfreich. Magnesium wirkt vorbeugend gegen Frühgeburten, verringert signifikant das Risiko eines schwangerschaftsinduzierten Bluthochdrucks und hilft bei Übelkeit und Erbrechen. Um die Magnesiumversorgung des Kindes sicherzustellen, sollte schon vor einer geplanten Schwangerschaft an eine Magnesiumsubstitution (300 bis 500 mg/Tag) gedacht werden, die während der gesamten Schwangerschaft und Stillzeit weitergeführt wird.

Leistungssport

Insbesondere Ausdauersportler haben einen erhöhten Bedarf an Magnesium, da sie über den Schweiß und Urin große Mengen an Magnesium verlieren. Die Sportlern angebotenen isotonischen Mineralstoffgetränke sind zudem häufig unterdosiert und weisen gleichzeitig einen zu hohen Zuckeranteil auf. Wegen des hohen Flüssigkeitsverlusts ist Magnesium (zusammen mit Kalium) in Form einer Brausetablette empfehlenswert – (2–3 × 150 mg Magnesium/Tag).

Stress

Die bei körperlichem und psychischem Stress vermehrt freigesetzten Katecholamine (z. B. Noradrenalin) reduzieren die intrazellulären Magnesiumkonzentrationen. Dieser Mangel kann zu Leistungseinbußen führen. Bei Stress empfiehlt sich eine Kombination von Magnesium (300 mg/Tag) mit einem Vitamin B-Komplex (50 bis 100 mg/Tag)

Nierensteine (Calciumoxalat-Steine)

Magnesium als Magnesiumcitrat wirkt vorbeugend gegen die Bildung von Calciumoxalat-Nierensteinen.

Obstipation

Magnesium als Magnesiumsulfat steigert die Sekretion von Cholecystokinin, regt die Darmtätigkeit an und wirkt in höheren Dosierungen abführend.

Weitere Anwendungsgebiete

AIDS, Asthma bronchiale, Hyperkinese, Krebs, Osteoporose.

Nebenwirkungen

Bei oraler Überdosierung können weiche Stühle und Durchfall auftreten.

Wechselwirkungen

Vitamin B_6 arbeitet in vielen Enzymsystemen zusammen mit Magnesium und verbessert die zelluläre Magnesiumaufnahme. Orotsäure stimuliert die ATP-Synthese. ATP ist der intrazelluläre Fixateur von Magnesium.

Magnesiumsalze stören die Resorption von Tetracyclinen, Eisen und Natrium. Deshalb sollten diese zeitversetzt eingenommen werden. Bei Kombinationspräparaten, die Kalium und Magnesium enthalten, kann bei gleichzeitiger Therapie mit kaliumsparenden Diuretika und ACE-Hemmern der Kaliumspiegel erhöht werden.

Gegenanzeigen

Bei Nierenfunktionsstörungen, AV-Block (atrioventrikulärer Herzblock), Bradykardie, Calcium-Magnesium-Ammoniumphosphatsteinen darf Magnesium nicht eingenommen werden.

Referenzen

(1) Kahn, Jason, Magnesium levels may predict risk of type 2 disease in whites. Medical Tribune, July 17, 16, 1997.
(2) Peikert, A., et al., Prophylaxis of migraine with oral magnesium: Results from a prospective multi-center, placebo-controlled and double-blind randomized study. Cephalalgia, 16, 257–263, 1996.
(3) Lucas, et al., A comparison of magnesium sulfate with phenytoin for the prevention of eclampsia. The New England Journal of Medicine, July 27, 333 (4), 201–205, 1995.
(4) Facchinetti, F., et al., Oral magnesium successfully relieves premenstrual mood changes. Obstet. Gynecol., 78, 177–181, 1991.

4.2.3 Kalium

Physiologische Bedeutung

Kalium ist quantitativ das wichtigste intrazelluläre Kation. Von den etwa 150 g der gesamten Kaliummenge im menschlichen Körper befinden sich über 95 % in den Zellen und nur ein geringer Anteil in der extrazellulären Flüssigkeit. Die Aufrechterhaltung der Kaliumkonzentrationen im Zellinneren, die etwa 30-mal größer ist als im extrazellulären Raum, erfolgt über aktive Transportprozesse mittels Ionenpumpen in den Zellmembranen. Kaliumionen regulieren die intrazelluläre Elektroneutralität und die Osmolarität. Das Verhältnis von intrazellulärem zu extrazellulärem Kalium wird hormonell und durch den pH-Wert beeinflusst. Insulin, Aldosteron und Katecholamine steigern die Kaliumaufnahme in die Zelle. Eine Azidose führt zu einem Kaliumausstrom aus der Zelle im Austausch gegen Wasserstoffionen. Bei einer Alkalose kommt es zu einem Kaliumeinstrom in die Zelle.

Kaliumionen steuern über ihre Beteiligung am Aufbau von Membranpotenzialen zusammen mit Natriumionen die Erregungsleitung in Nerven- und Muskelzellen. Störungen im Kaliumhaushalt beeinträchtigen daher die Funktion aller Nerven- und Muskelzellen und können zu Herzrhythmusstörungen führen. Darüber hinaus ist Kalium wichtig für den

Glucosetransport in die Zellen, für die Proteinbiosynthese sowie für die Sekretion von Wasserstoffionen in der Magenschleimhaut. Kalium reguliert den Wasserhaushalt (Säure-Basen-Haushalt) und übernimmt eine zentrale Rolle beim Aufbau energiereicher Phosphorverbindungen.

Kaliumbedarf und -resorption

Die tägliche Aufnahme von Kalium sollte laut DGE beim Erwachsenen 2 bis 4 Gramm betragen. Diese wird in der Regel durch die normale Kost, vor allem durch Obst und Gemüse abgedeckt (siehe Tab. 4.3). Die Kaliumresorption erfolgt hauptsächlich im oberen Dünndarm.

Ursachen für Kaliummangel

- Arzneimittel
  Glucocorticoide, Laxantien, Thiazid- und Schleifendiuretika
- Ernährung
  Unzureichende Zufuhr, hohe Kochsalzzufuhr, Alkoholabusus, Anorexia nervosa, Fastenkuren
- Hormonelle Störungen
  Hyperaldosteronismus, Cushing-Syndrom
- Leistungssport
- Magnesiummangel:
  Bei Magnesiummangel ist die Aktivität der Natrium/Kalium-Pumpe und damit die intrazelluläre Kaliumverwertung eingeschränkt.
- Magen-Darm-Erkrankungen
  Durchfall, Erbrechen, Colitis ulcerosa, Morbus Crohn

Tab. 4.3: Kaliumgehalt ausgewählter Nahrungsmittel

Nahrungsmittel	Kaliumgehalt (mg/100 g)
Spinat	633 mg
Broccoli	465 mg
Kartoffeln (gekocht mit Schale)	443 mg
Feldsalat	421 mg
Banane	393 mg

- Nierenerkrankungen
- Verbrennungen
- Verteilungsstörungen
  Akute Alkalosen und Überdosierung von Insulin führen zu erhöhtem Eintritt von Kalium in die Zelle, im Austausch gegen Wasserstoffionen (Hypokaliämie).

Mangelsymptome

Da Kalium überwiegend intrazellulär vorkommt, erlauben die Blutspiegel nur begrenzte Rückschlüsse auf die tatsächliche Versorgungslage des Organismus. Die Symptome eines Kaliummangels sind oft sehr unspezifisch:

- Muskelschwäche, Müdigkeit, Reizbarkeit, Konzentrationsschwäche
- Magen-Darm
  Magenatonie, Obstipation, verminderte Magensäureproduktion, Erbrechen
- Herz-Kreislauf-System
  Herzrhythmusstörungen, erhöhte Herzglykosidwirkung
- Verminderte Glucosetoleranz.

Anwendungsgebiete

Herz-Kreislauf-Erkrankungen

Kaliummangel kann zu Herzrhythmusstörungen führen. Besonders gefährdet sind Patienten mit Herzinsuffizienz. Patienten mit KHK und Angina pectoris profitieren neben ihrer normalen Arzneimitteltherapie in der Regel von der zusätzlichen Kalium- und Magnesiumsubstitution. Bei der Herzinfarktprophylaxe und der KHK haben sich Kalium- und Magnesiumaspartate als besonders wirksam erwiesen. Kalium und Magnesium können zudem die durch Digitalis bedingten Arrhythmien vermindern. In der adjuvanten Therapie von Herz-Kreislauf-Erkrankungen wird Kalium in Dosierungen zwischen 1,5 und 5 g pro Tag eingesetzt. Der Einsatz von Kalium in der Therapie kardiovaskulärer Erkrankungen sollte grundsätzlich vom Arzt überwacht werden!

Bluthochdruck

Die Wirksamkeit einer Kaliumsubstitution bei Bluthochdruck wird durch zahlreiche wissenschaftliche Studien belegt (1). Die Ergebnisse einer Metaanalyse von 33 randomisierten und kontrollierten klinischen Studien mit 2609 Patienten bestätigen, dass sich der systolische und diastolische Blutdruck durch orale Substitution von Kaliumsalzen signifikant reduzieren lässt (v. a. bei Patienten, die viel Natrium mit der Nahrung aufnehmen). Die häufig in der Therapie des Bluthochdrucks eingesetzten Diuretika fördern zusätzlich den Kaliumverlust. Bei Bluthochdruck wird Kalium in Tagesdosierungen von 2,5 bis 5 g gegeben.

Obstipation

Langandauernder Laxantienabusus führt zu Kaliumverlusten und verstärkt damit die Darmträgheit (Circulus vitiosus).

Erbrechen und Durchfall

Starkes Erbrechen und Durchfall führen zu Kaliumverlusten und damit zu Magen-Darm-Atonie.

Leistungssport

Leistungssportler verlieren über den Schweiß große Mengen an Kalium. Kaliummangel führt zu Muskelschwäche und Muskelkrämpfen. Bei intensiven Trainings- und Wettkampfbedingungen sollte daher immer an eine ausreichende Kalium- und Magnesiumversorgung gedacht werden (Elektrolytgetränke!).

Verbrennungen

Bei großflächigen Verbrennungen gehen große Mengen an Kalium verloren.

Weitere Anwendungsgebiete

Nachgewiesener Kaliummangel, als Kaliumcitrat bei der Nierensteinprophylaxe (2) und bei Harnsäuresteinen, Ketoazidose.

Mit Ausnahme der Substitution bei Leistungssportlern in Form von Elektrolytgetränken in Kombination mit Magnesium ist die isolierte hochdosierte Gabe von Kalium nicht unbedingt ein Fall für die Selbstmedikation!

Nebenwirkungen, Wechselwirkungen und Gegenanzeigen

Kalium kann in höheren Dosierungen zu Übelkeit, Erbrechen, Reizungen der Magen-Darm-Schleimhaut und zu Blutungen führen. Vereinzelt wird auch über allergische Reaktionen mit Juckreiz und Gesichtsschwellung berichtet.

Erhöhte Kaliumspiegel beeinträchtigen die Wirksamkeit von Herzglykosiden. Kaliumsparende Diuretika, ACE-Hemmer und einige NSAR verringern die renale Kaliumausscheidung. Deshalb sollten hier die Kaliumspiegel regelmäßig überprüft werden und Kalium nur nach Rücksprache mit dem Arzt eingenommen werden.

Bei eingeschränkter Nierenfunktion, Morbus Addison, diabetischer Azidose, Sichelzellenanämie und beim Einsatz kaliumsparender Diuretika ist Kalium kontraindiziert. Eine Hyperkaliämie kann zum Herzstillstand führen!

Referenzen

(1) Whelton, Paul, K., M.D., M.Sc., et al., Effects of oral potassium on blood pressure: Meta-Analysis of randomized controlled clinical trials. JAMA, 277 (20), 1624–1632, 1997.
(2) Whalley, N. A., et al., Long-term effects of potassium citrate therapy on the formation of new stones in groups of recurrent stone formers with hypocitraturia. British Journal of Urology, 78, 10–14, 1996.

4.2.4 Natrium

Salz bzw. Natriumchlorid spielte im menschlichen Leben schon in prähistorischen Zeiten eine bedeutende Rolle und wurde in vielen Kulturen als Heiligtum verehrt. Kochsalz war nicht nur ein lebenswichtiger Rohstoff und begehrtes Gewürz, sondern auch ein hervorragendes Konservierungsmittel. Im

Vergleich zu unseren Vorfahren (siehe Kap. 2.2) konsumieren wir in den westlichen Industrienationen allerdings erheblich mehr Kochsalz als unserer Gesundheit zuträglich ist. Durch die starke Verwendung von Kochsalz im Haushalt und in der Lebensmittelverarbeitung liegt unsere tägliche Kochsalzzufuhr weit über dem physiologisch und gesundheitlich zuträglichen Bedarf. Diese extreme Natriumchloridaufnahme wirkt sich negativ auf unsere Gesundheit, vor allem auf das Herz-Kreislauf-System (Bluthochdruck) und den Knochenstoffwechsel aus (1)(2).

Physiologische Bedeutung

Der Körper eines Erwachsenen enthält etwa 100 g Natrium. Der überwiegende Teil des Natriums befindet sich in den extrazellulären Körperflüssigkeiten und nur ein geringer Anteil (< 10 %) intrazellulär. Die Regulation der Natriumkonzentrationen erfolgt über das Renin-Angiotensin-Aldosteron-System, das die renale Natriumexkretion steuert. Zusammen mit den Anionen Chlorid und Hydrogencarbonat hält Natrium den osmotischen Druck und das Volumen der extrazellulären Flüssigkeiten konstant. Daneben übt Natrium eine wesentliche Funktion bei der Aufrechterhaltung des Säure-Base-Gleichgewichtes aus. Zusammen mit Kalium reguliert es die Erregungsleitung in Nerven- und Muskelzellen (Natrium-Kalium-ATPase). Natrium ist an der Aktivierung des Stärkespaltenden Enzyms Amylase beteiligt und spielt auch eine Rolle bei der aktiven Resorption von Glucose, Aminosäuren und wasserlöslichen Vitaminen.

Natriumbedarf und Resorption

Die Deutsche Gesellschaft für Ernährung erachtet die tägliche Natriumaufnahme, angegeben als Natriumchlorid, für einen Erwachsenen von etwa 6 Gramm als vollkommen ausreichend. Natrium wird nach oraler Aufnahme zu 100 % über den Gastrointestinaltrakt resorbiert.

Natrium ist in großen Mengen in Wurstwaren sowie gepökelten und geräucherten Fleischsorten enthalten. Fertiggerichte enthalten zum Teil auch große Mengen Natrium.

Ursachen für einen Natriummangel

Ein Natriummangel ist relativ selten, kann aber beim Verlust großer Flüssigkeitsmengen auftreten, bedingt durch:
- Durchfall und Erbrechen
  Säuglinge und Kleinkinder sind besonders gefährdet.
- Starkes Schwitzen bei körperlicher Arbeit und bei Ausdauersport
- Morbus Addison (primäre Nebenniereninsuffizienz)
- Magen-Darm-Fisteln
- Nierenerkrankungen
- Ödeme bei schwerer Herzinsuffizienz oder Leberzirrhose (Verteilungshyponatriämie)
- Verbrennungen.

Mangelsymptome

- Apathie, Verwirrtheit
- Blutdruckabfall, Herzrhythmusstörungen
- Durst
- Übelkeit
- Muskelschwäche, Muskelkrämpfe.

Anwendungsgebiete

Rehydratation

Bei erhöhten Natriumverlusten infolge von starkem Erbrechen oder Durchfall werden die Natriumverluste durch die orale Gabe einer wässrigen Lösung mit Natriumchlorid, Natriumhydrogencarbonat, Kaliumchlorid und Glucose ausgeglichen. Wichtig ist die gleichzeitige Gabe von Glucose und Natrium, damit Wasser aus dem Darmlumen ausreichend rückresorbiert werden kann.

Nebenwirkungen, Wechselwirkungen und Gegenanzeigen

Patienten mit Hypertonie oder Herzinsuffizienz sollten generell auf ihren Kochsalzverbrauch achten. Bei Niereninsuffizienz ist die Anwendung von Elektrolytlösungen kontraindiziert.

Referenzen

(1) Haddy, Francis, J., M.D., Ph.D. and Pamnani, Motilal, B., M.D., Ph.D., Role of dietary salt in hypertension. Journal of the American College of Nutrition, 14 (5), 428–428, 1995.
(2) Matkovic, Velimir, et al., Urinary calcium, sodium and bone mass of young females. American Journal of Clinical Nutrition, 62, 417–425, 1995.

4.2.5 Phosphor

Physiologische Bedeutung

Der Körper eines Erwachsenen enthält etwa 700 g Phosphor. Phosphor ist damit nach Calcium mengenmäßig das häufigste Mineral im menschlichen Organismus, in dem es fast ausschließlich als Phosphat vorliegt. Etwa 85 % der gesamten Phosphatmenge befinden sich in den Knochen (Hydroxylapatit), 14 bis 15 % in Weichteilen und Zähnen und weniger als 1 % im extrazellulären Raum. In Form des energiereichen Adenosintriphosphates (ATP), der wichtigsten Energiequelle im Zellstoffwechsel, ist Phosphat an allen Energie verbrauchenden Stoffwechselprozessen beteiligt. Als Grundbaustein der Phospholipide ist Phosphat wichtiger Bestandteil der Zellmembranen. Zusammen mit Calcium stellt es einen wesentlichen Baustein des Knochengewebes dar. Daneben ist das Phosphatpuffersystem für den Säure-Basen-Haushalt von Bedeutung.

Der Phosphathaushalt ist eng mit dem Calcium- und Magnesiumhaushalt verknüpft und wird unter anderem über hormonelle Regelkreise gesteuert. Parathormon und Vitamin D erhöhen im Gastrointestinaltrakt die Resorption von Calcium und Phosphat. Gleichzeitig steigert Parathormon die Calcium- und Phosphatfreisetzung aus dem Knochen und erhöht die Phosphatausscheidung über den Urin.

Bedarf und Resorption

Die DGE empfiehlt für Erwachsene eine tägliche Phosphatzufuhr von 700 bis 900 mg, die über unsere übliche Ernährung mehr als ausreichend abgedeckt wird (siehe Tab. 4.4). Phosphat wird im proximalen Dünndarm resorbiert und zum größten Teil über die Nieren ausgeschieden.

Ursachen für einen Phosphat-Mangel und Mangelsymptome

Eine Phosphatunterversorgung tritt in der Regel nicht auf, da viele unserer Grundnahrungsmittel sehr viel Phosphat enthalten. Daher sind auch keine Mangelsymptome bekannt. Patienten, die parenteral ernährt werden, Leistungssportler und Schwerarbeiter können einen erhöhten Phosphatbedarf aufweisen.

Über das Parathormon sind der Calcium- und Phosphatstoffwechsel eng miteinander verknüpft. Durch eine Überfunktion der Nebenschilddrüse (primärer Hyperparathyreoidismus) und damit einhergehender erhöhter Parathormonausschüttung kann eine Hypophosphatämie und gleichzeitig eine Hypercalcämie auftreten. Auch ein Vitamin D-Mangel beeinträchtigt die Phosphatresorption, da Vitamin D neben der Calciumaufnahme auch die Phosphataufnahme steigert.

Tab. 4.4: Phosphatgehalt ausgewählter Nahrungsmittel

Nahrungsmittel	Phosphatgehalt (mg/100 g)
Schmelzkäse	945 mg
Parmesan	743 mg
Emmentaler	636 mg
Fleischwurst	129 mg

Viele Erfrischungsgetränke enthalten Phosphorsäure als Säuerungsmittel!

Nebenwirkungen, Wechselwirkungen und Gegenanzeigen

Eine exzessive Phosphataufnahme (Limonaden, Wurstwaren) und gleichzeitig zu geringe Calciumzufuhr kann zu einem physiologischen Ungleichgewicht in der Calcium-Phosphat-Homöostase führen und die Entwicklung eines Hyperparathyreoidismus begünstigen (1). Bei einer dauerhaften Stimulation der Nebenschilddrüse wird vermehrt Calcium aus dem Knochen mobilisiert, die Knochendichte verringert und die Osteoporoseentwicklung gefördert. Neben Calcium wird auch die Bioverfügbarkeit zahlreicher anderer Mineralstoffe und Spurenelemente durch eine zu hohe Phosphataufnahme beeinträchtigt. Bei Niereninsuffizienz sind neben anderen Mineralien auch die Phosphatspiegel regelmäßig zu überwachen.

Referenzen

(1) Calvo, Mona, S. and Park, Youngmee, K., Changing phosphorus content of the U.S. diet: Potential for adverse effects of bone. Journal of Nutrition, 126, 1168S–1180S, 1996.

4.3 Spurenelemente

4.3.1 Selen

Physiologische Bedeutung

Die physiologische Bedeutung des Spurenelementes Selen für den Menschen wurde erst sehr spät erkannt. Vor der Entdeckung der Essenzialität durch Schwarz 1957 stand lange Zeit die Toxizität des Selens im Vordergrund. Intensive klinische Forschungen zur ernährungsphysiologischen Bedeutung des Selens erfolgten erst nach der Entdeckung klassischer Selenmangelerkrankungen in China, wie die Keshan-Krankheit (1974) und die Kashin-Beck-Erkrankung (1979). Bei der Keshan-Krankheit handelt es sich um eine dilatative Kardiomyopathie (krankhafte Vergrößerung des Herzmuskels), die in Selenmangelgebieten in China bei Kindern und Jugendlichen beobachtet wurde. Die Kashin-Beck-Erkrankung ist eine degenerative entzündliche Gelenkerkrankung.

Mittlerweile sind eine Reihe selenabhängiger Enzyme und Proteine bekannt, die im menschlichen Organismus wichtige Funktionen beim Schutz gegen Zell- und DNA-schädigende oxidative Prozesse, der Zelldifferenzierung einschließlich Apoptose und im Stoffwechsel der Schilddrüsenhormone übernehmen. Selen, das im Körper an die Aminosäuren Methionin und Cystein gebunden vorliegt, ist Cofaktor antioxidativ wirksamer Selenoproteine, zu denen die Glutathionperoxidase (GSH-Px) und die Thioredoxin-Reduktase gehören. Ihre Hauptaufgabe besteht in der Aufrechterhaltung des physiologischen Redoxpotenzials innerhalb der Zelle und der Entgiftung der bei zahlreichen Stoffwechselprozessen entstehenden aggressiven und potenziell zelltoxischen Sauerstoffverbindungen. Dabei ist der Stoffwechsel der Glutathionperoxidase über die Redoxkette und das Redoxrecycling eng mit dem Stoffwechsel anderer Antioxidanzien wie Vitamin C, Vitamin E, Riboflavin und Anthocyanen verbunden.

Die ubiquitär im Organismus vorkommende Glutathionperoxidase (GSH-Px) ist eines der wichtigsten endogenen antioxidativen Schutzsysteme überhaupt. Eine besonders hohe Glutathionperoxidase-Aktivität findet sich in den Erythrozyten, den Thrombozyten, in der Leber, im Pankreas und der Augenlinse. Bei Selenmangel ist die Aktivität der Glutathionperoxidase deutlich reduziert. Dadurch können reaktive Sauerstoffverbindungen nur noch unzureichend verstoffwechselt werden. Als Folge treten vermehrt Schäden an der DNA und den Zellmembranen auf. Zahlreiche epidemiologische Untersuchungen weisen darauf hin, dass eine schlechte Selenversorgung in direktem Zusammenhang mit dem vermehrten Auftreten moderner Zivilisationskrankheiten wie Arteriosklerose und Krebs einhergeht (1).

Die GSH-Px greift regulierend in die Arachidonsäurekaskade ein und hemmt die Bildung entzündungsfördernder Prostaglandine und Leukotriene. Bei Selenmangel ist das physiologische Gleichgewicht zwischen Prostacyclin und Thromboxan gestört und die Thrombozytenaggregation erhöht.

Als Bestandteil des Enzyms Typ-I-Thyroxin-5'-Deiodase, das die Umwandlung von Thyroxin (T_4) in das aktive Schilddrüsenhormon Triiodthyronin (T_3) katalysiert, übernimmt Selen neben Jod eine wichtige Rolle im Stoffwechsel der Schilddrüsenhormone.

Für eine optimale Immunfunktion ist eine ausreichende Selenversorgung von großer Bedeutung. Selen stimuliert die Lymphozytenproliferation und steigert die Aktivität der zytotoxischen T-Zellen und der natürlichen Killerzellen.

Außerdem wird Selen, als biologischer Antagonist verschiedener Schwermetalle wie Quecksilber, Cadmium und Blei, eine detoxifizierende Wirkung zugeschrieben. Selen soll die durch Schwermetalle induzierten Radikale inaktivieren und über die Bildung stabiler Schwermetallselenide die Toxizität dieser Substanzen deutlich abschwächen.

Selenbedarf und Resorption

Deutschland gehört aufgrund der niedrigen Selengehalte seiner Böden (Düngemittel) und den geringen Selenkonzentrationen in Lebensmitteln zu den Selenmangelgebieten. Die durchschnittliche tägliche Selenaufnahme in Deutschland liegt zwischen 40 µg (Frauen) und 50 µg (Männer). Die Deutsche Gesellschaft für Ernährung empfiehlt eine tägliche Zufuhr von 30 µg bis

Tab. 4.5: Selengehalt ausgewählter Nahrungsmittel

Nahrungsmittel	Selengehalt (µg/100 g)
Schweineniere	203
Schweineleber	56,2
Hering	54,8
Makrele	38,9
Hühnerei	19,85
Rindfleisch	5,24

70 µg. Für viele Wissenschaftler liegt die optimale tägliche Selenaufnahme zur Prävention von Krebs- und Herz-Kreislauf-Erkrankungen zwischen 100 µg und 300 µg pro Tag. Als Richtwert kann gelten: 1 µg pro Kilogramm Körpergewicht pro Tag. Legt man diese Empfehlung zugrunde, so liegen etwa 70 bis 80 % der deutschen Bevölkerung unter den empfohlenen Zufuhrempfehlungen!

Gute Selennahrungsquellen sind Fisch, Schweinefleisch, Eier und Hühnerfleisch. Obst und Gemüse enthalten dagegen nur sehr wenig Selen (siehe Tab. 4.5).

Bei oraler Applikation wird Selen überwiegend im Dünndarm resorbiert. Dabei werden anorganische Selenite in der Darmmukosa passiv resorbiert und nach Reduktion zu Selenwasserstoff selektiv in Selenoproteine, wie die Glutathionperoxidase, eingebaut. Organische Selenverbindungen (z. B. Selenomethionin) werden dagegen über den Transportmechanismus der entsprechenden Aminosäuren (z. B. Methionin) aktiv resorbiert.

Ursachen für Selenmangel

- Arzneimittel
  Diuretika, Laxantienabusus
- Alkohol
- Dialyse
- Ernährung
  Fehl- und Mangelernährung, energie- und proteinreduzierte Diät, parenterale Ernährung, Vegetarier
- Erhöhter Bedarf
  Alter, Schwangerschaft und Stillzeit, Leistungssport (erhöhte oxidative Belastung)
- Entzündliche Magen-Darm-Erkrankungen: Morbus Crohn, Colitis ulcerosa

- Durchfall, Erbrechen, Anorexia nervosa, Bulimie
- Akute Pankreatitis, Krebserkrankungen, AIDS
- Schwermetallbelastung
- Verbrennungen und Trauma
- Mangel an Vitamin B_6
Vitamin B_6 ist an der Verwertung von Selen aus Selenomethionin beteiligt. Ein Mangel an Vitamin B_6 kann zu Verwertungsstörungen führen.

Mangelsymptome

- Keshan-Erkrankung (dilatative Kardiomyopathie, Herzinsuffizienz, Arrythmie)
- Kashin-Beck-Erkrankung (degenerative entzündliche Gelenkerkrankung)
- Abnahme der GSH-Peroxidaseaktivität im Plasma, in Thrombozyten und in Erythrozyten
- Anstieg der Lipidperoxidation (Malondialdehyd)
- Fertilitätsstörungen
- Nagelveränderungen und schuppige Haut
- Muskelschwäche
- Immunschwäche
- Funktionsstörungen der Augen
- Schilddrüsenhormone
Beeinträchtigung der T_3-Synthese mit Verschiebung des T_3/T_4 Verhältnis.

Anwendungsgebiete

Herz-Kreislauf-Erkrankungen

Epidemiologische Studien zeigen, dass in Ländern mit einer niedrigen Selenaufnahme (z. B. Finnland) die Mortalitätsrate an kardiovaskulären Erkrankungen deutlich erhöht ist. Niedrige Blut-Selenspiegel korrelieren direkt mit einem erhöhten Risiko für die Entwicklung koronarer Herzkrankheiten (2). In Untersuchungen an Patienten mit akutem Herzinfarkt, KHK und Kardiomyopathien fand man deutlich erniedrigte Serum-Selenwerte im Vergleich zu gesunden Probanden. Auch Untersuchungen der Serum-Selenwerte und der HDL-Werte ergaben, dass niedrige Selenwerte im direkten Zusammenhang mit erniedrigten HDL-Werten stehen und damit zusätzlich das Risiko für die Entwicklung von Herz-Kreislauf-Erkrankungen steigern. Selen übt seine kardioprotektiven Eigenschaften als Cofaktor der GSH-Px aus. Die GSH-Px schützt als wichtiges intrazelluläres Antioxidans, ähnlich Vitamin E, Membranlipide vor der Peroxidation durch freie Radikale, insbesondere Sauerstoffradikale. In der Prophylaxe und adjuvanten Therapie kardiovaskulärer Erkrankungen werden 100 bis 300 µg Selen täglich (zum Teil mehr) zusammen mit Vitamin E gegeben.

Krebserkrankungen

Selen nimmt in der Prävention und Therapie von Krebserkrankungen unter den Mikronährstoffen eine Schlüsselstellung ein. Die Ergebnisse groß angelegter Interventionsstudien, wie der Linxian-Studie, ergeben einen direkten Zusammenhang zwischen dem vermehrten Auftreten bestimmter Tumorerkrankungen, vor allem der Brust, der Haut, der Leber und des Gastrointestinaltraktes und erniedrigten Selenplasmaspiegeln. Im Hinblick auf die tumorprotektive Wirkung des Selens wird dabei neben den antioxidativen Eigenschaften – Schutz der DNA vor radikalinduzierten Schäden – auch eine Beteiligung an DNA-Reparaturmechanismen und der Apoptose diskutiert.

In einer randomisierten, doppelblinden und placebokontrollierten Multizenterstudie an 1312 Hautkrebspatienten konnte durch die tägliche Gabe von 200 µg Selen (Selenhefetablette) über einen Zeitraum von durchschnittlich 4,5 Jahren das Wiederauftreten von Basalzellkarzinomen bzw. Plattenepithelkarzinomen nicht verringert werden. Allerdings führte die Supplementierung in der Selen-Gruppe zu einem drastischen Rückgang der Krebsmortalität um 50 %. Auch die Inzidenz häufiger Sekundärkrebsarten wie Lungenkrebs (um 45 %), Prostatakrebs (um 63 %) und Kolonkrebs (um 58 %) wurde signifikant reduziert (3). Ein weiteres Ergebnis dieser Studie war ein um 20 bis 25 % vermindertes Auftreten von Herzerkrankungen in der Selengruppe.

Neben der Tumorprophylaxe spielt Selen eine wichtige Rolle in der Tumortherapie. Tumorpatienten weisen verminderte Blutselengehalte und verminderte GSH-Px-Aktivitäten in den Erythrozyten und im Plasma auf. Chemo- und Strahlentherapie verschlechtern zusätzlich die antioxidative Kapazität, da die zytostatische Wirkung vieler Chemotherapeutika über die Bildung von Sauerstoffradikalen vermittelt wird. Die adjuvante Gabe von Selen verbessert die Verträglichkeit und reduziert die Nebenwirkungsrate einer Chemo- oder Strahlentherapie. Durch Selen lässt sich die Nebenwirkungsrate von Chemotherapeutika herabsetzen, ohne dass gleichzeitig ihre zytostatische Wirkung vermindert wird. Beispielsweise kann Selen die Kardiotoxizität von Adriamycin (4) und die Nephrotoxizität von Cisplatin (5) verringern. Selen steigert die zelluläre Immunität, reduziert die oxidative Belastung, verbessert das Allgemeinbefinden und die Lebensqualität der Patienten. Zur Prophylaxe von Tumorerkrankungen werden 100 bis 200 µg Selen täglich empfohlen. In der Tumortherapie werden 200 bis 1000 µg Selen pro Tag, zum Teil auch mehr, gegeben. Selen sollte schon perioperativ und auch während der Chemo- und Strahlentherapie eingesetzt werden.

Rheumatische Erkrankungen

Zahlreiche Studien haben gezeigt, dass Patienten mit rheumatischen Erkrankungen meist erniedrigte Selenplasmaspiegel aufweisen im Vergleich zu gesunden Kontrollpersonen. Die selenabhängige Glutathionperoxidase entgiftet nicht nur Sauerstoffradikale, sondern vermindert auch die Bildung von Entzündungsmediatoren. Da entzündliche rheumatische Erkrankungen mit einem erhöhten oxidativen Stress verbunden sind, sollte neben Selen (100–200 µg/Tag) die zusätzliche Gabe anderer antioxidativ wirkender Mikronährstoffe wie Vitamin C und E erfolgen.

Schwermetallbelastung

Selen spielt eine wichtige Rolle bei der Entgiftung von Schwermetallen wie Cadmium, Quecksilber und Blei. Es wirkt protektiv bei Quecksilberbelastungen des Organismus durch Amalgam und wird daher häufig im Rahmen einer Amalgamsanierung eingesetzt.

Immunschwäche

Ein ausgewogener Selenstatus ist für die Aufrechterhaltung eines optimal funktionierenden Immunsystems essenziell. Selenmangel beeinträchtigt die humorale und zelluläre Immunität und erhöht die Infektanfälligkeit. Bei HIV-Infektionen sind die GSH-Spiegel in den Lymphozyten reduziert. Oxidativer Stress steigert die Aktivität des HIV-Virus und die Krankheitsprogression. HIV-Infizierte mit Selenmangel haben ein deutlich erhöhtes Mortalitätsrisiko im Vergleich zu HIV-Infizierten mit gutem Selenstatus. Zur Substitution werden bei Immunschwäche und HIV-Infektionen täglich 100 bis 200 µg Selen empfohlen.

Dialyse

Dialysepatienten weisen häufig stark erniedrigte Selenspiegel und Glutathionperoxidase-Aktivitäten im Plasma auf. Der Selenmangel wird bei Dialysepatienten in erster Linie auf eine unzureichende Zufuhr durch die Einhaltung einer festgelegten Diät zurückgeführt. Man nimmt an, dass die bei Dialysepatienten vermehrt auftretenden Herz-Kreislauf-Erkrankungen im Zusammenhang mit dem schlechten Selenstatus stehen. Aufgrund der zytoprotektiven und antioxidativen Eigenschaften sollte deshalb bei Dialysepatienten grundsätzlich auf eine ausreichende Selensubstitution geachtet werden.

Akute und chronische Pankreatitis

Bei der Entstehung einer akuten Pankreatitis spielt auch die durch freie Radikale induzierte Lipidperoxidation eine ätiologische Rolle. In einer klinischen Studie an Patienten mit akuter nekrotisierender Pankreatitis führte die adjuvante Therapie mit täglich 500 µg Selen (Natriumselenit) und 1500 mg Vitamin E zu einem dramatischen Rückgang der Sterberate. In der Kontrollgruppe verstarben 8 von 9 Patienten. In der Selen-Gruppe verstarb kein Patient (6)(7). Bei akuter Pankreatitis wird Selen in Dosierungen von 500 µg bis 1000 µg pro Tag eingesetzt. Dadurch können Spätfolgen vermindert und die Überlebensrate verbessert werden.

Weitere Anwendungsgebiete

Lebererkrankungen, Katarakt, Knochenmarkstransplantationen (KMT), Morbus Crohn, Colitis ulcerosa, Multiple Sklerose, Nierenerkrankungen, parenterale Ernährung, Phenylketonurie, Verbrennungen.

Nebenwirkungen

Zur Aufrechterhaltung optimaler Gesundheit wird eine tägliche Selenaufnahme zwischen 50 und 200 µg empfohlen. Der obere Sicherheitsbereich dürfte zwischen 400 und 500 µg pro Tag liegen. In der Therapie können kurzfristig bis 1000 µg pro Tag bedenkenlos gegeben werden. Bei chronischer Selenüberdosierung können Symptome wie Haarausfall, brüchige Fingernägel, Hautveränderungen, Übelkeit, Erbrechen und knoblauchartiger Atemgeruch (Selen wird als Dimethylselenid abgeatmet) auftreten.

Wechselwirkungen

Anorganische Selenverbindungen wie Natriumselenit können durch Reduktionsmittel wie Vitamin C zu elementarem Selen reduziert werden. Elementares Selen ist in wässrigem Milieu unlöslich und damit nicht mehr bioverfügbar. Organische Selenverbindungen wie Selenomethionin sollen dagegen nicht durch Vitamin C reduziert werden können und damit auch nicht in ihrer Bioverfügbarkeit beeinflusst werden.

Referenzen

(1) Rayman, Margeret, P., Dietary selenium: Time to act. British Medical Journal, 314, 387–388, 1997.
(2) Salonen, J. T., et al., Relationship of serum selenium and antioxidants to plasma lipoproteins, platelet aggregability and prevalent ischaemic heart disease in Eastern Finnish men. Atherosclerosis, 70, 155–160, 1988.
(3) Clark, L. C., Combs, G. F. Jr., Turnbull, B. W., et al., Effects of selenium supplementation for cancer prevention in patients with carcinoma of the skin: A randomized controlled trial. Journal of the American Medical Association (JAMA), 276 (24), 1957–1963, 1996.
(4) Coudray, C., et al., Selenium supplementation decreases the pro-oxidant and cardiotoxicity effects of adriamycin in the rat. Redox Report, 2 (5), 323–332, 1996.
(5) Hu, Ya-Jun, et al., The protective role of selenium on the toxicity of cisplatin-contained chemotherapy regimen in cancer patients. Biological Trace Element Research, 56, 331–341, 1997.
(6) Kuklinski, Bodo, et al., Akute Pankreatitis – Eine „Free Radical Disease". Letalitätssenkung durch Natriumselenit-Therapie. Zeitschrift für die gesamte Innere Medizin, 46, 145–149, 1991.
(7) Matthew, Prasad, M.D., Antioxidants in hereditary pancreatitis. The American Journal of Gastroenterology, 91 (8), 1558–1562, 1996.

4.3.2 Zink

Physiologische Bedeutung

Zink ist neben Eisen mengenmäßig das zweithäufigste Spurenelement im menschlichen Organismus. Der Körper eines Erwachsenen enthält etwa 2 bis 3 g Zink, das vor allem in den Haaren, Hoden, Knochen, Muskeln, Ovarien, Prostata und in den Inselzellen des Pankreas in hoher Konzentration vorkommt. Zink ist Bestandteil von mehr als 300 Enzymsystemen und damit an einer Vielzahl elementarer Stoffwechselreaktionen beteiligt. Einige der wichtigsten zinkabhängigen Enzyme sind nachfolgend genannt:

- Die Folsäuredekonjugase baut die in der

Nahrung enthaltenen Folsäure-Polyglutamatverbindungen zu resorbierbaren und bioverfügbaren Monoglutamatverbindungen ab.

- Die δ-6-Desaturase wandelt die Ω-6-Fettsäure Linolsäure in γ-Linolensäure (GLA) um, die wiederum in entzündungshemmende Prostaglandine umgewandelt werden kann.
- Die Alkoholdehydrogenase ist an der Alkoholentgiftung in der Leber beteiligt.
- Die Retinoldehydrogenase spielt eine zentrale Rolle im Vitamin A-Stoffwechsel.
- Die Carboanhydrase reguliert den CO_2-Transport in den Erythrozyten (Säure-Basen-Haushalt).
- Die-Glutamatdehydrogenase ist an der Harnstoffsynthese beteiligt.

Im Protein- und Nukleinsäurestoffwechsel spielt Zink eine zentrale Rolle. Es stabilisiert die Strukturen von RNA, DNA und Ribosomen. Eine Reihe von Enzymen der Nukleinsäuresynthese sind zinkabhängig, wie z. B. DNA- und RNA-Polymerase, Thymidinkinase, reverse Transkriptase und Ribonuklease. Ohne Zink sind Zellteilung, Proteinbiosynthese und Wachstum nicht möglich.

Zink wirkt immunstimulierend und antiviral (Interferon-Produktion steigt). Es fördert die Antikörperproduktion und steigert die zellvermittelte Immunantwort. Das Thymushormon Thymulin stimuliert die Aktivität und Differenzierung der T-Lymphozyten. Thymulin ist in seiner Funktionsfähigkeit streng zinkabhängig (1), da es nur in Form eines Zink-Thymulin-Komplexes physiologisch aktiv ist. Bei einem Zinkmangel sind die Konzentrationen des Zink-Thymulin-Komplexes im Plasma deutlich reduziert. Dadurch wird die Proliferation immunkompetenter Zellen gestört und die Infektanfälligkeit erhöht. Eine Zinksubstitution ist daher bei Störungen des Immunsystems wie z. B. grippalen Infekten, Krebs und HIV-Infektionen von besonderer Bedeutung.

Tab. 4.6: Zinkgehalt ausgewählter Nahrungsmittel

Nahrungsmittel	Zinkgehalt (mg/100 g)
Austern	6,5 bis 160
Schweineleber	6,35
Haferflocken	4,1
Kalbfleisch	3
Fettkäse	2,9
Blumenkohl	0,25

Zink ist am Stoffwechsel der Schilddrüsenhormone, der Sexualhormone, der Wachstumshormone, des Insulins und der Prostaglandine beteiligt.

Zink wird als Bestandteil des Enzyms Superoxiddismutase (SOD) antioxidative Eigenschaften zugeschrieben. Das cysteinreiche Protein Metallothionein lässt sich durch Zink induzieren und wirkt dann ebenfalls antioxidativ.

Zinkbedarf und -resorption

Die Deutsche Gesellschaft für Ernährung empfiehlt für Erwachsene eine tägliche Zufuhr von 7–10 mg Zink, für Schwangere bzw. Stillende 10 bzw. 11 mg Zink! Der tägliche Bedarf kann in der Regel durch eine ausgewogene Ernährung gedeckt werden (siehe Tab. 4.6). Allerdings werden nur 10 bis 30 % des mit der Nahrung aufgenommenen Zinks tatsächlich resorbiert, der Rest wird unverändert ausgeschieden.

Zink wird im Duodenum und Jejunum carriervermittelt aufgenommen. Organische Zinkverbindungen, wie Aspartate, Orotate und Picolinate (2) besitzen eine gute Bioverfügbarkeit und sind daher für eine Zinksubstitution besser geeignet als anorganische Sulfate oder Chloride. Zink sollte entweder eine Stunde vor einer Mahlzeit oder am besten abends vor dem Schlafengehen mit einem Glas Wasser eingenommen werden.

Ursachen für einen Zinkmangel

- Akute und chronische Gewebezerstörung z. B. nach Operationen, nach Verbrennun-

gen, bei Hautgeschwüren, nach Herzinfarkt
- Alter
Alte Menschen weisen neben einem Mangel an Vitaminen der B-Gruppe besonders häufig einen Zinkmangel auf.
- Arzneimittel
Antazida, Kontrazeptiva, Glucocorticoide, Diuretika, Lipidsenker, Tetracycline
- Erhöhter Bedarf in Schwangerschaft und Stillzeit
- Erkrankungen wie Diabetes mellitus, Nieren- und Lebererkrankungen (alkoholische Leberzirrhose, Hämodialyse)
- Resorptionsstörungen
Acrodermatitis enteropathica, Erbrechen, Diarrhöen
- Chronisch-entzündliche Darmerkrankungen (Morbus Crohn, Colitis ulcerosa) Verminderte Aufnahme (Übelkeit, Appetitlosigkeit), erhöhte Verluste (Durchfälle, Malabsorption)
- Ernährung
Calcium- und phosphatreiche Lebensmittel; Zufuhr großer Mengen an Phytinsäure (z. B. Soja), dem Hexaphosphorsäureester des Myo-Inositols, die mit Eisen und Zink nicht resorbierbare Komplexe bildet.
- Leistungssport
Hoher Verlust über den Schweiß!
- Schwermetall-Vergiftungen, Amalgam
- Unzureichende Zufuhr
Kleinkinder und Jugendliche
- Chemo- und Strahlentherapie.

Mangelsymptome

- Auge: Hell-Dunkeladaptionsstörungen
- Haut und Haare
Wundheilungsstörungen, erythematöse und pustulöse Veränderungen, Haarausfall
- Nägel
Veränderungen an den Nägeln in Form weißer Flecken
- ZNS
Depressionen, Hyperaktivität, Lernschwäche, Phobie, Lethargie

- Immunsystem
Reduzierte Thymulinspiegel, verminderte Antikörperproduktion, erhöhte Infektanfälligkeit
- Kraftlosigkeit, chronische Müdigkeit
- Appetitlosigkeit, Geruchs- und Geschmacksstörungen, Magersucht
- Wachstumsstörungen
- Kachexie, starker Gewichtsverlust (bei AIDS, Krebs)
- Verzögerung der sexuellen Reife, Potenzstörungen.

Anwendungsgebiete

Alter

Alte Menschen weisen besonders häufig eine Unterversorgung mit Zink auf. Ein Mangel an Zink kann die altersbedingte Immunschwäche verstärken und die Entwicklung degenerativer Erkrankungen fördern. In einer Studie an Altersheimbewohnern konnte durch die tägliche Gabe von 20 mg Zink über einen Zeitraum von drei Monaten die Zahl der CD4-Zellen und der zytotoxischen T-Lymphozyten deutlich gesteigert werden (3).

Diabetes mellitus

Diabetiker weisen sehr häufig eine Unterversorgung mit Zink auf. Ursache ist eine reduzierte Resorptionsrate und eine zwei- bis dreifach erhöhte Zinkausscheidung unter Glukosurie-Bedingungen (4). Bei Zinkmangel ist die Glucoseverwertung, die Insulinsensitivität und die Aktivität zinkabhängiger Enzyme des Kohlenhydratstoffwechsels beeinträchtigt. In den Betazellen der Bauchspeicheldrüse wird Insulin als Zink-Insulin-Komplex gespeichert. Bei einer Unterversorgung mit Zink sinkt die Menge des Komplexes überproportional ab, so dass die Insulinproduktion und Insulinsekretion reduziert ist. Zur Substitution beim Diabetiker werden 15 bis 25 mg Zink täglich als Aminosäurechelat in Kombination mit einem Vitamin B-Komplex empfohlen.

Haarausfall

Zink spielt eine wesentliche Rolle im Stoffwechsel des Cysteins, der wichtigsten Aminosäure für den Aufbau des Haarkeratins. Bei Zinkmangel ist das Haar häufig dünn, farblos und brüchig. Neben den Haaren können sich auch Veränderungen an den Nägeln in Form weißer Flecken bemerkbar machen. In der Schwangerschaft und Stillzeit bildet der mütterliche Organismus mehr Picolinsäure, um eine ausreichende Versorgung des Feten bzw. des Neugeborenen mit Zink und anderen essenziellen Spurenelementen zu gewährleisten. Der frühkindliche Zinkstatus wird auf Kosten der mütterlichen Versorgung aufrecht gehalten. Ein bei jungen Müttern nach der Geburt auftretender Haarausfall kann mit einem Zinkdefizit im Zusammenhang stehen.

Bei Haarausfall (Alopezia areata und diffusa) wird eine tägliche Zinksubstitution von 15 bis 25 mg zusammen mit Biotin (2,5 bis 5 mg/Tag), einem Vitamin-B-Komplex (50 bis 100 mg/Tag) und den schwefelhaltigen Aminosäuren Cystein (100–200 mg/Tag) und Methionin (100 mg/Tag) über einen Zeitraum von etwa 3 bis 6 Monaten empfohlen. Da Vitamin B_6 die Umwandlung von Tryptophan in Picolinsäure fördert, hängt die Zinkverwertung des Organismus auch von der Vitamin B_6-Versorgung ab!

Hauterkrankungen

Eine ausreichende Proteinsynthese ist Voraussetzung für alle Zellteilungs- und Wachstumsvorgänge. Von einem Zinkmangel sind daher vor allem Zellsysteme mit hoher Zellteilungsrate wie Hautzellen, Haarwurzelzellen und immunkompetente Zellen betroffen. Neben seiner wichtigen Funktion im Protein- und Nukleinsäurestoffwechsel spielt Zink im Stoffwechsel der essenziellen Fettsäuren eine bedeutende Rolle. Die Ω-6-Fettsäure Linolsäure wird mit Hilfe des zinkabhängigen Enzyms δ-6-Desaturase in γ-Linolensäure (GLA) umgewandelt, die wiederum in entzündungshemmende Prostaglandine umgewandelt werden kann.

Die **Acrodermatitis enteropathica** ist eine angeborene Zinkmangelkrankheit, die ihre Ursache in einer verminderten Zinkresorption im Darm hat. Diese Erkrankung tritt häufig bei Säuglingen nach der Umstellung von Muttermilch auf Kuhmilch auf (5). Nach Gabe von Muttermilch gehen die Symptome häufig wieder zurück. Kinder mit AE zeigen zum Teil eine starke Änderung im zellulären Tryptophanstoffwechsel und scheiden abnormale Tryptophanmetaboliten aus (6). Auch sind die Picolinsäure-Plasmaspiegel bei gesunden Kindern deutlich höher als bei Kindern mit AE. Die AE äußert sich in Symptomen wie massive ekzematöse Hautveränderungen, gastrointestinale Störungen, Wachstumsverzögerung, Haarausfall und Immunschwäche. Unbehandelt kann diese Erkrankung tödlich verlaufen. Die Therapie erfolgt mit einer hochdosierten Zinksubstitution von 100 mg bis 200 mg täglich.

Einige Studien belegen die positiven Wirkungen einer oralen Zinktherapie bei der Behandlung der **Akne** (v. a. entzündliche Akneformen) (7)(8). Zum einen sind Zink und Vitamin A für eine normale Epithelisierung essenziell, und zum anderen ist Zink für den Vitamin A-Stoffwechsel unentbehrlich. Das in den Leberspeichern befindliche Vitamin A kann nur unter Beteiligung eines Retinol-bindenden Proteins (RBP) zu den jeweiligen Zielorganen transportiert werden. Die Synthese des RBP ist zinkabhängig. Zink hemmt die Talgsekretion und das Wachstum von Propionibacterium acnes und Staphylococcus aureus. Zink inhibiert die 5-α-Reduktase in der Haut und damit die Umwandlung von Testosteron in das Talgdrüsenstimulierende Hormon 5-Dihydrotestosteron. Zur adjuvanten Aknetherapie werden täglich 20 bis 60 mg (zum Teil mehr) Zink empfohlen.

Neurodermitis und **Psoriasis** sind weitere Erkrankungen, bei denen ein positiver Einfluss einer Zinksubstitution als gesichert gilt. Bei beiden Erkrankungen liegt auch eine Störung des Prostaglandinstoffwechsels vor. Gerade bei Kindern, die immer häufiger unter allergischen Hauterkrankungen leiden, ist der Versuch einer Zinktherapie durchaus lohnenswert!

Immunsystem

Erkältungskrankheiten. Zinkmangel ist mit einer beeinträchtigten Immunantwort und erhöhten Infektanfälligkeit verbunden. Zink besitzt, wie auch Vitamin C, eine antivirale Wirkung, besonders auf einige Formen von Rhinoviren, die häufig an der Entstehung einer Erkältung beteiligt sind. Zink bindet wahrscheinlich an die Carboxylgruppen der Hüllproteine von Rhinoviren. Dadurch können diese nicht mehr an Oberflächenproteine der Gewebe andocken und in die Wirtszelle eindringen. Die weitere Virusvermehrung wird dadurch gestoppt (9)(10). Da der antivirale Effekt durch den direkten Kontakt freier Zinkionen mit der Virusoberfläche zustande kommt, verwendet man in den USA Zinklutschtabletten (z. B. bei Halsschmerzen), sogenannte „Lozenges", die man alle 2 h langsam im Mund zergehen lässt. Als Alternative zu Lutschtabletten empfiehlt sich die Verwendung von Zinkbrausetabletten, mit denen nach dem Auflösen und vor dem Schlucken gegurgelt werden sollte (5 × täglich 10 mg Zink, ca. 4–5 Tage lang).

Krebs. Aufgrund der stimulierenden Wirkung auf das Immunsystem ist eine Zinksubstitution auch in der Krebstherapie nicht ohne Bedeutung. Zink stärkt die zelluläre Immunfunktion bei Krebspatienten. Die Zahl der T-Helfer- und Suppressorzellen sowie die körpereigene Interferonbildung wird erhöht. Zink stimuliert polymorphkernige Neutrophilen zur Ausschüttung reaktiver Sauerstoffspezies, die bakterizid und antitumoral wirken (11). In der adjuvanten Krebstherapie werden 15 bis 25 mg Zink pro Tag empfohlen.

AIDS. Unter Zinksubstitution wird bei Patienten mit AIDS eine Stabilisierung des Körpergewichtes, Zunahme der CD4-(Helfer)-Zellen und Erhöhung der aktiven Zink-Thymulin-Komplexe im Plasma beschrieben. Die Häufigkeit opportunistischer Infektionen durch Pneumocystis carinii und Candida wird reduziert (12). Bei HIV-Infektionen und AIDS wird eine tägliche Substitution von 15 bis 20 mg Zink empfohlen.

Infertilität

Zinkmangel führt beim Mann zu einer verminderten Spermienqualität und einer verringerten Spermienbeweglichkeit.

Katarakt und Makuladegeneration

Das Auge weist im Vergleich zu anderen Geweben eine relativ hohe Zinkkonzentration auf. Bei der Kataraktgenese spielt auch eine verminderte Glucoseverwertung mit ihren Folgereaktionen eine wichtige Rolle. Ein Zinkmangel kann zur Aktivitätsabnahme einiger Schlüsselenzyme des Kohlenhydratabbaus in der Linse und damit längerfristig zu morphologischen Veränderungen führen. Über Enzymsysteme des Vitamin A-Stoffwechsels ist Zink direkt am Sehvorgang beteiligt (z. B. bei der Hell-Dunkeladaptation) (13)(14). Die für den Sehvorgang erforderliche Umwandlung von Retinol in Retinal ist nur über die zinkabhängige Retinol-Dehydrogenase möglich. Der Transport von Retinol aus der Leber in die Peripherie kommt nur zustande, wenn sich der Retinol-RBP-Komplex in Gegenwart ausreichend hoher Zinkkonzentrationen bilden kann. So wird beim Menschen über eine gestörte Dunkeladaptation sowohl bei Vitamin A-Mangel als auch bei Zinkmangel berichtet.

Patienten mit Katarakt weisen deutlich erniedrigte Zinkplasmaspiegel auf im Vergleich zu altersgleichen Kontrollgruppen. Eine Untersuchung ergab, dass die Zinkeinnahme von gesunden Personen über 65 Jahren weniger als 66 % der RDA-Empfehlungen betrug, das bedeutet, dass eine Zinksupplementierung besonders für ältere Menschen wichtig ist. Die Zinkkonzentration im retinalen Pigmentepithel nimmt mit zunehmendem Alter ab, und dieser Abfall scheint bei der retinalen Degeneration eine Rolle zu spielen. Bei Augenerkrankungen wie senilem Katarakt oder altersbedingter Makuladegeneration (AMD) ist eine Zinksubstitution (15 bis 25 mg/Tag) immer empfehlenswert.

Operationen, Wundheilung und Verbrennungen

Der Prozess der **Wundheilung** ist mit einer erhöhten Zellteilung und verstärkten Proteinsynthese verbunden. Großflächige Wundflächen, wie sie z. B. bei Verbrennungen auftreten, sind Ursache für einen erhöhten Zinkverlust. Zink fördert durch seinen Einfluss auf die Zellteilung sehr stark den Wundheilungsprozess (15). Man sollte daher gerade nach Operationen auf eine ausreichende Zinkversorgung des Körpers achten.

Bei **ischämischen und venösen Ulzera** führt eine Zinksubstitution zu deutlich schnelleren Abheilungsraten. Dies spielt vor allem für Diabetiker eine Rolle, bei denen häufig Unterschenkelgeschwüre und Wundheilungsstörungen auftreten.

Eine Zinksubstitution hat sich auch bei der Behandlung von peptischen Erkrankungen wie **Ulcus ventriculi** bewährt (16). Zink vermindert die bei Vaguserregung erfolgende Histaminfreisetzung aus Mastzellen und anderen histaminbildenden Zellen. Zusätzlich fördert es die Regeneration der geschädigten Magen-Darm-Schleimhaut.

Weitere Anwendungsgebiete

M. Crohn und Colitis ulcerosa, Lebererkrankungen (Leberzirrhose), Herpes-Infektionen, Herz-Kreislauf-Erkrankungen, Hypoglykämie, M. Wilson (Kupferspeicherkrankheit), Osteoporose, Rheuma, Schwangerschaft, Schwermetallvergiftung, Sanierung von Dentalamalgamen, psychische Erkrankungen, benigne Prostatahyperplasie (BPH).

Nebenwirkungen

Bei Überdosierung treten Metallgeschmack, Kopfschmerzen, Übelkeit, Diarrhö und Erbrechen auf. Daneben wird bei exzessiver Zinkzufuhr (150 bis 300 mg/Tag) über Immunsuppression (17) und Störungen im Stoffwechsel der Lipoproteine (Senkung der HDL-Spiegel) berichtet (18).

Wechselwirkungen

Zink, Eisen, Kupfer und Calcium stören sich gegenseitig bei der intestinalen Aufnahme. Die gleichzeitige Gabe von Zink und Eisensalzen führt zu einer verminderten Zinkresorption. Entsprechende Präparate sollten daher zeitversetzt eingenommen werden. Vitamin B_6 steigert die Bioverfügbarkeit von Zink.

Aufgrund der intestinalen Interaktion kann Zink die Bioverfügbarkeit von Kupfer beeinträchtigen. Eine langfristige Zinktherapie (Dosierungen von 50 mg Zink/Tag und mehr) kann einen Kupfermangel hervorrufen (19) und zur Ausbildung einer hypochromen Anämie führen. Bei lang andauernder Zinksubstitution in hohen Dosen wird ein Zink:Kupfer-Verhältnis von etwa 10:1 empfohlen. Die Kupferaufnahme sollte dabei jedoch 3 mg pro Tag nicht überschreiten.

Der Selenstatus wird bei übermäßiger Zinkzufuhr beeinträchtigt. Gleichzeitige Einnahme von Zink und Tetracyclinen vermindert die Resorption und Wirksamkeit der Tetracycline.

Gegenanzeigen

Autoimmunprozesse, (insbesonders Immunenzephalitiden), akutes Nierenversagen, schwere Nierenparenchymschäden.

Referenzen

(1) Dardenne, M., et al., A zinc-dependent epitope on the molecule of thymulin, a thymic hormone. Proceedings of the National Academy of Sciences, USA, 82, 7035–7038, 1985.

(2) Barric, S. A., Wright, J. V., Pizzorno, J. E., Kutter, B. and Barron, P. C., Comparative absorption of zinc picolinate, zinc citrate and zinc gluconate in humans. Agents and Actions, 21, 223–228, 1987.
(3) Fortes, C., et al., The effect of zinc and vitamin A supplementation on immune response in an older population. Journal of the American Geriatric Society, 46, 19–26, 1998.
(4) Sandstead, Harold, H. and Egger, Norman G., Is zinc nutriture a problem in persons with diabetes mellitus? American Journal of Clinical Nutrition. 66, 681–682, 1997.
(5) Krieger, I., Cash, R. et al., Picolinic acid in acrodermatitis enteropathica: Evidence for a disorder of tryptophan metabolism. Journal of Pediatric Gastroenterology and Nutrition. 66, 62–68, 1984.
(6) Evans, G. W. and P. E. Johnson, Characterization and quantitation of a zinc-binding ligand in human milk. Pediatric Research. 14, 876–880, 1980.
(7) Michaelsson et al., Serum zinc and retinol-binding protein in acne. British Journal of Dermatology, 96 (3), 283–286, 1977.
(8) Michaelsson et al., A double blind study of the effect of zinc and oxytetracycline in acne vulgaris. British Journal of Dermatology, 97 (5), 561–566, 1977.
(9) Eby, G. A., Davis, D. R. and Halcomb, W. W., Reduction in duration of common colds by zinc gluconate lozenges in a double blind study. Antimicrob. Agents Chemother., 25, 20–24, 1984.
(10) Eby, George, A., Linearity in dose-response from zinc lozenges in treatment of common colds. Journal of Pharmaceutical Technology. 11, 110–122, 1995.
(11) Weide, Mel, et al., Study of immune function of cancer patients influenced by supplemental zinc or selenium-zinc combination. Biological Trace Element Research, 28 (1), 11–20, 1991.
(12) Mocchegiani, E., et al., Benefit of oral zinc supplementation as an adjunct to zidovudine (AZT) therapy against opportunistic infections in AIDS. International Journal of Immunology, 17 (9), 719–727, 1995.
(13) Bhat, K. S., Plasma calcium and trace metals in human subjects with mature cataract. Nutr. Rep. Int., 37, 157–163, 1988.
(14) Leopold, I. H., Zinc deficiency and visual impairment. American Journal of Ophtalmology, 85, 871–875, 1978.
(15) Faure, Henn, et al. Parenteral Supplementation with zinc in surgical patients corrects postoperative serum zinc drop. Biological Trace Element Research, 30, 37–46, 1991.
(16) Frommer, D. J., The Healing of gastric ulcers by zinc sulphate. Med. J. Aust., 2, 793, 1975.
(17) Chandra, R. K., Excessive intake of zinc impairs immune response. Journal of the American Medical Association (JAMA), 252, 1443–1446, 1984.
(18) Hooper, P. L., et al., Zinc lowers high-density lipoprotein-cholesterol levels. Journal of the American Medical Association, (JAMA), 240, 1960–1961, 1980.
(19) Dörner, K., et al., Zinc induced copper deficiency. Gastroenterology, 94, 508–512, 1988.

4.3.3 Eisen

Physiologische Bedeutung

Das Übergangsmetall Eisen ist quantitativ das wichtigste Spurenelement in unserem Körper. Seine Hauptaufgabe besteht im Transport von Sauerstoff und Elektronen. Der menschliche Organismus enthält etwa 3 bis 5 g Eisen. Davon sind 60 bis 70 % im Hämoglobin gebunden, das den Sauerstofftransport von der Lunge zu den Geweben sowie den Kohlendioxidtransport von den Geweben zur Lunge reguliert. 10 bis 20 % des Eisens sind über Ferritin und Hämosiderin in der Leber, der Milz und dem Knochenmark gespeichert (Speichereisen). Im Blutplasma wird Eisen über Bindung an das Protein Transferrin transportiert (Transportform), das auch an der Regulierung der unspezifischen Abwehr beteiligt ist. 3 bis 5 % des Eisens liegen an Myoglobin gebunden vor, dem roten Muskelfarbstoff, und etwa 10 % in Form eisenhaltiger Enzyme. Über Cytochrome, Katalasen und Peroxidasen ist Eisen auch an der zellulären Energiegewinnung (mitochondriale Atmungskette), der Biotransformation von Xenobiotika und an der Entgiftung zellschädigender Sauerstoffradikale und Peroxide beteiligt.

Eisenbedarf und -resorption

Die deutsche Gesellschaft für Ernährung empfiehlt für erwachsene Männer und Frauen eine tägliche Eisenzufuhr von 10 bzw. 15 mg. Mit einem täglichen Bedarf von 30 mg ist der Eisenbedarf von Schwangeren doppelt so hoch wie der normale Eisenbedarf der Frau. (Zum Eisengehalt in der Nahrung siehe Tab. 4.7).

Zur peroralen Substitution sollten aufgrund ihrer wesentlich höheren Bioverfüg-

Tab. 4.7: Eisengehalt ausgewählter Nahrungsmittel

Nahrungsmittel	Eisengehalt (mg pro 100 g)
Schweineleber	15,8
Linsen	7,5
Miesmuscheln	5,1
Spinat	4,1
Roastbeef	2

barkeit und besseren Verträglichkeit nur zweiwertige Eisensalze verwendet werden. Besonders zweiwertige Eisensalze in Form organischer Chelate, wie Glycinate oder Glukonate werden gut resorbiert. Die gleichzeitige Einnahme von Vitamin C verbessert zusätzlich die Bioverfügbarkeit.

Die Eisenresorption erfolgt im Duodenum und oberen Jejunum, wobei die Resorptionsrate durch ein aktives Transportsystem gesteuert wird. Leeren sich die Eisenspeicher, steigt die normale Resorptionsquote von 5 bis 10 % auf ca. 30 bis 50 % an, bei drohender Eisenüberladung fällt sie hingegen ab. Nach erfolgter Resorption wird Eisen entweder in den Darmepithelzellen gespeichert oder ins Blut abgegeben. Im Blut wird es, nach Oxidation in die dreiwertige Form, an Transferrin gebunden.

Die Bindung an Transferrin ist von besonderer physiologischer Bedeutung, da freies Eisen schon in sehr geringen Konzentrationen toxisch wirkt. Als Übergangsmetall kann Eisen (Pro-oxidans) die Bildung freier Sauerstoffradikale induzieren (Fenton-Reaktion) und dadurch Schäden an Zellmembranen und Zellorganellen verursachen. Transferrin dient somit nicht nur als Transportprotein, sondern schützt auch Gewebe und Zellen vor den oxidierenden und toxischen Wirkungen freier Eisenionen.

Ursachen für einen Eisenmangel

Die Eisenmangelanämie ist weltweit die häufigste Mikronährstoffmangelerkrankung überhaupt. Besonders Menschen in Entwicklungsländern sind aufgrund einer Proteinmangelernährung betroffen. In den westlichen Industrienationen ist die Häufigkeit deutlich geringer. Zu den Faktoren, die an der Entwicklung eines Eisenmangels beteiligt sind, gehören:

- Arzneimittel
  Antazida, Tetracycline, Colestyramin, okkulte Blutungen im Magen-Darm-Trakt durch dauerhafte Anwendung von NSAR
- Erhöhter Bedarf
  Schwangerschaft, Stillzeit, Wachstumsphase, Leistungssport
- Blutverluste
  Starke Menstruationsblutungen, Hämorrhoiden, Magen-Darm-Blutungen durch Geschwüre oder Karzinome
- Ernährung
  Diät, vegetarische Ernährung (Phytinsäure!). Nahrungsbestandteile im Getreide oder Gemüse wie Phytine, Oxalate oder Phosphate, aber auch Getränke mit einem hohen Gerbstoffanteil wie Kaffee oder Tee hemmen die Aufnahme.
- Schwangerschaft
  Eisenversorgung des Fetus und Blutverluste bei Geburt
- Resorptionsstörungen
  Anazidität, entzündliche Magen-Darm-Erkrankungen.

Mangelsymptome

Bei Eisenmangel sinkt der Anteil des Hämoglobins in den Erythrozyten. Die Erythrozyten werden kleiner und der Hämoglobinanteil pro Erythrozyt ist geringer als normal. Man spricht daher von einer hypochromen mikrozytären Anämie. Eine Anämie liegt vor, wenn der Hämoglobinanteil des Blutes beim Mann unter 13 g/dl und bei der Frau unter 12 g/dl sinkt. Schwere Mangelzustände sind in der Regel selten. Latenter Eisenmangel tritt jedoch relativ häufig auf, vor allem bei Frauen im gebärfähigen Alter. Die folgenden Symptome werden bei einer Eisenmangelanämie beobachtet:

- Appetitlosigkeit, Übelkeit, Obstipation
- Blässe der Haut und der Schleimhäute, Mundwinkelrhagaden, Entzündungen der Zunge, Schluckstörungen
- Rissige Haut, brüchige Nägel mit Rillenbildung, brüchige Haare, Haarausfall
- Müdigkeit, Muskelschmerzen, Konzentrationsschwäche, innere Unruhe
- Durch verminderte Sauerstofftransportkapazität erhöhter Puls und Atemnot bei körperlicher Belastung
- Kälteempfindlichkeit
- Erhöhte Infektanfälligkeit
  Bei Eisenmangel ist die Differenzierung und Proliferation immunkompetenter Zellen beeinträchtigt.
- Erniedrigte Ferritinspiegel
- Schwangerschaft
  Bei Eisenmangel steigt der Anteil an Frühgeburten, Neugeborene haben geringeres Geburtsgewicht.

Anwendungsgebiete

Das Hauptanwendungsgebiet sind Eisenmangelanämien. Diese entstehen bei:

- Erhöhtem Bedarf in der Schwangerschaft (Substitution zusammen mit Folsäure und Vitamin B_{12}) und im Wachstum
- Erhöhten Verlusten durch verstärkte Menstruationsblutungen oder Blutungen im Gastrointestinaltrakt
- Dialysepflichtige Niereninsuffizienz
- Leistungssport (z. B. Marathonläufer, Triathleten)
- Colitis ulcerosa und Morbus Crohn
- Häufigen Blutspenden.

Generell sollte eine Eisensubstitution nur nach gesicherter Diagnose eines Eisenmangels erfolgen. Einige Untersuchungen geben Hinweise darauf, dass eine zu hohe Eisenaufnahme mit einer gesteigerten oxidativen Belastung und dem vermehrten Auftreten sogenannter Free Radical Diseases, wie KHK und Krebs verbunden ist (1)(2). Obwohl Eisenmangel die zelluläre und humorale Immunreaktion beeinträchtigt, ist eine Eisensubstitution bei Patienten mit geschwächtem Immunsystem nicht unbedingt empfehlenswert. Insbesondere bei AIDS gibt es Hinweise, dass Eisen die Infektiosität verschiedener Erreger sogar erhöht und die Krankheitsprogression negativ beeinflusst (3). Bei älteren Menschen sollte sorgfältig nach der Ursache einer Eisenmangelanämie gesucht werden (Tumoren, Entzündungen, chronische Infekte). In den USA zählt Eisen zu den Hauptursachen für tödlich verlaufende Vergiftungen bei Kleinkindern (4). Bei Kleinkindern können schon Eisenmengen von 2 g (berechnet als Eisensulfat) tödlich sein (5)!

Nebenwirkungen, Wechselwirkungen und Gegenanzeigen

Bei oraler Applikation treten gastrointestinale Störungen wie Appetitlosigkeit, Übelkeit, Durchfall, Obstipation relativ häufig auf. Eisenpräparate können zu einer dunklen Verfärbung des Stuhls führen, die aber unbedenklich ist. Die intravenöse Applikation kann zu anaphylaktischen Reaktionen führen sowie Gelenk- und Muskelschmerzen verursachen.

Durch Antazida und Colestyramin wird die Eisenresorption beeinträchtigt. Bei gleichzeitiger Gabe von Eisen und Tetracyclinen oder Gyrasehemmern wird die Resorption beider Stoffe durch die Bildung schwerlöslicher Komplexe gehemmt. Eisen und Zink stören sich bei der Resorption.

Bei Eisenspeicherkrankheiten (Hämochromatose) und Eisenverwertungsstörungen (Bleianämie, sideroachrestische Anämie, Thalassämie) dürfen Eisenpräparate nicht angewendet werden.

Referenzen

(1) Salonen, J. T., et al., High stored iron levels are associated with excess risk of myocardial infarction in eastern finnish men. Circulation, 86, 803–811, 1992.

(2) Stevens, Richard, G., et al., Dietary effects on breast cancer. The Lancet, 338, 186–187, 1991.
(3) Boelaert, Johan, R., et al., Altered iron metabolism in HIV infection: Mechanisms, possible consequences, and proposals for management. Infectious Agents and Disease, 5, 36–46, 1996.
(4) Boschert, Sherry, Iron no. 1 cause of poisoning death in kids. Family Practice News, March 1, 62, 1996.
(5) Mutschler, Ernst, Arzneimittelwirkungen. 7. Auflage, Wissenschaftliche Verlagsgesellschaft mbH, Stuttgart, 1996.

4.3.4 Jod

Im Hinblick auf die Häufigkeit von Schilddrüsenerkrankungen nimmt Deutschland unter den Industrieländern eine Sonderstellung ein. Nach statistischen Hochrechnungen leidet fast jeder zweite Deutsche an einer Erkrankung der Schilddrüse. Die weitaus häufigste Schilddrüsenerkrankung ist der Jodmangelkropf (Struma), der bei 30 bis 40 % der Bevölkerung nachgewiesen wird. Ursache der Erkrankung ist in der Regel eine mangelhafte Versorgung mit dem essenziellen Spurenelement Jod.

Physiologische Bedeutung

Jod ist essenzieller Baustein für die körpereigene Synthese der Schilddrüsenhormone Thyroxin (T_4) und Triiodthyronin (T_3). Über die Nahrung aufgenommenes Jodid wird in den Schilddrüsenzellen (Thyreozyten) aktiv angereichert, durch das Enzym Thyreoperoxidase zu Jod oxidiert und anschließend in Tyrosinreste eingebaut. Durch die Kopplung zweier Dijodtyrosinmoleküle entsteht das Schilddrüsenhormon L-Thyroxin (T_4). Aus L-Thyroxin wird in der Leber durch das selenabhängige Enzym Typ-I-Thyroxin-5'-Dejodase Triiodthyronin (T_3), die eigentliche biologisch aktive Wirkform der Schilddrüsenhormone, gebildet. Die Schilddrüsenhormone erhöhen den Energieumsatz im gesamten Organismus. Sie beeinflussen den Stoffwechsel zahlreicher anderer Hormone, regulieren den Wärmehaushalt und steuern das Wachstum und die Organentwicklung (v. a. des Gehirns und der Knochen). Eine ausreichende Jodversorgung ist daher für die normale körperliche und geistige Entwicklung essenziell.

Bemerkenswert sind auch die für Jod in experimentellen Untersuchungen nachgewiesenen antioxidativen Eigenschaften. Jod ist wie das Enzym Superoxiddismutase (SOD) in der Lage Sauerstoffradikale zu neutralisieren und Sulfhydryl-Gruppe vor der Oxidation zu schützen. Jod trägt damit zur Stärkung des antioxidativen Schutzpotenzials bei und ist möglicherweise auch für die Prävention klassischer Zivilisationskrankheiten wie Arteriosklerose oder Katarakt von Bedeutung.

Jodbedarf

Die Deutsche Gesellschaft für Ernährung empfiehlt für Jugendliche und Erwachsene eine tägliche Jodaufnahme von 150 bis 200 µg, in der Schwangerschaft und Stillzeit sollten 230 bis 260 µg Jod pro Tag zugeführt werden (siehe Tab. 4.8). Die durchschnittliche Jodaufnahme in der deutschen Bevölkerung liegt allerdings nur bei etwa 100 µg pro Tag. Da eine ausreichende Zufuhr mit der Nahrung und über das Trinkwasser nicht möglich ist, sollte zur Vorbeugung eines Jodmangels generell jodiertes Speisesalz verwendet werden.

Ursachen für Jodmangel

- Ernährung
  Hauptursache für den ausgeprägten Jodmangel in Mitteleuropa ist der niedrige Jodgehalt der pflanzlichen und tierischen Nahrungsmittel. Die landwirtschaftlich

Tab. 4.8: Jodgehalt ausgewählter Nahrungsmittel

Nahrungsmittel	Jodgehalt (µg/100 g)
Steinbutt	500
Schellfisch	243
Kabeljau	170
Rotbarsch	99
Thunfisch	50

genutzten Böden in Mitteleuropa sind extrem jodarm, so dass eine ausreichende Jodversorgung über die Ernährung nicht gewährleistet ist. In Deutschland ist der Jodgehalt der Ackerböden durch die Auswaschungen in der Eiszeit extrem niedrig. Eine rein vegetarische Ernährung und Verzicht auf Seefisch fördern den Jodmangel. Hoher Kaffee- und Teekonsum (Rhodanid und Progoitrin) beeinträchtigen die Jodverwertung.
- Erhöhter Bedarf
Schwangerschaft, Stillzeit, Wachstum
- Verwertungsstörungen
Alkoholabusus, Rauchen
- Selenmangel beeinträchtigt den Stoffwechsel der Schilddrüsenhormone und kann eine Hypothyreose begünstigen.

Mangelsymptome

- Kropf (Struma)
Als essenzieller Bestandteil der Schilddrüsenhormone L-Thyroxin und Trijodthyronin führt ein Jodmangel zu einer gutartigen Vergrößerung der Schilddrüse, dem sogenannten Kropf oder euthyreoten Struma. Bei Jodmangel sinken die T_3- und T_4-Konzentrationen im Plasma ab. Die Hypophyse versucht nun durch vermehrte Produktion von Thyreotropin (TSH), das die Schilddrüsenhormonfreisetzung und die Thyroxinsynthese in der Schilddrüse stimuliert, den Mangel auszugleichen. Das führt zu gesteigertem Wachstum der Schilddrüse und in der Folge zur Bildung von Jodmangelstrumen. Neben der Struma äussert sich Jodmangel durch Abgeschlagenheit, Antriebslosigkeit, Gewichtszunahme, trockene Haut und Obstipation.
- Schwangerschaft
Jodmangel in der Schwangerschaft ist mit einer erhöhten Anzahl an Aborten und Totgeburten verbunden. Beim Embryo und Fetus führt Jodmangel zu irreversiblen Entwicklungsstörungen (Kretinismus: geistige Behinderung, Zwergwuchs).
- Neugeborene mit Jodmangel
Wachstumsverzögerungen, gestörte Psychomotorik, Skelettabnormalitäten
- Schulkinder
Lern- und Konzentrationsschwierigkeiten, verminderte Intelligenz
- Fettstoffwechselstörungen, Hyperlipidämie (T_3 erhöht die Anzahl der LDL-Rezeptoren und fördert die Lipolyse) (1)
- Verminderte Jodausscheidung über den Urin (Sollwert 150 µg/Tag).

Anwendungsgebiete

Prophylaxe des Jodmangelkropfes

Zur Kropfvorbeugung bei Jugendlichen und Erwachsenen wird eine Zufuhr von täglich 100 bis 200 µg Jod empfohlen.

Therapie der euthyreoten Struma

In der Therapie der euthyreoten Struma werden bei Kindern und Jugendlichen täglich 100 bis 200 µg Jod, bei Erwachsenen 300 bis 500 µg Jod empfohlen.

Präoperative Ruhigstellung vor Schilddrüsenresektion nach Plummer

In hoher Dosierung wird Jod kurzfristig als Thyreostatikum zur Operationsvorbeitung einer hyperthyreoten Struma eingesetzt. Jod verringert die Aktivität des proteolytischen Enzyms, das die Schilddrüsenhormone aus Thyreoglobulin freisetzt. Dadurch wird die Struma verkleinert und lässt sich besser operieren.

Schwangerschaft und Stillzeit

Aufgrund eines gesteigerten Grundumsatzes, einer Vergrößerung des Verteilungsvolumens und einer vermehrten Ausscheidung über die Nieren steigt in der Schwangerschaft der Tagesbedarf an Jod von 200 auf 230 µg an. Ab der 12. Schwangerschaftswoche beginnt zudem die fetale Schilddrüse mit der eigenen Hormonproduktion. Um einen Jodmangel zu vermeiden, empfiehlt sich die tägliche Gabe von 200 µg Jod zusätzlich zur Nahrung. Der Jodbedarf lässt sich keinesfalls durch die Verwendung von jodiertem Kochsalz abdecken, da Schwangere ohnehin die Kochsalzzufuhr wegen einer Neigung zu Ödemen reduzieren sollten.

Nebenwirkungen

Bei entsprechend veranlagten Patienten kann in seltenen Fällen eine sogenannte Jodallergie mit Fieber, Jodakne, Konjunktivitis und Bronchitis auftreten. Langandauernde Zufuhr von über 300 bis 1000 µg im Rahmen einer Kropfbehandlung kann bei Erwachsenen in Einzelfällen zu einer jodbedingten Schilddrüsenüberfunktion führen. Diese äussert sich in Symptomen wie Gewichtsverlust, starkes Schwitzen, hohe Herzfrequenz, Wärmeunverträglichkeit und Reizbarkeit.

Wechselwirkungen und Gegenanzeigen

Jodhaltige Präparate können die Wirksamkeit von Thyreostatika beeinträchtigen. Bei Schilddrüsenüberfunktion und Jodallergie dürfen jodhaltige Präparate nicht angewendet werden.

Referenzen

(1) Kung, A. W. C., et al., Elevated serum lipoprotein (a) in subclinical hypothyroidism. Clinical Endocrinology, 43, 445–449, 1995.

4.3.5 Fluor

Physiologische Bedeutung

Das Spurenelement Fluor ist für die Festigkeit der Knochen und die chemische und mechanische Stabilität der Zähne essenziell. Der größte Teil des Fluorbestandes im Körper (> 90 %) ist in den Knochen und den Zähnen gebunden. Fluoridionen werden im Austausch gegen OH-Ionen des Hydroxylapatits in den Knochen und den Zahnschmelz in Form des Fluorapatits eingebaut. Dadurch gewinnen Knochen und Zähne an Härte und chemischer Widerstandskraft. Fluorid steigert in hoher Dosierung auch die Aktivität der knochenbildenden Osteoblasten. Neben der Kariesprophylaxe wird Fluorid daher auch in der Osteoporosetherapie eingesetzt.

Karies gehört weltweit zu den häufigsten Erkrankungen des Menschen überhaupt. Bei der Kariesentstehung nimmt der bakterielle Zahnbelag (Plaque) eine zentrale Rolle ein. In den Plaques siedeln sich säurebildende Bakterien (z. B. *Streptococcus mutans*) an, die niedermolekulare und leicht vergärbare Kohlenhydrate (Saccharose, Glucose, Fructose) zu Säuren abbauen. Die Säuren lösen Hydroxylapatit aus dem Zahnschmelz und zerstören die Zahnoberfläche. Eine systematische Verwendung von Fluorid in Form von Fluoridtabletten oder fluoridiertem Speisesalz führt zu einer hochsignifikanten Kariesreduktion. Fluorapatit hat eine höhere Säurestabilität und wird durch die bakterielle Einwirkung weniger geschädigt. Durch Fluorid werden Bakterienwachstum, Plaquebildung und Säureproduktion (Hemmung des Enzyms Enolase) gehemmt und die Remineralisation der Zahnoberfläche gefördert. Da der Fluoridgehalt der Zähne überwiegend von der Fluoridversorgung während der Zahnbildung abhängt, ist eine ausreichende Fluoridversorgung bei Kleinkindern in der Zeit der Zahnschmelzreifung und in der posteruptiven Phase (nach Zahndurchbruch) von besonderer Bedeutung.

Fluoridbedarf und -resorption

Die zur Kariesprävention erforderliche Fluoridmenge liegt in einer Größenordnung die im Allgemeinen über die Ernährung nicht abgedeckt werden kann. Kinder benötigen zudem für eine gesunde Entwicklung der Zähne, bezogen auf das Körpergewicht, mehr Fluor als Erwachsene. Während der präeruptiven Phase gelangt Fluorid über das Blut in den Zahn und beugt vor allem der Zahnkaries in Fissuren (Furchen) und Grübchen vor.

Nach erfolgtem Zahndurchbruch trägt die systemische Fluoridgabe zur Erhöhung des Speichelfluoridgehaltes bei. Bei Kindern wird daher von der Deutschen Gesellschaft für Zahn-, Mund- und Kieferheilkunde (DGZMK) in Abhängigkeit vom Fluoridgehalt des Trinkwassers eine tägliche Fluoridzufuhr (0,25–1 mg) in Form von fluoridhaltigen Tabletten empfohlen.

Ursachen für einen Fluoridmangel und Mangelsymptome

Fluoridmangel beruht genauso wie Jodmangel allein auf einer unzureichenden Zufuhr über die Nahrung. Der wichtigste Fluoridlieferant ist unser Trinkwasser. In Deutschland weist der größte Teil des Trinkwassers allerdings nur einen relativ niedrigen Fluorgehalt (< 0,25 mg/Liter) auf. Daher wird immer wieder von verschiedenen Seiten gefordert, in Deutschland den Fluorgehalt pro Liter Trinkwasser wie in zahlreichen anderen Ländern (z. B. USA) anzuheben, um gezielt der Entwicklung von Zahnerkrankungen vorzubeugen.

Da die Essenzialität von Fluor noch nicht belegt ist, kann auch nicht von eigentlichen Mangelsymptomen gesprochen werden. Bei der Kariesentwicklung spielen neben Fluoridmangel primär Faktoren wie ein hoher Verzehr kohlenhydratreicher und zuckerhaltiger Lebensmittel sowie eine mangelhafte Mundhygiene eine Rolle. Die Osteoporoseentwicklung kann neben vielen anderen Faktoren auch durch einen Fluoridmangel begünstigt werden.

Anwendungsgebiete

Kariesprophylaxe

Durch die Einlagerung von Fluorid in die Zahnoberfläche können Säuren, die durch bakteriellen Abbau von Kohlenhydraten im Mundraum entstehen, den Zahnschmelz schlechter angreifen und schädigen. Die Ka-

Tab. 4.9: Fluoridsubstitution nach Empfehlungen der Deutschen Gesellschaft für Zahn-, Mund- und Kieferheilkunde (DGZMK), 1993.

Altersgruppe	Fluoridgehalt des Trinkwassers	
	bis 0,3 mg/l	0,3–0,7 mg/l
Säuglinge 0–12 Monate	Tabletten 0,25 mg	
Kinder		
1–2 Jahre	0,25 mg	
2–3 Jahre	0,5 mg	0,25 mg
3–6 Jahre	0,75 mg	0,5 mg
6–	1,0 mg	0,5 mg

riesprophylaxe mit Fluorid ist in der Zeit vor und während der Zahndurchbrüche am effektivsten. Das bedeutet, dass bei Kindern schon kurz nach der Geburt mit der Fluorid-Therapie begonnen und diese bis ins Schulalter fortgeführt werden sollte. Anschließend ist in der Regel die topische Applikation fluoridhaltiger Zahnpasten oder Zahngelees zur Vorbeugung von Karies ausreichend. In Abhängigkeit vom Lebensalter wird bei Kindern die tägliche Gabe von 0,25 bis 1 mg Fluorid empfohlen (siehe Tabelle 4.9).

Osteoporose

In höheren Dosierungen steigert Fluorid durch Stimulation der Osteoblasten das Knochenwachstum (1). Der Einsatz hoher Fluoridkonzentrationen (50 bis 100 mg Natriumfluorid pro Tag) in der Osteoporosetherapie ist teilweise umstritten, da es neben der Steigerung der Knochenneubildung auch Hinweise auf eine erhöhte Knochenbrüchigkeit gibt. Der Knochenstoffwechsel ist zudem neben Fluor auch von Calcium, Magnesium, Kupfer, Mangan, Bor, Phosphor, Strontium, Vitamin D und Vitamin K abhängig. Aufgrund der geringen therapeutischen Breite und der möglichen schweren Nebenwirkungen darf der Einsatz von Fluorid in der Osteoporosetherapie nur unter ärztlicher Kontrolle erfolgen!

Nebenwirkungen

Bei einer chronischen Überdosierung im Rahmen der Kariesprophylaxe können sich bei Kindern weiße Flecken im Zahnschmelz (Dentalfluorose) bilden (2). Die dauerhafte hochdosierte Anwendung im Rahmen einer Osteoporose-Therapie kann zudem schwere Skelettveränderungen (Osteofluorose) verursachen.

Wechselwirkungen und Gegenanzeigen

Die gleichzeitige Gabe von Magnesium und Calciumpräparaten kann die Fluoridaufnahme beeinträchtigen. Bei niedrigdosierter Fluoridtherapie bestehen keine Gegenanzeigen.

Referenzen

(1) Bullock, Carole, Fluoride used in osteoporosis. Medical Tribune, April, 14, 13. 1991.
(2) Pendrys, David, D. D. S., Ph.D., Risk of fluorosis in fluoridated population: Implications for the dentist and hygienist. Journal of the American Dental Association, 126, 1617–1623, 1995.

4.3.6 Chrom

Die Geschichte des Chroms als ein essenzielles Spurenelement beginnt 1929, als von Glaser und Halpern zum ersten Mal ein Insulinaktivierendes Prinzip im Hefepresssaft beschrieben wird. 1957 berichten Schwarz und Mertz über einen Faktor, der gegen eine diätetisch ausgelöste Glucoseintoleranz wirksam ist. Dieser Faktor wird von ihnen als Glucosetoleranzfaktor (GTF) bezeichnet. Zwei Jahre später, 1959, identifizieren Schwarz und Mertz Chrom (III) als aktiven Bestandteil des Glucosetoleranzfaktors (GTF) (1). 1977 beschreibt Jeejeeboy zum ersten Mal einen manifesten Chrommangel bei einem Patienten, der ausschließlich parenteral ernährt wurde. Im Verlauf der dreieinhalbjährigen parenteralen Ernährung entwickelte der Patient eine Neuropathie, Glucoseintoleranz und Hyperlipidämie (2).

Physiologische Bedeutung

Das essenzielle Spurenelement Chrom kommt in der Natur in den Oxidationsstufen +III und +VI vor. Im Gegensatz zu dreiwertigem Chrom (Cr^{3+}) besitzt sechswertiges Chrom (Cr^{6+}) eine hohe Toxizität für den menschlichen Organismus und ist damit für den therapeutischen Einsatz ohne weitere Bedeutung.

Chrom(III) ist aktiver Bestandteil des sogenannten Glucosetoleranzfaktors (GTF), der nur bei ausreichender Anwesenheit von Chrom(III) gebildet werden kann. Der Glucosetoleranzfaktor steuert die Bindung von Insulin an den spezifischen Insulinrezeptor an der Zellmembran. Dadurch wird die Glucoseverwertung verbessert und die Insulinwirkung optimiert. Im Glucosetoleranzfaktor (GTF) liegt Chrom(III) in organisch gebundener Form als Aminosäurechelat vor, der neben Chrom u. a. Vitamin B_3, Cystein, Glutaminsäure und Glycin enthält. Chrom(III) spielt eine zentrale Rolle im Kohlenhydrat- und Lipidstoffwechsel. Es kann die Glucosetoleranz verbessern, die zelluläre Glucoseaufnahme steigern und die Insulinresistenz vermindern (3). Auch cholesterinsenkende und gleichzeitig HDL-erhöhende Eigenschaften sind für Chrom(III) beschrieben worden.

Chrombedarf und -resorption

Die tägliche Zufuhrempfehlung der Deutschen Gesellschaft für Ernährung (DGE) beträgt 30 bis 100 µg Chrom(III).

Oral zugeführtes Chrom(III) wird im oberen Teil des Dünndarms resorbiert. Die Resorptionsquote anorganischer Chrom(III)-Salze liegt unter 1 % und ist damit wesentlich geringer als die entsprechender organischer Verbindungen. Liegt Chrom komplex gebunden vor als GTF, in organischer Hefe oder als Chrompolynicotinat, steigt die intestinale Absorptionsrate auf etwa 10 bis 25 %. Sechswertiges Chrom wird im Vergleich zu drei-

Tab. 4.10: Chromgehalt ausgewählter Nahrungsmittel

Nahrungsmittel	Chromgehalt (µg/100 g)
Weizenvollkornbrot	49
Champignons	10,3
Schweinekotelett	10
Roggenbrot	7,8
Austernpilze	7,4
Apfel	4

wertigem Chrom nahezu vollständig resorbiert und passiert leichter die Zellmembranen. Möglicherweise resultiert daraus seine hohe Toxizität.

Zu den chromreichen Lebensmitteln gehören Leber, Nieren und Pilze. Obst, Gemüse und raffinierte Kohlenhydrate (Rohrzucker) enthalten extrem wenig Chrom (siehe Tab. 4.10).

Ursachen für einen Chrommangel

- Alter
  Mit zunehmendem Alter nimmt die Chromkonzentration in verschiedenen Geweben deutlich ab. Gleichzeitig treten im Alter vermehrt Stoffwechselstörungen wie Glucoseintoleranz, Hypercholesterinämie und erhöhte Infektanfälligkeit auf.
- Ernährung
  Die hohe Zufuhr industriell verarbeiteter und raffinierter Kohlenhydrate verschlechtert erheblich die Chrombilanz. Phytate (Soja!) hemmen die Aufnahme, Vitamin C steigert die Resorption.
- Diabetes mellitus
  Diabetiker verlieren aufgrund des gestörten Zuckerstoffwechsels vermehrt Chrom über den Urin.
- Infektionen, Stress und starke körperliche Belastung, z. B. Leistungssport, führen zu einer erhöhten Chromausscheidung über den Urin.

Mangelsymptome

- Gestörte Glucosetoleranz
- Verminderte Insulinsensitivität
- Glucosurie
- Erhöhte Blutfettwerte (Gesamtcholesterin, Triglyceride)
- Reaktive Hypoglykämie
  Schwankungen des Blutzuckerspiegels mit Symptomen wie Kopfschmerzen, Antriebslosigkeit und depressiven Verstimmungen
- Neuropathien.

Anwendungsgebiete

Diabetes mellitus

Aufgrund seiner zentralen Rolle im Kohlenhydrat- und Fettstoffwechsel ist Chrom für Diabetiker, insbesondere in der Vorbeugung und Therapie eines Typ-II-Diabetes, von besonderer Bedeutung (4). Diabetiker weisen häufig einen Chrommangel auf, da sie zu wenig Chrom über die Nahrung aufnehmen und sehr viel Chrom über den Urin verlieren. Eine tägliche Chrom-Substitution von 200 bis 1000 µg kann die Glucoseverwertung und die Blutfettwerte verbessern, die Insulinresistenz vermindern und die Nüchtern-Glucosespiegel senken. Die Bildung sogenannter Advanced Glycosylation End Products (AGEs), die bei der Reaktion zwischen Glucose und freien Aminogruppen von Eiweißen (nicht-enzymatische Glykosilierung) wie zum Beispiel Hämoglobin (HbA_{1c}) entstehen, wird durch Chrom vermindert (5).

Nutritive oder reaktive Hypoglykämie

Eine reaktive Hypoglykämie kann durch den häufigen und übermäßigen Konsum einfacher Kohlenhydrate (z. B. Kuchen, Süßigkeiten, Schokolade) ausgelöst werden. Dabei reagiert die Bauchspeicheldrüse aufgrund des schnell ansteigenden Blutzuckerspiegels mit einer zu starken Freisetzung von Insulin (Hyperinsulinämie). In der Folge sinkt der Blutzuckerspiegel unter den Normalwert. Erste Anzeichen einer Hypoglykämie treten schon bei Blutzuckerwerten unter 70 mg/dl auf. Da das Gehirn in seiner Energieversorgung von der Glucosezufuhr abhängt, ist die Hypoglykämie mit einer Vielzahl mentaler und physischer Symptome wie z. B. Depressionen, Konzentrations- und Schlafstörungen, Heißhunger auf Süßes, Reizbarkeit und Antriebsschwäche verbunden. Die reaktive bzw. erneute Zufuhr einfacher Kohlenhydrate mündet auf Dauer in einem Circulus vitiosus und letztendlich in der Erschöpfung der Bauchspeicheldrüse. Die Entwicklung eines Diabetes mellitus ist vorprogrammiert.

Hypoglykämiker weisen wie auch Diabetiker stark erniedrigte Chromwerte auf. Dr. Richard Anderson vom USDA (United States Departement of Agriculture) zeigte, dass Chrom in Dosierungen von 200 bis 1000 µg pro Tag in der Lage ist, bei Patienten mit erhöhten Blutzuckerspiegeln den Zuckerspiegel zu senken und die Glucosetoleranz zu verbessern. Ebenso kann der Blutzuckerspiegel bei Patienten mit Hypoglykämie erhöht und damit normalisiert werden (6).

Patienten mit reaktiver Hypoglykämie wird eine grundsätzliche Ernährungsumstellung mit einem Verzicht auf einfache Kohlenhydrate in Form von Zucker, Weißmehl, gezuckerten Fruchtsäften, Cola und Alkohol sowie der Bevorzugung naturbelassener Lebensmittel mit einem hohen Anteil an komplexen Kohlenhydraten und Ballaststoffen empfohlen. Zusätzlich sollten zur Normalisierung des Zuckerstoffwechsels Chrom (200–500 µg/Tag) zusammen mit Mangan (15–30 mg/Tag), Zink (20–30 mg/Tag), einem Vitamin B-Komplex (50–100 mg/Tag), Magnesium (400–500 mg/Tag) und Vitamin C (500–2000 mg/Tag) ergänzt werden.

Hypercholesterinämie und Arteriosklerose

Patienten mit Hypercholesterinämie und Arteriosklerose sollten auf eine ausreichende Versorgung mit Chrom achten. Chrom kann unterstützend die Serumcholesterinspiegel senken und das gesunde HDL-Cholesterin erhöhen. Bei erhöhtem Gesamtcholesterol und gleichzeitig erniedrigtem HDL ist eine Chrom-Substitution von 200 bis 500 µg pro Tag empfehlenswert.

Leistungssport

Bei intensivem körperlichen Training (z. B. Wettkampfvorbereitung) steigt der Glucoseverbrauch deutlich an, und die Chromausscheidung mit dem Urin nimmt um ein Vielfaches zu. Chrom ist wichtig für das Muskelwachstum, da es Insulin den Transport von Aminosäuren in die Muskelzellen erleichtert. Eine ausreichende Versorgung mit Chrom ist daher für die körperliche Leistungsfähigkeit und den Muskelaufbau von besonderer Bedeutung (7). Leistungssportlern wird eine Substitution von 200 µg Chrom pro Tag empfohlen.

Parenterale Ernährung

Unter parenteraler Ernährung werden bei Chrommangel Hyperglykämien, Gewichtsverlust, periphere Neuropathien und ein Anstieg der Fettsäuren beschrieben. Die Symptome können sich bessern durch einen Chromzusatz von 50 bis 250 µg täglich zur parenteralen Ernährung.

Weitere Anwendungsgebiete

Gewichtsreduktion, Akne.

Nebenwirkungen, Wechselwirkungen, Gegenanzeigen

In physiologischen Dosierungen liegen keine Angaben im Hinblick auf Nebenwirkungen vor. Ein hoher Verzehr einfacher Zucker steigert die Chromausscheidung über den Urin (8). Bei beruflich bedingter hoher Chromexposition, z. B. bei Gerbern (chromhaltige Gerbstoffe) werden Kontaktdermatiden und Allergien beschrieben.

Referenzen

(1) Schwarz, K., W. Mertz, Chromium(III) and the glucose tolerance factor. Arch. Biochem. Biophys., 85, 292–295, 1959.

(2) Jeejeeboy, K. N., et al., Chromium deficiency, glucose intolerance, and neuropathy reversed by chromium supplementation in a patient receiving long-term parenteral nutrition. American Journal of Clinical Nutrition, 30, 531–538, 1977.
(3) Anderson, R. A., Chromium, glucose tolerance and diabetes. Biological Trace Element Research 32, 19–24, 1992.
(4) Anderson, R., Polansky, M. M., Chromium may prevent Type II diabetes onset. Ann. Mtg., FASEB, Washington D.C., Sci. News, 137, 214, April 7, 1990.
(5) Anderson, Richard, et al., Beneficial effect of chromium for people with type II diabetes. Diabetes, 45 (Suppl. 2), 124A/454, 1996.
(6) Anderson, R. A., Polansky, M., Bryden, N. A., et al., Effects of supplemental chromium on patients with symptoms of reactive hypoglycemia. Metabolism, 36 (4), 351–355, 1987.
(7) Passwater, Richard, A., Chromium Picolinate. Keats Publ., Inc., 1992.
(8) Kozlovsky, A. S., et al., Effects of diets high in simple sugars on urinary chromium losses. Metabolism, 35, 515, 1986.

4.3.7 Kupfer

Physiologische Bedeutung

Der Körper eines Erwachsenen enthält zwischen 50 und 120 mg Kupfer. Das Übergangsmetall Kupfer ist essenzieller Bestandteil von Metalloproteinen (Coeruloplasmin, Metallothionein) und Enzymsystemen, wie der Superoxiddismutase (SOD) und der Cytochromoxidase.

Im Plasma ist Kupfer überwiegend an das Protein Coeruloplasmin gebunden, das eine wichtige Rolle bei der Hämoglobinsynthese spielt. In seiner Funktion als Ferrioxidase oxidiert es freigesetztes Speichereisen und macht es damit für die Hämbildung verfügbar. Gleichzeitig fungiert Coeruloplasmin aber auch als Antioxidans, das die durch Übergangsmetalle wie Kupfer und Eisen induzierte Lipidperoxidation verhindert.

Die kupferabhängigen Enzyme Dopamin-β-Hydroxylase und Tyrosinase katalysieren die Hydroxylierung von Tyrosin zu Dopa. Dopa ist Vorstufe des Hautpigments Melanin und der Katecholamine Dopamin, Noradrenalin und Adrenalin. Als Cofaktor der eisenhaltigen Cytochrom-C-Oxidase ist Kupfer Bestandteil der Elektronen transportierenden Komplexe der Atmungskette in den Mitochondrien (Energiegewinnung, ATP).

Kupfer ist essenziell für den Aufbau des Bindegewebes und der Knochen. Das kupferabhängige Enzym Lysyloxidase steuert die Quervernetzung der Kollagenfasern des Bindegewebes (1).

Die zink- und kupferabhängige Superoxiddismutase (SOD) ist ein wichtiger Bestandteil des endogenen antioxidativen Zellschutzsystems. Es schützt Zellmembranen vor der Zerstörung durch reaktive Sauerstoffverbindungen. Die Erythrozyten weisen eine besonders hohe SOD-Konzentration auf.

Kupferbedarf und -resorption

Der Kupferbedarf wird in der Regel durch unsere Ernährung ausreichend gedeckt. Die deutsche Gesellschaft für Ernährung (DGE) hält für Erwachsene eine tägliche Kupferaufnahme von 1 bis 1,5 mg für angemessen. Zu den kupferreichen Nahrungsmitteln zählen u. a. Innereien, Nüsse, Hülsenfrüchte und Fisch (siehe Tab. 4.11).

Bei der Resorption wird Kupfer in der Mukosa an das cysteinreiche Metallothionein, ein zinkhaltiges Protein, gebunden. Die bei exzessiver Zinkzufuhr auftretende Hemmung der Kupferresorption wird u. a. mit einer durch Zink induzierten Verdrängung von Kupfer aus der Metallothioneinbindung erklärt.

Tab. 4.11: Kupfergehalt ausgewählter Nahrungsmittel

Nahrungsmittel	Kupfergehalt (mg/100 g)
Bierhefe	3,32
Austern	2,5
Haselnuss	1,28
Feige	0,38

Ursachen für einen Kupfermangel

- Antazida
- Ernährung
  Einseitige Ernährung. Bei Säuglingen, die nur mit Kuhmilch ernährt wurden, hat man eine Kupfermangelanämie mit Adynamie, Osteoporose und Pigmentverlust beobachtet.
- Resorptionsstörungen
  Alter, Darmresektion, chronische Durchfälle, Morbus Crohn, Zöliakie
- Nierenfunktionsstörungen
- Parenterale Ernährung
- Verbrennungen
- Erhöhte Zink- und Eisenaufnahme
- Zink:Kupfer-Ratio
  Eine langandauernde und hochdosierte Therapie mit Zink (> 50 mg/d oral) stört die Kupferverwertung, was bei der Kupferspeicherkrankheit Morbus Wilson therapeutisch genutzt wird (2). Das optimale Zink:Kupfer-Verhältnis liegt bei etwa 10:1. Erhöhte Coeruloplasmin- und Kupferwerte im Plasma sind Zeichen eines erhöhten Kupferumsatzes und werden häufig bei Infektionen und Entzündungen gefunden (Coeruloplasmin gehört zur Gruppe der Akute-Phase-Proteine).

Mangelsymptome

- Mikrozytäre Anämie (durch Mangel an Coeruloplasmin)
  Blutarmut, die sich durch Eisensubstitution allein nicht therapieren lässt
- Pigmentstörungen der Haut und Haare
- Erhöhte Infektanfälligkeit
- Wachstumsstörungen
- Erhöhte Gesamtcholesterin- und LDL-Spiegel, erniedrigte HDL-Spiegel
- Menkes-Syndrom
  X-chromosomal vererbte neurodegenerative Erkrankung mit Hypopigmentierung, Nervendegeneration, Bindegewebsdefekten.

Anwendungsgebiete

Kupfermangelanämie

Eine isolierte Kupfermangelanämie tritt selten auf.

Rheumatische Erkrankungen

Die Anwendung von Kupfer in der Therapie entzündlicher rheumatischer Erkrankungen ist umstritten. In einigen Untersuchungen an Patienten mit rheumatoider Arthritis führte die Anwendung von Kupfer als Salicylat zu einer Reduktion der Morgensteifheit und Steigerung der Gelenkbeweglichkeit (3). Auch die lokale Anwendung in Form von Kupferarmbändern soll positive Wirkungen zeigen (4).

Weitere Anwendungsgebiete

Osteoporose, entzündliche Erkrankungen (z. B. Psoriasis).

Nebenwirkungen, Wechselwirkungen und Gegenanzeigen

Eine lang andauernde zu hohe Aufnahme von Kupfer z. B. durch stark kupferhaltiges Trinkwasser (kupferhaltige Rohre) oder Einnahme hochdosierter Kupferpräparate mit ungünstigem Kupfer-Zink-Verhältnis kann zu einer chronischen Kupfervergiftung führen, die sich in Symptomen wie Zinkmangel, erhöhtem oxidativen Stress, Depressionen und Senilität äußern kann. Eine schleichende Belastung des Organismus mit Kupfer wird auch mit einem erhöhten kardiovaskulären Risiko in Verbindung gebracht (5). Bei Säuglingen kann Kupfer eine lebensbedrohliche Leberzirrhose hervorrufen. Zink und Mangan reduzieren die Kupferaufnahme und senken die Kupferblutspiegel.

Bei Lebererkrankungen, Nierenfunktionsstörungen und Morbus Wilson darf Kupfer nicht angewendet werden.

Referenzen

(1) Werman, Moshe, J., Dietary copper intake influences skin lysyl oxidase in young men. Journal of Nutritional Biochemistry, 8, 201–204, 1997.
(2) Brewer, George, J., et al., Treatment of Wilson's disease with zinc: XIV, studies of the effect of zinc on lymphocyte function. Journal of Laboratory and Clinical Medicine, 129, 649–652, 1997.
(3) Hangarter, W., Copper salicylate in rheumatoid arthritis and rheumatism-like degenerative diseases. Med. Welt, 31, 1625, 1980.
(4) Walker, W. R. and Keats, D. M., An investigation of the therapeutic value of the copper bracelet: Dermal assimilation of copper in arthritis/rheumatoid conditions. Agents & Actions, 6, 454, 1976.
(5) Girelli, Domenico, et al., Relationships between serum copper concentrations and cardiovascular risk factors in normal subjects. Therapeutic Uses of Trace Elements, 385–389, 1996.

4.3.8 Mangan

Physiologische Bedeutung

Der Körper eines Erwachsenen enthält etwa 10 bis 20 mg Mangan. Das essenzielle Spurenelement Mangan ist Bestandteil wichtiger Enzymsysteme im Kohlenhydrat-, Protein- und Fettstoffwechsel. Als Cofaktor der mitochondrialen Superoxiddismutase (SOD) schützt Mangan die Mitochondrienmembran vor der oxidativen Zerstörung durch Superoxidradikale und sichert dadurch die zelluläre Energiebereitstellung in Form von ATP.

Das ebenfalls in den Mitochondrien lokalisierte manganabhängige Enzym Pyruvat-Carboxylase enthält als kovalent gebundene prosthetische Gruppe Biotin, das als Carrier von aktiviertem CO_2 dient. Die Pyruvat-Carboxylase katalysiert die Umwandlung von Pyruvat und CO_2 zu Oxalacetat, das je nach Bedarf als Energiespeicher (Gluconeogenese) verwendet oder im Citratzyklus zur Energiegewinnung (ATP) verbrannt wird.

Das Enzym Arginase katalysiert im Harnstoffzyklus, dem wichtigsten Stoffwechselprozess zur Ammoniak-Entgiftung, die Hydrolyse von Arginin zu Harnstoff und Ornithin. Die manganabhängige Glycosyltransferase ist an der Biosynthese von Proteoglykanen des Knorpel- und Knochengewebes beteiligt.

Bedarf und Resorption

Der Tagesbedarf liegt bei etwa 2 bis 5 mg Mangan und wird in der Regel durch die Ernährung ausreichend gedeckt (siehe Tab. 4.12). Schwarzer Tee enthält sehr viel Mangan, aus dem es allerdings wegen des hohen Gerbstoffanteils nur wenig bioverfügbar ist. In tierischen Nahrungsmitteln wie Fleisch, Fisch und Milch ist der Mangangehalt vergleichsweise gering.

Ursachen für einen Manganmangel

- Ernährung
  Hoher Verzehr von Weißmehl und einfachen Kohlenhydraten (durch Prozessierung nur sehr geringer Mangangehalt). Phosphathaltige Lebensmittel wie Fleisch, Wurst, Limonaden und raffinierte Kohlenhydrate beeinträchtigen zudem die Manganaufnahme.
- Schwermetallbelastung.

Mangelsymptome

Klinisch erkennbare Mangelsymptome sind nicht gesichert. Bei Tieren führt Manganmangel zu Störungen im Kohlenhydrat- und Fettstoffwechsel, Wachstumsstillstand, Skelettdeformierungen und Infertilität. Bei Osteoporose, Epileptikern und Patienten mit Schizophrenien werden zum Teil erniedrigte Manganblutspiegel gemessen. Auch Depressionen und Altersdemenz werden im Zusam-

Tab. 4.12: Mangangehalt ausgewählter Nahrungsmittel

Nahrungsmittel	Mangangehalt (mg/100 g)
Schwarzer Tee	73,4
Weizenkeime	11,4
Haselnüsse	5,7
Haferflocken	4,5
Bananen	0,32

menhang mit einem Manganmangel diskutiert.

Anwendungsgebiete

Diabetes und Hypoglykämie

Mangan ist Cofaktor wichtiger Enzyme im Kohlenhydratstoffwechsel. Im Vergleich zu Gesunden weisen Diabetiker zum Teil um die Hälfte reduzierte Manganspiegel auf. Manganmangel kann die Glucosetoleranz beeinträchtigen.

Epilepsie

Epileptiker weisen häufig erniedrigte Mangankonzentrationen im Blut und Haar auf. Eine Substitution wirkt sich möglicherweise positiv auf die Anfallshäufigkeit aus (1)(2).

Osteoporose

Mangan wird für die normale Knochenmineralisation benötigt und ist damit auch für Osteoporosepatienten von Bedeutung. Eine kombinierte Gabe von Calcium zusammen mit dem Cofaktor Mangan (Glycosyltransferase), Zink (alkalische Phosphatase) und Kupfer (Lysyl-Oxidase) ist wahrscheinlich bei der Osteoporosetherapie in der Postmenopause effektiver als die alleinige Calciumsubstitution.

Rheumatoide Arthritis

Es wird angenommen, dass Mangan als Cofaktor der SOD das Entzündungsgeschehen bei rheumatischen Erkrankungen positiv beeinflussen kann (3).

Nebenwirkungen, Wechselwirkungen und Gegenanzeigen

In therapeutischer Dosierung (5 bis 30 mg/Tag) hat Mangan keine Nebenwirkungen. Es gibt Hinweise darauf, dass Mangan die Blutzucker senkende Wirkung des Insulins verstärkt. Calcium, Eisen, Zink und Phosphat beeinträchtigen die Manganresorption.

Bei Patienten mit Hepatitis und Leberzirrhose wurden erhöhte Manganserumspiegel gefunden, die wahrscheinlich auf einer gestörten Ausscheidung beruhen. Im Zusammenhang mit einer chronischen Manganvergiftung wurden zentralnervöse Störungen mit Parkinson ähnlichen Symptomen, Lernschwierigkeiten, Parästhesien und Atemwegsbeschwerden beobachtet.

Referenzen

(1) Tanaka, Y., Low manganese level may trigger epilepsy. Journal of the American Medical Association (JAMA), 238, 1805, 1977.
(2) Papavasiliou, P. S., et al., Seizure disorders and trace metals: Manganese tissue levels in treated epileptics. Neurology, 29, 1466–1473, 1979.
(3) Pasquier, C., et al., Manganese-containing superoxide-dismutase deficiency in polymorphonuclear leukocytes of adults with rheumatoid arthritis. Inflammation, 8, 27–32, 1984.

4.3.9 Molybdän

Physiologische Bedeutung

Der Körper eines Erwachsenen enthält etwa 10 mg Molybdän. Das essenzielle Spurenelement Molybdän ist Cofaktor der Enzyme Xanthinoxidase, Sulfitoxidase und Aldehydoxidase.

Die eisen- und riboflavinhaltige Xanthinoxidase katalysiert im Purinstoffwechsel die Oxidation von Hypoxanthin über Xanthin zu Harnsäure. Neben der pathophysiologischen Bedeutung bei Gicht ist Harnsäure bzw. das Anion Urat ein guter Scavenger von reaktiven Sauerstoffspezies wie Hydroxylradikal und Superoxidanionradikal. In seiner antioxidativen Wirksamkeit ist es sogar vergleichbar mit Vitamin C. Es wird angenommen, dass der im Vergleich zu Halbaffen erhöhte Uratspiegel beim Menschen die Krebsinzidenz verringert und die Lebenserwartung erhöht.

Über das Enzym Sulfitoxidase reguliert Molybdän den Abbau schwefelhaltiger Aminosäuren (z. B. Methionin) (1). Als Cofaktor der Aldehydoxidase ist Molybdän wahrscheinlich auch an der Verstoffwechselung von Alkohol in der Leber beteiligt.

Tab. 4.13: Molybdängehalt ausgewählter Nahrungsmittel

Nahrungsmittel	Molybdän (µg/100 g)
Rotkohl	127
Reis, poliert	80
Knoblauch	70
Erbsen	70
Spinat	53
Zwiebel	32

Molybdänbedarf und -resorption

Die Deutsche Gesellschaft für Ernährung (DGE) gibt für Erwachsene einen Schätzwert für eine angemessene tägliche Molybdänzufuhr von 50 bis 100 µg an. Molybdän wird überwiegend im Dünndarm passiv resorbiert. Zum Molybdängehalt in der Nahrung siehe Tab. 4.13.

Ursachen für Molybdänmangel und Mangelsymptome

Ein ernährungsbedingter Molybdänmangel beim Menschen wurde bisher nicht beobachtet. Entzündliche Magen-Darm-Erkrankungen, wie Morbus Crohn, können die Resorption beeinträchtigen und einen Molybdänmangel verursachen. Nach lang andauernder parenteraler Ernährung sind Symptome wie Übelkeit, Tachykardie und Sehstörungen beobachtet worden, die nach Molybdängaben zurückgingen. Die seltene angeborene Stoffwechselstörung Sulfitoxidasemangel führt bei Neugeborenen zu Sehstörungen, Krämpfen, Schwachsinn und zum Tod.

Anwendungsgebiete

Molybdän soll die Fluoridresorption und Einlagerung in den Zahnschmelz fördern und dadurch der Entwicklung von Karies vorbeugen (2). Zusätzlich soll es eine protektive Wirkung auf die Entwicklung von Ösophaguskrebs (3) haben.

Nebenwirkungen, Wechselwirkungen und Gegenanzeigen

In physiologischer Dosierung sind keine Nebenwirkungen und Wechselwirkungen bekannt. In einigen Gegenden Armeniens wird das vermehrte Auftreten von Gicht mit der ernährungsbedingten hohen Zufuhr von Molybdän (10 bis 15 mg/Tag) in Verbindung gebracht.

Referenzen

(1) Johnson, Jean, L., et al., Molybdenum cofactor deficiency in a patient previously charaterized as deficient in sulfite oxidase. Biochemical Medicine and Metabolic Biology, 40, 86–93, 1988.
(2) Jenkins, G. N., Molybdenum and dental caries. Part 1. – A review of epidemiological results and of animal experiments. British Dental Journal, 16, 435–441, 1967.
(3) Komada, K., et al., Effect of dietary molybdenum on esophagal carcinogenesis in rats induced bei N-methyl-N-benzylnitrosamine. Cancer Research, 50, 2418-2422, 1990.

4.3.10 Bor

Physiologische Bedeutung

Das Spurenelement Bor scheint eine Rolle bei der Aufrechterhaltung der Calcium- und Magnesiumhomöostase im menschlichen Organismus zu spielen. Man nimmt an, dass Bor den Stoffwechsel der Östrogene und Androgene beeinflusst und in der Niere an der Hydroxylierung von 25-Hydroxy-Colecalciferol zu 1,25-Dihydroxy-Colecalciferol, der eigentlichen Wirkform von Vitamin D_3, beteiligt ist (1)(2). Die tägliche Zufuhr von 2 bis 3 mg Bor führte in einigen Untersuchungen bei postmenopausalen Frauen zu einer deutlichen Reduktion der renalen Calciumausscheidung (3). Möglicherweise können postmenopausale Frauen mit Osteoporose neben Calcium, Vitamin K und D von einer Substitution mit Bor profitieren.

Bedarf, Ursachen für einen Bormangel und Mangelsymptome

Die Essenzialität von Bor für den Menschen ist bisher noch nicht erwiesen. Daher können auch keine weiteren Angaben zum Tagesbedarf, zu Ursachen für einen Bormangel oder zu Mangelsymptomen gemacht werden.

Nebenwirkungen und Wechselwirkungen

In Dosierungen von 1,5 bis 3 mg täglich sind für Bor keine Nebenwirkungen oder Wechselwirkungen bekannt.

Referenzen

(1) Neilsen, F. H., Hunt, C. D., et al., Effect of dietary boron on mineral, estrogen and testosterone metabolism in postmenopausal women. FASEB J., 1, 394-397, 1987.
(2) Naghii, M. R. and Samman, S., The effect of Boron supplementation on its urinary excretion and selected cardiovascular risk factors in healthy male subjects. Biological Trace Element Research, 56, 273–286, 1997.
(3) Hunt, Curtiss, D., et al., Metabolic responses of postmenopausal women to supplemental dietary boron and aluminum during usual and low magnesium intake: boron, calcium, and magnesium absorption and retention and blood mineral concentrations. American Journal of Clinical Nutrition, 65, 803–813, 1997.

4.3.11 Vanadium

Die Essenzialität von Vanadium ist für den Menschen wissenschaftlich nicht belegt. Die bisher durchgeführten Untersuchungen geben Hinweise darauf, dass Vanadium den Kohlenhydrat- und Fettstoffwechsel positiv beeinflusst. In einer Studie mit Typ-II-Diabetikern führte die orale Gabe von Vanadiumsulfat zu einer Verbesserung der Insulinsensitivität. Daraus könnte sich eine mögliche Anwendung von Vanadium in der Prävention und Therapie des Diabetes mellitus ergeben (1).

Referenzen

(1) Halberstam, Meyer, Oral vanadyl sulfate improves insulin sensitivity in NIDDM but not in obese nondiabetic subjects, Diabetes 415, 659–666, 1996.

5 Antioxidanzien, freie Radikale und oxidativer Stress

5.1 Einführung

Der Übergang von der anaeroben zur aeroben Lebensweise bildet durch die damit verbundene Optimierung der Energieversorgung die wichtigste Voraussetzung für die Entstehung höherer Lebensformen. Die Energiegewinnung des Organismus erfolgt in den Mitochondrien (ATP), von denen jede Zelle mehrere hundert als „Energiekraftwerke" besitzt. Dabei wird molekularer Sauerstoff in mitochondrialen Multienzymkomplexen durch die Übertragung von Elektronen bis zum Endprodukt Wasser reduziert (Atmungskette). Dieser Prozess ist für den Organismus mit erheblichen Risiken verbunden, da sich bei der schrittweisen Reduktion aus dem Diradikal Sauerstoff aggressive Zwischenprodukte, sogenannte freie Radikale, bilden können (siehe Abb. 5.1).

Unter physiologischen Bedingungen entstehen im Organismus bei der Energieproduktion in Form von Adenosintriphosphat (ATP) und zahlreichen anderen Stoffwechselprozessen permanent freie Radikale. Bezogen auf eine durchschnittliche Lebenserwartung von 70 Jahren verbraucht der menschliche Körper etwa 17 Tonnen Sauerstoff. Daraus entstehen als Nebenprodukt 1 bis 1,7 Tonnen freie Radikale bzw. Sauerstoffradikale. Diese zelltoxischen Verbindungen können Schäden an Nukleinsäuren, Membranlipiden und Proteinen hervorrufen.

Bevorzugte Angriffsziele freier Radikale in biologischen Systemen sind:

- DNA
  Freie Radikale sind an der Entstehung, Promotion und Progression von Tumoren beteiligt. Die DNA einer einzigen menschlichen Zelle ist pro Tag etwa 10 000 oxidativen Angriffen ausgesetzt. Oxidative Veränderungen an Nukleinsäuren (Bildung von 8-Oxoguanin, Thymin-Glykol) verursachen DNA-Brüche und Mutationen, die das Absterben von Zellen oder die Entstehung von Krebs auslösen können.
- Lipide
  Durch Peroxidation mehrfach ungesättigter Fettsäuren und Quervernetzung von Membranlipiden werden Zellmembranen geschädigt und physiologische Zellfunktionen wie Zell-Zell-Kommunikation oder zelluläre Transportsysteme gestört. Die Membranpermeabilität wird erhöht. Eine dadurch bedingte Überladung der Zelle mit Calciumionen kann zum Zelluntergang führen.
- Proteine
  In Eiweißen reagieren vor allem Strukturen mit schwefelhaltigen Aminosäuren wie Methionin und Cystein mit reaktiven Sauerstoffverbindungen. Dabei wird die biologische Aktivität des jeweiligen Proteins stark verändert. Oxidativer Stress führt zur Denaturierung von Enzymen und Depolymerisation des Bindegewebes.

$$O_2 \xrightarrow{e^\ominus} {}^\bullet O_2^\ominus \xrightarrow{e^\ominus} H_2O_2 \xrightarrow{e^\ominus} {}^\bullet OH \xrightarrow{e^\ominus} H_2O$$

Abb. 5.1: Entstehung von Sauerstoffradikalen bei der mitochondrialen Energiegewinnung

5.2 Freie Radikale

Freie Radikale sind chemisch instabile, kurzlebige und hochreaktive Moleküle, die über ein oder mehrere ungepaarte Elektronen verfügen und bestrebt sind, ihren instabilen Zustand auszugleichen, indem sie anderen Molekülen Elektronen entreißen. Man unterscheidet zwischen Verbindungen mit echtem Radikalcharakter, den eigentlichen Sauerstoffradikalen und reaktiven Sauerstoffspezies (ROS), die leicht Radikale bilden können (siehe Tab. 5.1).

Das hohe zelltoxische Potenzial einiger dieser Verbindungen beruht neben der substanzeigenen Toxizität auf der möglichen Bildung von sehr reaktiven Folgeprodukten. Im Rahmen der durch Übergangsmetalle wie Eisen katalysierten Haber-Weiß-Reaktion entsteht zum Beispiel bei der Umsetzung von Wasserstoffperoxid mit einem Superoxidanion-Radikal ($^\ominus O_2^\bullet$) das hoch aggressive Hydroxylradikal (HO$^\bullet$).

Tab. 5.1: Beispiele wichtiger Radikale und reaktiver Sauerstoffspezies

Radikale	Reaktive Sauerstoffspezies (ROS)
Superoxidanion-Radikal ($^\ominus O_2^\bullet$)	Singulettsauerstoff ($^1O_2$)
Hydroxylradikal (HO$^\bullet$)	Wasserstoffperoxid (H_2O_2)
Alkoxyradikale (RO$^\bullet$)	organische Peroxide (ROOH)
Peroxylradikale (ROO$^\bullet$)	

Haber-Weiß-Reaktion:

$$^\ominus O_2^\bullet + H_2O_2 \xrightarrow{Fe\,II,\,III} O_2 + \mathbf{HO^\bullet} + HO^\ominus$$

Hydroxylradikale zählen zu den reaktivsten Sauerstoffradikalen überhaupt. Sie sind vor allem an der Peroxidation mehrfach ungesättigter Fettsäuren in Membranlipiden beteiligt (Lipidperoxidation).

5.3 Freie Radikale und oxidativer Stress

Die Bildung freier Radikale und reaktiver Sauerstoffspezies (ROS) ist ein normaler physiologischer Prozess. Freie Radikale entstehen in den meisten Körperzellen als Nebenprodukte des Stoffwechsels. Für den Abwehrmechanismus des Körpers und bei der Zerstörung von Fremdstoffen sind Sauerstoffradikale von großer Bedeutung. Bestimmte Zellarten des Immunsystems (z. B. Makrophagen, Phagozyten) produzieren freie Radikale zur physiologischen Abwehr von Bakterien und Viren. Der Abbauprozess durch Sauerstoffradikale muss jedoch kontrolliert vor sich gehen, da freie Radikale immer ungerichtet wirken und damit auch gesunde Zellen schädigen können.

Normalerweise sind unsere Zellen gegen den Angriff freier Radikale durch ein komplexes zelluläres antioxidatives Schutzsystem gesichert. Dazu gehören neben endogenen Enzymen, wie z. B. die Glutathionperoxidase (GSH-Px) und die Superoxiddismutase (SOD), verschiedene exogene Verbindungen wie Vitamine (A, C, E), Thiole (L-Glutathion, L-Cystein) und Spurenelemente (Selen, Mangan, Kupfer). Allerdings ist die antioxidative Kapazität der meisten Gewebe relativ gering, so dass bei erhöhter Freisetzung von Sauerstoffradikalen, wie zum Beispiel bei entzündlichen Erkrankungen („Respiratory burst"), vielfältige Schäden an Biomolekülen auftreten können.

Ein Überschuss an Radikalen und reaktiven Sauerstoffspezies führt zu einer Verschiebung des physiologischen antioxidativen-prooxidativen Gleichgewichtes. Überwiegen prooxidative Prozesse gegenüber antioxidativen Schutzmechanismen durch vermehrte Radikalbildung oder durch eine suboptimale Versorgung mit Antioxidanzien, spricht man von oxidativem Stress.

Bei der Entstehung von oxidativem Stress (siehe Abb. 5.2) spielen neben endogenen Faktoren (Atmungskette, oxidierende Enzyme) vor allem exogene Faktoren eine wichtige Rolle. Zu diesen gehören:

- Alkohol- und Tabakkonsum
- UV-Strahlung
- Luftverschmutzung
  Stickstoffdioxid und Ozon. Beide Gase können Zellmembranlipide und Proteine oxidieren und eine Radikalkettenreaktion auslösen.
- Umweltgifte
  Schwermetalle (Blei, Quecksilber), Aluminium, Lösungsmittel, Herbizide, Pestizide
- Arzneimittel
  Cyclophosphamid, Mitoxantron, Anthracycline, Etoposid, Mitomycin
- Radio- und Chemotherapie
- Stress und extreme körperliche Belastung (z. B. Leistungssport)
- Mehrfach ungesättigte Fettsäuren (PUFA's)
  Bei erhöhter Zufuhr mehrfach ungesättigter Fettsäuren können durch Peroxidation von PUFA toxische Produkte entstehen, wenn nicht gleichzeitig die Aufnahme von lipophilen Antioxidanzien wie Vitamin E erhöht wird.

Freie Radikale sind an der Pathogenese zahlreicher Krankheiten beteiligt. Das Gehirn ist relativ schlecht mit antioxidativen Schutzmechanismen ausgestattet, verbraucht allerdings einen Großteil des aufgenommenen Sauerstoffs. Oxidative Schäden des zentralen und peripheren Nervensystems werden mit der

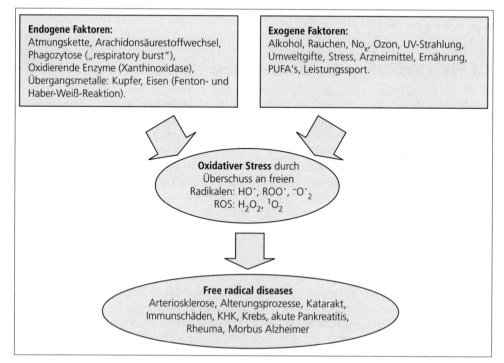

Abb. 5.2: Oxidativer Stress und die Entwicklung von free radical diseases

Entstehung neurodegenerativer Erkrankungen wie Morbus Alzheimer, Morbus Parkinson, Epilepsie und Multipler Sklerose in Verbindung gebracht.

Bei einem Herzinfarkt entsteht in der Phase der Reperfusion (Wiederdurchblutung) nach vorübergehender Ischämie (Mangeldurchblutung) in arteriosklerotisch verengten Blutgefäßen ein regelrechter Schwall freier Sauerstoffradikale. Dadurch kann die Mitochondrien-DNA in den Zellen des Myokards geschädigt werden, so dass weniger ATP für die Kontraktionsarbeit des Herzmuskels zur Verfügung steht (→ Herzinsuffizienz).

Oxidative Schäden durch die nicht-enzymatische Glykosilierung von Proteinen sind an der Entwicklung diabetischer Makro- und Mikroangiopathien beteiligt (siehe Kap. 10). Freie Radikale in der Atmosphäre (Ozon) und im Zigarettenrauch fördern die Entwicklung entzündlicher Lungenerkrankungen. UV-Strahlung verursacht Hautkrebs und ist maßgeblich an der Pathogenese der altersbedingten Trübung der Augenlinse, der sogenannten senilen Katarakt, beteiligt.

Auch normale Alterserscheinungen wie das Nachlassen der Sehkraft, des Gedächtnisses, des Hörvermögens und der körperlichen Leistungsfähigkeit werden mit fortschreitenden oxidativen Prozessen im Alter in Verbindung gebracht. Es wird angenommen, dass freie Radikale, die bei der Energiegewinnung in der Atmungskette entstehen, Mutationen in der Mitochondrien-DNA verursachen und in der Folge die mitochondriale ATP-Produktion im Alter allmählich nachlässt. Die psychische und physische Leistungsfähigkeit wird dadurch zunehmend beeinträchtigt.

Moderne Zivilisations- und Alterskrankheiten, an deren Pathogenese freie Radikale beteiligt sind, werden im angelsächsischen Sprachraum als free radical diseases bezeichnet.

5.4 Antioxidanzien – „biologische Rostschutzmittel"

Antioxidanzien, auch als Bioreduktoren, Radikalfänger oder Scavenger (engl., Aasfresser) bezeichnet, sind körpereigene und körperfremde Verbindungen, die in der Lage sind, Radikale zu neutralisieren und damit Oxidationen oder Radikalkettenreaktionen zu verhindern.

Der menschliche Organismus hat für die Entgiftung freier Radikale und reaktiver Sauerstoffspezies ein wirksames antioxidatives Abwehrsystem entwickelt (siehe Tab. 5.2). Dieses Abwehrsystem setzt sich aus verschiedenen endogenen und exogenen Komponenten zusammen. Neben speziellen radikalabbauenden Enzymen (GSH-Px und SOD) wirken insbesondere Carotinoide und die Vitamine C und E antioxidativ. Dabei werden verschiedene Zellbestandteile (Mitochondrien, Zellmembran) durch unterschiedliche Antioxidanzien geschützt. Zellstrukturen, die Lipi-

Tab. 5.2: Auswahl wichtiger enzymatischer und nicht-enzymatischer Antioxidanzien

Enzymatisch	Nicht-enzymatisch		Metallbindende Proteine	Pflanzliche Antioxidanzien
	Hydrophil	Lipophil		
SOD (Cu/Zn, Mn)	Vitamin C	Vitamin E	Albumin	Flavonoide
Katalase (Eisen)	Glutathion	Carotinoide	Coeruloplasmin	Anthocyane
GSH-Px (Selen)	α-Liponsäure	CoQ10	Metallothioneine	Proanthocyanidine
GSH-Transferase	Harnsäure	α-Liponsäure		
	Bilirubin			
	Cystein			

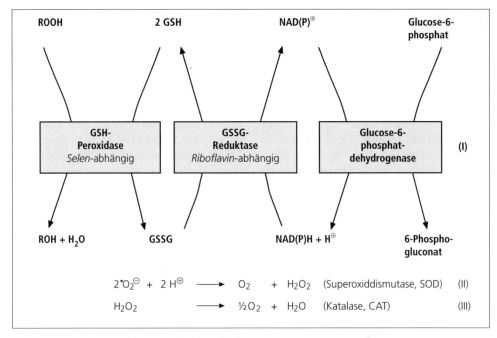

Abb. 5.3: Das enzymatische antioxidative Zellschutzsystem

de enthalten, wie z. B. Zellwände und Lipoproteine (LDL, HDL), sind besonders reich an fettlöslichen Antioxidanzien wie Vitamin E, Carotinoiden und Coenzym Q10. Das hydrophile Vitamin C übernimmt seine antioxidative Schutzfunktion vor allem im Zytoplasma und extrazellulären Raum.

Die am antioxidativen Zellschutzsystem beteiligten Komponenten lassen sich je nachdem, ob es sich um enzymatische oder nichtenzymatische Antioxidanzien handelt, wie folgt einteilen:

5.4.1 Endogene enzymatische Scavenger

Die endogenen enzymatischen Scavenger sind in ihrer Funktionsfähigkeit obligat abhängig von essenziellen Spurenelementen wie Selen, Kupfer und Mangan. Selen ist im Organismus an die Aminosäuren Cystein und Methionin gebunden und ist Cofaktor des Enzyms Glutathion-Peroxidase (GSH-Px). Bei Selenmangel ist die Aktivität und antioxidative Wirksamkeit der Glutathion-Peroxidase stark beeinträchtigt. Die Glutathionperoxidase (GSH-Px) nimmt im antioxidativen Schutzsystem eine zentrale Rolle ein. Beim Sauerstofftransport entstehen in den roten Blutkörperchen täglich mehrere Gramm Peroxide. Wäre hier die Aktivität der GSH-Px reduziert, könnte die hohe Konzentration an Peroxiden die erythrozytäre Zellmembran schädigen und eine Hämolyse verursachen. Die GSH-Px katalysiert die Reduktion von Wasserstoffperoxid und organischen Peroxiden (ROOH) durch L-Glutathion, bevor diese durch Freisetzung von aggressiven Hydroxylradikalen Schäden an Zellorganellen hervorrufen. Oxidiertes Glutathion (GSSG) ist zytotoxisch und wird mit Hilfe der Riboflavin-abhängigen Glutathionreduktase wieder zu GSH reduziert. Die dafür notwendigen Reduktionsäquivalente werden durch die Aktivität der Glucose-6-Phosphat-Dehydrogenase (G-6-PDH) in Form von NADPH geliefert (siehe Abb. 5.3 I).

Das Zink- und Kupfer-abhängige Enzym Superoxiddismutase (SOD) katalysiert die Umwandlung (Dismutation) des Superoxidanionradikals zu der weniger reaktiven Sauerstoffverbindung Wasserstoffperoxid (siehe Abb. 5.3 II). Das gebildete Wasserstoffperoxid wird durch die Eisen-abhängige Katalase (CAT) oder auch durch die Glutathionperoxidase zu Wasser und molekularem Sauerstoff abgebaut (siehe Abb. 5.3 III). Abb. 5.3 verdeutlicht, dass alle antioxidativen Zellschutzsysteme in ihrer Funktion wie die Räder eines Uhrwerkes ineinander greifen und keines der Enzyme entbehrlich ist.

5.4.2 Nicht-enzymatische hydrophile Scavenger

L-Glutathion (GSH)

Reduziertes Glutathion (GSH) ist Substrat der GSH-Px und spielt damit eine herausragende Rolle unter den antioxidativen Schutzsystemen. Das aus den drei Aminosäuren Glutaminsäure, Cystein und Glycin bestehende Tripeptid L-Glutathion (GSH) kommt in allen lebenden Zellen in relativ hohen Konzentrationen vor. Das intrazelluläre Verhältnis von reduziertem Glutathion (GSH) zu oxidiertem Glutathion (GSSG) ist in der Regel größer als 500 zu 1. Glutathion inaktiviert Hydroxylradikale, Singulettsauerstoff und reaktiviert oxidativ verbrauchtes Vitamin E und Vitamin C.

Vitamin C

Vitamin C ist das wichtigste Antioxidans im extrazellulären Flüssigkeitsraum. Es fängt vor allem zytotoxische Sauerstoffradikale wie das Superoxidanionradikal, Hydroxylradikale und Peroxidradikale ab. Eine sehr wichtige Funktion übernimmt Vitamin C als Regenerator von Vitamin E. Die optimale antioxidative Wirksamkeit von Vitamin E ist damit an die Anwesenheit von Vitamin C gebunden (1).

5.4.3 Nicht-enzymatische lipophile Scavenger

Vitamin E

Vitamin E ist das wichtigste lipophile Antioxidans und Bestandteil aller biologischen Membranen. Es schützt die mehrfach ungesättigten Fettsäuren vor der oxidativen Schädigung durch aggressive Sauerstoffradikale (Lipidperoxidation). Das dabei entstehende Tocopheroxyl-Radikal wird durch Vitamin C und L-Glutathion wieder zu biologisch wirksamem α-Tocopherol reduziert.

Carotinoide

Carotinoide (Betacarotin, Lycopin, Zeaxanthin) spielen vor allem eine Rolle bei der Inaktivierung von Singulettsauerstoff (siehe Abb. 5.4). Carotinoide übernehmen hierbei die erhöhte Energie des Singulettsauerstoffs und neutralisieren sie in Form unschädlicher Wärme. Bei dieser Reaktion, die man auch als Quenching bezeichnet, wird das Carotinoidmolekül nicht verändert. Im Vergleich zu anderen Antioxidanzien wie Vitamin E oder Vitamin C ist bei Carotinoiden die Quenching-Aktivität wesentlich stärker ausgeprägt. Daneben können Carotinoide auch Radikalkettenreaktionen im Rahmen der Lipidperoxidation hemmen.

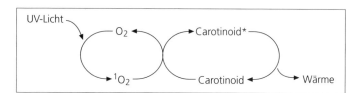

Abb. 5.4: Quenching – Inaktivierung von Singulettsauerstoff durch Carotinoide

Coenzym Q10

Die Seitenkette aus 10 Isopreneinheiten ermöglicht dem Coenzym Q10-Molekül eine gute Verteilung in der Lipidphase von Zellmembranen. Neben seiner Funktion als Elektronenüberträger in der Atmungskette ist Coenzym Q10 ein wichtiges fettlösliches Antioxidans und Regenerator von Vitamin E.

5.4.4 Pflanzliche Antioxidanzien

Polyphenole (Flavonoide, Anthocyane, Proanthocyanidine) gehören zu der großen Gruppe der sekundären Pflanzeninhaltsstoffe. Ihr Wirkungsspektrum ist sehr breit gefächert. Neben antikanzerogenen, antimikrobiellen, antiödematösen, antiphlogistischen und immunmodulierenden Wirkungen weisen Polyphenole ausgeprägte antioxidative Eigenschaften auf. In ihrer antioxidativen und zytoprotektiven Wirksamkeit sind sie den Vitaminen überlegen.

Die antioxidativen Eigenschaften der Flavonoide (z. B. Quercetin, Rutin, Hesperidin) und der Anthocyane beruhen auf der phenolischen OH-Gruppe. Mit wachsender Anzahl an OH-Gruppen steigt dabei ihre antioxidative Potenz. Quercetin und Rutin (Glycosid des Quercetins) gehören zusammen mit den Anthocyanen und Proanthocyanidinen zu den stärksten Antioxidanzien unter den Flavonoiden (2)(3). Flavonoide schützen mehrfach ungesättigte Fettsäuren vor der Lipidperoxidation und sind gleichzeitig natürliche Vitaminverstärker. Sie können andere Antioxidanzien wie Vitamin E und Vitamin C regenerieren und dadurch deren Wirksamkeit verstärken („Redoxrecycling").

5.5 Synergismus der Antioxidanzien

Genauso wie die Energiegewinnung in den Mitochondrien von einem kaskadenartigen Zusammenspiel von Redoxpartnern mit unterschiedlichen Redoxpotenzialen abhängt, ist auch die optimale Funktionsfähigkeit des antioxidativen Zellschutzsystems auf die synergistische Wirkung verschiedener endogener und exogener Antioxidanzien angewiesen.

Zur Prophylaxe und Therapie sogenannter Free Radical Diseases sollte daher immer ein möglichst breites Spektrum antioxidativer Mikronährstoffe, die sich in ihrer antioxidativen Wirksamkeit ergänzen, substituiert werden (siehe Tab. 5.3). Die hochdosierte Gabe eines einzelnen Antioxidans ist wenig sinnvoll.

Referenzen

(1) Niki, Etsuo, et al., Interaction among Vitamin C, Vitamin E and β-Carotene. American Journal of Clinical Nutrition. 65 (Suppl.), 1322S–1326S, 1995.
(2) Rice-Evans, Catherine, A., et al., Antioxidant properties of phenolic compounds. Trends in Plant Science. 2 (4), 152–159, 1997.
(3) Bagchi, D., Oxygen free radical scavenging abilitites of vitamins C and E, and grape seed proanthocyanidin extract in vitro. Research Communications in Molecular Pathology and Pharmacology. 95 (2), 179–189, 1997.

Tab. 5.3: Beispiel für eine Antioxidanzien-Kombination

Mikronährstoff	Empfohlene Tageszufuhr
Vitamin C	500–1000 mg
Vitamin E	200– 600 I.E.
β-Carotin/Carotinoide	15– 30 mg
Coenzym Q10	30– 60 mg
L-Cystein/N-Acetylcystein	100– 300 mg
Taurin	100– 500 mg
α-Liponsäure	60– 200 mg
Selen	70– 200 µg
Mangan	4– 8 mg
Zink	10– 15 mg
Bioflavonoide (Quercetin, Rutin)	200–1000 mg
Anthocyane (Heidelbeerextrakt)	50– 200 mg

6 Essenzielle mehrfach ungesättigte Fettsäuren

6.1 Einführung

Fettsäuren sind Bestandteile von Fetten und Ölen. Die in der Nahrung vorkommenden Fettsäuren werden nach dem Grad der Sättigung in gesättigte, einfach ungesättigte und mehrfach ungesättigte Fettsäuren eingeteilt. Gesättigte Fettsäuren (z. B. Palmitinsäure) findet man vor allem in tierischen Lebensmitteln wie Fleisch-, Wurstwaren und Butter, sowie in Palmkern- und Kokosfett. Einfach ungesättigte Fettsäuren kommen im Wesentlichen in Pflanzenöl vor. Olivenöl ist reich an Ölsäure, einer einfach ungesättigten Ω-9-Fettsäure. Die mehrfach ungesättigten Fettsäuren (PUFA's = polyunsaturated fatty acids) haben, wie der Name schon sagt, mehr als nur eine Doppelbindung und werden entsprechend der Lage der ersten Doppelbindung, ausgehend vom Kettenende des Fettsäuremoleküls, in Omega-3- (Ω-3) und Omega-6- (Ω-6)- Fettsäuren eingeteilt. Im Gegensatz zu gesättigten und einfach ungesättigten Fettsäuren können Ω-3- und Ω-6-Fettsäuren vom menschlichen Organismus nicht selber gebildet werden.

Ω-3- und Ω-6-Fettsäuren sind wesentliche Bausteine aller Zellmembranen und damit für das Wachstum und die Regeneration der Zellen essenziell. Gleichzeitig sind sie Ausgangssubstanzen für die köpereigene Synthese der sogenannten Eicosanoide (Prostaglandine, Prostacycline, Thromboxane und Leukotriene). Diese Gewebshormone sind an einer Vielzahl von Zellfunktionen und Regulationsprozessen im Organismus beteiligt, wie bei der Entwicklung von Gehirn und Nervensystem, der Regulation des Immunsystems sowie bei Entzündungen und der Blutgerinnung.

6.1.1 Vorkommen in Nahrungsmitteln

Ω-6-Fettsäuren

Die wichtigsten Ω-6-Fettsäuren sind Linolsäure (LA), γ-Linolensäure (GLA), Dihomo-γ-Linolensäure (DHLA) und Arachidonsäure (AA). Tabelle 6.1 enthält Angaben über den Gehalt ausgewählter Nahrungsmittel an diesen Fettsäuren.

Tab. 6.1: Ω-6-Fettsäuregehalt ausgewählter Nahrungsmittel

Nahrungsmittel	Ω-6-Fettsäuregehalt je 100 g
Linolsäure	
Sonnenblumenöl	62,2 g
Sojaöl	54,2 g
Pflanzenmargarine	23,1 g
Diätmargarine	46,3 g
Arachidonsäure	
Sojaöl	500 mg
Leberwurst	200 mg
Schweinefleisch	230 mg
Schweinespeck	250 mg
γ-Linolensäure	
Borretschöl	bis 25 g
Nachtkerzenöl	bis 10 g

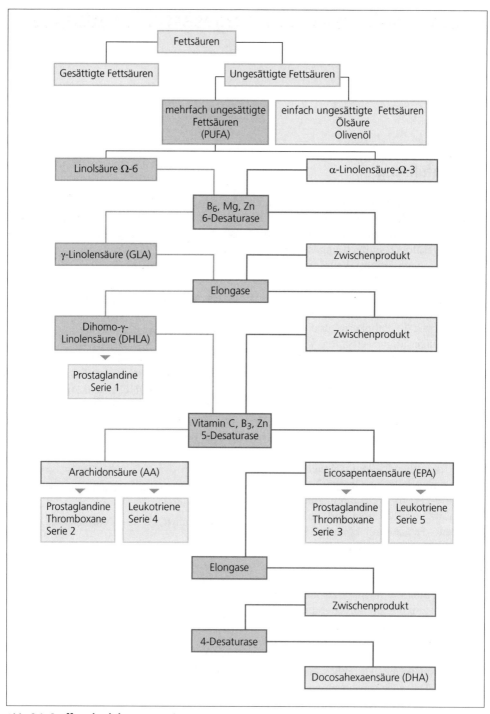

Abb. 6.1: **Stoffwechsel der Ω-3- und Ω-6-Fettsäuren**

Ω-3-Fettsäuren

Zu den wichtigsten Ω-3-Fettsäuren gehören α-Linolensäure, Eicosapentaensäure (EPA) und Docosahexaensäure (DHA). α-Linolensäure, die Ausgangsfettsäure im Stoffwechsel der Ω-3-Fettsäuren findet sich in Algen, Farnen und Moosen und einigen pflanzlichen Ölen. Generell überwiegt jedoch in pflanzlichen Fetten bei Weitem der Ω-6-Fettsäureanteil. Die wichtigste Nahrungsquelle für die Ω-3-Fettsäuren Eicosapentaensäure (EPA) und Docosahexaensäure (DHA) sind Kaltwasserfische (Tab. 6.2). Der Fettsäuregehalt ist dabei umso höher, je kälter das Wasser ist, in dem die Fische leben.

Tab. 6.2: Ω-3-Fettsäuregehalt ausgewählter Nahrungsmittel

Nahrungsmittel	Ω-3-Fettsäuregehalt je 100 g
α-Linolensäure	
Leinsamenöl	54,2 g
Rapsöl	9,15 g
Eicosapentaensäure	
Hering	2,3 g
Lachs	0,65 g
Makrele	0,95 g

6.2 Verhältnis von Ω-3- zu Ω-6-Fettsäuren

Die dänischen Wissenschaftler Bang und Dyerberg stellten in Studien an Eskimos in Grönland fest, dass diese deutlich bessere Blutfettwerte aufweisen als der Durchschnittseuropäer (1). Obwohl sich die Eskimos durch einen hohen Fleischverzehr relativ fett- und cholesterinreich ernähren, haben sie statistisch gesehen eine drastisch verringerte Herzinfarktrate (7 %) im Vergleich zu Westeuropäern (50 %). Die Ursache hierfür liegt in der traditionellen Eskimoernährung, die einen relativ niedrigen Anteil an Ω-6-Fettsäuren, dafür aber einen sehr hohen Anteil an Ω-3-Fettsäuren (Robben, Walfleisch und Fisch) aufweist. Das Verhältnis von Ω-6 : Ω-3-Fettsäuren in der Nahrung der Eskimos liegt bei etwa 1:1, bei der europäischen und amerikanischen Bevölkerung bei ca. 20 bis 50:1 (2). Neben Herz-Kreislauf-Erkrankungen treten auch entzündliche Erkrankungen wie Asthma, Rheuma oder Psoriasis bei den Eskimos im Vergleich zu Bevölkerungsgruppen westlicher Industrienationen viel seltener auf.

Das Verhältnis der mit der Nahrung aufgenommen Ω-3- und Ω-6-Fettsäuren ist von besonderer ernährungsphysiologischer Bedeutung. Beide Fettsäuretypen verdrängen sich gegenseitig aus den Zellmembranen und konkurrieren im Stoffwechsel um die gleichen Enzymsysteme. Je nach zugeführter Menge der jeweiligen Fettsäureart entstehen dabei aus Ω-3- und Ω-6-Fettsäuren unterschiedliche Eicosanoide mit entgegengesetzter physiologischer und biochemischer Wirkung (siehe Abb. 6.1).

- **Eicosapentaensäure (EPA)**
  Die aus der Ω-3-Fettsäure Eicosapentaensäure gebildeten Eicosanoide (Prostanoide der Serie 3 und Leukotriene der Serie 5) wirken antithrombotisch, entzündungshemmend und vasodilatatorisch.
- **Arachidonsäure (AA)**
  Die aus der Ω-6-Fettsäure Arachidonsäure (AA) gebildeten Prostanoide der Serie 2 und die Leukotriene der Serie 4 haben Gefäß verengende, immunsuppressive, gerinnungs- und entzündungsfördernde Eigenschaften.

Der exzessive Konsum von Nahrungsmitteln, die reich an Ω-6-Fettsäuren sind und der viel zu geringe Ω-3-Fettsäureanteil unserer Nahrung wird mit der Entwicklung zahlreicher Zivilisationskrankheiten wie Allergien, Asthma, KHK, Bluthochdruck, Rheu-

Tab. 6.3: Physiologische und biochemische Wirkungen der Ω-6 (AA) und Ω-3 (EPA, DHA)-Fettsäuren

Fettsäuretyp	Ω-6-Fettsäuren (AA)	Ω-3-Fettsäuren (EPA, DHA)
1. Eicosanoide		
Synthese der Prostanoide Serie 2 (Thromboxan A_2 Prostaglandin E_2)	↑	↓
Synthese der Leukotriene Serie 4 (Leukotrien B_4)	↑	↓
Synthese der Prostanoide Serie 3 (Thromboxan A_3, Prostacyclin)	↓	↑
Synthese der Leukotriene Serie 5	↓	↑
2. Blutfette (VLDL, LDL, Triglyceride, Lipoprotein (a))	↑	↓
3. Thrombozytenaggregation	↑	↓
4. Blutdruck	↑	↓
5. Immunfunktion	↓	↑
6. Entzündung	↑	↓

ma und Krebsarten wie Brust- und Kolonkarzinom in Zusammenhang gebracht (3)(4). Durch eine Erhöhung des Ω-3-Fettsäurezufuhr und gleichzeitige Reduktion des Ω-6-Fettsäureanteils in unserer Nahrung können entzündliche Prozesse vermindert und die Funktion des Immunsystems gesteigert werden (siehe Tab. 6.3).

6.2.1 Ω-3-Fettsäuren

Aus der Ω-3-Fettsäure α-Linolensäure entstehen im Organismus mit Hilfe von Enzymen (Desaturase, Elongase) die längerkettigen PUFA's Eicosapentaensäure (EPA) und Docosahexaensäure (DHA). Allerdings können Eicosapentaensäure und Docosahexaensäure vom menschlichen Organismus – im Gegensatz zur Umwandlung von Arachidonsäure aus Linolsäure – nur in geringem Umfang aus α-Linolensäure selber hergestellt werden.

Physiologische Bedeutung

Herz-Kreislauf-System

Ω-3-Fettsäuren senken den Blutdruck, hemmen die Thrombozytenaggregation und reduzieren die Fibrinogenbildung. Die Membranflexibiliät der roten Blutkörperchen wird erhöht und die Sauerstoffversorgung von Organen und Geweben mit kleinen Blutgefäßen verbessert. Ω-3-Fettsäuren haben vielfältige positive Wirkungen auf die Zusammensetzung der Blutfette. Insbesondere erhöhte Serumtriglyceride werden durch Ω-3-Fettsäuren deutlich gesenkt. Daneben wird auch eine Senkung des Gesamtcholesterins, des LDL-Cholesterins und des Lipoprotein (a) beschrieben (5)(6). Gleichzeitig werden die HDL-Werte erhöht. Darüber hinaus wirken Ω-3-Fettsäuren antiarrhythmisch und können lebensbedrohlichen Herzrhythmusstörungen vorbeugen.

Schwangerschaft und Wachstum

Docosahexaensäure (DHA) ist ein wichtiger Baustein der Gehirn- und Nervenzellen sowie der Netzhaut. Der mütterliche DHA-Status beeinflusst maßgeblich die Entwicklung von Intelligenz und Sehfähigkeit des Embryos bzw. Feten. Insbesondere in den letzten zwei bis drei Monaten vor der Geburt und in der Neugeborenenperiode werden große Mengen DHA vom Un- und Neugeborenen verbraucht. Muttermilch enthält im Vergleich zu Kuhmilch bedeutend höhere Mengen DHA und andere essenzielle Fettsäuren. Wenn nicht gestillt wird, muss daher bei künstlicher Milch auf eine adäquate

Zusammensetzung hinsichtlich der essenziellen Fettsäuren geachtet werden.

Entzündungen und Immunfunktion

Über Wechselwirkung mit den Enzymen Lipoxygenase und Cyclooxygenase reduziert Eicosapentaensäure (EPA) die Bildung proinflammatorischer Prostaglandine und Leukotriene aus Arachidonsäure. Makrophagen sind durch die Freisetzung von Zytokinen wie Interleukin 1 (IL-1) und Tumornekrosefaktor α (TNF-α) maßgeblich an der akuten Phase einer Entzündung beteiligt. Eicosapentaensäure vermindert die Freisetzung von TNF-α und hemmt die Bildung von IL-1.

Die Leukotriene der Serie 4 (Leukotrien B_4, LTC_4 und LTD_4) fördern die Freisetzung reaktiver Sauerstoffspezies und wirken stark vaso- und bronchokonstriktorisch. Eine hohe Zufuhr Ω-6-Fettsäuren-haltiger Nahrungsmittel hat zudem negative Auswirkungen auf das Immunsystem, da die Leukotriene der Serie 4 im Allgemeinen immunsuppressive Eigenschaften aufweisen (z. B. Beeinträchtigung der Antikörperbildung). Ω-3-Fettsäuren wie Eicosapentaensäure können die Bildung unerwünschter Eicosanoide aus Arachidonsäure reduzieren, das Immunsystem stärken und entzündliche Erkrankungen wie Allergien, Rheuma, Psoriasis und entzündliche Darmerkrankungen günstig beeinflussen.

Bedarf

Laut Deutscher Gesellschaft für Ernährung sollte der Anteil des Nahrungsfettes an der gesamten Energiezufuhr beim Erwachsenen 30 %, das sind etwa 78 g, nicht überschreiten. Der Anteil der essenziellen Fettsäuren an der Gesamtenergieaufnahme sollte 3,5 % betragen, 3 % (10 g) Linolsäure und 0,5 % (1 g) Ω-3-Fettsäuren. Ein Ω-3:Ω-6-Verhältnis von 5:1 sollte auf Dauer angestrebt werden.

Ernährungswissenschaftler und Mediziner empfehlen gesunden Erwachsenen eine tägliche Aufnahme von 1 bis 2 g Ω-3-Fettsäuren in Form von Lachsölkonzentrat-Kapseln oder durch den Verzehr von z. B. 100 g Lachs bzw. 300 g Dorsch. Auch Leinsamenöl ist reich an α-Linolensäure (bis zu 54 %), allerdings relativ oxidationsempfindlich.

Die Wirkungen der Ω-3-Fettsäuren treten generell mit einer gewissen Verzögerung ein, da die ungesättigten Fettsäuren zunächst in die Zellmembranen eingebaut werden müssen. Der Einbau in die Zellmembran ist reversibel! Um einen therapeutischen Effekt zu erzielen, ist daher grundsätzlich nur eine langfristige und regelmäßige Einnahme sinnvoll.

Hochungesättigte Fettsäuren sind sehr oxidationsempfindlich. Durch Peroxidation von PUFA's in Lebensmitteln entstehen toxische Produkte. Bei erhöhter PUFA-Zufuhr besteht daher generell auch ein gesteigerter Bedarf an Vitamin E. Eine extreme Zufuhr hochungesättigter Fettsäuren erhöht die oxidative Belastung des Organismus, wenn nicht gleichzeitig Antioxidanzien wie Vitamin E, Vitamin C und Selen zugeführt werden!

Ursachen für Ω-3-Fettsäuremangel

- Wachstumsphasen
  Schwangerschaft, Stillzeit, Säuglings- und Kindesalter
- Fehlernährung
  Überwiegender Verzehr von Fleisch, pflanzlichen Ölen, kein Fisch
- Parenterale Ernährung
- Fettfreie Diäten
- Resorptionsstörungen
  Mit Funktionsstörungen der Leber oder Bauchspeicheldrüse verbundene Fettresorptionsstörungen.

Mangelsymptome

- Schwangerschaft, Stillzeit
  Eine Unterversorgung mit Ω-3-Fettsäuren (DHA) in der vorgeburtlichen und frühkindlichen Entwicklungsphase führt zu Störungen in der geistigen Entwicklung, des Sehvermögens und zu Wachstumsverzögerungen.

- Entzündliche Hautveränderungen
- Trockene und schuppige Haut, Ekzeme
- Erhöhte Infektanfälligkeit
- Fertilitätsstörungen.

Anwendungsgebiete

Bluthochdruck und Hyperlipidämie

Ω-3-Fettsäuren wirken bei Patienten mit Hypertonie auf natürliche Weise blutdrucksenkend. Sowohl erhöhte systolische als auch diastolische Werte werden gesenkt. Ω-3-Fettsäuren haben besonders günstige Effekte auf die Serumlipide. Sie senken vor allem erhöhte Triglyceridwerte. Auch VLDL, LDL und das stark atherogen wirkende Lipoprotein (a) werden gesenkt. Bei Bluthochdruck und Hyperlipidämie werden täglich 2 bis 6 g Ω-3-Fettsäuren empfohlen.

Chronisch entzündliche Darmerkrankungen

In einer einjährigen doppelblinden und plazebokontrollierten Studie an 78 Patienten mit Morbus Crohn führte die tägliche Gabe von 2,7 g Ω-3-Fettsäuren in einer dünndarmlöslichen Form zu einer signifikanten Reduktion der Rückfallrate (7). In Studien an Patienten mit Colitis ulcerosa beschleunigte die tägliche Gabe von 4 bis 6 g Ω-3-Fettsäuren die Remission und reduzierte den Arzneimittelbedarf (8).

Diabetes mellitus

Aufgrund der zahlreichen positiven Wirkungen auf das Herz-Kreislauf-System sind Ω-3-Fettsäuren zur Vorbeugung diabetischer Folgeerkrankungen von besonderer Bedeutung. Diabetiker sollten allerdings Ω-3-Fettsäuren **immer zusammen mit Vitamin E** und anderen Antioxidanzien einnehmen, um eine negative Beeinflussung der Glucosetoleranz und Erhöhung der oxidativen Belastung, die bei alleiniger Gabe von Ω-3-Fettsäuren in einigen Untersuchungen bei Diabetikern beobachtet wurde, zu vermeiden (9)(10). Bei Diabetes mellitus wird die Substitution von 1,5 bis 2 g Ω-3-Fettsäuren täglich empfohlen.

Herz-Kreislauf-Erkrankungen

Ω-3-Fettsäuren spielen ernährungsphysiologisch die größte Rolle in der Prophylaxe und Therapie koronarer Herzerkrankungen (Angina pectoris, Herzinfarkt, plötzlicher Herztod). Sie vermindern die Expression proinflammatorischer Prostaglandine, hemmen die Thrombozytenaggregation und senken den Blutdruck und Trigylceridspiegel. Ω-3-Fettsäuren beeinflussen die Calciumkanäle in den Myozyten und setzen auf diese Weise die Bereitschaft der Herzmuskelzelle zur Bildung von Arrythmien herab. Das Auftreten von lebensbedrohlichen Rhythmusstörungen in Form von Kammerflimmern kann durch Ω-3-Fettsäuren reduziert werden.

In Studien zur Sekundärprophylaxe nach Herzinfarkt führte die erhöhte Ω-3-Fettsäurezufuhr zu einer signifikanten Reduktion der Reinfarktrate und der Gesamtsterblichkeit. In der 1989 veröffentlichten DART (Diet And Reinfarction Trial) Studie an 2000 Patienten war die Gesamt- und die Infarktletalität in der Patientengruppe mit erhöhter Ω-3-Fettsäurezufuhr deutlich erniedrigt (11)(12). Zur Prophylaxe und Therapie von Herz-Kreislauf-Erkrankungen werden täglich 1,5 bis 6 g Ω-3-Fettsäuren empfohlen.

Erkrankungen des rheumatischen Formenkreises

Bei Patienten mit rheumatoider Arthritis führt die Supplementierung von Eicosapentaensäure (EPA) zu einer deutlichen Verbesserung subjektiver Parameter wie Gelenksteifigkeit und Schmerzempfindung (13). Auch die bei einigen rheumatischen Erkrankungen auftretenden Kollagenosen, die mit einer vorzeitigen Arteriosklerose verbunden sind, können durch Ω-3-Fettsäuren günstig beeinflusst werden. Bei Rheuma sollte neben der

Gabe von Ω-3-Fettsäuren zusätzlich der Verzehr tierischer Fette und Fleischprodukte eingeschränkt werden, da diese sehr reich an Arachidonsäure sind. In der adjuvanten Therapie rheumatischer Erkrankungen werden täglich 2 bis 6 g Ω-3-Fettsäuren in Kombination mit Vitamin E und Vitamin C (Infusionen!) empfohlen.

Psoriasis

Die Psoriasis ist eine entzündliche Dermatose, bei der u. a. eine Störung im Arachidonsäurestoffwechsel von pathogenetischer Bedeutung ist. In psoriatischen Herden finden sich stark erhöhte Konzentrationen von Arachidonsäure und Leukotrien B_4. Patienten mit Psoriasis weisen erhöhte Plasmakonzentrationen der Ω-6-Fettsäuren Dihomo-γ-Linolensäure und Arachidonsäure, bei gleichzeitig erniedrigten α-Linolensäure- Konzentrationen, auf. In einer randomisierten Doppelblindstudie an 60 Patienten mit verschiedenen Psoriasis-Formen führte die adjuvante Gabe von 9 g Fischöl pro Tag (entsprechend 2,6 g Ω-3-Fettsäuren) über einen Zeitraum von 12 Wochen zu einer deutlichen Besserung der Hautsymptome wie Juckreiz, Erythem und Schuppung (14).

Krebs und Krebsprävention

Die übermäßige Zufuhr gesättigter pflanzlicher und tierischer Fette mit hohem Ω-6-Fettsäurenanteil begünstigt die Entwicklung von Krebsarten wie Brust-, Dickdarm-, Eierstock- und Prostatakrebs. Eine hohe dietätische Aufnahme von Ω-3-Fettsäuren vermindert hingegen die Tumorgenese und beeinflusst die mit Krebserkrankungen verbundene Kachexie (Auszehrung, Kräfteverfall) positiv. Es gibt Hinweise, dass EPA über Wechselwirkung mit dem Enzym Lipoxygenase und Reduktion der Leukotrien B_4-Synthese die Tumorgenese und die Zellproliferation bei Brustkrebs vermindert (15). In der Prävention und Therapie von Krebserkrankungen werden 1,5 bis 4 g Omega-3-Fettsäuren pro Tag empfohlen.

Schwangerschaft/Stillzeit/Frühgeborene

Schwangere und stillende Frauen sollten aufgrund der Bedeutung der Ω-3-Fettsäuren für die gesunde frühkindliche Entwicklung unbedingt auf eine ausreichende Versorgung mit der Ω-3-Fettsäure Docosahexaensäure (DHA) achten. Ω-3-Fettsäuren reduzieren möglicherweise auch das Risiko eines Schwangerschaftsbluthochdrucks und einer Präeklampsie. Frühgeborene sind besonders auf eine ausreichende Versorgung mit DHA angewiesen. Ein DHA-Mangel kann bei Frühgeborenen zu Störungen in der geistigen Entwicklung, des Sehvermögens und des Wachstums führen. In der Schwangerschaft und Stillzeit werden täglich 1 bis 2 g Ω-3-Fettsäuren empfohlen.

Transplantationsmedizin

Ω-3-Fettsäuren können bei Nieren-, Pankreas- oder Herztransplantationen die Überlebenszeit des Transplantats erhöhen sowie die Entwicklung einer sekundären Arteriosklerose und/oder chronischen Niereninsuffizienz (Ciclosporin!) reduzieren.

Weitere Indikationen

Akne, Asthma, Migräne, Multiple Sklerose, Neurodermitis.

Nebenwirkungen

Ω-3-Fettsäuren verlängern die Blutungszeit und reduzieren die Thrombozytenaggregation. Bei gleichzeitiger Einnahme von gerinnungshemmenden Arzneimitteln sind die Quick-Werte sorgfältig zu überwachen und die Dosierung gegebenenfalls anzupassen.

6.2.2 Ω-6-Fettsäuren

Anwendungsgebiete

Neurodermitis

Linolsäure wird im Organismus unter Beteiligung von Vitamin B_6, Magnesium und Zink durch das Enzym δ-6-Desaturase in γ-Linolensäure (GLA) umgewandelt. γ-Linolensäure (GLA) kann durch das Enzym Elongase über Dihomo-γ-Linolensäure (DHLA) in entzündungshemmende Prostaglandine der Serie 1 umgewandelt werden. Es wird angenommen, dass ein Mangel an GLA durch einen Defekt des Enzyms δ-6-Desaturase eine wesentliche Rolle bei der Entwicklung der Neurodermitis (atopisches Ekzem) spielt. γ-Linolensäure (GLA) wird in Dosierungen von 400 bis 900 mg pro Tag oral in der Therapie der Neurodermitis eingesetzt. Neben der oralen Anwendung erfolgt unterstützend zusätzlich eine topische Anwendung in Form GLA-haltiger Salben oder Cremes. Die vorliegenden Studienergebnisse zur Behandlung der Neurodermitis mit GLA sind zum Teil widersprüchlich (16)(17). Nur eine langfristige Einnahme ist sinnvoll.

Diabetische Neuropathie

Tierexperimentelle Studien zeigen, dass bei Diabetes die Umwandlung von Linolsäure in γ-Linolensäure (GLA) beeinträchtigt ist. In drei randomisierten und plazebokontrollierten Studien an Patienten mit diabetischer Neuropathie führte die tägliche Gabe von 480 mg GLA zu einer Verbesserung der Nervenstörungen (18)(19). Die GLA-Substitution sollte zusammen mit Vitamin C, E und B-Vitaminen erfolgen.

Weitere Anwendungsgebiete

Akne, Prämenstruelles Syndrom (PMS).

Nebenwirkungen, Wechselwirkungen und Gegenanzeigen

Bei Patienten mit manisch-depressiven Störungen oder mit Epilepsie kann die Zufuhr von GLA das Krankheitsbild verschlechtern. Bei Epileptikern ist das Risiko zur Auslösung epileptischer Anfälle erhöht.

Referenzen

(1) Bang, H. O., Dyerberg, J., et al., The composition of the eskimos food in northwestern Greenland. American Journal of Clinical Nutrition, 33, 2657–2661, 1980.
(2) Weber, P. C., Epidemiologische und biochemische Studien über n-3 Fettsäuren in der Prävention der Atherosklerose. Internist, 30, 283–290, 1989.
(3) Cave, William, T., jr., M.D., Dietary omega-3-polyunsaturated fatty acids and breast cancer. Nutrition, Suppl. 12 (1): S30–S41, 1996.
(4) Karmali, Rashida, A., JD, Ph.D., Historical perspective and potential use of omega-3 fatty acids in therapy of cancer cachexia. Nutrition, 12 (1), S2–S4, 1996.
(5) Pauletto, Paolo, et al., Blood pressure and atherogenic lipoprotein profiles of fish-diet and vegetarian villagers in Tanzania: The Lugalawa Study. The Lancet, 348, 784–788, 1996.
(6) Vorberg, G., et al., Wirkung von Fischöl auf Serumlipide und Blutdruck unter Praxisbedingungen. Therapiewoche, 40, 2333–2337, 1990.
(7) Belluzzi, A., et al., Effect of an enteretic-coated fish-oil preparation on relapses in Crohn's disease. New England Journal of Medicine, 334, 1557–1560, 1996.
(8) Lorenz, R., and Loeschke, K., Placebo-controlled trials of omega-3 fatty acids in chronic inflammatory bowel disease. Simopoulos, Galli, C., et al. Effects of fatty acids and lipids in health and disease. World Review of Nutrition and Diet, Basel, Karger, 76, 143–145, 1994.
(9) Luostarinen, Riitta, M.D., et al., Vitamin E supplementation counteracts the fish oil-induced increase of blood glucose in humans. Nutrition Research, 15 (7), 953–968, 1995.
(10) MacGrath, Lawrence, T., et al., Effect of dietary fish oil supplementation on peroxidation of serum lipids in patients with non-insulin dependent Diabetes mellitus. Atherosclerosis, 121, 275–283, 1996.
(11) Sellmayer, A., et al., N-3-Fettsäuren: Natürliche Antiarrhythmika? Deutsches Ärzteblatt, 93, A2145–2148, 1996.
(12) Burr, M. L., et al. Effects of changes in fat, fish and fiber intakes on death and myocardial reinfarction: Diet and reinfarction trial (DART). Lancet, 334, 757–761, 1989.
(13) Kremer, Joel, M., M.D., et al., Effects of high-dose fish oil on rheumatoid arthritis after stopping nonstero-

idal antiinflammatory drugs. Arthritis & Rheumatism, 38 (8), 1107–1114, 1995.

(14) Linker, U., et al., Besserung klinischer Symptome von Psoriasis durch Fischöl. Akt. Dermatol., 17, 70–74, 1991.

(15) Noguchi, Masakuni, M.D., The role of fatty acids and eicosanoid synthesis inhibitors in breast cancer. Oncology, 52, 265–271, 1995.

(16) Hederos, Carl-Axel and Berg, Anders, Epogam evening primrose oil treatment in atopic dermatitis and asthma. Archives of Disease in Childhood, 75, 494–497, 1996.

(17) Morse, P. F., et al.: Meta-analysis of placebo-controlled studies of efficacy of gamma-linolenic acid in the treatment of atopic eczema. British Journal of Dermatology, 121, 75–90, 1989.

(18) Horrobin, David, F., Essential fatty acids in the management of impaired nerve function in Diabetes. Diabetes, 46 (Suppl. 2), S90–S93, 1997.

(19) The Gamma-Linolenic Acid Multicenter Trial Group. Treatment of diabetic neuropathy with gamma-linolenic acid. Diabetes Care, 16, 8–15, 1993.

7 Aminosäuren

7.1 Einführung

Proteine haben in nahezu allen biologischen Prozessen eine Schlüsselfunktion. α-Aminosäuren sind die elementaren Bausteine der Proteine. Eine α-Aminosäure besteht aus einer Aminogruppe, einer Carboxylgruppe, einem Wasserstoffatom und einem Rest R. Alle Bestandteile sind an ein C-Atom gebunden. Dieses zentrale Atom wird als α-Kohlenstoffatom bezeichnet, weil es der sauren Carboxylgruppe benachbart ist.

Man kennt heute etwa 20 verschiedene α-Aminosäuren, aus denen im Organismus Strukturproteine (Kollagen, Elastin) und Transportproteine (Hämoglobin, Myoglobin), Enzyme, Immunglobuline, Interferone, Bausteine der DNA, Hormone (Insulin, Thyroxin, Wachstumshormon) und Neurotransmitter (Katecholamine, Serotonin) gebildet werden. Unter ernährungsphysiologischen Gesichtspunkten und im Hinblick auf ihre Essenzialität werden die Aminosäuren in nicht-essenzielle (entbehrliche) und essenzielle (unentbehrliche) Aminosäuren eingeteilt (siehe Tab. 7.1). Für den Erwachsenen sind acht der 20 Aminosäuren essenziell. Da der Organismus sie nicht selber bilden kann, ist er auf ihre exogene Zufuhr mit der Nahrung angewiesen. Zu den essenziellen Aminosäuren gehören: Isoleucin, Leucin, Valin, Lysin, Methionin, Phenylalanin, Threonin und Tryptophan.

Tab. 7.1: Einteilung der α-Aminosäuren

Essenziell	Bedingt essenziell	Nicht-essenziell
Isoleucin	Arginin	Alanin
Leucin	Histidin	Asparaginsäure
Valin	Cystein	Asparagin
Lysin	Glutamin	Glutaminsäure
Methionin	Tyrosin	Glycin
Phenylalanin	Serin	Ornithin
Threonin		Prolin
Tryptophan		

Tab 7.2: Bedarf an essenziellen Aminosäuren in mg pro kg Körpergewicht nach (1)

	Kleinkinder	Frauen	Männer
Histidin	25		
Isoleucin	111	10	10
Leucin	153	13	11
Valin	95	11	14
Lysin	96	10	9
Methionin und Cyst(e)in	50*	13	14
Phenylalanin und Tyrosin	90*	13	14
Threonin	66	7	6
Tryptophan	19	3	3

* Zugabe von 50 % zum mittleren Bedarf von Methionin (39 mg/kg) und von Phenylalanin (68 mg/kg) für die Deckung des Cyst(e)in- bzw. Tyrosinbedarfs

Tab. 7.3: Aufgaben der Aminosäuren im Körper

Aminosäure	Selektive Funktion
Glutathion, Cystein, Taurin	Antioxidative Schutzfunktion
Arginin, Cystein, L-Glutathion, Glutamin	Immunabwehr
Cystein, Glutamin	Aufrechterhaltung der Körperzellmasse
Arginin, Glutamin, Ornithin	Wachstumshormonausschüttung
Arginin, Ornithin	NH_3-Entgiftung (Harnstoffzyklus)
Arginin	NO-Produktion: Gefäßdilatation und Radikalentgiftung
Methionin	Harnsäuerung, Ubichinonsynthese
Glutaminsäure	Steigerung der Konzentrations- und Leistungsfähigkeit
Phenylalanin, Tyrosin	Neurotransmitter- und Hormonsynthese: Katecholamine, Thyroxin, Melaninsynthese
Tryptophan	Grundsubstanz für Serotonin, Vitamin B_3 und Picolinsäure

Allerdings können im Säuglingsalter sowie bei bestimmten Erkrankungen und ungenügender exogener Zufuhr auch einige der nicht-essenziellen Aminosäuren vom Körper nicht gebildet werden. Solche Aminosäuren werden auch als bedingt essenziell bezeichnet. Hierzu zählen: Arginin und Histidin (im Säuglingsalter), Cystein (für Feten und Frühgeborene, bei Homcystinurie, Kachexie), Glutamin (bei kataboler Stoffwechsellage wie AIDS, Krebs, Operationen, Verletzungen), Tyrosin (bei Frühgeborenen und Phenylketonurie) und Serin. Tyrosin und Cystein sind bedingt essenziell, da sie nur beim Abbau der essenziellen Aminosäuren Phenylalanin bzw. Methionin entstehen.

Der Proteinbedarf bezogen auf das Körpergewicht nimmt mit zunehmendem Alter ab. Kleinkinder haben wachstumsbedingt einen deutlich höheren Bedarf an essenziellen Aminosäuren im Vergleich zu Erwachsenen (siehe Tab. 7.2).

Neben ihrer Funktion als Bausteine bei der Proteinbiosynthese erfüllen einzelne Aminosäuren spezielle Aufgaben im Stoffwechsel (siehe Tab. 7.3).

Referenzen

(1) Munro, H. N., Crim, M. C., The Proteins and Amino Acids. Modern Nutrition in Health and Disease. Edited by Shils & Young, Lea & Febiger, Philadelphia 1988.

7.2 Aminosäuren in der orthomolekularen Medizin

Die nachfolgend behandelten Aminosäuren spielen eine Rolle in der orthomolekularen Medizin.

7.2.1 L-Arginin

Physiologische Bedeutung

L-Arginin ist eine semiessenzielle Aminosäure. In der Wachstumsphase, bei schweren Infektionen (Krebs, AIDS) und Verletzungen ist der Organismus auf die zusätzliche exogene Zufuhr mit der Nahrung angewiesen.

Bildung von Stickstoffmonoxid

Arginin ist die Vorstufe des gasförmigen Neurotransmitters Stickstoffmonoxid (NO). NO spielt eine zentrale Rolle bei der Regulierung des Gefäßtonus, der Immunabwehr und zahlreichen neuronalen Funktionen im ZNS und peripheren Nervensystem.

Von der konstitutiven NO-Synthase der Endothelzellen wird Arginin in Citrullin und

NO (Endothelial Derived Relaxing Factor, EDRF) umgewandelt. NO diffundiert in die glatte Gefäßmuskelschicht und aktiviert dort die lösliche Guanylatcyclase, ein Enzym, das neben der Herzmuskelzelle und dem glatten Gefäßmuskel auch in Thrombozyten und Neuronen vorkommt. Die lösliche Guanylatcyclase steigert die Biosynthese des second Messengers cGMP und führt dadurch zu einer Vasodilatation.

Arginin verbessert über die Freisetzung von NO die Durchblutung und Sauerstoffversorgung der koronaren und peripheren Blutgefäße, senkt den Blutdruck und hemmt die Thrombozytenaggregation. Vasodilatatoren wie Glyceroltrinitrat, die schon seit langem in der Therapie der koronaren Herzkrankheit eingesetzt werden, wirken ebenfalls über die Freisetzung von NO (1)(2). NO wird durch freie Sauerstoffradikale sehr schnell abgebaut. Auch Schäden am Gefäßendothel führen zu einer starken Beeinträchtigung der physiologischen Funktionen. Krankheitsbedingte Störungen der NO-Produktion spielen daher eine ätiologische Schlüsselrolle bei kardiovaskulären Erkrankungen wie KHK, Bluthochdruck und Herzinsuffizienz.

Bakterielle Endotoxine und Zytokine aktivieren die induzierbare NO-Synthase in Makrophagen und Granulozyten. Aktivierte Makrophagen verwenden das hochreaktive und chemisch instabile NO zur Abwehr pathogener Mikroorganismen. In experimentellen Untersuchungen erhöht Arginin das Gewicht der Thymusdrüse, steigert die Lymphozytenproliferation und die Aktivität der natürlichen Killerzellen. Bei Tumor tragenden Mäusen ist unter Substitution mit Arginin eine Verlangsamung des Tumorwachstums und Reduktion der Metastasenbildung beobachtet worden (3)(4).

Bildung von Harnstoff

Der beim Proteinabbau im Körper frei werdende Ammoniak wird normalerweise von der Leber im sogenannten Krebs-Henseleit- bzw. Harnstoffzyklus entgiftet. Arginin ist am wichtigsten Teilschritt des Harnstoffzyklus, der Bildung von Harnstoff unter Regeneration der Aminosäure L-Ornithin durch das Enzym Arginase (manganabhängig) beteiligt. Bei eingeschränkter Leberfunktion infolge Leberinsuffizienz oder Leberzirrhose kann Ammoniak unter Umgehung der Leber direkt in den großen Blutkreislauf gelangen und schwere Hirnschäden verursachen.

Tab. 7.4: Arginingehalt ausgewählter Nahrungsmittel

Nahrungsmittel	Arginingehalt (g/100 g)
Erdnüsse	3,46
Mandeln	2,75
Weizenkeime	2,31
Schweinefleisch (Filet)	1,52
Thunfisch	1,25

Wachstumshormonfreisetzung

Arginin steigert in pharmakologischen Dosen die Ausschüttung von Wachstumshormon (Somatropin, STH) in der Hypophyse. Eine Infusion von 15 bis 30 g L-Arginin wird zur Überprüfung der hypophysären Wachstumshormonfreisetzung eingesetzt. Wachstumshormon steigert den Muskelaufbau und stimuliert den Abbau von Fettgewebe. Somatropin übt seine physiologischen Wirkungen zum Teil über die Bildung wachstumsfördernder Faktoren, den sogenannten Somatomedinen, aus. Aufgrund ihrer insulinartigen Wirkung werden Somatomedine auch als Insulin-like growth factor (IGF) bezeichnet. Somatomedin C (IGF-I) hat die größte physiologische Bedeutung. Es stimuliert die Proteinbiosynthese und fördert das Muskel- und Knochenwachstum. Zum Arginingahalt in der Nahrung siehe Tab. 7.4.

Anwendungsgebiete

Herz-Kreislauf-Erkrankungen

Arginin besitzt ausgeprägte antiatherogene Eigenschaften: Es verbessert die kardiale und periphere Durchblutung, hemmt die Thrombozytenaggregation und reduziert die Lipidperoxidation. Infusionen mit L-Arginin (20 bis 30 g) verbesserten in Studien an Patienten mit KHK und chronisch stabiler Angina pectoris die Koronardurchblutung und senkten signifikant den koronaren Widerstand durch eine vermehrte Endothel-abhängige Vasodilatation (5)(6). Auch unter der langfristigen oralen Gabe von L-Arginin (6 bis 21 g/Tag) wird über eine Normalisierung der Plättchenaggregation, Reduktion der endothelialen Dysfunktion und der Arterioskleroseprogression berichtet (7)(8). In einer randomisierten, doppelblinden und Placebo kontrollierten Studie an Patienten mit stabiler Angina pectoris führte die tägliche orale Gabe von 6 g L-Arginin (3 x 2 g) zu einer signifikanten Steigerung der Belastungskapazität im Vergleich zu Placebo (9).

Diabetes mellitus

Arginin steigert die Insulinfreisetzung aus den β-Zellen des Pankreas. Die Insulinsensitivität und Glucosetoleranz beim Diabetiker kann durch Arginin verbessert werden (10).

Hyperammonämie

Bei Funktionsstörungen der Leber (Leberinsuffizienz, Zirrhose, Virus-Hepatitis) normalisiert Arginin zusammen mit L-Ornithin und Citrullin erhöhte Blutammoniakspiegel und fördert die Regeneration der Leberzellen (11).

Immunsystem

In einer Untersuchung an 13 Freiwilligen führte die orale Applikation von 30 g L-Arginin zu einer drastischen Steigerung der Zytotoxizität der natürlichen Killerzellen und Lymphokin-aktivierten Killerzellen (12). Arginin steigert signifikant die köpereigenen Abwehrkräfte. Bei rezidivierenden Infekten und Erkrankungen (z. B. AIDS, Krebs), die mit einer geschwächten Immunantwort verbunden sind, wird die orale oder parenterale Substitution von 20 bis 30 g L-Arginin pro Tag empfohlen.

Leistungssport

Im Leistungssport, insbesondere in Kraftsportarten (Gewichtheben), wird Arginin in Dosierungen von täglich 10 bis 20 g zur Steigerung der Wachstumshormonfreisetzung aus der Hypophyse eingesetzt. Dadurch soll der Muskelaufbau und der Fettabbau gesteigert sowie der Erhalt der bereits vorhandenen Muskelmasse unterstützt werden. Es wird empfohlen, Arginin jeweils eine Stunde vor dem Training und vor dem Schlafengehen auf nüchternen Magen einzunehmen. Um eventuelle Nebenwirkungen wie Übelkeit zu minimieren, sollte man mit etwa 25 % der empfohlenen Tagesdosis beginnen.

Infertilität

Arginin erhöht die Anzahl und Beweglichkeit der Spermien (13). Über die Freisetzung von NO und Wechselwirkung mit der Guanylatcyclase ergeben sich auch Analogien zum Wirkungsmechanismus von Sildenafil (Viagra®). In einer randomisierten, doppelblinden und Placebo kontrollierten Studie an Männern mit erektiler Dysfunktion führte die orale Gabe von 5 g L-Arginin pro Tag zu einer signifikanten Verbesserung der Sexualfunktion (14).

Wundheilung

Arginin stimuliert die Kollagensynthese und fördert den Wundheilungsprozess. Nach schweren Verletzungen und Operationen empfiehlt sich die orale oder parenterale Gabe von L-Arginin (20 bis 30 g/Tag).

Nebenwirkungen, Wechselwirkungen und Gegenanzeigen

Arginin kann in hohen Dosierungen Durchfall, Magenreizungen und Übelkeit verursachen. Es wird auch über eine erhöhte Reizbarkeit und gesteigerte Libido berichtet. Arginin und Lysin beeinträchtigen sich gegenseitig bei der Resorption.

Arginin kann das Krankheitsbild bei Infektionen mit Herpes simplex-Virus (HSV) verschlimmern. Auch argininreiche Nahrungsmittel wie z. B. Schokolade und Nüsse sollten bei Herpes-Infektionen gemieden werden. In schweren Fällen empfiehlt sich die Substitution von L-Lysin (2–3 g pro Tag).

Referenzen

(1) Cooke, J. P., et al., Arginine: A new therapy for atherosclerosis? Circulation, 95, 311–312, 1997.
(2) Loscalzo, Joseph, M.D., Ph.D., Nitric oxide in vascular disease. The New England Journal of Medicine, July 27, 333 (4), 251–253, 1995.
(3) Immunologic effects of arginine supplementation in tumor-bearing and non-tumor-bearing hosts. Annals of Surgery, February 1990.
(4) Brittenden, J. et al., L-Arginine stimulates host defenses in patients with breast cancer. Surgery, 115 (2), 205–201, 1994.
(5) Egashira, Kensuke, M.D., et al., Effects of L-Arginine supplementation on endothelium-dependent coronary vasodilation in patients with angina pectoris and normal coronary arteriograms. Circulation, July 15, 92 (4), 130–134, 1996.
(6) Tousoulis, Dimitris, et al., Coronary stenosis dilatation induced by L-arginine. The Lancet, June, 21, 349, 1812–1813, 1997.
(7) Clarkson, Peter, et al., Oral L-arginine improves endothelium-dependent dilatation in hypercholesterolemic young adults. Journal of Clinical Investigation, 97, 1989–1994, 1996.
(8) Wolf, Andreas, M.D., et al., Dietary L-Arginine supplementation normalizes platelet aggregation in hypercholesterolemic humans. The Journal of the American College of Cardiology, 29, 479–485, 1997.
(9) Ceremuzynski, Leszek, M.D., Ph.D., et al., Effect of supplemental oral L-Arginine on exercise capacity in patients with stable angina pectoris. The American Journal of Cardiology, 80, 331–333, 1997.
(10) Wascher, T. C., et al., Effects of low dose L-arginine on insulin-mediated vasodilatation and insulin sensitivity. European Journal of Clinical Investigation, 27, 690–695, 1997.
(11) Kodama, Hiroko, et al., Intravenous arginine dramatically improved hyperammonemia in a patient with late-onset ornithine transcarbamylase deficiency. Tohaku J. Exp. Med., 180, 83–86, 1996.
(12) Park, K. G. M., et al., Stimulation of lymphocyte natural cytotoxicity by L-Arginine, The Lancet, March 16, 337, 645–646, 1991.
(13) Schachter, A., et al., Treatment of oligospermia with the amino acid arginine, Journal of Urology. 110 (3), 311–313, 1973.
(14) Chen, J., et al., Effect of oral administration of high-dose nitric oxide donor L-Arginine in men with organic erectile dysfunction: results of a doubleblind, randomized, placebo-controlled study. BJU Int, 83(3), 269–273, 1999.

7.2.2 L-Glutamin

Physiologische Bedeutung

Die bedingt essenzielle Aminosäure L-Glutamin weist von allen Aminosäuren die höchsten Konzentrationen im Blut und in der Muskulatur auf. Als neutrale Aminosäure mit zwei Aminogruppen spielt Glutamin eine wichtige Rolle bei der Synthese von Aminozuckern (Glucosamin), Nukleotiden, Purinen und Pyrimidinen. Zellsysteme mit einer hohen Zellteilungsrate, wie die Zellen des Immunsystems (Makrophagen und Lymphozyten) und die Mucosazellen des Dünndarms, sind obligat auf eine ausreichende Versorgung mit Glutamin angewiesen. Ein Glutaminmangel beeinträchtigt daher die Immunfunktion und führt zu Funktionsstörungen des Dünndarms. Glutamin ist ein wichtiger Präkursor für die Glutathionbiosynthese. Darüber hinaus ist Glutamin als Ammoniakdonator auch an der Regulierung des Säure-Basen-Haushaltes beteiligt.

Dünndarm und Immunsystem

Die Mucosazellen des Dünndarms verbrennen bis zu 70 % des aufgenommenen Glutamins. Für den Dünndarm ist Glutamin das primär energieliefernde Substrat und ein unentbehrlicher Nährstoff zur Aufrechterhaltung der normalen Darmfunktionen. Bei Glutaminmangel ist die natürliche Darmfunktion gestört und die intestinale Permeabilität erhöht. Dadurch steigt das Risiko für schwere bakterielle oder opportunistische Infektionen (z. B. bei AIDS).

Glutamin stimuliert die Interleukin-2-Produktion durch aktivierte T-Helferzellen, die Lymphozytenproliferation und die Differenzierung der B-Zellen zu Antikörper produzierenden Plasmazellen (Interleukine sind regulatorisch wirkende Proteine, die die Lymphozytenfunktion stimulieren). Auch die Interleukin-1-Synthese und Phagozytose der Makrophagen sind glutaminabhängig. Schwere Verletzungen, Operationen, Verbrennungen und akute Infektionen führen zu einer ausgeprägten Verarmung des Organismus an Glutamin. Besonders betroffen ist die Muskulatur, die als Hauptspeicher bis zu 50 % an freiem Glutamin verliert (katabole Stoffwechsellage). Glutaminmangel wirkt immunsuppressiv und steigert die Infektanfälligkeit.

Muskulatur

Glutamin hat eine Schlüsselfunktion im Stoffwechsel der Muskulatur. Es wird in den Muskeln synthetisiert und bei erhöhtem Bedarf (z. B. akute Infektionen, Fieber, starke körperlicher Belastung) vermehrt freigesetzt. Die Glutaminkonzentration im Blut wird auf Kosten der Muskelkonzentration aufrecht erhalten. Eine ausreichende Versorgung mit Glutamin steigert unter körperlicher Belastung das Muskelwachstum, beugt dem Abbau von Muskelprotein vor und verzögert die Ermüdung der Muskulatur. Glutamin stimuliert, wie auch Arginin, die Freisetzung von Wachstumshormon aus der Hypophyse. Für eine effektive Wachstumshormon-Freisetzung sind allerdings, im Vergleich zu L-Arginin, schon geringe Mengen von 2 g L-Glutamin ausreichend (1).

Anwendungsgebiete

Parenterale und enterale Ernährung

Bei Patienten, die aufgrund schwerer Erkrankungen und Operationen (z. B. Knochenmarkstransplantationen) längere Zeit auf künstliche Ernährung angewiesen sind, führt die Darmstilllegung häufig zu einer Atrophie der Darmschleimhaut (2). Die erhöhte Permeabilität der Darmschleimhaut steigert das Risiko bakterieller Infektionen. Die zusätzliche parenterale oder enterale Gabe von L-Glutamin (> 20 g/Tag) vermindert die Mukosaatrophie, verbessert die Abwehrfunktion des Darms, fördert den Wundheilungsprozess und kann die Dauer eines Krankenhausaufenthalts verkürzen (3)(4). In Lösungen zur parenteralen Anwendung ist Glutamin schlecht löslich und instabil. Es wird daher als Dipeptid in Form des Alanyl-Glutamins appliziert, das im Blut schnell zu Alanin und Glutamin hydrolysiert wird.

Immunschwäche

Bei AIDS-Patienten ist die Funktion und die Permeabilität des immunologisch aktiven Darmgewebes häufig gestört. Das Risiko für bakterielle oder opportunistische Infektionen wird dadurch deutlich erhöht. Die adjuvante Gabe von L-Glutamin kann die abnormale intestinale Permeabilität stabilisieren, die Glutathionsynthese im Darm steigern und die beeinträchtigte Immunfunktion verbessern (5) (siehe auch Kap. 7.2.4).

Chemotherapie

Die orale Gabe von 3 × täglich 6 g L-Glutamin vor, während und nach einer Chemotherapie verbesserte in klinischen Untersuchungen an Patienten mit akuter Leukämie die Toleranz der Chemotherapie und reduzierte die damit verbundene Nebenwirkungsrate (6).

Darmerkrankungen

Chronisch entzündliche Darmerkrankungen sind mit einer erhöhten intestinalen Permeabilität und Translokation bakterieller Toxine verbunden. Die Abwehrfunktion des immunologisch aktiven Darms ist gestört. Bei Morbus Crohn und Colitis ulcerosa kann Glutamin die gestörte Darmfunktion normalisieren. Auch bei Gastritis und Magengeschwüren ist eine Substitution mit Glutamin empfehlenswert.

Leistungssport

Katabole Stresssituationen, wie sie etwa bei extremer körperlicher Beanspruchung (z. B. Marathonlauf) auftreten, führen zu einem Mangel an Glutamin, nachweisbar in reduzierten Glutamin-Plasmaspiegeln. Eine ausreichende Versorgung mit Glutamin fördert den Muskelaufbau und reduziert den bei starker körperlicher Anstrengung auftretenden Muskelabbau. Der Leistungssportler ist aufgrund der hohen körperlichen Belastung zudem einem deutlich erhöhten Risiko für Infektionen ausgesetzt (7). In einer Studie an 200 Läufern und Ruderern führte die orale Gabe von 5 g L-Glutamin unmittelbar nach dem Training und zwei Stunden danach zu einer drastischen Reduktion der Infektionshäufigkeit (8). Bei Leistungssportlern kann L-Glutamin auch in Form eines Sportgetränks mit dem gut löslichen Dipeptid Alanyl-Glutamin (5 bis 20 g/Tag) substituiert werden.

Nebenwirkungen

In hoher Dosierung kann L-Glutamin bei sensiblen Menschen eine manische Stimmungslage und Schlafstörungen verursachen.

Referenzen

(1) Welbourne, T. C., Increased plasma bicarbonate and growth hormon after an oral glutamine load. American Journal of Clinical Nutrition, 61 (5), 1058–1061, 1995.
(2) Powell-Tuck, Jeremy, Glutamine supplementation in artificial nutritional support. The Lancet, August 23, 350–354, 1997.
(3) Steinmetz, Oren, K., M.D., et al., Care of the gut in surgical intensive care unit: Fact or fashion. Canadian Journal of Surgery, 34 (3), 207–215, 1991.
(4) Haw, Marcus, P., MB, et al., Potential of parenteral and enteral nutrition in inflammation and immune function: A new challenge for dieticans. Journal of the American Dietetic Association, 91, 701–706, 1991.
(5) Noyer, C. M., Simon, D., et al., A double-blind placebo-controlled pilot study of glutamine therapy for abnormal intestinal permeability in patients with AIDS. American Journal of Gastroenterology, 93 (6), 972–975, 1998.
(6) Muscaritoli, M., et al., Oral glutamine in the prevention of chemotherapy-induced gastrointestinal toxicity. European Journal of Cancer, 33 (2), 319–320, 1997.
(7) Newsholme, E. A., Biochemical mechanisms to explain immunosuppression in well trained and overtrained athletes. International Journal of Sports Medicine, 15, 142–147, 1994.
(8) Castell, L. M., et al., Does glutamine have a role in reducing infection in athletes? European Journal of Applied Physiology, 73, 488–490, 1996.

7.2.3 L-Glutaminsäure

Physiologische Bedeutung

Glutaminsäure ist wie L-Glutamin keine essenzielle Aminosäure. Glutaminsäure bzw. ihr Anion Glutamat kann endogen aus α-Ketoglutarsäure und Ammoniak mit Hilfe des Enzyms Glutamatdehydrogenase (GDH) gebildet werden. Aus Glutaminsäure und Ammoniak entsteht unter Beteiligung des Enzyms Glutaminsynthetase das proteinogene Säureamid L-Glutamin. Neben ihrer Funktion als Proteinbaustein spielt Glutaminsäure eine wichtige Rolle im Energie- und Neurotransmitterstoffwechsel des ZNS sowie bei der Ammoniakentgiftung im Gehirn und der Muskulatur.

Neurotransmitter

Glutaminsäure ist der dominierende exzitatorische Neurotransmitter im ZNS und damit für Lern- und Gedächtnisfunktionen von zentraler Bedeutung. Fehlfunktionen der glutamatergen Transmission sind an einer Reihe von Erkrankungen des ZNS beteiligt.

Gleichzeitig ist Glutaminsäure auch Vorstufe des wichtigsten zentral hemmenden Neurotransmitters Gamma-Aminobuttersäu-

Tab. 7.5: Glutaminsäuregehalt ausgewählter Nahrungsmittel

Nahrungsmittel	Glutaminsäuregehalt (g/100 g)
Rindfleisch	4,13
Hähnchenbrust	4,12
Schweinefleisch	3,84
Frischkäse	2,5
Hühnerei	1,8

re (GABA). Dabei katalysiert das Vitamin B_6-abhängige Enzym Glutamatdecarboxylase die Decarboxylierung von Glutaminsäure zu GABA.

Ammoniakentgiftung

Ammoniak ist stark neurotoxisch und entsteht permanent im Gehirnstoffwechsel oder gelangt auf dem Blutweg ins ZNS. Das Enzym Glutaminsynthetase katalysiert im Gehirn und der Muskulatur die Bildung von Glutamin aus Ammoniak und Glutaminsäure. Dadurch wird eine Erhöhung der Ammoniak-Konzentrationen im ZNS und so neuronale Schäden verhindert. Die Glutaminsynthetasereaktion ist somit eine lebenswichtige Ergänzung des Harnstoffzyklus. Zum Glutaminsäuregehalt in der Nahrung siehe Tab. 7.5.

Anwendungsgebiete

Konzentrations- und Gedächtnisstörungen

Glutaminsäure steigert die Hirnleistung und das Konzentrationsvermögen (1). In einer multizentrischen Doppelblindstudie an Schulkindern mit Lernschwierigkeiten führte die Gabe von Glutaminsäure (600 mg bis 1800 mg/Tag) zu einer deutlichen Verbesserung der Merkfähigkeit, des Konzentrationsvermögens und einer Abnahme der geistigen Ermüdung (2).

Nebenwirkungen, Wechselwirkungen und Gegenanzeigen

Bei hoher Dosierung können Unruhe und Schlafstörungen auftreten. Glutaminsäure soll nicht bei schweren krankhaften Trieb- und Affektsteigerungen angewendet werden.

Referenzen

(1) Kripke, B., Lynn, R., et al., Familial learning disability, easy fatigue and maladroitness: Preliminary trial of monosodium glutamate in adults. Develop. Med. Child Neurol., 24, 745–751, 1982.
(2) Hoffmann, J., Möller, R., Heil, B. M., Multizentrische klinische Doppelblindstudie zum Nachweis der cerebralen Leistungssteigerung durch ein oral aufgenommenes Glutaminsäure-Präparat. Jatros Neurologie, 9, 38–44, 1993.

7.2.4 L-Glutathion und L-Cystein

Physiologische Bedeutung

Das Tripeptid L-Glutathion (L-γ-Glutamyl-Cystein-Glycin) ist quantitativ die wichtigste intrazelluläre schwefelhaltige Verbindung. Die endogene Glutathion-Synthese hängt entscheidend von der exogenen Zufuhr der Aminosäure L-Cystein ab. Da Cystein leicht oxidiert, wird in der Regel das chemisch stabilere N-Acetylcystein (NAC) als Präkursor therapeutisch eingesetzt. NAC wird im Organismus in Cystein umgewandelt und besitzt wie dieses aufgrund der Sulfhydrylgruppe (SH-Gruppe) ausgeprägte antioxidative, detoxifizierende und immunologische Eigenschaften. Neben L-Cystein steigern auch L-Glutamin und L-Methionin die L-Glutathionproduktion.

L-Glutathion ist für den Organismus von elementarer Bedeutung und an einer Vielzahl biologischer Stoffwechselprozesse beteiligt.

Antioxidative Schutzfunktion

L-Glutathion (GSH) und die Glutathion-abhängigen Enzyme GSH-Peroxidase und GSSG-Reduktase sind essenziell für die Aufrechterhaltung des intrazellulären Redoxgleichgewichtes. Glutathion schützt Zellen, Lipide, Proteine und Nukleinsäuren vor der oxidativen Schädigung durch freie Radikale und reaktive Sauerstoffspezies. Bei der

Reaktion mit freien Radikalen geht die reduzierte Thiolform (GSH) in die oxidierte Form (GSSG) über, in der zwei Tripeptide über eine Schwefelbrücke verknüpft sind. Eine gesunde Zelle enthält etwa 500-mal mehr reduziertes Glutathion (GSH) als oxidiertes Glutathion (GSSG). Oxidiertes Glutathion (GSSG) ist zytotoxisch und muss mit Hilfe der Riboflavin-abhängigen GSSG-Reduktase wieder zu GSH reduziert werden. Oxidativer Stress, Toxine sowie normale Alterungsprozesse können den GSSG-Spiegel zum Teil auf toxische Werte ansteigen lassen.

Glutathion schützt die SH-Gruppen (Sulfhydryl-Gruppen) des Hämoglobins und anderer Erythrozytenproteine vor der Oxidation und verhindert dadurch die Entwicklung hämolytischer Anämien. Durch Glutathion werden auch oxidiertes Vitamin C und Vitamin E regeneriert und wieder antioxidativ wirksam.

Immunsystem und Körperzellmasse

Bei AIDS, Krebs oder Trauma wird ein signifikanter Abfall der intrazellulären Glutathionspiegel sowie der Cyst(e)in- und Glutaminspiegel im Plasma beobachtet. Cystein- und Glutathionmangel führen zu einer starken Beeinträchtigung der humoralen und zellulären Abwehrfunktion. Dabei sind in erster Linie die zytotoxische T-Zellaktivität und die Lymphozytenproliferation betroffen. Neben ihrer wichtigen Funktion für das Immunsystem spielen Cystein und Glutathion eine bedeutende Rolle bei der Regulation der Stickstoffbilanz und Aufrechterhaltung der Körperzellmasse. Die mit HIV-Infektionen und Krebserkrankungen einhergehende oxidative Belastung des Organismus steigert die Ausschüttung proinflammatorisch wirkender Zytokine wie Interleukin-1 und Tumornekrosefaktor α (TNF-α). TNF-α wird auch als Kachektin bezeichnet, da es maßgeblich am Gewichtsverlust und Kräfteverfall bei AIDS- und Krebspatienten beteiligt ist. Dieser auch als Kachexie bezeichnete Zustand führt zu einer enormen Beeinträchtigung der Lebensqualität und deutlichen Verschlechterung der Überlebensprognose.

Entgiftung und Leberschutz

Cystein und Glutathion übernehmen eine wichtige Funktion bei der Entgiftung und Biotransformation toxischer Stoffwechselprodukte wie Aflatoxine, Arzneimittel und Schwermetalle in der Leber. Die von *Aspergillus flavus* durch den Befall von Lebensmitteln gebildeten Aflatoxine gehören zu den stärksten Karzinogenen überhaupt. Über Konjugation mit Glutathion werden karzinogene und DNA-schädigende Epoxide, die aus Aflatoxinen gebildet werden, eliminiert. Auch Vergiftungen mit Paracetamol können zu schweren, teilweise tödlichen Leberzellnekrosen führen. Als Antidot werden SH-Donatoren wie N-Acetylcystein oder Methionin gegeben, die die endogene Glutathion-Synthese steigern und dadurch die Regeneration der Leberzellen und den Entgiftungsprozess beschleunigen.

Anwendungsgebiete

AIDS und Immunschwäche

Die GSH-Spiegel von HIV-Patienten sind statistisch hoch signifikant für die Überlebensprognose. HIV-Patienten weisen häufig stark verminderte intrazelluläre Glutathion-Spiegel auf (1). GSH-Mangel fördert durch oxidativen Stress die HIV-Replikation und beschleunigt die Progression der Erkrankung. N-Acetylcystein steigert die intrazellulären GSH-Spiegel und die zytotoxische T-Zellaktivität. In In-vitro-Studien hemmen Glutathion und sein Präkursor N-Acetylcystein die durch Zytokine und TNF-α stimulierte HIV-Replikation (2)(3). In einer doppelblinden, placebokontrollierten und randomisierten Studie der Stanford University an HIV-Patienten (CD < 200/µl Blut) führte die orale Gabe von N-Acetylcystein (3200 mg bis 8000 mg/Tag) gegenüber Placebo zu einer Normalisierung der Glutathionspiegel und dramatischen Erhöhung der Überlebenszeitprognose im Vergleich zu Placebo (4). In der adjuvanten AIDS-Therapie werden unter strenger labordiagnostischer Kontrolle der Cyst(e)in- und Glutaminplasmaspiegel 600 mg bis 4000 mg N-Acetylcystein pro Tag empfohlen (siehe auch Kap. 9.1).

Krebs

Nach Untersuchungen des deutschen Krebsforschungszentrums in Heidelberg korrelieren bei Krebserkrankungen die erniedrigten Cyst(e)inplasmaspiegel und die erhöhte oxidative Belastung signifikant mit dem körperlichen Verfall. N-Acetylcystein kann nicht nur den ungünstigen Redoxstatus verbessern, sondern auch die Körperzellmasse erhöhen und damit den körperlichen Verfall aufhalten (5). Der adjuvante Einsatz schwefelhaltiger Antioxidanzien wie NAC in der Krebstherapie kann dazu beitragen, die Lebensqualität der Krebspatienten zu verbessern und die Überlebenszeit zu erhöhen. In der Therapie von Krebserkrankungen werden unter strenger labordiagnostischer Kontrolle der Cyst(e)in- und Glutaminplasmaspiegel 600 mg bis 4000 mg N-Acetylcystein pro Tag empfohlen.

Die Glutathionbiosynthese hängt maßgeblich von der exogenen Cysteinzufuhr und vom extrazellulären Verhältnis von Cystein zu Glutamat ab. Bei Erkrankungen, die mit körperlichem Verfall und Auszehrung verbunden sind (AIDS, Krebs), sind als Zeichen einer negativen Stickstoffbilanz die Cyst(e)in- und Glutaminspiegel erniedrigt und gleichzeitig die Glutamatspiegel im Plasma erhöht. Erhöhte Glutamatplasmaspiegel stören die Aufnahme von Cystein in immunkompetente Zellen (z. B. natürliche Killerzellen und Makrophagen). Eine Substitution von N-Acetylcystein bei AIDS oder Krebs zur Kompensation der Glutamin- und Cysteinplasmaspiegel sollte generell unter ärztlicher und genauer labordiagnostischer Kontrolle erfolgen (therapeutisches Fenster).

Lipoprotein (a)

Lipoprotein (a) ist das Lipoprotein mit dem stärksten Arteriosklerosepotenzial. Lp(a) besteht aus LDL, das über Disulfidbrücken an ein weiteres Protein, das Apoprotein (a) gebunden ist. N-Acetylcystein kann die Disulfidbrücke spalten und in seiner Funktion als Antioxidans die Oxidation von LDL hemmen. In einer Studie an Patienten mit stark erhöhten Lipoprotein (a)-Werten führte die tägliche Gabe von 2000 mg bis 4000 mg NAC über einen Zeitraum von acht Wochen zu einer drastischen Senkung der Lipoprotein (a)-Werte um fast 70 % (6).

Nitrattoleranz

Die bei hoher Dosierung oder Daueranwendung in der Angina pectoris-Therapie beobachtete Nitrattoleranz kann durch die begleitende Gabe von N-Acetylcystein vermindert werden (7). In einer Studie an 200 Patienten mit instabiler Angina pectoris über einen Zeitraum von vier Monaten reduzierte die kombinierte Gabe von Nitroglycerin (10 mg Nitroglycerin/Tag als Pflaster) und N-Acetylcystein (3 × 600 mg täglich) im Vergleich zu Nitroglycerin alleine signifikant die Häufigkeit kardialer Ereignisse (z. B. Myokardinfakt) (8).

Lebererkrankungen

N-Acetylcystein wird bei Vergiftungen mit Paracetamol zur Steigerung der Glutathionsynthese eingesetzt. Bei schweren Erkrankungen der Leber wie Hepatitis C oder Leberzirrhose sind die Glutathionspiegel in der Leber, im Plasma und den Leukozyten deutlich verringert. Die Entgiftung toxischer Stoffwechselprodukte ist dadurch beeinträchtigt. Erniedrigte Glutathionspiegel korrelieren zudem bei Patienten mit Hepatitis C direkt mit der Hepatitis C-Virusreplikation in den Monozyten (9).

Lungenerkrankungen

Die Glutathionkonzentrationen im Lungensekret sind im Vergleich zu den Plasmaspiegeln etwa 50- bis 60-fach höher. Bei langfristiger Exposition gegenüber Tabakrauch, Luftschadstoffen oder permanenter Aktivierung des Immunsystems, wie bei chronischer Bronchitis, Asthma oder Mukoviszidose, wird im epithelialen Flüssigkeitsfilm (ELF) der Lunge die Kapazität des prooxidativen : antioxidativen Gleichgewichtes überschritten. Die Konzentration an freien Sauerstoffradikalen ist stark erhöht, während die Konzentration des physiologischen Antioxidans Glutathion deutlich erniedrigt ist. Durch die Gabe von N-Acetylcystein (NAC) das, nach Deacetylierung zu Cystein, zu Glutathion verstoffwechselt wird, werden die Glutathionspiegel erhöht und die oxidative Belastung verringert. NAC wirkt folglich bei Atemwegserkrankungen nicht nur als Mukolytikum, sondern auch als Prodrug für Glutathion und damit indirekt als Antioxidans (10)(11).

Magen-Darm-Erkrankungen

L-Glutathion und sein Präkursor L-Glutamin sind für die Aufrechterhaltung der physiologischen Darmfunktion essenziell. Schäden der Darmflora durch NSAR und Zytostatika sowie Darmerkrankungen wie Zöliakie, Morbus Crohn und Colitis ulcerosa sind mit deutlich verminderten gastrointestinalen Glutathion-Konzentrationen verbunden (12).

Haarausfall und Nagelwachstum

Cystein ist an der Synthese des Prokollagens beteiligt und ein wichtiger Bestandteil für den Aufbau des Haarkeratins. Bei Störungen der Haar- und Nagelbildung sowie bei Haarausfall ist die Substitution schwefelhaltiger Aminosäuren wie Cystein und Methionin zusammen mit Zink und B-Vitaminen empfehlenswert.

Katarakt und Makuladegeneration

Glutathion und Vitamin C gehören zu den wichtigsten Antioxidanzien in der Augenlinse. Bei Katarakt und Makuladegeneration sind die Glutathion- und Vitamin C-Konzentrationen deutlich erniedrigt. Glutathion schützt zusammen mit anderen Antioxidanzien wie Vitamin C und Riboflavin die Proteasen der Augenlinse vor der oxidativen Schädigung durch reaktive Sauerstoffspezies und freie Radikale.

Nebenwirkungen und Wechselwirkungen

Ein enger Zusammenhang besteht zwischen der Glutathionsynthese und der Vitamin C-Aufnahme. Bei eingeschränkter Vitamin C-Zufuhr nimmt die Glutathion-Plasmakonzentration und das Verhältnis von reduziertem zu oxidiertem Glutathion ab. Eine gute Versorgung mit Vitamin C trägt somit auch zur Verbesserung des Glutathionstatus bei. Wird Cystein anstatt NAC eingesetzt, sollte gleichzeitig auf eine ausreichende Zufuhr mit Vitamin C geachtet werden, um die Oxidation von Cystein zu Cystin zu verringern (Vitamin C : Cystein = 3:1).

Nach oraler Gabe von N-Acetylcystein können Sodbrennen, Übelkeit, Erbrechen und Durchfall auftreten. Vereinzelt wird bei der inhalativen Anwendung von N-Acetylcystein über Bronchospasmen berichtet, die überwiegend Patienten mit hyperreaktivem Bronchialsystem bei Asthma bronchiale betrafen (13). Auch über eine Minderung der Blutplättchenaggregation und Verstärkung des vasodilatatorischen Effekts von Nitroglycerin ist in einigen Fällen berichtet worden.

Bei kombinierter Anwendung von N-Acetylcystein mit Antitussiva kann aufgrund des eingeschränkten Hustenreflexes ein gefährlicher Sekretstau entstehen. Die orale Applikation von Antibiotika sollte zur Vermeidung von möglichen Inkompabilitäten mit mindestens 2 Stunden Abstand zeitversetzt erfolgen.

Referenzen

(1) Vallis, K. A., Glutathione deficiency and radiosensitivity in AIDS patients. The Lancet, April 13, 337, 918–919, 1991.
(2) Glutathione found to suppress AIDS virus in human cell cultures. Primary Care in Cancer, 36, May 1991.
(3) Palamara, Anna Teresa, et al., Glutathione inhibits HIV replication by acting at late stages of the virus life cycle. AIDS Research and Human Retroviruses, 12 (16), 1537–1541, 1996.
(4) Glutathione may have major role in HIV-1 disease. The Lancet, March 15, 349, 781, 1997.
(5) Hack, V., Breitkreutz, R. et al., The redox state as a correlate of senescence and wasting and as a target for therapeutic intervention. Blood, 92 (1), July 1, 59–67, 1998.
(6) Gavish, Dov and Breslow, Jan., Lipoprotein (a) reduction by N-Acetylcysteine. The Lancet, January 26, 337, 203–204, 1991.
(7) Arstall, Margeret, A., MBBS, et al., N-Acetylcysteine in combination with nitroglycerin and streptokinase for the treatment of evolving acute myocardial infarction: Safety and biochemical effects. Circulation, 92 (10), 2855–2862, 1995.
(8) Ardissino, Diego, M.D., et al., Effect of tranderrmal nitroglycerin or N-Acetylcysteine, or both, in the long-term treatment of unstable angina pectoris. Journal of the American College of Cardiology, 29 (5), 941–947, 1997.
(9) Barbaro, Giuseppe, M.D., et al., Hepatic glutathione deficiency in chronic hepatitis C: Quantitative evaluation in patients who are HIV positive and HIV negative and correlations with plasmatic and lymphocytic concentrations and with the activity of the liver disease. The American Journal of Gastroenterology, 91(12), 2569–2573, 1996.
(10) Van Herwaarden, C. L. A., et al. The role of N-Acetylcysteine in the treatment of chronic obstructive pulmonary disease. The Netherlands Journal of Medicine, 47, 45–48, 1995.
(11) Bernard, Gordon, R., et al., A trial of antioxidants N-Acetylcysteine and procysteine in ARDS. Chest, 112, 164–172, 1997.
(12) Ruan, Eduardo, A., et al., Glutathione levels in chronic inflammatory disorders of the human colon. Nutrition Research, 17 (3), 463–473, 1997.
(13) Dano, G., Bronchospasm caused by acetylcysteine in children with bronchial asthma. Acta Allergologica, 26, 181–190, 1971.

7.2.5 Glycin

Physiologische Bedeutung

Glycin ist eine neutrale, nicht essenzielle Aminosäure. Sie kann wie Cystein im Organismus aus Serin gebildet werden. Glycin ist für die Biosynthese der Purinnukleotide, des Hämoglobins, des Kreatins (Energieproduktion in der Muskelzelle) und des Kollagens von besonderer Bedeutung. In der Leber ist Glycin an Konjugations- und Entgiftungsreaktionen (Bildung von Gallensäurekonjugaten und Biotransformation Phase II) beteiligt und ist zusammen mit Glutaminsäure und Cystein wichtiger Bestandteil des Tripeptids L-Glutathion. Glycin fördert die Ausschüttung von Wachstumshormon in der Hypophyse (1). In tierexperimentellen Untersuchungen sind immunsuppressive und zytoprotektive Eigenschaften von Glycin beobachtet worden.

Im Zentralnervensystem wirkt Glycin an seinen eigenen Rezeptoren, den sogenannten glycinergen Rezeptoren, als inhibitorischer Neurotransmitter. An N-Methyl-D-Aspartat-(NMDA)-Rezeptoren ist es dagegen wie Glutamat eine exzitatorische Überträgersubstanz. Glycin ist an der Steuerung der Willkürmotorik beteiligt.

Anwendungsgebiete

Schizophrenien und die Glutamat-Hypothese

In einigen Untersuchungen an Patienten mit Schizophrenie führte die Substitution von Glycin zu einer deutlichen Verbesserung der schizophrenen Symptome. Man geht heute davon aus, dass schizophrenen Psychosen eine Störung im Stoffwechsel des Neurotransmitters Dopamin zugrunde liegt, in deren Folge Veränderungen in der Verteilung und Dichte der Dopaminrezeptoren auftreten. Neben dieser, auch als Dopamin-Hypothese bezeichneten Erklärung, vertreten einige Wissenschaftler die Hypothese, dass eine Störung in der glutamatergen Erregungsübertragung im Zentralnervensystem an der Entwicklung schizophrener Psychosen beteiligt ist („Glutamat-Hypothese") (2). Es wird angenommen, dass Glycin als Co-Agonist des exzitatorischen Neurotransmitters Glutaminsäure die Funktion des NMDA-Rezeptors verbessert und dadurch die Symptomatik schizophrener Psychosen positiv beeinflussen kann.

Bevor Glycin allerdings in der Therapie psychischer Erkrankungen eingesetzt wird, müssen weitere intensive Untersuchungen im Hinblick auf eventuelle neurotoxische Nebenwirkungen durchgeführt werden (3)(4), da exzitatorische Aminosäuren wie Glycin und Glutaminsäure wahrscheinlich an der Pathogenese zahlreicher neurologischer Erkrankungen wie Schlaganfall, Epilepsie und Morbus Alzheimer beteiligt sind (5)!

Referenzen

(1) Kasai, K., et al., Glycine stimulates growth hormone release in man. Acta Endocrinol., 93, 283, 1980.
(2) Ishimaru, Masahiko, J. and Toru, Michio, The glutamate hypothesis of schizophrenia: Therapeutic implications. CNS Drugs. 7 (1), 47–67, 1997.
(3) Javitt, Daniel, C., Glycine therapy of schizophrenia. Biological Psychiatry, 40, 684–686, 1996.
(4) Waziri, Rafiq, Glycine therapy of schizophrenia: Some Caveats. Biological Psychiatry. 39, 155–156, 1996.
(5) Castillo, Jose, M.D., et al., Neuroexcitatory amino acids and their relation to infarct size and neurological deficit in ischemic stroke. Stroke, 27 (6), 1060–1065, 1996.

7.2.6 L-Histidin

Physiologische Bedeutung

L-Histidin ist eine semiessenzielle Aminosäure. Für Säuglinge und Kleinkinder ist Histidin essenziell. Histidin übernimmt eine wichtige Funktion bei der Biosynthese des Hämoglobins. Ein Mangel an Histidin beeinträchtigt daher die Hämoglobinsynthese und wirkt katabol. Als Bestandteil des Hämoglobins ist Histidin auch für die Aufrechterhaltung des Säure-Basen-Haushaltes von Bedeutung (Histidylrest im Hämoglobin kann protoniert werden!). Die Eisen- und Zinkresorption wird durch Histidin gesteigert.

Histidin fördert die Prostacyclinsynthese und vermindert die Thrombozytenaggregation. Durch Decarboxylierung von L-Histidin entsteht Histamin, das im Organismus als Gewebshormon (Mediator) und auch als Neurotransmitter wirkt. Die Freisetzung von Histamin aus basophilen Granulozyten und Mastzellen spielt eine ätiologische Schlüsselrolle bei allergischen Erkrankungen und Entzündungen. Im ZNS ist Histamin über histaminerge Neurone an der Regulierung des Schlaf-Wach-Rhythmus beteiligt.

Histidinbedarf

Kleinkinder haben einen täglichen Histidinbedarf von 25 mg pro kg Körpergewicht. Beim Erwachsenen kann Histidin bei erhöhtem Bedarf aus Hämoglobin und dem Histidin haltigen Dipeptid Carnosin (β-Alanylhistidin) in der Muskulatur freigesetzt werden. Zum Histidingehalt in der Nahrung siehe Tab. 7.6.

Anwendungsgebiete

Histidinbelastungstest

Zur Diagnose eines Folsäuremangels kann ein Histidinbelastungstest durchgeführt werden.

Folsäure ist im Stoffwechsel des Histidins an der Umwandlung von Formiminoglutamat zu Glutamat beteiligt. Bei einem Folsäuremangel ist diese Stoffwechselreaktion beeinträchtigt, so dass bei vermehrter

Tab. 7.6: Histidingehalt ausgewählter Nahrungsmittel

Nahrungsmittel	Histidin (g/100 g)
Thunfisch in Öl	1,4
Schweinefleisch	0,8
Erdnüsse	0,71
Bohnen	0,7
Lammfleisch	0,6

Zufuhr von Histidin die Ausscheidung von Forminoglutaminsäure im Urin ansteigt.

Rheumatoide Arthritis

Patienten mit rheumatoider Arthritis weisen zum Teil erniedrigte Histidinkonzentrationen im Plasma und der Synovialflüssigkeit auf (1)(2). Es wird angenommen, dass Histidin aufgrund seiner chelatisierenden Eigenschaften die Überladung des Gewebes mit Übergangs- oder Schwermetallen verhindert und die Bildung pathogener Immunkomplexe reduziert. Möglicherweise kann Histidin auch durch seinen Einfluss auf den Stoffwechsel der Prostaglandine das Krankheitsbild der rheumatoiden Arthritis günstig beeinflussen. Bei rheumatoider Arthritis wird Histidin in Dosierungen von 1 bis 6 g pro Tag zusammen mit Vitamin C empfohlen.

Weitere Anwendungsgebiete

Pädiatrie, chronische Niereninsuffizienz (renale Anämie).

Referenzen

(1) Gerber, D. A., et al., Free serum histidine levels in patients with rheumatoid arthritis and control subjects following an oral load of free L-histidine. Journal of Clinical Investigations, 55, 1164, 1975.
(2) Gerber, D. A., et al., Specificity of a low serum histidine concentration for rheumatoid arthritis. Journal of Chronic Diseases, 30, 115, 1977.

7.2.7 L-Lysin

Physiologische Bedeutung

Die essenzielle Aminosäure L-Lysin ist zusammen mit Glycin und Prolin wesentlicher Baustein des Kollagens. Kollagen ist der wichtigste Faserbestandteil der Blutgefäße, der Haut, der Knochen, der Sehnen und der Zähne. Lysin unterstützt die Calciumresorption aus dem Darm und fördert die Calciumeinlagerung in den Knochen. Ein Lysinmangel kann zu Wachstumsstörungen führen und die Immunfunktion beeinträchtigen. Daneben ist Lysin zusammen mit Methionin an der Biosynthese von L-Carnitin beteiligt.

Tab. 7.7: Lysingehalt ausgewählter Nahrungsmittel

Nahrungsmittel	Lysingehalt (g/100 g)
Rindfleisch	2,31
Sardine	2,28
Schweinefilet	2,2
Rotbarsch	1,9
Kartoffelknödel	0,47

Bedarf

Erwachsene haben einen täglichen Bedarf von etwa 10 mg L-Lysin pro kg Körpergewicht. Kleinkinder haben im Vergleich dazu einen deutlich höheren Bedarf von täglich 96 mg L-Lysin pro kg Körpergewicht. Zum Lysingehalt in der Nahrung siehe Tab. 7.7.

Anwendungsgebiete

Herpes simplex-Infektionen

Das Herpesvirus benötigt für seine Vermehrung die Aminosäure L-Arginin. Argininreiche Nahrungsmittel, wie Schokolade oder Nüsse, sollen das Wachstum des Virus fördern und daher bei Infektionen mit dem Herpesvirus gemieden werden. L-Lysin hemmt die intestinale Aufnahme von Arginin und beeinflusst als natürlicher Antagonist Arginin-abhängige Stoffwechselprozesse. Man nimmt an, dass L-Lysin die Synthese argininreicher Proteine, die das Virus für seine Replikation benötigt, hemmt. Im akuten Fall werden 3 × täglich 1 g L-Lysin und zur Prophylaxe täglich 500 mg bis 1500 mg L-Lysin zusammen mit Bioflavonoiden, Vitamin C und Zink empfohlen (1) (siehe Kap. 9.3).

Herz-Kreislauf-Erkrankungen

Erhöhte Lipoprotein (a)-Werte stellen einen Hauptrisikofaktor für die Entstehung von Herz-Kreislauf-Erkrankungen dar. L-Lysin ist als Bestandteil des Kollagens essenziell für die Integrität der Gefäßwände. Nach Untersuchungen von Rath reduzieren L-Lysin und L-Prolin das atherogene Potenzial von Lp (a), indem sie die Bindung von Lp (a) an Bestandteile der Gefäßwand und atherosklerotische Läsionen verhindern (2). Für die Vorbeugung und unterstützende Therapie von Herz-Kreislauf-Erkrankungen wird die Gabe von Lysin (250 bis 500 mg/Tag) zusammen mit Arginin (500–6000 mg/Tag), Prolin (400 bis 500 mg/Tag), Cystein (150–600 mg/Tag) und anderen Mikronährstoffen wie Carnitin (500–4000 mg/Tag) und Vitamin C (600 bis 3000 mg/Tag) empfohlen.

Während beim Menschen Lp (a) und Cholesterin senkende Eigenschaften beobachtet wurden (3), führte die exzessive Zufuhr von Lysin im Tierexperiment zu einer Erhöhung der Cholesterin- und Triglyceridwerte (4).

Weitere Anwendungsgebiete

Osteoporose, Wachstum und Wundheilung (zusammen mit Vitamin C).

Nebenwirkungen

In Dosierungen von 1 bis 3 g L-Lysin pro Tag sind beim gesunden Erwachsenen keine Nebenwirkungen bekannt (5).

Referenzen

(1) Griffth, R. S. et al., A multicentered study of lysine therapy in herpes simplex infection. Dermatologica, 156, 257–267, 1978.
(2) Rath, Matthias, The process of eradicating heart disease has become irreversible. Journal of Applied Nutrition, 48 (1&2), 22–33, 1996.
(3) Katz, E. A., M.S., Ed.D., et al., Reduction of cholesterol and Lp (a) and regression of coronary artery disease: A case study. Journal of Orthomolecular Medicine, 11 (3), 173–179, 1996.
(4) Schmeisser, D. D., et al., Effect of excess dietary lysine on plasma lipids of the chick. Journal of Nutrition, 113 (9), 1777–1783, 1983.
(5) Flodin, Nestor, W., Ph.D., The metabolic roles, pharmacology and toxicology of lysine. Journal of the American College of Nutrition, 16 (1), 7–21, 1997.

7.2.8 L-Methionin

Physiologische Bedeutung

Die essenzielle schwefelhaltige Aminosäure L-Methionin ist, neben ihrer Funktion als Proteinbaustein, an zahlreichen Stoffwechselprozessen wie Entgiftungsvorgängen in der Leber, der Synthese von Phospholipiden (z. B. Phosphatidylcholin), Neurotransmittern (Acetylcholin) und Nukleinsäuren beteiligt. Eine der wesentlichen Aufgaben des Methionins besteht dabei in der Bereitstellung von Methylgruppen. Methionin ist eine wichtige Quelle für H^+-Ionen und damit an der Regulierung des Säure-Basen-Haushaltes maßgeblich beteiligt. Darüber hinaus ist Methionin ein Präkursor für Cystein, Carnitin, Cholin, Kreatin und Taurin.

Methionin erhöht auf unterschiedliche Weise die antioxidative Kapazität des Organismus. Über die Umwandlung zu Cystein steigert es die Biosynthese von L-Glutathion. Gleichzeitig ist Methionin essenziell für die Resorption und den Transport des antioxidativen Spurenelementes Selen. Selen wird im Körper an Methionin und Cystein gebunden. Eine ausreichende Verfügbarkeit von Selen ist Voraussetzung für die Funktionsfähigkeit der Glutathionperoxidase.

Bedarf

Bei Kleinkindern liegt der tägliche Methionin- und Cysteinbedarf bei 50 mg pro kg Körpergewicht. Erwachsene haben einen Bedarf von etwa 13 mg pro kg Körpergewicht.

Ein permanent hoher Verzehr methioninreicher Nahrungsmittel (siehe Tab. 7.8), vor allem von Fleisch- und Wurstwaren, erhöht die Calciumausscheidung und begünstigt die Osteoporoseentwicklung.

Anwendungsgebiete

Harnwegsinfekte

Als Harn ansäuernde Substanz wird Methionin zur Prophylaxe und Therapie von Harn-

Tab. 7.8: Methioningehalt ausgewählter Nahrungsmittel

Nahrungsmittel	Methioningehalt (g/100 g)	Cystingehalt (g/100 g)
Edamerkäse	0,79	0,25
Gekochter Schinken	0,61	0,32
Hühnerei	0,45	0,31
Kartoffel	0,03	0,02
Spargel	0,02	0,01

wegsinfektionen eingesetzt, die durch alkalisierende Bakterienstämme verursacht werden. Die Urease dieser Bakterien (z. B. Proteus) spaltet den im Urin enthaltenen Harnstoff in Kohlendioxid und Ammoniak. Dies führt dadurch zu einer Alkalisierung des Urins. Durch Ansäuerung des Urins mit Methionin wird das Bakterienwachstum gehemmt. Gleichzeitig wird die Effektivität von Antibiotika wie Ampicillinen, Carbenicillinen, Sulfonamiden, Nitrofurantoin und Nalixidinsäure gesteigert, die ihr Wirkungsoptimum im sauren Harn bei pH 5 bis 6 besitzen und durch die Ansäuerung in der Niere verstärkt rückresorbiert werden. Zur Harnansäuerung werden in der Regel 3 × täglich 500 bis 1000 mg L-Methionin vor den Mahlzeiten gegeben.

Infekt- bzw. Phosphatsteine

Phosphatsteine, die sich bei Harnwegsinfekten mit alkalisierenden Bakterienstämmen bilden können, werden auch als Infektsteine bezeichnet. Zur Verbesserung der Steinlöslichkeit und zur Vorbeugung von Steinrezidiven werden in der Regel 3 × täglich 500 bis 1000 mg L-Methionin gegeben.

Chronische Niereninsuffizienz

Bei Patienten mit chronischer Niereninsuffizienz wird Methionin zum Ausgleich eines Aminosäuremangels und zur Reduktion der Guanidinbernsteinsäure-Produktion (Urämietoxin) eingesetzt. Zur Senkung der Guanidinbernsteinsäure-Konzentration werden 3 × täglich 500 mg L-Methionin empfohlen.

Lebererkrankungen

Methionin unterstützt Entgiftungsreaktionen in der Leber. Es wird vor allem bei Paracetamolvergiftungen und in der Prophylaxe und Therapie der durch Alkohol hervorgerufenen Fettleber eingesetzt.

Weitere Anwendungsgebiete

Detoxifikation von Schwermetallen, Wundheilung, Allergien, Methionin-Belastungstest zur Diagnose einer Hyperhomocyst(e)inämie.

Nebenwirkungen, Wechselwirkungen und Gegenanzeigen

Bei Langzeitanwendung von Methionin sollte auf eine ausreichende Versorgung mit Folsäure, Vitamin B_6 und Vitamin B_{12} geachtet werden, um einer vermehrten Bildung des Endothel schädigenden und stark atherogen wirkenden Homocystein vorzubeugen.

Methionin kann bei gleichzeitiger Verabreichung mit Levodopa die Wirkung von Levodopa beeinträchtigen. Bei azidosegefährdeten Patienten sollte regelmäßig der Säure-Basen-Haushalt kontrolliert werden. Selten treten Magen-Darm-Störungen wie Übelkeit oder Durchfall auf.

Methionin darf nicht abgewendet werden bei metabolischer Azidose, Hyperurikämie, Oxalat- und Cystinsteinen, Homocysteinurie und schweren Leberfunktionsstörungen wie Leberzirrhose.

7.2.9 S-Adenosylmethionin

Physiologische Bedeutung

S-Adenosylmethionin (SAM) wird durch Übertragung einer Adenosylgruppe von ATP auf das Schwefelatom von Methionin gebildet. SAM ist der wichtigste Methylgruppendonator im Organismus und als schwefelhaltige Verbindung unentbehrlich für die Neurotransmittersynthese, den Knorpelaufbau (Proteoglykane) und die Zellentgiftung.

Anwendungsgebiete

Depressionen

S-Adenosylmethionin (SAM) ist an der Synthese wichtiger Bausteine des Hirnstoffwechsels wie Neurotransmitter und Phospholipide (Phosphatidylcholin und Phosphatidylserin) beteiligt. Eine Substitution mit SAM erhöht bei depressiven Patienten die Serotonin-, Dopamin- und Phosphatidylserinspiegel. Die tägliche orale Applikation von 4 × 400 mg SAM führte in klinischen Studien an Patienten mit Depressionen zu einer deutlichen Verbesserung der depressiven Symptomatik, der Gedächtnisfunktion und des allgemeinen Wohlbefindens (1). In einigen Studien war die stimmungsaufhellende und antidepressive Wirkung von SAM vergleichbar mit der trizyklischer Antidepressiva (Desipramin, Clomipramin).

Osteoarthritis

In zahlreichen experimentellen Studien wurde die analgetische und antiphlogistische Wirksamkeit von SAM in der Therapie der Osteoarthritis belegt. In einer doppelblinden Multizenterstudie an Patienten mit Arthrosen der Hüfte und des Knies war SAM in einer Dosierung von 1200 mg pro Tag genauso wirksam wie 1200 mg Ibuprofen (2).

Nebenwirkungen

In seltenen Fällen wird über Magen-Darm-Störungen (Übelkeit, Übersäuerung des Magens), Juckreiz und Schlafstörungen berichtet.

Referenzen

(1) Kagan, B. L., et al., Oral S-adenosylmethionine in depression: A randomized, double-blind placebo-controlled trial. American Journal of Psychiatry, 147, 591–595, 1990.
(2) Marcolongo, R., et al., Double-blind multicentre study of the activity of S-Adenosylmethionine in hip and knee osteoarthritis. Current Therapeutic Research, 37, 82–94, 1985.

7.2.10 D,L-Phenylalanin und L-Tyrosin

Physiologische Bedeutung

Die essenzielle Aminosäure L-Phenylalanin wird einerseits vom menschlichen Organismus für die Proteinsynthese benötigt, andererseits in der Leber zu L-Tyrosin hydroxyliert. Die Hydroxylierung von Phenylalanin zu Tyrosin wird von der Phenylalanin-Hydroxylase katalysiert. An dieser Reaktion ist Tetrahydrobiopterin (BH_4) als Cofaktor beteiligt. Obwohl Tyrosin aus Phenylalanin endogen gebildet werden kann, wird auch Tyrosin in einigen Fällen als essenziell eingestuft. So ist die Biosynthese von Tyrosin aus Phenylalanin bei Frühgeborenen und teilweise bei reifen Neugeborenen nur unzureichend. Auch bei Erkrankungen wie der Phenylketonurie, einem angeborenen Defekt des Phenylalaninstoffwechsels, ist Tyrosin unentbehrlich.

Tyrosin, das in der Leber aus Phenylalanin gebildet wird, ist Vorstufe der Neurotransmitter Dopamin, Noradrenalin und Adrenalin sowie der Schilddrüsenhormone Thyroxin (T_4) und Triiodthyronin (T_3). Daneben ist Tyrosin auch Vorläufer für die Synthese des Pigments Melanin und des Coenzyms Q10.

Bedarf

Kleinkinder haben einen täglichen Bedarf von 90 mg pro kg Körpergewicht Phenylalanin und Tyrosin. Bei Erwachsenen liegt der tägliche Bedarf bei etwa 14 mg pro kg Körpergewicht.

Nüsse, Fisch und Rindfleisch gehören zu den phenylalaninreichen Nahrungsmitteln (siehe Tab. 7.9).

Anwendungsgebiete

Depressionen

Da L-Phenylalanin und L-Tyrosin Vorläufer wichtiger Neurotransmitter des Zentralnervensystems sind, können depressive Patienten möglicherweise von einer Substitution profitieren (1)(2). Bei Depressionen wird L-Phenylalanin in Dosierungen von 100 bis 500 mg pro Tag eingesetzt.

Schmerzbehandlung

Die D-Form des Phenylalanins soll den Abbau der körpereigenen schmerzstillenden Peptide, der sogenannten Endorphine (endogene Morphine), hemmen und dadurch ihre schmerzhemmende Wirkung verstärken. Im Tierversuch steigerte D-Phenylalanin die analgetische Wirkung von Morphin (3). Als Wirkmechanismus wird eine durch D-Phenylalanin reduzierte Aktivität des Enzyms Enkephalinase diskutiert. Die Ergebnisse der an Schmerzpatienten durchgeführten Studien mit D-Phenylalanin sind jedoch zum Teil widersprüchlich (4)(5). In der Schmerzbehandlung wird das Racemat D,L-Phenylalanin in Dosierungen von 750 bis 2000 mg pro Tag eingesetzt.

Nebenwirkungen, Wechselwirkungen und Gegenanzeigen

Die aromatischen Aminosäuren Phenylalanin und Tyrosin können von Darmbakterien zu den potenziell neurotoxischen Verbindungen Phenylethanolamin bzw. Tyramin umgewandelt werden. Normalerweise werden diese Verbindungen durch das Enzym Monoaminoxidase (MAO) abgebaut. Bei einer Therapie mit MAO-Hemmern ist dieser Abbauweg gehemmt. Insbesondere das auch im Käse vorkommende biogene Amin Tyramin kann dadurch zu gefährlichen Blutdruckkrisen führen!

In der Schwangerschaft und Stillzeit, bei Hypertonie und schweren Lebererkrankungen sollten Phenylalanin- und Tyrosin-Supplemente wenn überhaupt, nur nach ärztlicher Rücksprache angewendet werden. Bei Patienten mit Schizophrenien können Tyrosin und Phenylalanin mögliche Nebenwirkungen von Neuroleptika, wie tardive Dyskinesien, deutlich verstärken (6).

Phenylketonurie (PKU)

Die Phenylketonurie tritt ungefähr bei einem von 10 000 Neugeborenen auf und gehört damit zu den häufigsten angeborenen Störungen des Aminosäurestoffwechsels. Unbehandelt führt diese Erkrankung zu schwerer geistiger Behinderung und verzögerter körperlicher Entwicklung. Die Lebenserwartung von unbehandelten Kindern ist drastisch reduziert.

Die Phenylketonurie (PKU) wird durch das Fehlen bzw. die verminderte Aktivität des Enzyms Phenylalanin-Hydroxylase oder in seltenen Fällen durch eine Störung im Stoffwechsel des Cofaktors Tetrahydrobiopterin (BH_4) verursacht. Phenylalanin kann dadurch nur unzureichend in Tyrosin überführt werden. Tyrosin wird zur essenziellen Aminosäure. Als Folge kommt es zu einem starken Anstieg der Phenylalaninkonzentrationen in allen Körperflüssigkeiten. In hohen Konzentra-

Tab. 7.9: Phenylalaningehalt ausgewählter Nahrungsmittel

Nahrungsmittel	Phenylalaningehalt (g/100 g)	Tyrosingehalt (g/100 g)
Parmesan	1,91	1,75
Erdnüsse	1,54	1,19
Mandeln	1,16	0,62
Kalbfleisch	1,02	0,88
Kabeljau	0,84	0,71
Hühnerei	0,8	0,59

tionen beeinträchtigt Phenylalanin die Neurotransmittersynthese und verursacht Aminosäure-Imbalancen im Zentralnervensystem. Der Körper versucht die unphysiologisch hohen Phenylalaninspiegel durch alternative Abbauwege auszugleichen. Phenylalanin wird vermehrt zu Phenylpyruvat, einem **Phenylketon** transaminiert, dem die Erkrankung ihren Namen verdankt.

Nur durch eine rechtzeitige Diagnose und diätetische Therapie können die, durch die Erkrankung verursachten schweren irreversiblen neurologischen Störungen vermieden werden. Zur Früherkennung werden deshalb alle Neugeborenen auf das Vorliegen dieser Stoffwechselstörung untersucht. Bemerkenswert ist, dass in einigen Untersuchungen an Kindern mit Phenylketonurie der durchschnittliche Intelligenzquotient bei denjenigen, die im Säuglingsalter gestillt wurden, deutlich höher war als bei Kindern, die eine Standardsäuglingsmilch auf Kuhmilchbasis erhielten (7). Muttermilch enthält im Vergleich zu Kuhmilch deutlich weniger Phenylalanin. Stillen ist demnach von besonderer ernährungsphysiologischer Bedeutung in der Behandlung der Phenylketonurie.

Die Therapie der Phenylketonurie besteht in einer lebenslangen phenylalaninarmen Spezialdiät. Das Ziel der Therapie besteht darin, dem Organismus gerade soviel Phenylalanin zur Verfügung zu stellen, wie er für das Wachstum und zur Vermeidung einer katabolen Stoffwechsellage benötigt. Durch die restriktive Zufuhr von tierischem Protein weisen die Patienten auch häufig einen Mangel an L-Carnitin, Eisen und Selen auf (8).

Referenzen

(1) Gibson, C. J., Gelenberg, A., Tyrosine for the treatment of depression. Adv. Biol. Psychiat. 10, 148–159, 1983.
(2) Sabelli, H. C., et al., Clinical studies on the phenylethylamine hypothesis of affective disorder: Urine and blood phenylacetic acid and phenylalanine dietary supplements. Journal of Clinical Psychiatry, 47 (2), 66–70, 1986.
(3) Hachisu, M. et al., Relationship between enhancement of morphine analgesia and inhibition of enkephalinase by 2S, 3R 3-amino-2-hydroxy-4-phenylbuanoic acid derivatives. Life Science, 30, 1739–1746, 1982.
(4) Walsh, N. E., et al., Analgesic effectiveness of D-phenylalanine in chronic pain patients. Arch. Phys. Med. Rehabil., 67 (7), 436–439, 1986.
(5) Budd, K., Use of D-phenylalanine, an enkephalinase inhibitor, in the treatment of intractable pain. Adv. Pain Res. & Therapy, 5, 305–308, 1983.
(6) Mosnik, Diane M., M.S., et al., Tardive dyskinesia exacerbated after ingestion of phenylalanine by schizophrenic patients. Neuropsychopharmacology, 16 (2), 136–146, 1997.
(7) Riva, E., et al., Early breast feeding is linked to higher intelligence quotient scores in dietary treated phenylketonuric children. Acta Pediatrica, 85, 56–58, 1996.
(8) Jochum, F., et al., Effects of low selenium state in patients with phenylketonuria. Acta Paediatrica, 86, 775–777, 1997.

7.2.11 Taurin

Physiologische Bedeutung

Taurin (Ethanolaminsulfonsäure) ist ein schwefelhaltiges Aminosäurederivat, das in der Leber aus L-Methionin oder L-Cystein unter Beteiligung von Vitamin B_6 gebildet wird. Im Gegensatz zu anderen Aminosäuren wird Taurin nicht für den Aufbau von Körpereiweiß verwendet, d. h. es ist nicht proteinogen. Taurin liegt größtenteils in freier, ungebundener Form im Organismus vor. Das Zentralnervensystem, die Retina und die Thrombozyten weisen besonders hohe Konzentrationen an Taurin auf.

Taurin besitzt ausgeprägte antioxidative Eigenschaften. Es schützt Zellmembranen und Gewebe vor der oxidativen Schädigung durch Hypochlorit, das in der Retina und bei der überschießenden Phagozytose im Rahmen einer Entzündung („Respiratory Burst") von Phagozyten und Makrophagen gebildet wird (1)(2). Auch entzündliche Veränderungen des Lungenepithels infolge vermehrter oxidativer Belastung durch Ozon oder Umweltgifte wie Formaldehyd können durch Taurin verhindert werden (3).

Taurin ist an der Entgiftung endogener und exogener potenziell toxischer Verbindungen wie Gallensäuren, Retinoide und Xenobiotika beteiligt. Zusammen mit Glycin ist Taurin essenziell für den Stoffwechsel der Gallensäuren und die Fettresorption. Die in der Leber aus Cholesterin gebildeten Gallensäuren werden als Taurin- oder Glycinkonjugate in den proximalen Dünndarm abgegeben. In einigen Untersuchungen verminderte Taurin durch erhöhte Konjugation und Ausscheidung von Gallensäuren das Risiko für die Bildung von Gallensteinen (4)(5).

Taurin wirkt stabilisierend auf die Membranen der Nervenzellen und ist für die Entwicklung des Zentralnervensystems sowie die Regulierung der Herzfunktion von zentraler Bedeutung. In tierexperimentellen Untersuchungen konnten für Taurin antikonvulsive Eigenschaften nachgewiesen werden (6). Daneben wird auch über eine Erhöhung des Acetycholingehaltes im Gehirn nach Tauringaben berichtet (7). Taurin weist positiv inotrope, antiarrhytmische und blutdrucksenkende Eigenschaften auf. Es wird angenommen, dass Taurin über Beeinflussung der intrazellulären Calciumaktivierung und Wechselwirkung mit der magnesiumabhängigen Na^+/K^+-ATPase auf die Herzmuskelzelle membranstabilisierend wirkt.

In immunkompetenten Zellen wie Leukozyten und in Thrombozyten ist Taurin in hohen Konzentrationen enthalten. Taurin erhöht die Aktivität der natürlichen Killerzellen und stimuliert die Freisetzung von Interleukin-1 aus Makrophagen (8).

Anwendungsgebiete

Herz-Kreislauf-Erkrankungen

Experimentelle Untersuchungen zeigen, dass Taurin über eine Modulation der Membranleitfähigkeit für Kaliumionen und Calciumionen die Myokardzelle vor einer intrazellulären Calciumüberladung schützt. Die damit verbundene Membran stabilisierende Wirkung auf die Herzmuskelzelle kann das Risiko für Herzrhythmusstörungen vermindern (9)(10).

In einer doppelblinden und plazebokontrollierten Studie an Patienten mit chronischer Herzinsuffizienz konnte die adjuvante Gabe von 3 × täglich 2000 mg Taurin über einen Zeitraum von vier Wochen den Schweregrad nach NYHA signifikant verbessern (11). Bei kardiovaskulären Erkrankungen und Bluthochdruck wird im Allgemeinen die Substitution von 500 bis 4000 mg Taurin pro Tag empfohlen.

Augenerkrankungen

Die Zellschicht der Photorezeptoren der Retina besitzt die höchste Taurinkonzentration des Zentralnervensystems. Zwei spezifische Taurinbindungsproteine sorgen für die Akkumulation von Taurin in der Retina. Eine Entleerung der Taurinspeicher führte im Tierversuch zu einer Degeneration der Photorezeptorzellen (12)(13). Man vermutet, dass Taurin mehrfach ungesättigte Fettsäuren in der Retina vor der Lipidperoxidation schützt und Hypochlorit neutralisiert, das durch die in den Zellen des Pigmentepithels vorhandene Peroxidase gebildet wird. Bei altersbedingter Makuladegeneration und seniler Katarakt wird Taurin in Dosierungen von 500 bis 2000 mg pro Tag empfohlen.

Diabetes mellitus

Diabetiker weisen zum Teil im Vergleich zu gesunden Kontrollpersonen erniedrigte Taurinspiegel im Plasma und Thrombozyten auf. Eine erhöhte Thrombozytenaggregation wurde ebenfalls beobachtet. Durch die Gabe von Taurin lassen sich die Plasma- und Thrombozytenkonzentrationen als auch die Thrombozytenaggregation normalisieren. Eine Substitution mit Taurin hat möglicherweise einen günstigen Effekt bei der Vorbeugung diabetischer Spätfolgen (14).

Lungenerkrankungen

Eine Taurinverarmung des Lungengewebes kann zu schweren Lungenentzündungen und zur Entwicklung eines Lungenödems führen.

Nierenerkrankungen

Die Niere spielt eine wichtige Rolle bei der Aufrechterhaltung physiologischer Taurinkonzentrationen. Bei chronischen Nierenerkrankungen (nephrotisches Syndrom) sind die Taurinspiegel in Plasma und Gewebe daher deutlich reduziert. Freie Radikale können die Membranen der Glomeruli schädigen und dadurch die Entwicklung von Nierenerkrankungen wie diabetischer Nephropathie und Glomerulonephritis begünstigen. Taurin schützt in vitro und in vivo die Membranen der Glomeruli und des Tubulusepithels vor der Lipidperoxidation (15).

Nebenwirkungen

Bei hohen Dosierungen gibt es Hinweise auf gastrointestinale Störungen und zentral dämpfende Wirkungen.

Referenzen

(1) Thomas, E. L., et al., Myeoloperoxidase dependent effect of amines on function of isolated neutrophils. Journal of Clinical Investigation, 72, 441–454, 1983.
(2) Armstrong, D., Connole, E. et al., Peroxidases in the neural retina and pigment epithelium. J. Neurochem., 31, 761–769, 1978.
(3) Schuller-Levis, G. B. et al., Taurine protects rat bronchioles from acute ozone-induced lung inflammation and hyperplasia, Exp. Lung Res., 21 (6), 877–888, 1995.
(4) Yamanaka, Y., et al., Effect of dietary taurine on cholesterol gallstone formation and tissue cholesterol contents in mice. J. Nutr. Sci. Vitaminol., 31 (2), 225–232, 1985.
(5) Paauw, J. D. and Davis, A. T., The effect of taurine supplementation on cholestasis in trauma patients. Journal of the American College of Nutrition, 15 (5)/Abstract 85, 1996.
(6) Huxtable, R., et al., The prolonged anticonvulsant action of taurine on genetically determined seizure-susceptibility. Canadian J. Neurol. Sci., 5(2), 215–221, 1978.
(7) Bradford, Robert, W. and Allen, Herny, W., Taurine in health and Disease. Journal of Advancement in Medicine. 9 (3), 179–201, Fall 1996.
(8) Ishizaka, S., Yoshikawa, M. et al., Production of interleukin 1 induced by taurine and effect of taurine on the activation of effector T cells. Ganryu Aminosan, 8, 243–248, Chemical Abstracts, 105, 95807s, 1985.
(9) Chazov, E. L., et al., Taurine and electrical activity of the heart. Circ. Res., 35 Suppl. 3, 11–21, 1974.
(10) Takahashi, K., et al., Taurine prevents intracellular calcium overload during calcium paradox of cultered cardiomyocytes. Amino Acids, 13, 1–11 1997.
(11) Azuma, J. et al., Therapeutic effect of taurine in congestive heart failure: A double-blind crossover trail. Clinical Cardiology, 8, 276–282, 1985.
(12) Hayes, K. C., Carey, R. E., Schmidt, S. Y., Retinal degeneration associated with taurine deficiency in the cat. Science, 188, 949–951, 1975.
(13) Lombardini, John, B., Retinal function. Brain Research Reviews, 16, 151–169, 1991.
(14) Franconi, F., et al., Plasma and platelet taurine are reduced in subjects with insulin-dependent diabetes mellitus: Effects of taurin supplementation. American Journal of Clinical Nutrition, 61 (5), 15–119, 1995.
(15) Trachtman, H. and Sturman, J. A., Taurine: A therapeutic agent in experimental kidney disease. Amino Acids, 11, 1–13, 1996.

7.2.12 L-Tryptophan

Physiologische Bedeutung

Die essenzielle Aminosäure L-Tryptophan ist nicht nur an der Proteinbiosynthese beteiligt, sondern auch ein wichtiger Präkursor für die endogene Synthese des Neurotransmitters Serotonin, des Epiphysenhormons Melatonin, der Nicotinsäure (Vitamin B_3) und der Picolinsäure (1). Zahlreiche Enzyme des Tryptophanstoffwechsels sind Vitamin B_6-abhängig. Bei Pyridoxinmangel ist neben der Umwandlung von L-Tryptophan zu Serotonin auch die Picolinsäure- und Niacinsynthese gestört. Picolinsäure ist ein limitierender Faktor für die zelluläre Verwertung von Zink, so dass bei Vitamin B_6-Mangel die Bioverfügbarkeit von Zink reduziert ist. Auch Nicotinsäure kann endogen aus L-Tryptophan gebildet werden. Dabei entsprechen 60 mg L-Tryptophan etwa 1 mg Nicotinsäure.

L-Tryptophan passiert mit Hilfe eines aktiven Transportmechanismus die Blut-Hirn-Schranke und wird nach Hydroxylierung zu 5-Hydroxytryptophan und anschließender Decarboxylierung in den zentral wirksamen Neurotransmitter Serotonin (5-Hydroxytryptamin) umgewandelt. In der Epiphyse wird aus Serotonin Melatonin gebildet. Im Gegensatz zu L-Tryptophan kann peripher gebildetes Serotonin die Blut-Hirn-Schranke nicht passieren. Damit ist die Serotoninkonzentration im Zentralnervensystem von der Bioverfügbarkeit des Tryptophans abhängig.

Serotonin ist u. a. an der Regulierung des Schlaf-Wach-Rhythmus, der Befindlichkeit und Stimmungslage, der Appetitkontrolle und der Schmerzempfindung beteiligt. Störungen im Serotoninstoffwechsel des Zentralnervensystems spielen eine Schlüsselrolle bei der Entwicklung von Schlafstörungen und depressiven Erkrankungen. Durch die exogene Zufuhr von L-Tryptophan kann der gestörte Neurotransmitterstoffwechsel normalisiert werden.

Tryptophanbedarf

Erwachsene haben einen täglichen Bedarf an L-Tryptophan von 3 mg, Kleinkinder von 19 mg pro kg Körpergewicht. Zum Tryptophangehalt in der Nahrung siehe Tab. 7.10.

Hinweis: Die L-Tryptophan-Konzentrationen im ZNS können erhöht werden, wenn L-Tryptophan zusammen mit einer kohlenhydratreichen Mahlzeit eingenommen wird (3). Die durch die Kohlenhydrate induzierte Insulinfreisetzung senkt den Blutspiegel anderer Aminosäuren (z. B. Valin, Leucin, Isoleucin), die mit L-Tryptophan um den Transport durch die Blut-Hirn-Schranke konkurrieren. Die verzweigkettigen Aminosäuren Valin, Leucin und Isoleucin werden beispielsweise durch Insulin vermehrt in die quergestreifte Muskulatur eingebaut.

Tab. 7.10: Tryptophangehalt ausgewählter Nahrungsmittel

Nahrungsmittel	Tryptophangehalt (g/100 g)
Camembertkäse	0,37
Kalbfleisch (Filet)	0,35
Erdnüsse	0,32
Hühnerei	0,23
Haselnüsse	0,2
Haferflocken	0,19

Anwendungsgebiete

Depressionen

Depressive Syndrome werden durch Störungen des Noradrenalin- und Serotoninstoffwechsels im Zentralnervensystem verursacht. Patienten mit endogenen Depressionen weisen häufig erniedrigte Tryptophanplasmaspiegel und niedrige Serotoninkonzentrationen in der zerebrospinalen Flüssigkeit auf. In der Therapie von leichten bis mittelschweren Depressionen wird L-Tryptophan in Dosierungen zwischen 1500 mg und 3000 mg pro Tag eingesetzt. Bei Depressionen empfiehlt sich die Kombination von Tryptophan mit Niacinamid.

In einer Untersuchung an Frauen mit prämenstruellen depressiven Symptomen konnte durch die tägliche Gabe von 6000 mg L-Tryptophan vom Zeitpunkt der Ovulation bis zum dritten Tag der Menstruation eine signifikante Verbesserung der depressiven Symptomatik erzielt werden (2).

Schlafstörungen

Die hypnotische Wirksamkeit von L-Tryptophan wurde in zahlreichen Studien belegt. Danach kann L-Tryptophan die Schlafbereitschaft bei leichten Schlafstörungen fördern. Bei Schlafstörungen werden in der Regel zwischen 500 und 1000 mg L-Tryptophan in Kombination mit Vitamin B_6 und Magnesium abends etwa eine halbe Stunde vor dem Schlafengehen empfohlen. Bei schweren Schlafstörungen und Schlafmittelabhängigkeit kann die Dosierung auf bis zu 2000 mg L-Tryptophan täglich gesteigert werden.

Nebenwirkungen, Wechselwirkungen und Gegenanzeigen

In höheren Dosierungen können Schwindel, Kopfschmerzen und Schläfrigkeit auftreten. Die Wirkung von L-Tryptophan wird durch Alkohol verstärkt und kann das Reaktionsvermögen einschränken (Straßenverkehr!). Bei Patienten mit Asthma kann

L-Tryptophan eine Bronchokonstriktion verursachen.

Die Wirkung von L-Tryptophan kann durch Carbamazepin verstärkt und durch Phenytoin abgeschwächt werden. Bei gleichzeitiger Anwendung von L-Tryptophan mit MAO-Hemmern und selektiven Serotonin-Wiederaufnahme-Hemmern (SSRI) wie z. B. Fluoxetin kann das sogenannte Serotonin-Syndrom mit Verwirrtheit, Unruhe, Hypomanie, Tremor, Hyperreflexie, Diarrhoe, Koma und Schock auftreten (4).

Bei Karzinoidsyndrom (Tumor der enterochromaffinen Zellen, den sog. Karzinoiden) und schweren Leber- und Nierenfunktionsstörungen ist L-Tryptophan kontraindiziert.

Eosinophiles Myalgie-Syndrom

Seit den sechziger Jahren wurde L-Tryptophan in der Therapie von Depressionen und Schlafstörungen eingesetzt. 1989 wurde das Ruhen der Zulassung L-Tryptophan-haltiger Arzneimittel angeordnet, nachdem in den Vereinigten Staaten ein Zusammenhang zwischen dem Auftreten des eosinophilen Myalgie-Syndroms (EMS) und der Einnahme von L-Tryptophan erkannt worden war (5). Das EMS äußert sich klinisch in Symptomen wie starken Muskelschmerzen, Ödemen, Kurzatmigkeit, Fieber und Eosinophilie (Erhöhung der eosinophilen Granulozyten). Auch in Deutschland erkrankten Patienten nach der Einnahme von L-Tryptophan an EMS. Das EMS wurde allerdings nicht von L-Tryptophan selbst, sondern von einer Verunreinigung (Ethylenbistryptophan) eines japanischen Herstellers verursacht (6). In den Rohstoffen anderer Hersteller war diese Substanz nicht nachweisbar. Das Bundesinstitut für Arzneimittel und Medizinprodukte hob 1995 das Ruhen der Zulassung für L-Tryptophan-haltige Arzneimittel wieder auf. Seit September 1996 sind L-Tryptophan-haltige Arzneimittel zur Behandlung von depressiven Erkrankungen **verschreibungspflichtig**.

Referenzen

(1) Heine, W., The significance of tryptophan in human nutrition, Amino Acids, 9, 191–205, 1995.
(2) Pilar, S., M.D., Amelioration of premenstrual depressive symptomatology with L-Tryptophan. Journal of Psychiatry and Neuroscience. 19 (2), 114–119, 1994.
(3) Fernstrom, J. D., Effects of the diet on brain neurotransmitters. Metabolism, 26, 207–233, 1977.
(4) Corkeron, Michael, A., Serotonin-Syndrome – A potentially fatal complication of antidepressant therapy. Medical Journal of Australia, November 6, 163, 481–482, 1995.
(5) Ahmad, S. R., Clauw, D., USA: EMS and L-Tryptophan. The Lancet, 338, 1512, 1991.
(6) Körner, A., Malinka, J., L-Tryptophan. Eine Retrospektive und ihre Konsequenzen für die Rohstoff-Analytik. Pharm. Ztg. Wiss., 137, 45–51, 1992.

7.2.13 Verzweigtkettige Aminosäuren: Leucin, Isoleucin, Valin

Physiologische Bedeutung

Die verzweigtkettigen Aminosäuren (BCAA, Branched-chain amino acids) Leucin, Isoleucin und Valin gehören zu den essenziellen Aminosäuren und sind von großer Bedeutung für den Muskelstoffwechsel. Die höchsten Konzentrationen findet man in der Skelettmuskulatur und im Herzmuskel. Leucin, Isoleucin und Valin werden überwiegend in der Muskulatur und im Fettgewebe abgebaut. Die Proteinbiosynthese in der Muskulatur wird durch verzweigtkettige Aminosäuren gesteigert und der Proteinabbau reduziert. Verzweigtkettige Aminosäuren, insbesondere Leucin, stimulieren die Insulinsekretion. Insulin fördert die Aufnahme der verzweigtkettigen Aminosäuren in die quergestreifte Muskulatur und damit die Muskelproteinsynthese.

Bedarf

Erwachsene haben einen durchschnittlichen täglichen Bedarf von 14 mg Leucin pro kg KG (Körpergewicht), 10 mg Isoleucin pro kg KG und 11 bis 14 mg Valin pro kg KG. In der Wachstumsphase und im Kindesalter ist der Bedarf an verzweigtkettigen Aminosäuren deutlich erhöht. So haben Kleinkinder einen täglichen Bedarf von etwa 153 mg Leucin pro kg KG, 111 mg Isoleucin pro kg KG und 95 mg Valin pro kg KG. Zum Gehalt dieser Aminosäuren in der Nahrung siehe Tab. 7.11.

Anwendungsgebiete

Chronische Lebererkrankungen

Die hepatische Enzephalopathie tritt am häufigsten als Folge einer Leberzirrhose auf. Bei einer Leberzirrhose ist die Ammoniakentgiftung im Harnstoffzyklus sowie die vorläufige Entgiftung durch Glutaminbildung im ZNS und der Muskulatur stark beeinträchtigt. Als Folge davon steigen die Spiegel des neurotoxischen Ammoniaks an. Daneben tritt auch eine Veränderung des Aminosäuremusters im Plasma auf. Bei Patienten mit Leberzirrhose sind die Konzentrationen der verzweigtkettigen Aminosäuren im Plasma reduziert und die der aromatischen Aminosäuren Phenylalanin, Tyrosin und Tryptophan deutlich erhöht. Da die aromatischen und die verzweigtkettigen Aminosäuren bei der Aufnahme ins ZNS um dasselbe Transportsystem konkurrieren, führt die pathologisch erhöhte Aufnahme der aromatischen Aminosäuren zur vermehrten Bildung falscher Neurotransmitter (Phenylethanolamin, Tyramin) im Gehirn.

Die hepatische Enzephalopathie äußert sich vor allem in zerebralen Funktionsstörungen, wie Konzentrationsschwäche, Gedächtnisstörungen und verminderter praktischer Intelligenz (Zahlensymboltest). Patienten mit hepatischer Enzephalopathie leiden zudem häufig unter Ein- und Durchschlafstörungen. Von besonderer Bedeutung ist, dass bei etwa 70 % der Patienten mit Leberzirrhose die Fahrtauglichkeit eingeschränkt ist. Verzweigtkettige Aminosäuren können die hepatische und extrahepatische Ammoniakentgiftung steigern und die Aminosäureimbalancen normalisieren. In verschiedenen Studien an Patienten mit chronisch hepatischer Enzephalopathie führte die adjuvante Gabe der verzweigtkettigen Aminosäuren Leucin, Isoleucin und Valin zu einer Verbesserung der psychomotorischen Funktionen, des mentalen Status und der Fahrtauglichkeit (1)(2). Neben der Substitution von verzweigtkettigen Aminosäuren sollte auch an eine ausreichende Versorgung mit Zink geachtet werden, da Zinkmangel den gestörten Leberstoffwechsel zusätzlich beeinträchtigt.

Leistungssport

Bei intensiver körperlicher Belastung (z. B. Marathonlauf, Schwimmen) nimmt die Konzentration von Leucin, Isoleucin und Valin durch gesteigerten oxidativen Abbau im Plasma und der Muskulatur deutlich ab. Die erniedrigten Plasmakonzentrationen an verzweigtkettigen Aminosäuren erleichtern zudem die Tryptophanaufnahme ins ZNS und dort die Bildung des Neurotransmitters Serotonin. Serotonin wirkt schlafanstoßend und kann demnach zu vorzeitiger Ermüdung führen (3)(4). Die Gabe von verzweigtkettigen Aminosäuren soll beim Leistungssportler die Muskelproteinsynthese steigern, den Muskelabbau verringern und einer vorzeitigen Ermüdung vorbeugen (5).

Tab. 7.11: Nahrungsmittel, die reich an verzweigtkettigen Aminosäuren sind

Nahrungsmittel	Isoleucingehalt	Leucingehalt	Valingehalt (g/100 g)
Brathuhn	1,29	1,78	1,18
Erdnüsse	1,23	2,03	1,45
Rindfleisch (Filet)	1,22	1,98	1,33
Thunfisch in Öl	1,17	1,74	1,26
Hühnerei	0,93	1,26	1,12
Haferflocken	0,61	1,13	0,81

Weitere Anwendungsgebiete

Erhöhter körperlicher Stress, wie z. B. bei chronisch-entzündlichen Erkrankungen, Muskelschwäche.

Gegenanzeigen

Die **Ahornsirupkrankheit** ist eine angeborene Stoffwechselerkrankung, bei der die oxidative Decarboxylierung der verzweigtkettigen Aminosäuren Valin, Leucin und Isoleucin blockiert ist. Die Spiegel von Leucin, Isoleucin und Valin im Blut und Harn sind deutlich erhöht. Daraus resultiert eine Vermehrung der α-Ketosäuren, die sich von diesen Aminosäuren ableiten. Der Urin der Betroffenen hat einen charakteristischen Geruch nach Karamell bzw. Ahornsirup. Erhalten die Betroffenen nicht rechtzeitig eine Valin-, Isoleucin- und Leucin-arme Diät, verläuft die Erkrankung tödlich.

Referenzen

(1) Marchesini, F. S., et al., Long-term oral branched-chain amino acid treatment in chronic hepatic encephalopathy. A randomized double-blind casein-controlled trial. Journal of Hepatology, 11, 92–101, 1990.

(2) Plauth, M., Egberts, E. H., et al., Long-term treatment of latent portosystemic encephalopathy with branched-chain amino acids. A double-blind placebo-controlled crossover study. Journal of Hepatology, 17, 308–314, 1993.

(3) Newsholme, E. A., et al., Physical and mental fatigue: Do changes in plasma amino acids play a role. Biochemical Society Transactions. 19, 358–362, 1991.

(4) Blomstrand, E., et al., Influence of ingesting a solution of branched-chain amino acids on perceived exertion during exercise. Acta Physiologica Scandinavica, 159, 41–49, 1997.

(5) Mourier, A., et al., Combined effects of caloric restriction and branched-chain amino acid supplementation on body composition and exercise performance in elite wrestlers. International Journal of Sports Medicine, 18, 47–55, 1997.

Teil III

Orthomolekulare Therapieansätze

8 Herz-Kreislauf-Erkrankungen

In den westlichen Industriestaaten sterben pro Jahr mehr Menschen an Herz-Kreislauf-Erkrankungen als an jeder anderen Krankheit. Jedes Jahr haben in Europa und den USA über eine Million Menschen einen Schlaganfall, mehr als drei Millionen Menschen einen Herzinfarkt und über 20 Millionen Menschen leiden an peripherer arterieller Verschlusskrankheit (paV). Diese Erkrankungen basieren auf einem gemeinsamen pathophysiologischen Prozess, der Arteriosklerose, im Volksmund auch „Arterienverkalkung" genannt. Ihre Entwicklung ist besonders heimtückisch, da sie über viele Jahre bis Jahrzehnte unbemerkt bleibt und meistens erst in einem sehr späten Stadium der Erkrankung erkannt wird. Bei der Behandlung der Folgeerkrankungen wie koronarer Herzkrankheit, Herzinfarkt, Schlaganfall und peripherer arterieller Verschlusskrankheit wird ein Großteil unseres Gesundheitsbudgets verschlungen. Es ist daher dringend erforderlich, nach neuen Wegen in der Bekämpfung von Herz-Kreislauf-Erkrankungen, insbesondere in der Prävention und Ausschaltung der Risikofaktoren zu suchen. Die heute vorwiegend auf Linderung ausgerichtete Therapie und Prophylaxe kann dabei durch die orthomolekulare Medizin sinnvoll ergänzt werden.

Risikofaktoren der Arteriosklerose

- Rauchen
  Freie Radikale aus dem Zigarettenrauch oxidieren LDL und induzieren die Bildung vasokonstriktorisch und mitogen wirkender Prostaglandine.
- Bluthochdruck
- Hyperlipoproteinämie
  Lipoprotein (a) und LDL-Cholesterin erhöht, HDL erniedrigt. Lipoprotein (a) ist das Lipoprotein mit dem höchsten Arteriosklerosepotential (1).
- Erhöhte Homocysteinspiegel ($\geq 10\,\mu mol/l$)
- Diabetes mellitus
- Mangel an Antioxidanzien (Vitamin E, C, β-Carotin, Selen) und Magnesium
- Übergewicht und Bewegungsmangel.

Je mehr der aufgeführten Risikofaktoren gleichzeitig auftreten, desto höher ist das individuelle Arterioskleroserisiko!

8.1 Arteriosklerose

Die Arteriosklerose ist durch degenerative Veränderungen der arteriellen Blutgefäße gekennzeichnet. Dabei führen Lipideinlagerungen, Endothelschäden, die Proliferation glatter Muskelzellen und des Bindegewebes, die Einwanderung von Blutzellen, lokale Entzündungen sowie die Ablagerung von Calciumsalzen zu einer Verdickung und Verhärtung der Gefäßwand. Die Verdickung der Gefäßwand und die Bildung von Thromben können das Lumen der betroffenen Gefäße bis zum völligen Verschluss einengen. Sind die

Koronararterien von einer Arteriosklerose betroffen, so spricht man auch von einer Koronarsklerose. Die Koronarsklerose ist die wichtigste Ursache für die Entwicklung der koronaren Herzkrankheit (KHK).

8.1.1 Arteriosklerose und oxidativer Stress

Oxidative Stoffwechselprozesse spielen bei der Entstehung und Progression der Arteriosklerose eine wichtige Rolle. LDL-Cholesterin enthält neben Cholesterin, Triglyceriden und Phospholipiden auch die extrem oxidationsempfindlichen mehrfach ungesättigten Fettsäuren (PUFA's). Bei unzureichendem antioxidativem Status kommt es durch Sauerstoffradikale zu einer oxidativen Modifizierung der LDL-Partikel (Lipidperoxidation). Im Gegensatz zu normalen LDL werden oxidativ veränderte LDL mit hoher Affinität von Makrophagen über den Scavengerrezeptor (Scavenger = Straßenreiniger) aufgenommen. Aus den Makrophagen entstehen Schaumzellen, die in der Gefäßwand abgelagert und als Fettstreifen (fatty streaks) bezeichnet werden. Diese mit oxidierten Lipiden überladenen Makrophagen bilden die Vorstufe später auftretender arteriosklerotischer Plaques (Atherom). Bei Patienten mit koronarer Herzkrankheit ist die Resistenz der LDL gegen oxidativen Stress vermindert (Oxidationsresistenz). Eine geringe Oxidationsresistenz der LDL beschleunigt die Progression der Arteriosklerose.

Oxidierte LDL haben zudem ausgeprägte zytotoxische Eigenschaften. Sie verursachen Schäden an den Endothelzellen und steigern die Proliferation glatter Muskelzellen. Dadurch wird die Bildung des für die normale Durchblutungsregulation so wichtigen Stickstoffmonoxid (NO) reduziert (2). Die NO-vermittelte Vasodilatation und Inaktivierung der Thrombozyten ist beeinträchtigt. Als Folge der endothelialen Dysfunktion steigt die Adhäsion der Thrombozyten an die Gefäßwand und damit die Gefahr einer lokalen Thrombenbildung.

8.1.2 Ernährung und körperliche Aktivität

Zur Vorbeugung und Therapie der Arteriosklerose wird eine gesunde Ernährung im Sinne einer vollwertigen Ernährung mit bedarfsgerechter Energie- und Nährstoffzufuhr empfohlen. Daneben sollte bei der Ernährung auf folgende Punkte geachtet werden:

- Der Fettanteil an der Gesamtkalorienzufuhr sollte nicht mehr als 30 % betragen (höchstens 6 bis 10 % als gesättigte Fettsäuren!). Der Anteil einfach und mehrfach ungesättigter Fettsäuren sollte erhöht werden. Anstatt Butter und Margarine sollten kaltgepresste Keimöle, vor allem Olivenöl verwendet werden.
- Reduktion der Zufuhr an tierischen Fetten und Proteinen. Die Nahrungsaufnahme an Cholesterin sollte 250 bis 300 mg pro Tag nicht überschreiten. Ein Ei enthält bereits 300 mg Cholesterin. Statt dessen sollte der Verzehr von Kaltwasserfischen (Lachs, Makrele) auf ein- bis zweimal pro Woche gesteigert werden.
- Einschränkung der Kochsalzaufnahme!
- Steigerung des Verzehrs an frischem Obst und Gemüse auf fünf Portionen pro Tag („Five-a-day for better health!").
- Erhöhung des Anteils an komplexen Kohlenhydraten und Ballaststoffen (mindestens 30 g Ballaststoffe pro Tag). Ballaststoffe, wie z. B. Haferkleie, regulieren das Sättigungsgefühl und die Verdauung. Durch die Bindung von Cholesterin und Gallensäuren wird die Umwandlung von Cholesterin zu Gallensäuren beschleunigt. Studien weisen darauf hin, dass eine regelmäßige Einnahme von Haferkleie zu einer deutlichen Senkung des Gesamtcholesterins führt.

Bei übergewichtigen Patienten mit KHK sollte durch eine Reduktionsdiät und regelmäßige körperliche Aktivität eine Normalisierung des Körpergewichtes angestrebt werden. Übergewichtige Kinder und Jugendliche prägen das Erscheinungsbild unserer modernen Fast-Food-Gesellschaft. Wer als Heranwachsender schon ein zu hohes Körpergewicht hat, ist in der Regel auch als Erwachsener von Übergewicht betroffen. Übergewicht ist einer der wichtigsten Faktoren bei der Entwicklung kardiovaskulärer Erkrankungen und Diabetes mellitus. Generell sollten alle Heranwachsenden und Erwachsenen sich täglich mindestens 30 Minuten lang (ohne Pause) körperlich intensiv betätigen. Ein regelmäßiges körperliches Training beeinflusst die Blutfettwerte positiv (HDL-Werte steigen), senkt den Blutdruck und verbessert die Insulinsensitivität.

8.1.3 Mikronährstoffe

Antioxidanzien

Epidemiologische Studien bestätigen, dass Personen mit einer hohen Aufnahme antioxidativer Vitamine im Vergleich zu Personen mit einer geringen Aufnahme ein signifikant reduziertes Risiko für kardiovaskuläre Erkrankungen aufweisen (3)(4). Antioxidanzien wie Vitamin C und Vitamin E steigern die Oxidationsresistenz der mehrfach ungesättigten Fettsäuren in den LDL und verbessern die endotheliale Dysfunktion (5).

Vitamin E schützt mehrfach ungesättigte Fettsäuren in Membranlipiden und Lipoproteinen vor der Lipidperoxidation. Daneben reduziert Vitamin E die Thrombozytenaggregation und über eine Hemmung der Proteinkinase C die durch entzündliche Prozesse induzierte Proliferation glatter Muskelzellen (6). In einer randomisierten, placebokontrollierten Doppelblindstudie an 2002 Patienten mit angiographisch nachgewiesener Koronarsklerose führte die tägliche Gabe von 400 oder 800 I.E. D-α-Tocopherol über einen Zeitraum von durchschnittlich 510 Tagen im Vergleich zu Placebo zu einer Risikoreduktion für einen nichttödlichen Myokardinfarkt um 77 % (7). In der Prävention und Therapie der Arteriosklerose wirken Vitamin E und Vitamin C synergistisch.

Homocystein – Folsäure, Vitamin B_{12} und Pyridoxin

Neben Lipoprotein (a) und LDL-Cholesterin stellen erhöhte Homocyst(e)in-Plasmakonzentrationen ($\geq$ 10 µmol/l) einen Hauptrisikofaktor bei der Entstehung kardiovaskulärer Erkrankungen dar. Prospektive Studien haben gezeigt, dass bereits mäßig erhöhte Homocyst(e)inspiegel ein deutlich gesteigertes Arterioskleroserisiko beinhalten. Als mögliche pathophysiologische Mechanismen für die stark atherogenen Wirkungen des Homocyst(e)ins werden u. a. eine gesteigerte oxidative Modifikation der LDL mit Schaumzellbildung und damit einhergehender endothelialer Dysfunktion diskutiert. Daneben steigert Homocystein die Bindung von Lipoprotein (a) an Fibrinogen und vermindert dadurch die Fibrinolyse. Die durch Homocyst(e)in induzierten Endothelschäden führen zu einer Beeinträchtigung der NO-Produktion, steigern die Proliferation glatter Muskelzellen in der Gefäßwand sowie die Thromboseneigung.

Die schwefelhaltige Aminosäure L-Homocystein ist ein Zwischenprodukt des transmethylierenden Stoffwechsels und entsteht im Organismus aus L-Methionin. Normalerweise wird Homocyst(e)in unter Beteiligung der Cofaktoren Folsäure, Vitamin B_{12} und Pyridoxin zu Methionin remethyliert oder zu Cystein abgebaut (siehe Abb. 8.1).

Bei der **Remethylierung** wird in einer durch das Vitamin B_{12}-abhängige Enzym Methioninsynthase katalysierten Reaktion eine Methylgruppe auf Homocystein übertragen. N^5-Methyl-Tetrahydrofolsäure (CH_3-THF) ist der Methylgruppenüberträger in dieser Reaktion. Bei einem Überschuss an

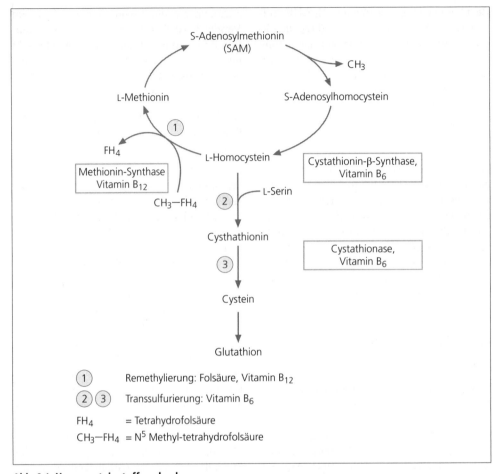

Abb. 8.1: Homocysteinstoffwechsel

Methionin oder erhöhtem Bedarf an Cystein reagiert Homocyst(e)in in einer durch das Vitamin B_6-abhängige Enzym Cystathionin-β-Synthase katalysierten Reaktion mit Serin zu Cystathionin (Transsulfurierung). Cystathionin hydrolysiert zu Cystein, das für die Glutathionbiosynthese verwendet wird. Ein Mangel an Folsäure, Vitamin B_6 und B_{12} führt zu Störungen im Homocyst(e)instoffwechsel und verursacht erhöhte Homocyst(e)in-Blutspiegel. Je höher der Homocyst(e)inspiegel desto höher ist das Sterblichkeitsrisiko durch kardiovaskuläre Ereignisse (8). Durch eine Substitution von Folsäure, Vitamin B_6 und B_{12} können die Homcyst(e)inwerte signifikant reduziert werden.

Ω-3-Fettsäuren

Die Ω-3-Fettsäuren Eicosapentaensäure (EPA) und Docosahexaensäure (DHA) besitzen ausgeprägte kardioprotektive Eigenschaften. Die Bildung des stark aggregatorisch und vasokonstriktorisch wirkenden Thromboxan (TXA_2) wird durch Ω-3-Fettsäuren reduziert und die Prostacyclinsynthese gesteigert. Ω-3-Fettsäuren wirken antientzündlich, hemmen die Thrombozytenaggregation und verbessern die Fließeigenschaften des Blutes. Darüber hinaus senken Ω-3-Fettsäuren den Blutdruck und haben einen günstigen Einfluss auf die Blutfettwerte. Erhöhte Serumtriglyceride werden durch Ω-3-Fettsäuren gesenkt. Über 11 300 Patienten, die drei Monate zuvor einen Herzinfarkt erlitten hatten, wurden in einer breit angelegten Präventionsstudie (GISSI-Studie) an 172 italienischen Krankenhäusern in vier Gruppen eingeteilt. Sie erhielten entweder täglich 1000 mg Ω-3-Fettsäuren, 300 mg Vitamin E, eine Kombination aus beidem oder ein Placebo. In der Omega-3-Fettsäure-Gruppe wurde das Risiko für Infarkte mit tödlichem Ausgang gegenüber Placebo um 20 % gesenkt (9).

Magnesium

Magnesium spielt eine Schlüsselrolle im Energiestoffwechsel des Herzmuskels. Die Synthese energiereicher Phosphate wie Adenosintriphosphat (ATP) und Kreatinphosphat ist auf eine ausreichende Versorgung mit Magnesium angewiesen. Magnesium ist in der Zelle überwiegend an Adenosintriphosphat gebunden. Laut Schmidt (10) ist ATP ein bedeutender „intrazellulärer Magnesium-Fixateur". Die bei kardiovaskulären Erkrankungen auftretenden ATP-Verluste sind daher zwangsläufig auch mit einer intrazellulären Verarmung an Magnesium verbunden. Magnesiummangel führt zu Kaliumverlusten und einer Überladung der Herzmuskelzellen mit Calcium und Natrium. Dadurch wird die kardiale Pumpfunktion beeinträchtigt und das Auftreten von Arrhythmien begünstigt. Ein Mangel an Magnesium ist somit ein wichtiger Risikofaktor für kardiovaskuläre Erkrankungen.

Magnesium wirkt als natürlicher Calciumantagonist Gefäß erweiternd und Blutdruck senkend. Es ist in der Lage, Spasmen der Herzkranzgefäße zu verhindern, die Sterblichkeit beim Herzinfarkt deutlich zu verringern und Herzrhythmusstörungen zu stabilisieren. Zusätzlich hat Magnesium einen günstigen Effekt auf die Blutgerinnung und die Blutfettwerte. Orotsäure stimuliert die ATP-Synthese und reduziert die zellulären Magnesiumverluste. Durch die Substitution von Magnesium in Form des Magnesiumorotats kann die Wirksamkeit optimiert werden.

L-Carnitin und Coenzym Q10

L-Carnitin übernimmt in der Herzmuskelzelle eine zentrale Funktion bei der Energiegewinnung (ATP) im Rahmen der Fettsäureoxidation sowie der Entgiftung toxischer Stoffwechselprodukte. Bei koronarer Herzkrankheit kann L-Carnitin die Häufigkeit von Angina pectoris-Anfällen reduzieren und die Belastungstoleranz verbessern. Der Nitratverbrauch kann durch L-Carnitin reduziert werden. Bei Hyperlipidämie senkt L-Carnitin den Triglyceridspiegel und erhöht die HDL-Werte.

Coenzym Q10 ist für die Bildung von ATP, dem wichtigsten Energielieferanten für unseren Körper, unentbehrlich. Eine gute CoQ10-Versorgung führt zu einer besseren ATP-Versorgung der Organe und Muskelzellen. Die Leistungsfähigkeit des Herzens wird deutlich gesteigert. Aufgrund seiner Strukturähnlichkeit mit Vitamin E ist es zudem ein starkes Antioxidans im Lipidsystem.

Arginin, Cystein, Lysin und Prolin

Die antiatherogenen Wirkungen der Aminosäure **L-Arginin** beruhen auf dem aus Arginin entstehenden Stickstoffmonoxid (NO). Arginin wir durch das Enzym NO-Synthase (NOS) in Citrullin und Stickstoffmonoxid (NO) umgewandelt. Stickstoffmonoxid ist verantwortlich für die endothelabhängige Erweiterung der Herz- und peripheren Blutgefäße. Arginin hemmt durch NO die Thrombozytenaggregation und reduziert zusätzlich die Lipidperoxidation (siehe auch Kap. 7.2.1).

Tab. 8.1: Dosierungsempfehlungen bei Herz-Kreislauf-Erkrankungen (Arteriosklerose)

Mikronährstoff	Empfohlene Tagesdosis
Vitamin A	2500–10 000 I.E.
β-Carotin	15– 30 mg
Vitamin E (D-α-Tocopherol)	400–1000 I.E.
Vitamin D	100– 200 I.E.
Vitamin K	60– 120 µg
Vitamin C	600–3000 mg (zum Teil mehr)
Vitamin B_1 (Thiamin)	50– 100 mg
Vitamin B_2 (Riboflavin)	50– 100 mg
Vitamin B_3 (Niacin)	60–1500 mg
Vitamin B_5 (Pantothensäure)	50– 500 mg
Vitamin B_6	50– 100 mg
Vitamin B_{12}	50– 100 µg
Folsäure	0,8– 1 mg
Biotin	200– 500 µg
Magnesium (z.B. als Orotat)	300– 800 mg
Chrom	100– 200 µg
Jod	150– 200 µg
Kupfer	0,5– 3 mg
Mangan	5– 20 mg
Molybdän	60– 300 µg
Selen	100– 300 µg
Zink	15– 25 mg
Ω-3-Fettsäuren	1,5– 6 g (s. auch Kap. 6.2.1)
L-Carnitin	500–4000 mg (s. auch Kap. 3.4.2)
Coenzym Q10	60– 300 mg
L-Arginin	500–6000 mg (s. auch Kap. 7.2.1)
L-Cystein/NAC	150– 600 mg (s. auch Kap. 7.2.4)
L-Lysin/L-Prolin	250– 500 mg
Bioflavonoide	500–1000 mg
bei Hyperlipidämie:	
Pantethin	600– 900 mg
Nicotinsäure	3 g einschleichend! (s. Kap. 3.2.4)

Cystein bzw. N-Acetylcystein (NAC) verbessert durch Steigerung der endogenen Glutathionbiosynthese den Redoxstatus und kann der, bei kontinuierlicher Applikation von Nitroglycerin, auftretenden Nitrattoleranz entgegenwirken. Darüber hinaus werden für Acetylcystein signifikante Lipoprotein (a)-Spiegel senkende Eigenschaften beschrieben (siehe auch Kap. 7.2.4).

Die Aminosäuren **L-Lysin** und **L-Prolin** sollen die Bindung des stark atherogen wirkenden Lipoprotein (a) an die Gefäßwand reduzieren und bereits vorhandene Lipoproteinablagerungen wieder freisetzen können (11). Neben Lysin und Prolin werden zur Senkung des atherogenen Risikos von Lipoprotein (a) Vitamin C und Vitamin B_3 (Niacin) empfohlen (12)(13).

Dosierungsempfehlungen

Zu den Dosierungen der wichtigsten Mikronährstoffe bei Herz-Kreislauf-Erkrankungen siehe Tab. 8.1.

Referenzen

(1) Bostom, Andrew, G., M.D., M.S., et al., Elevated plasma lipoprotein (a) and coronary heart disease in men aged 55 years and younger: A prospective study. Journal of the American Medical Association (JAMA), 276 (7), 544–548, 1996.

(2) Chin, J. H., et al., Inactivation of endothelial derived relaxing factor by oxidized lipoproteins. Journal of Clinical Investigations, 89, 10–18, 1992.

(3) Nyyssönen, K., et al., Vitamin C deficiency and risk of myocardial infarction: Prospective population study of men from eastern Finland. British Medical Journal, 314, 634–638, 1997.

(4) Riemersma, R. A., et al., Risk of angina pectoris and plasma concentrations of vitamins A, C and E and carotene. The Lancet, 337, 1–5, 1991.

(5) Levine, Glenn, N., M.D., et al., Ascorbic acid reverses endothelial vasomotor dysfunction in patients with coronary artery disease. Circulation, 93 (6), 1107–1113, 1996.

(6) Freedman, J. E., et al., Alpha-tocopherol inhibits aggregation of human platelets by a protein kinase C-dependent mechanism. Circulation, 94, 2434–2440, 1996.

(7) Stephens, N. G., et al., Randomised controlled trial of vitamin E in patients with coronary disease: Cambridge heart antioxidant study (CHAOS). Lancet, 347, 781–785, 1996.

(8) Nygard, Ottar, M.D., et al., Plasma homocysteine levels and mortality in patients with coronary artery disease. New England Journal of Medicine, 337, 230–236, 1997.

(9) GISSI-Prevenzione Investigators (Gruppo Italiano per lo Studio della Sopravivenza nell' Infarto miocardico): Dietary supplementation with n-3 polyunsaturated fatty acids and vitamin E after myocardial infarction: re-

sults of the GISSI-Prevenzione trial. Lancet, 354, 447–465, 1999.
(10) Schmidt, J., Magnesiumorotat. Kardiovaskuläre Wirksamkeit. Deutsche Apotheker Zeitung (DAZ), 138 (18), 1664–1668, 1998.
(11) Rath, Matthias, M.D., Nährstoffsupplemente zur Reduzierung des kardiovaskulären Risikos. Journal für orthomolekulare Medizin, 2 (1), 19–30, 1994.
(12) Rath, Matthias, M.D., and Niedzwiecki, Aleksandra, Ph.D., Nutritional supplement program halts progression of early coronary atherosclerosis documented by ultrafast computed tomography. Journal of Applied Nutrition, 48 (3), 67–78, 1996.
(13) Carlson, L. A., et al., Pronounced lowering of serum levels of lipoprotein Lp (a) in hyperlipidemic subjects treated with nicotinic acid. Journal of Internal Medicine, 226, 271–276, 1989.

9 Immunsystem

9.1 AIDS

Nach Schätzungen der Vereinten Nationen haben sich seit den frühen achtziger Jahren mehr als 40 Millionen Menschen mit dem Human-Immunschwäche-Virus (HIV) infiziert, fast 12 Millionen sind bereits an den Folgen gestorben. AIDS hat sich damit zu dem größten Killer unter den Infektionskrankheiten entwickelt. Allein 1997 haben sich etwa 6 Millionen Menschen angesteckt – umgerechnet 16 000 Menschen pro Tag. In Deutschland wird die Zahl der HIV-Infizierten auf etwa 40 000 bis 50 000 geschätzt. Während die Epidemie in den westlichen Industrienationen langsam zurückgeht, breitet sich HIV in den Ländern der Dritten Welt, vor allem in Schwarzafrika und Südostasien, wie ein Lauffeuer aus.

AIDS ist eine durch Retroviren ausgelöste Störung des Immunsystems und kennzeichnet das Endstadium dieser verhängnisvollen Krankheit. Die primäre Infektion mit dem HI-Virus verläuft uncharakteristisch und erfolgt in der Regel durch sexuellen Kontakt oder infiziertes Blut. Im Organismus befällt das HI-Virus Zellen des Immunsystems, die an ihrer Oberfläche ein CD4-Molekül tragen. Dabei handelt es sich in erster Linie um die CD4-positiven T-Helferzellen (T4-Zellen), von denen sich das Virus vervielfältigen lässt. Die freigesetzten neuen Viruspartikel befallen und zerstören in der Folge weitere immunkompetente Zellen.

Das HI-Virus vermehrt sich im Organismus von Anfang an mit extrem hoher Geschwindigkeit. Vom Zeitpunkt der Ansteckung werden täglich mehrere Milliarden von Viruspartikeln gebildet, wobei gleichzeitig Millionen infizierter T4-Zellen durch übermäßige Apoptose absterben. Dennoch bleibt die Viruslast in der chronischen Phase über mehrere Jahre relativ konstant, da das Immunsystem fortwährend versucht, die massiven Verluste durch Produktion neuer T4-Zellen zu ersetzen. Diese Abwehrschlacht ist mit einem enormen Verbrauch körpereigener Eiweiße verbunden. Auf Dauer entwickelt sich ein ausgeprägter Eiweißmangel, der zu einer zusätzlichen Unterdrückung der körpereigenen Abwehrfunktion führt. Nach einer klinischen Latenzzeit von durchschnittlich zehn Jahren treten die ersten AIDS-definierten Komplikationen auf. Sinkt die Anzahl der T-Helferzellen pro Mikroliter Blut unter 200, ist das Endstadium AIDS erreicht.

9.1.1 Gewichtsverlust und Ernährung

Bei einem Großteil der HIV-Patienten tritt bereits im asymptomatischen Stadium durch krankheitsbedingte Stoffwechselstörungen, verminderte Nahrungsaufnahme, Malabsorption und Infektionen ein Gewichtsverlust auf.

Ursachen für Nährstoffmangel bei HIV-Patienten:
- Reduzierte Nährstoffaufnahme durch Appetitlosigkeit, Übelkeit, Erbrechen und Durchfall

- Enteropathie, Malabsorption
  Schädigung der Darmschleimhaut und Schleimhautveränderungen durch spezifische (HIV), unspezifische (HSV) und opportunistische (Zytomegalie) Darminfektionen.
- Störungen in der Nährstoffverwertung
- Erhöhter Grundumsatz und katabole Stoffwechsellage
- Nebenwirkungen antiviraler Arzneimittel (Proteasehemmer, Nukleosid-Analoga) Anämien, Übelkeit, Erbrechen, Durchfall, abnorme Verteilung der Fettpolster, erhöhte Triglycerid- und Cholesterinwerte, Glucoseintoleranz.

Die ersten Anzeichen eines Nährstoffmangels lassen sich schon sehr früh durch eine Veränderung in der Körperzusammensetzung nachweisen. Dabei wird unter Beibehaltung des Körpergewichtes vermehrt immunkompetente und biologisch aktive Körperzellmasse (v. a. Muskulatur) in extrazelluläre Flüssigkeit und Körperfett umgewandelt. Ein Gewichtsverlust – häufig erst sehr spät erkannt – ist für den HIV-Patienten mit einem beschleunigten Krankheitsverlauf und verkürzter Überlebenszeit verbunden. Eine Gewichtsabnahme sollte daher unbedingt vermieden werden!

Neben der modernen medikamentösen Therapie ist eine gesunde vollwertige Ernährung und Substitution essenzieller Mikronährstoffe zur Unterstützung des Immunsystems und Erhaltung der Körperzellmasse für den HIV-Infizierten von besonderer Bedeutung.

Eine Ernährungstherapie sollte nicht nur fester Bestandteil der Behandlung sein, sondern auch möglichst früh, schon nach dem positiven Testergebnis, begonnen werden. Die Ernährung sollte reich an frischem Obst und Gemüse sowie komplexen Kohlenhydraten in Form von Vollkornprodukten sein. Alkohol und Rauchen sind absolut tabu! HIV-Patienten haben krankheitsbedingt einen deutlich erhöhten Eiweißbedarf, vergleichbar mit dem eines Leistungssportlers. Eiweißmangel beeinträchtigt den Aufbau von Plasmaproteinen, den Muskelstoffwechsel und die Integrität der Darmmukosazellen.

Zur Vermeidung einer negativen Stickstoffbilanz und Verlust an Muskelmasse sollte daher unbedingt auf regelmäßige sportliche Aktivität und ausreichende Versorgung mit hochwertigem Eiweiß (Ei, Kartoffel) geachtet werden. Zur Deckung des Eiweißbedarfs empfiehlt sich auch die Substitution eines qualitativ hochwertigen Eiweißkonzentrats (1 bis 1,5 g pro kg KG/Tag), das reich an verzweigtkettigen Aminosäuren (Isoleucin, Leucin, Valin), Glutamin und Arginin ist (s. Kap. 7.2.1 und 7.2.2). Fleisch ist als Eiweißquelle aufgrund des hohen Anteils an gesättigten Fettsäuren, Cholesterin und Purinen eher ungeeignet. Anstatt Fleisch sollte mehr Fisch und Geflügel gegessen werden.

9.1.2 AIDS und oxidativer Stress

HIV-Patienten weisen, im Vergleich zu Gesunden, signifikant erniedrigte Plasmaspiegel der Vitamine A, E, B_1, B_6 und B_{12} sowie der Spurenelemente Selen und Zink auf. Bemerkenswert ist der bereits im frühen Stadium der Erkrankung auftretende Mangel an Antioxidanzien (Glutathion, Vitamin C, Selen, β-Carotin), der sich in einer reduzierten Aktivität der Glutathionperoxidase und allgemein erhöhter oxidativer Belastung äußert. Mittlerweile liegen deutliche Hinweise vor, dass oxidativer Stress die HIV-Replikation steigert und die Progressionsrate erhöht (1).

9.1.3 Mikronährstoffe

Glutathion und N-Acetylcystein

HIV-Infizierte weisen erniedrigte Glutathionwerte im Plasma, im epithelialen Flüssigkeitsfilm (ELF) der Lunge, in den Monozyten, T-Helferzellen und anderen Blutzellen auf. In-vitro-Untersuchungen an Zellkulturen haben gezeigt, dass erniedrigte Glutathionwerte und oxidativer Stress die HIV-Replikation steigert. Die Ergebnisse einer doppelblinden und placebokontrollierten Studie der Stanford University bestätigen die zentrale Bedeutung des Glutathion-Cystein-Systems für die Prognose und Progression der HIV-Infektion. HIV-Patienten mit niedrigen Glutathionspiegeln haben eine dramatisch verringerte Überlebenszeitprognose im Vergleich zu Patienten mit normalen Glutathionspiegeln. Die tägliche orale Applikation von durchschnittlich 4400 mg N-Acetylcystein über einen Zeitraum von 8 bis 32 Wochen verdoppelte nahezu die Überlebenszeitprognose bei HIV-Patienten (CD4 < 200 pro µl Blut) gegenüber der Gruppe ohne NAC-Therapie (2). Bei AIDS wird N-Acetylcystein in Dosierungen zwischen 600 und 4000 mg pro Tag unter genauer labordiagnostischer Kontrolle der Cyst(e)in- und Glutaminplasmaspiegel empfohlen!

Vitamin C

Vitamin C gehört neben L-Glutathion nicht nur zu den wichtigsten Antioxidanzien in unserem Organismus, sondern stimuliert auch auf vielfältige Weise das Immunsystem. Vitamin C steigert die Aktivität der natürlichen Killerzellen, die Lymphozytenblastogenese, die Antikörperproduktion, die Phagozytose und die Interferonsynthese. In Invitro-Untersuchungen an HIV-infizierten T-Lymphozytenkulturen erhöhte Vitamin C in hohen Konzentrationen die Überlebensrate der T-Lymphozyten durch Hemmung der HIV-Replikation. Diskutiert wird eine Wechselwirkung mit der reversen Transkriptase (3).

Selen

Bei HIV-Infizierten sind in Abhängigkeit vom Krankheitsstadium die Selenserumspiegel und die Aktivität der Glutathionperoxidase signifikant reduziert. Der Selenstatus korreliert positiv mit der Anzahl der T4-Helferzellen und dem CD4/CD8-Verhältnis. Selenmangel scheint die Prognose und Progression der Erkrankung deutlich zu verschlechtern (4)(5).

Vitamin A und β-Carotin

Infolge Malabsorption und Maldigestion weisen HIV-Infizierte besonders häufig suboptimale Retinol- und β-Carotin-Serumspiegel auf (6)(7). Ein guter Vitamin-A- und β-Carotin-Status reduziert bei HIV-Positiven und Patienten mit AIDS allgemein die Infektanfälligkeit, die Krankheitsprogression und das Mortalitätsrisiko. Eine Substitution mit Vitamin A kann bei HIV-positiven Schwangeren mit Vitamin-A-Mangel möglicherweise dazu beitragen das Risiko der HIV-Übertragung auf das Neugeborene zu reduzieren (s. Kap. 3.3.1). Bei Neugeborenen HIV-positiver Mütter kann Vitamin A die Morbidität und Mortalität senken. In einer randomisierten, doppelblinden und placebokontrollierten Studie an HIV-infizierten Kindern in Tansania führte die Supplementierung mit Vitamin A zu einer Mortalitätsabnahme um etwa 60% (8).

Hinweis: Von einer übermäßigen Vitamin A-Zufuhr wird bei HIV-infizierten Patienten allerdings abgeraten, da die Auswertung epidemiologischer Daten Hinweise auf einen immunsuppressiven Effekt und eine Steigerung der Progressionsrate bei zu hoher Aufnahme von Vitamin A geben. Ähnliche Daten liegen bei zu hoher Zinkaufnahme vor (9).

B-Vitamine

In einer Untersuchung an 281 HIV-positiven Patienten hatten diejenigen mit der höchsten Vitamin B_1-, B_2-, B_6- und Niacinzufuhr eine deutlich reduzierte Progressionsrate. Insbesondere eine gute Versorgung mit Vitamin B_6 reduzierte das Mortalitätsrisiko um 40 % (10). Erniedrigte Vitamin B_{12}-Werte verdoppelten in einer anderen Untersuchung das Risiko der Krankheitsprogression. Ein

Mangel an B-Vitaminen kann auch durch antivirale Arzneimittel wie Zidovudin hervorgerufen werden.

Patienten mit AIDS oder ARC (AIDS-related complex) weisen häufig Vitamin B_1-Defizite auf, nachweisbar in einer verminderten Aktivität des Thiamin-abhängigen Enzyms Transketolase. Der Thiaminmangel ist möglicherweise mit einem erhöhten Risiko für Wernicke-Encephalopathie verbunden (11).

Neuropathien und Anämien können Anzeichen eines Vitamin B_{12}-Mangels bei AIDS-Patienten sein (12).

Zink

Zink ist für die Aufrechterhaltung einer intakten Immunfunktion unentbehrlich. Eine ausreichende Versorgung mit Zink ist daher für Personen mit chronisch geschwächtem Immunsystem, wie HIV-Infizierte, von zentraler Bedeutung. Mehrere Studien belegen die positiven Effekte einer Zinksubstitution bei AIDS-Patienten. Die adjuvante Gabe von Zink (200 mg Zinksulfat/Tag, 30 Tage lang) führte in einer Studie an AIDS-Patienten im Vergleich zur Kontrollgruppe, die nur mit Zidovudin (AZT) behandelt wurde, zu einer Stabilisierung des Körpergewichtes, Erhöhung der T4-Helferzellanzahl und der Konzentration aktiver Zink-Thymulin-Komplexe im Plasma. Die Häufigkeit opportunistischer Infektionen durch *Pneumocystis carinii* oder Candida wurde deutlich reduziert (13)(14).

L-Glutamin und L-Arginin

Glutamin ist der wichtigste Energielieferant für Zellen des Immunsystems und steigert auf vielfältige Weise die humorale und zelluläre Abwehrfunktion. Die katabole Stoffwechsellage führt bei HIV-Infizierten zu einer ausgeprägten Glutaminverarmung der Muskulatur und des Dünndarms. Eine ausreichende Versorgung mit Glutamin ist daher zur Aufrechterhaltung der natürlichen Mucosabarriere und Vermeidung bakterieller Darminfektionen von besonderer Bedeutung. Als Präkursor von Glutathion trägt Glutamin zusätzlich zur Regeneration der endogenen Glutathionspeicher und zur Verringerung der oxidativen Belastung bei.

Arginin steigert die Aktivität der T-Lymphozyten und der natürlichen Killerzellen. In Verbindung mit körperlichem Training kann Arginin über die Freisetzung von Wachstumshormon die Fettverbrennung und den Muskelaufbau steigern. Bei Infektionen mit Herpes-Viren empfiehlt sich die kombinierte Gabe von Arginin zusammen mit Lysin.

L-Carnitin

HIV-Infizierte weisen infolge Mangelernährung und gastrointestinalen Störungen häufig einen Mangel an L-Carnitin auf. L-Carnitin ist für die Energiegewinnung, den Muskelstoffwechsel und die Funktion des Immunsystems essenziell. Ein Carnitinmangel beeinträchtigt die körperliche Leistungsfähigkeit und erhöht die Infektanfälligkeit.

L-Carnitin steigert bei HIV-Patienten die Abwehrfunktion und kann den gestörten Fettstoffwechsel regulieren. In einigen Untersuchungen an Patienten mit AIDS konnte durch die intravenöse Applikation von L-Carnitin (6 g pro Tag) auch die übermäßige Apoptose der CD4- und CD8-Zellen signifikant reduziert werden.

Dosierungsempfehlungen

Zu den Dosierungen der wichtigsten Mikronährstoffe bei AIDS siehe Tab. 9.1.

Referenzen

(1) Pace, Gary, W. and Leaf, Cynthia, D., The role of oxidative stress in HIV disease. Free Radical Biology & Medicine, 19 (4), 523–528, 1995.
(2) Herzenberg, Leonore, A., et al., Glutathion deficiency is associated with impaired survival in HIV disease. Proceedings of the National Academy of Sciences, USA, 94, 1967–1972, 1997.
(3) Pauling, L., et al., Suppression of human immunodeficiency virus replication by ascorbate in chronically and acutely infected cells. Proceedings of The National Academy of Sciences, USA, 87, 7245–7249, 1990.

Tab. 9.1: Dosierungsempfehlungen bei HIV-Infektion und AIDS

Mikronährstoff	Empfohlene Tagesdosis
Vitamin A	2500–7 500 I.E.
β-Carotin	15– 30 mg
Vitamin E	500– 800 I.E.
Vitamin C	oral: 1–15 g
	Infusionen: 7,5–15 g
	z. B. 1–4mal pro Monat
B-Komplex	
Vitamin B$_1$	50– 100 mg
Vitamin B$_2$	50– 100 mg
Vitamin B$_3$	50– 200 mg
Vitamin B$_6$	50– 200 mg
Pantothensäure	50– 500 mg
Vitamin B$_{12}$	100–1000 µg
	(s. Kap. 3.2.7)
Folsäure	400– 800 µg
Biotin	200– 500 µg
Calcium	1000–1500 mg
Magnesium	300– 600 mg
Selen	100– 200 µg
Zink (als Orotat oder Picolinat)	15– 20 mg
Coenzym Q10	30– 200 mg
	(s. Kap. 3.4.3)
L-Carnitin	500–2000 mg
	(s. Kap. 3.4.2)
α-Liponsäure	150– 450 mg
	(s. Kap. 3.4.1)
N-Acetylcystein	600–4000 mg
	(unter labordiagnostischer Kontrolle, s. Kap. 7.2.4!)
L-Glutamin	4– 10 g
Ω-3-Fettsäuren	1,5– 4 g
Bioflavonoide (Quercetin)	500–1000 mg

(4) Constans, Joel, et al., Serum selenium predicts outcome in HIV infection. Journal of Acquired Immunodeficiency Syndromes And Human Retrovirology, 10 (3), 392, 1995.
(5) Look, Markus, P., et al., Serum selenium, plasma glutathione (GSH) and erythrocyte glutathione peroxidase (GSH-Px)-levels in asymptomatic versus symptomatic human immunodeficiency virus-1 (HIV-1)-infection. European Journal of Clinical Nutrition, 51, 266–272, 1997.
(6) Ulrich, R. et al., Serum carotene deficiency in HIV-infected patients. Berlin Diarrhoea/Wasting Syndrome Study Group. AIDS, 8 (5), 661–665, 1994.
(7) Omene, Jackson, A., M.D., et al., Serum beta-carotene deficiency in HIV-infected children. Journal of the National Medical Association, 88 (12), 789–793, 1996.
(8) Fawzi, W. W., et al., A randomized trial for vitamin A supplements in relation to mortality among human immunodeficiency virus-infected and uninfected children in Tanzania. Pediatr. Infect. Dis. J., 18(2), 127–133, 1999.
(9) Tang, Alice, M., Graham, N. M., et al., Dietary micronutrient intake and risk of progression to acquire immunodeficiency syndrome (AIDS) in human immunodeficiency virus type 1 (HIV-1)-infected homosexual men. American Journal of Epedemiology, 138 (11), 937–951, 1993.
(10) Tang, Alice, M., et al., Effects of micronutrient intake on survival in human immunodeficiency virus type 1 infection. American Journal of Epidemiology, 143 (12), 1244–1256, 1996.
(11) Butterworth, Roger, F., et al., Thiamine deficiency in AIDS. The Lancet, 338, 1086, 1991.
(12) Kieburtz, Carl, D., M.D., et al., Abnormal vitamin B$_{12}$ metabolism in human immunodeficiency virus infection: Association with neurologic dysfunction. Archives of Neurology, 48, 312–314, 1991.
(13) Mocchegiani, E., et al., Benefit of oral zinc supplementation as an adjunct to zidovudine (AZT) therapy against opportunistic infections in AIDS. International Journal of Immunopharmacology, 17 (9), 719–727, 1995.
(14) Koch, Johannes, M.D., et al., Zinc levels and infections in hospitalized patients with AIDS. Nutrition, 12 (7/8), 515–518, 1996.

9.2 Krebs

In den westlichen Industrienationen ist Krebs nach den Herz-Kreislauf-Erkrankungen die zweithäufigste Todesursache. Allein in Deutschland erkranken pro Jahr mehr als 330 000 Menschen an Krebs, die Mehrzahl an sogenannten soliden Tumoren wie Lungen-, Brust- oder Prostatakarzinom. Nahezu jedes Gewebe unseres Organismus kann krebsige Entartungen hervorbringen. Krebs ist keine uniforme Krankheit, sondern ein Oberbegriff für eine Vielzahl unterschiedlichster maligner Erkrankungen.

Krebs wird nie durch ein einzelnes Ereignis ausgelöst, sondern ist vielmehr Ergebnis eines mehrstufigen und multifaktoriellen Prozesses am genetischen Material der Zelle. Die Entstehung eines Tumors ist mit einer langen Ansammlung endogener und exogener Noxen verbunden und mündet in einer dramatischen Regulationsstörung des Zellzyklus. Die dabei im Erbgut der einzelnen Körperzelle induzierten Veränderungen (Mutationen) führen dazu, dass sich die Zelle der endogenen Wachstumskontrolle entzieht und unkontrolliert vermehrt. Neben der erblichen Disposition, dem Lebensalter und einer gestörten Immunfunktion sind vor allem exogene Faktoren wie kanzerogene Chemikalien, Radikale, Ernährung sowie Tabak- und Alkoholkonsum für die Tumormanifestation von Bedeutung.

9.2.1 Freie Radikale und Krebs

Die DNA einer einzigen menschlichen Zelle ist pro Tag etwa 10 000 oxidativen Angriffen ausgesetzt. Freie Radikale sind nicht nur am physiologischen Alterungsprozess, sondern auch maßgeblich an der Krebsentstehung beteiligt. Die Tatsache, dass mit zunehmendem Alter die oxidativen Schäden an Proteinen, Lipiden und der DNA zunehmen, macht verständlich, warum sich mit steigender Lebenserwartung auch die Inzidenz maligner Erkrankungen erhöht.

Freie Radikale sind, wie viele Kanzerogene, durch ihr ungepaartes Elektron stark elektrophil und versuchen, das ihnen fehlende Elektron anderen elektronenreichen Biomolekülen zu entreißen. Elektronenreiche Zentren finden sich u. a. an den Stickstoff- und Sauerstoffatomen der Purin- (Adenin, Guanin) und Pyrimidinbasen (Cytosin) der DNA.

Freie Radikale sind auf vielfältige Weise an der Initiierung, Promotion und Progression der Kanzerogenese beteiligt:

- Die während der Energiegewinnung in der Atmungskette entstehenden freien Sauerstoffradikale können Mutationen in der DNA der Mitochondrien hervorrufen.
- Promutagene werden durch freie Radikale zu Mutagenen aktiviert.
- Freie Radikale und Epoxide, die zum Beispiel bei der enzymatischen Verstoffwechselung von polyzyklischen aromatischen Kohlenwasserstoffen (PAK) entstehen, können durch Reaktion mit der Base Guanin zur Bildung von PAK-DNA-Addukten führen.
- Die im Tabakrauch enthaltenen polyzyklischen aromatischen Kohlenwasserstoffe (PAK) können Punktmutationen des p53-Gens verursachen.
- Freie Radikale fördern die Ausschüttung proinflammatorisch wirkender Zytokine wie Interleukin-1 (IL-1) und Tumornekrosefaktor-α (TNF-α).

9.2.2 Krebs und Ernährung

Schätzungsweise sind, je nach Typ des Karzinoms, etwa 30 bis 70 % aller Tumorerkrankungen auf Ernährungseinflüsse zurückzuführen und damit potenziell vermeidbar (siehe Tab. 9.2). Dabei spielt neben dem zunehmendem Schadstoffgehalt unserer Nahrung (Dioxin-Skandal in Belgien!) insbesondere die ungenügende Aufnahme chemopräventi-

Tab. 9.2: Auswahl von Risikofaktoren für die Entstehung von Krebserkrankungen

Risikofaktor	Anteil an der Gesamthäufigkeit
Über- bzw. Fehlernährung	30 % bis 70 %
Zigarettenkonsum	30 %
Hormone	20 %
Infektionen	20 %
Alkohol	3 %
Luftverschmutzung	2 %
Arzneimittel	1 %

ver Makro- (z. B. Ballaststoffe) und Mikronährstoffe eine besondere Rolle. Für diese Annahme spricht auch die unterschiedliche Häufigkeit einzelner Krebsformen in Ländern mit unterschiedlichen Ernährungsgewohnheiten.

Epidemiologische Studien zeigen, dass bei Bewohnern des Mittelmeerraumes Krebsarten wie Lungen- und Dickdarmkrebs deutlich weniger häufig auftreten als in nordeuropäischen Ländern. Dies wird vor allem darauf zurückgeführt, dass die mediterrane Ernährung einen hohen Gehalt bioaktiver Inhaltsstoffe aufweist, wie Vitamine, einfach und mehrfach ungesättigte Fettsäuren sowie sekundäre Pflanzeninhaltsstoffe (1). In Japan hat der zunehmende Einfluss westlicher Lebens- und Ernährungsgewohnheiten, inklusive Alkohol- und Tabakkonsum, im Laufe der letzten 30 Jahre zu einem stetigen Anstieg der Krebsraten für Lungen-, Brust- und Prostatakrebs geführt. Während die typische japanische Ernährung noch vor 30 Jahren nur etwa ein Fünftel des Fettgehaltes der vergleichbaren amerikanischen aufwies, hat sich der Fettanteil mittlerweile aufgrund des hohen Fleischverzehrs nahezu vervierfacht (2).

Zahlreiche epidemiologische Untersuchungen belegen, dass durch eine gesunde Ernährung und gute Versorgung mit essenziellen Mikronährstoffen das individuelle Krebsrisiko um die Hälfte reduziert werden kann.

Worauf sollte bei der Ernährung geachtet werden?

Übergewicht vermeiden, Kalorienaufnahme reduzieren, körperliche Aktivität steigern

Die mit der Nahrung zugeführte Energiemenge sollte dem tatsächlichen Energiebedarf angepasst sein. Wird mehr zugeführt als vom Körper verbraucht wird, entwickelt sich Übergewicht, das nach Ansicht vieler Ernährungswissenschaftler das Krebsrisiko erhöht. So steht beispielsweise Adipositas bei Frauen in direktem Zusammenhang mit der Inzidenz von postmenopausalem Mammakarzinom, Endometrium- und Ovarialkarzinom. Bei Männern mit Adipositas wird das vermehrte Auftreten von Kolon- und Prostatakarzinomen beobachtet.

Eine tägliche intensive körperliche Belastung von 30 Minuten in Form von mäßigem Ausdauersport hält nicht nur das Herz-Kreislauf-System fit, sondern regt auch das Immunsystem an und steigert die Abwehrkräfte. Es gibt sogar Hinweise darauf, dass regelmäßige sportliche Aktivität vor Krebs schützen kann. Bei Krebspatienten unterstützt Sport die körperliche Regeneration und kann zur Stabilisierung der psychischen und seelischen Belastung beitragen.

Reduktion gesättigter Fettsäuren, vermehrte Aufnahme einfach ungesättigter und mehrfach ungesättigter Ω-3-Fettsäuren

Ein hoher Verzehr gesättigter Fettsäuren in Form von tierischem Fett im Allgemeinen sowie in Form von dunklem Fleisch wird mit einem vermehrten Auftreten bösartiger Tumoren des Dickdarms und der Prostata in Verbindung gebracht. Hierbei ist neben der Quantität auch die Qualität der zugeführten Fette entscheidend. So scheint der Konsum von pflanzlichen Ölen mit einem hohen Anteil an Ω-6-Fettsäuren die Krebsentstehung zu begünstigen, während Fischöle mit Ω-3-Fettsäuren die Tumorentwicklung eher verhindern. Der Verzehr von dunklem Fleisch sollte auf einmal pro Woche reduziert und dafür der Fischverzehr, insbesondere von Kaltwasserfischen wie Heilbutt, Lachs, Kabeljau und Makrele gesteigert werden.

Mehr Ballaststoffe, weniger Zucker, weniger Salz

Eine Ernährung, die reich an komplexen Kohlenhydraten und Ballaststoffen ist, vermindert das Risiko von Kolonkarzinomen (3). Eine hohe Zufuhr von gesalzenen oder gepökelten Lebensmitteln (Fleisch, Wurst) fördert die Entwicklung von Magenkrebs (Nitrosamine!). Die Häufigkeit und Sterblichkeit an Magenkrebs ist zwar in den letzten Jahrzehnten durch die verbesserte Lebensmittelkonservierung (Kühlschrank) und die ganzjährige Verfügbarkeit von frischem Obst und Gemüse stärker als bei jeder anderen Krebsart zurückgegangen, dennoch gehört Magenkrebs weltweit neben dem Lungenkrebs zu den häufigsten Krebsarten überhaupt.

Alkohol und Rauchen – eine gefährliche Kombination

Rauchen erhöht nicht nur das Risiko für Lungenkrebs sondern im Zusammenhang mit Alkohol auch das anderer Krebsarten, wie Krebs der Mundhöhle, des Kehlkopfs und der Speiseröhre. Tabakrauch enthält zahlreiche Karzinogene wie polyzyklische aromatische Kohlenwasserstoffe (PAK) und aromatische Amine. Zigarettenrauch ist das gefährlichste Umweltgift im Hinblick auf die Entwicklung von Krebs überhaupt. Bestandteile des Tabakrauchs können Punktmutationen des p53-Proteins, das eine zentrale Rolle bei der Verhinderung von Mutationen spielt, verursachen. Mehr als ein Drittel aller Patienten versterben an Krebs, der durch Tabakrauch bedingt ist! Die einzige sichere Prävention besteht in dem unmittelbaren Verzicht auf das Rauchen.

Mehrmals täglich frisches Obst und Gemüse

Mit steigendem Obst- und Gemüseverzehr sinkt signifikant das Risiko an Krebsarten wie Lungen-, Kehlkopf, Ösophagus-, Magen-, Mund-, Pharynx-, Dickdarm-, Pankreas-, Gebärmutterhals- und Brustkrebs zu erkranken (4)(5). Frisches Obst und Gemüse ist nicht nur ein wichtiger Lieferant für Vitamine, sondern enthält auch eine Vielzahl sekundärer Pflanzeninhaltsstoffe, wie Carotinoide und Polyphenole (Flavonoide und Phenolsäuren) mit potenten antioxidativen und antimutagenen Eigenschaften. Durch eine Ernährung, die reich an frischem Obst und Gemüse ist („Five a day for better health") ließe sich die Versorgung mit sekundären Pflanzeninhaltsstoffen und Ballaststoffen verbessern und einem eventuellen Krebsrisiko vorbeugen.

Die Realität der Ernährungsgewohnheiten in den Bevölkerungsgruppen der westlichen Industrienationen ist allerdings eher Besorgnis erregend. So essen, nach Ergebnissen der Nationalen Verzehrstudie der BRD, in Deutschland nur etwa 32 % bis 36 % der Männer und 43 % bis 47 % der Frauen im Alter von 19 bis 50 Jahren täglich frisches Obst. Frisches Gemüse wird nur von 24 % bis 26 % der Männer und 26 % bis 37 % der Frauen im Alter von 19 bis 50 Jahren täglich gegessen. Auch die empfohlenen Mengen für Obst und Gemüse der deutschen Gesellschaft für Ernährung werden, je nach Altersgruppe, nur zu etwa 40 % bis 50 % erreicht (6).

9.2.3 Mikronährstoffe

Die Ergebnisse der sogenannten Basel-Studie, in der die Plasmaspiegel antioxidativer Vitamine (Vitamin A, C, E und β-Carotin) von insgesamt 2974 Männern untersucht wurden, verdeutlicht, dass eine unzureichende Versorgung mit antioxidativen Mikronährstoffen in den Folgejahren mit einem erhöhten Krebsrisiko einhergeht. Das Ziel dieser prospektiv durchgeführten Studie ist es, aufzuzeigen, dass ein ätiologischer Faktor, in diesem Fall der erniedrigte Plasmaspiegel antioxidativer Vitamine, der Entwicklung einer bestimmten Erkrankung zeitlich vorausgeht. Nach siebzehn Beobachtungsjahren verstarben in der Basel-Studie insgesamt 290 Männer an Tumoren verschiedener Organe (Lunge, Prostata, Magen). Männer, die zu Beginn der Studie niedrige β-Carotin-Plasmaspiegel aufwiesen, hatten ein erhöhtes Risiko für Lungen- und Magenkrebs. Bei gleichzeitig erniedrigten β-Carotin- und Retinol-Plasmaspiegeln war das allgemeine Krebsrisiko sowie das Risiko für Lungenkrebs signifikant erhöht. Männer mit gleichzeitig erniedrigten Vitamin C- und Vitamin E-Plasmaspiegeln hatten ein signifikant erhöhtes Risiko für Lungenkrebs. Erniedrigte Vitamin C-Plasmaspiegel erhöhten das Risiko für Magenkrebs und andere gastrointestinale Krebsformen. Raucher mit niedrigen Vitamin E-Konzentrationen hatten ein erhöhtes Risiko für Prostatakrebs (7)(8).

In einer weiteren prospektiven Studie wurden die Vitamin E-Plasmakonzentrationen von über 36 000 Erwachsenen in Finnland untersucht. Im Laufe von acht Beobachtungsjahren erkrankten 766 Personen an Krebs. Dabei wiesen Personen mit niedrigen Vitamin E-Konzentrationen im Vergleich zu denen mit höheren Serumkonzentrationen ein 1,5-fach höheres Risiko auf, an Krebs zu erkranken. Der Zusammenhang zwischen erniedrigten Vitamin E-Plasmaspiegeln und erhöhtem Krebsrisiko war am deutlichsten bei Krebsformen des Gastrointestinaltraktes sowie bei männlichen und weiblichen Nichtrauchern mit niedrigen Selenplasmaspiegeln (9).

Die chinesische Region Linxian gehört weltweit zu den Gebieten mit den höchsten Raten an Magen- und Ösophaguskrebs. In einer placebokontrollierten Interventionsstudie an 29 584 Erwachsenen in Linxian wurde der Effekt verschiedener Mikronährstoff-Kombinationen aus Vitamin A und Zink, Riboflavin und Niacin, Vitamin C und Molybdän sowie β-Carotin, Vitamin E und Selen auf die Krebshäufigkeit untersucht. In der Gruppe mit der Kombination aus β-Carotin, Vitamin E und Selen sank die Mortalität an Magenkrebs um 21 %, die gesamte Krebssterblichkeit um 13 % (10).

Das erhöhte Tumorrisiko bei schlechtem antioxidativem Status wird durch die Ergebnisse zahlreicher epidemiologischer und retrospektiver Studien bestätigt. Dennoch sind die Befunde einiger neuer Studien widersprüchlich. Während die Linxian-Studie noch einen Schutzeffekt von β-Carotin gegen Krebs aufzeigt, ergaben die ATBC-Studie und die CARET-Studie, bei denen β-Carotin zum Teil isoliert substituiert wurde, sogar einen negativen Effekt. Diese widersprüchlichen Ergebnisse verdeutlichen, dass es in Abhängigkeit des einzelnen Mikronährstoffs mitunter schwierig ist, seine Wirksamkeit isoliert von seinem biochemischen Umfeld zu beurteilen. So ist β-Carotin nur ein Carotinoid von über 600 verschiedenen, in der Natur vorkommenden Carotinoiden. Das negative Ergebnisse der ATBC-Studie bestätigt ein grundlegendes Konzept der orthomolekularen Medizin: Mikronährstoffe wirken aufgrund ihrer gegenseitigen biochemischen Abhängigkeiten immer in Kombination und nie alleine (Synergismus, Redoxrecycling).

Mechanismen der antikanzerogenen Wirkung von Mikronährstoffen

Zu den wichtigsten Mikronährstoffen mit chemopräventiven Eigenschaften gehören Retinoide, Carotinoide, Vitamin C und E, Folsäure, Selen und Cystein (11). Mikronährstoffe wirken auf vielfältige Weise antikanzerogen.

Abfangen freier Radikale

Die Wirkungen vieler Mikronährstoffe in der Krebsprophylaxe und -therapie beruht häufig auf antioxidativen Mechanismen. Vitamin E verhindert als kettenbrechendes Antioxidans, dass die mehrfach ungesättigten

Fettsäuren in den Zellmembranen oxidiert und quervernetzt werden. Nukleophile schwefelhaltige Verbindungen wie L-Glutathion oder L-Cystein können elektrophile Radikale abfangen und entgiften. Das in die Epidermis der Haut eingelagerte β-Carotin kann die durch UV-Strahlen gebildeten freien Radikale neutralisieren und präkanzerösen Entwicklungen vorbeugen. Selen schützt durch Induktion der Glutathionperoxidase vor oxidativen Zellschäden.

Vorbeugung der Kanzerogenbildung

Vitamin C und Vitamin E hemmen die Bildung kanzerogener N-Nitrosamine aus Nitrit im Magen (12). Folsäure kann durch Methylierung der DNA die Bildung von DNA-Addukten verhindern (13).

Induktion von Entgiftungsenzymen

Vitamin C ist Cofaktor der mischfunktionellen Oxidasen in der Leber, die eine wichtige Funktion bei der Entgiftung und Transformation von kanzerogenen Stoffwechselprodukten übernehmen.

Stärkung der Abwehrfunktion

Ein optimal funktionierendes Immunsystem ist essenziell zur Krebsvorbeugung. Vitamin C steigert auf vielfältige Weise die zelluläre und humorale Immunantwort. Glutathion und Zink sind für eine intakte Immunfunktion unentbehrlich.

Hemmung der malignen Transformation

Vitamin A kann die Transformation einer normalen Zelle in eine Tumorzelle (Initiation) verhindern und die Tumorzellvermehrung (Promotion) hemmen.

Kontrolle der Zelldifferenzierung, -replikation und -proliferation

Vitamin A ist für die Aufrechterhaltung des physiologischen Wachstums und der Differenzierung der Zellen essenziell. Retinoide modifizieren über Wechselwirkung mit intrazellulären Retinoid-Rezeptoren die Genexpression und üben durch Induktion der Zelldifferenzierung einen tumorprotektiven Effekt aus. Retinoide werden aufgrund ihrer differenzierungsinduzierenden Wirkung erfolgreich in der Therapie maligner Erkrankungen wie der akuten Promyeolozytenleukämie eingesetzt. Auch für Vitamin D wird eine induzierende Wirkung auf die Zelldifferenzierung neoplatischer Zelltypen sowie eine Hemmung der Zellproliferation beschrieben (14)(15).

Kontrolle der Zell-Zell-Kommunikation

In entarteten Zellen fehlen die Verbindungskanäle (gap junctions), die im gesunden Zellverband am Informationsaustausch zwischen den Zellen beteiligt sind. Beispielsweise tauschen Zellen über gap-junctions untereinander Faktoren aus, die das Wachstum der einzelnen Zelle steuern. Retinoide und Carotinoide können den gestörten Informationsaustausch über die Neubildung von Connexin, dem Hauptprotein der gap-junctions reaktivieren und die Progression einer entarteten Zelle hemmen.

Induktion des programmierten Zelltods

Für Vitamin E und Selen wird auch ein Apoptose-induzierender Effekt über Expression des p53-Proteins diskutiert (16).

Die orthomolekulare Medizin in der Krebstherapie

Die orthomolekulare Medizin kann als komplementäre Therapieform die konventionelle Tumortherapie sinnvoll ergänzen. Voraussetzung ist, dass beide Therapien aufeinander abgestimmt und gegenseitige Störfaktoren ausgeschaltet werden. Die orthomolekulare Therapie kann in der Onkologie dazu beitragen,
- das geschwächte Immunsystem der Krebspatienten zu stabilisieren.
Das Immunsystem eines Krebspatienten unterliegt einer doppelten Schwächung.

Tab. 9.3: Dosierungsempfehlungen bei Krebs

Mikronährstoff	Empfohlene Tagesdosis
Vitamin A	5000–25 000 I.E.
β-Carotin	15– 60 mg
Vitamin E	500–2500 I.E.
Vitamin D	200– 400 I.E.
Vitamin K	60– 120 µg
Vitamin C	oral: 1–15 g (s. Kap. 1.8.2) Infusionen: 7,5–15 g z.B. 1–3 × pro Woche
B-Komplex	
Vitamin B_1	50– 100 mg
Vitamin B_2	50– 100 mg
Vitamin B_3 (Niacin/ Niacinamid)	200–1500 mg
Vitamin B_5	50– 500 mg
Vitamin B_6	50– 100 mg
Vitamin B_{12}	100–1000 µg
Folsäure	400–1000 µg (zum Teil mehr)
Biotin	200– 500 µg
Calcium	800–1000 mg
Magnesium	300– 800 mg
Chrom	100– 200 µg
Jod	150– 200 µg
Kupfer	0,5– 3 mg
Mangan	5– 20 mg
Molybdän	60– 300 µg
Selen	200–1000 µg (zum Teil mehr!)
Zink	15– 25 mg
Ω-3-Fettsäuren	1,5– 4 g
Coenzym Q10	100– 500 mg (s. Kap. 3.4.3)
α-Liponsäure	100– 600 mg
N-Acetylcystein	600–4000 mg (unter labordiagnostischer Kontrolle der Cystein- und Glutaminplasmaspiegel)
Quercetin	200–1500 mg

Zum einen durch die Erkrankung, zum anderen durch die notwendige Therapie!
- die Nebenwirkungen von Chemo- und Strahlentherapie zu verringern.

Zytostatika wie Anthracycline, Etoposid und Mitomycin üben ihre zytotoxische Wirkung überwiegend durch die Bildung freier Radikale und deren schädigende Wirkung an Zellmembranen, Proteinen und DNS aus. Cyclophosphamid führt zu einer deutlichen Reduktion der intrazellulären Glutathionspiegel.
- die Wirksamkeit tumordestruktiver Methoden zu verbessern.
- Schmerzen, die beispielsweise bei Knochenmetastasen auftreten, zu lindern (Vitamin C).
- die Compliance zu verbessern.
- in Verbindung mit einer Ernährungstherapie der Entwicklung von Kachexie und Malnutrition entgegen zu wirken.
- das subjektive Wohlbefinden und die **Lebensqualität** des Patienten zu verbessern (Karnofsky-Index).

Dosierungsempfehlungen

Zu den Dosierungen der wichtigsten Mikronährstoffe bei Krebs siehe Tabelle 9.3.

Referenzen

(1) Tavani, A. et al., Fruit and vegetable consumption and cancer risk in a mediterranean population. American Journal of Clinical Nutrition, 61 (Suppl.), 1374–1377, 1995.
(2) Kott, Andrea, Western diet called cancer risk. Medical Tribune, February 21, 7, 1990.
(3) Shankar, Sharada, Ph.D., R.D., and Lanza, Elaine, Ph.D., Dietary fiber and cancer prevention. Hematology/Oncology Clinics of North America, 5 (1), 25–41, 1991.
(4) Block. G., et al., Fruit, vegetables and cancer prevention: A review of the epidemiological evidence. Nutrition and Cancer, 18, 1–29, 1992.
(5) Steinmetz, K. A. and J. D. Potter, Vegetables, fruit and cancer. I. Epidemiology. Cancer Causes Control 2, 325–357, 1991.
(6) Kübler, W., et al., Ergebnisse der Nationalen Verzehrstudie über die Lebensmittel- und Nährstoffaufnahme in der BRD. VERA-Schriftenreihe Band XI. Wissenschaftlicher Fachverlag Dr. Fleck, 1995.
(7) Stahelin, Hannes, B., et al., Plasma antioxidant vitamins and subsequent cancer mortality in twelve-year follow-up of the prospective Basel-Study. American Journal of Epidemiology, 133, 766–775, 1991.
(8) Eichholzer, M. et al., Prediction of male cancer mortality by plasma levels of interacting vitamins: 17-year follow-up of the prospective Basel Study. International Journal of Cancer, 66 (2), 145–150, 1996.
(9) Knekt, Paul, et al., Vitamin E and cancer prevention. The American Journal of Clinical Nutrition, 53, 283S–286S, 1991.
(10) Blot, W. J., et al., Nutrition intervention trials in

Linxian, China: Supplementation with specific vitamin/mineral combinations, cancer incidence, and disease-specific mortality in the general population. Journal of The National Cancer Institute, 85, 1483–1492, 1993.
(11) Weisburger, John, H., Nutritional approach to cancer prevention with emphasis on vitamins, antioxidants and carotenoids. American Journal of Clinical Nutrition, 53, 226S-237S, 1991.
(12) Lathia, D., and Blum, A., The role of vitamin E as a nitrate scavenger and N-Nitrosamine inhibitor: A review. International Journal of Nutrition and Vitamin Research, 59, 430–438, 1989.
(13) Blount, Benjamin, C., DNA damage in folate deficiency. Balliere's Clinical Hematology, 8 (3), 461–478, 1995.
(14) Studzinski, George, P. and Moore, Dorothy, C., Sunlight – can it prevent as well as cause cancer. Cancer Research, 55, 4014–4022, 1995.
(15) Davoodi, F., et al., Modulation of vitamin D receptor and estrogen receptor by 1,25(OH)$_2$-Vitamin D$_3$ in T-47D human breast cancer cells. The Journal of Steroid Biochemistry and Molecular Biology, 54 (3–4), 147–153, 1995.
(16) Schwartz, J., et al., p53 in the anticancer mechanism of vitamin E. Oral Oncology, European Journal of Cancer, 29B, 313–318, 1993.

9.3 Herpes simplex

Von den acht verschiedenen humanpathogenen Herpesviren hat die Gruppe der α-Herpesviren die größte Bedeutung. Zu den α-Herpesviren gehören das Herpesvirus Typ 1 (HSV-1), das Herpesvirus Typ 2 (HSV-2) und das Varicella Zoster-Virus. HSV-1 und HSV-2 verursachen Lippen- und Genitalherpes, wobei Lippenbläschen durch HSV-1 und Infektionen im Genitalbereich in der Regel von HSV-2 verursacht werden. Das Varizella Zoster-Virus ist der Erreger der Windpocken und der Gürtelrose.

Schätzungsweise sind über 75 % der pubertären Jugendlichen und über 90 % der Erwachsenen mit HSV-1 durchseucht. Ist man einmal mit diesem Virus infiziert, trägt man es lebenslang mit sich herum. Nach der Erstinfektion zieht sich das Virus ins Trigeminus-Ganglion zurück und tritt vor allem dann wieder hervor, wenn die körpereigenen Abwehrkräfte geschwächt sind. Zu den auslösenden Faktoren gehören:

- Starke Sonnenbestrahlung
- Fieberhafte Erkältungskrankheiten
- Stress
- Hormonelle Veränderungen.

Ein intaktes Immunsystem ist daher für die Bekämpfung viraler Infekte von zentraler Bedeutung. Eine optimale Ernährung und Versorgung mit Mikronährstoffen, die die virale Infektabwehr steigern, ist die beste Voraussetzung, die Häufigkeit und Schwere wiederkehrender Infektionen zu reduzieren und teilweise ganz zu vermeiden.

9.3.1 Ernährung und Mikronährstoffe

Die richtige Ernährung kann das Wachstum des Virus und damit den Ausbruch der Infektion günstig beeinflussen. Besondere Beachtung verdienen hierbei Nahrungsmittel, die reich an den beiden Aminosäuren L-Lysin und L-Arginin sind. Das Herpesvirus benötigt für seine Vermehrung (Replikation) die Aminosäure L-Arginin. Argininreiche Nahrungsmittel, wie Schokolade oder Nüsse (siehe Tab. 9.4), fördern das Wachstum des Virus und sollten daher gemieden werden. Allein in 100 Gramm Haselnüssen oder 100 Gramm Schokolade sind bis zu 2 bzw. 4,5 Gramm L-Arginin enthalten.

Die Aminosäure L-Lysin hemmt die intestinale Aufnahme von L-Arginin und beeinflusst zudem als natürlicher Arginin-Antagonist argininabhängige Stoffwechselprozesse. Man nimmt an, dass L-Lysin die Synthese argininreicher Proteine, die das Virus für seine Replikation benötigt, hemmt. Die Aufnahme großer Mengen L-Lysin unterdrückt daher die Virusvermehrung. Eine argininarme und gleichzeitig lysinreiche Ernährung reduziert die Häufigkeit und Schwere der Infektionen (1). Bei Patienten mit Hypercholesterinämie sollte eine hochdosierte L-Lysin-Gabe unter Kontrolle der Cholesterinwerte erfolgen, da hohe Lysin-Gaben in einigen Tierversuchen zu einer Erhöhung der Cholesterin-Serumspiegel geführt haben (2).

Vitamin C und Bioflavonoide

Bei Erkältungskrankheiten und viralen Infektionen sinken die Vitamin C-Spiegel in den Leukozyten und Granulozyten deutlich ab. Die unter normalen Bedingungen außerordentlich hohen Vitamin C-Konzentrationen in diesen Zellsystemen unterstreichen die Bedeutung des Vitamin C für das körpereigene Abwehrsystem. Vitamin C steigert die humorale und zelluläre Immunantwort und wirkt durch Stimulation der Interferonsynthese antiviral. Bioflavonoide, wie z. B. Quercetin und Rutin, übertreffen Vitamin C in seinen antioxidativen, immunmodulatorischen und entzündungshemmenden Eigenschaften. Eine gemeinsame Gabe von Vitamin C und Bioflavonoiden verbessert die antivirale Wirksamkeit.

Im Rahmen einer Studie an Patienten mit Herpes labialis führte die kombinierte Gabe von 3 × täglich 600 mg Vitamin C plus 600 mg Bioflavonoid zu einer deutlichen Reduktion der Bläschenbildung, rascheren Trocknung und Schmerzlinderung (3)(4). Bei Patienten mit Gürtelrose (Herpes Zoster) zeigt die parenterale Anwendung (15 bis 30 Gramm i. v./Tag), unterstützend 3 bis 10 Gramm Vitamin C oral, ähnlich gute Ergebnisse.

Zink

Zink hat eine zentrale Rolle im Immunsystem. Zink wirkt immunstimulierend und antiviral. Es fördert, wie Vitamin C, die Bildung von Antikörpern und steigert die zellvermittelte Immunantwort. Zur Vorbeugung wird eine tägliche Einnahme von 15 mg bis 20 mg Zink, bei auftretenden Rezidiven 30 mg bis 50 mg Zink pro Tag empfohlen. Auch die topische Anwendung freier Zink-Ionen in Form von Salben oder Cremes vermindert die Infektiosität von Herpesviren. Die Zink-Ionen lagern sich an die Membran von Herpesviren und verhindern dadurch die Virusanlagerung an die Wirtszelle sowie das Eindringen des Virus in die Zelle. Voraussetzung für eine gute Wirksamkeit ist allerdings eine frühzeitige Anwendung, d. h. schon bei Verspüren der ersten Anzeichen, wie Kribbeln und Spannungsgefühl an der Lippe.

Vitamin E und β-Carotin

Eine gute Versorgung mit den fettlöslichen Mikronährstoffen Vitamin E und β-Carotin fördert die humorale und zellvermittelte Immunreaktion. Die topische Anwendung von Vitamin E bei Herpes-Rezidiven fördert den Heilungsprozess.

Tab. 9.4: L-Lysin : L-Arginin-Verhältnis in ausgewählten Nahrungsmitteln

Nahrungsmittel	Gut Arginin : Lysin (g/100 g)		Schlecht Arginin : Lysin (g/100 g)	
Paranüsse	–		2,12	0,42
Walnüsse	–		2,09	0,44
Haselnüsse	–		2,03	0,38
Kabeljau	1,21	2,05		
Thunfisch in Öl	1,98	1,24		
Hühnerei	0,89	0,89		
Kuhmilch	0,12	0,26		
Edamer Käse (30 % Fett)	1,03	2,39		

Tab. 9.5: Dosierungsempfehlungen zur Vorbeugung und Therapie von Herpes simplex-Infektionen

Mikronährstoff		Empfohlene Tagesdosis
Vitamin C	oral:	600–3000 mg
	Infusionen:	bei akuten Infektionen 7,5–30 g/Tag
Bioflavonoide (Quercetin, Rutin)		600–1800 mg
Vitamin E		500–1000 I.E. (auch lokale Anwendung)
Zink		15–20 mg; (akut: 30–50 mg)
L-Lysin		500 mg; (akut: 3–4mal 500 mg)

Dosierungsempfehlungen

Zu den Dosierungen der wichtigsten Mikronährstoffe bei Herpes-Infektionen siehe Tabelle 9.5.

Referenzen

(1) Griffith, R. S. et al., A multicentered study of lysine therapy in herpes simplex infection. Dermatologica, 156, 257–267, 1978.

(2) Leszczynski, D. and Kummerow, F., Excess dietary lysine induces hypercholesterolemia in chickens. Experientia, 38, 266–267, 1982.

(3) Terezhalmy, G. T., The use of water-soluble bioflavonoid-ascorbic acid complex in the treatment of recurrent herpes labialis. Oral Surgery, Oral Medicine, Oral Pathology, 45 (1), 56–62, 1978.

(4) Hovi, T., et al., Topical treatment of recurrent mucocutaneous herpes with ascorbic acid-containing solution. Antiviral Research, 27 (3), 263–270, 1995.

10 Diabetes mellitus

Der Diabetes mellitus ist die häufigste und bedeutsamste Stoffwechselstörung überhaupt. Allein in Deutschland sind nach Schätzungen über 4 Millionen Menschen an Diabetes erkrankt. Den überwiegenden Anteil, etwa 90 %, bilden sogenannte Typ II- oder Altersdiabetiker. Die Volkskrankheit Diabetes ist für die betroffenen Patienten aufgrund der lebenslangen medikamentösen Therapie und des hohen Risikos für diabetische Folgeschäden (Mikro- und Makroangiopathien) mit einer deutlichen Beeinträchtigung der Lebensqualität und verkürzten Lebenserwartung verbunden.

Der Diabetes mellitus ist eine Stoffwechselerkrankung, die durch einen absoluten oder relativen Insulinmangel mit chronischer Hyperglykämie gekennzeichnet ist. Neben dem Kohlenhydratstoffwechsel ist auch der Eiweiß- und Fettstoffwechsel gestört. Im Gegensatz zum insulinabhängigen Typ I-Diabetiker leidet der Typ II- oder Altersdiabetiker nicht an einem absoluten Insulinmangel, sondern an einer gestörten Insulinsekretion oder einer Insulinresistenz. Der Typ II-Diabetes geht häufig mit Übergewicht, Bluthochdruck und Hyper- bzw. Dyslipidämie („metabolisches Syndrom") einher. Bewegungsmangel, Überernährung und Übergewicht spielen beim Typ II-Diabetiker daher eine ätiologische Schlüsselrolle.

10.1 Diabetische Gefäßerkrankungen

Die Entwicklung von Gefäßerkrankungen der großen (Makro-) und kleinen (Mikro-) Gefäße sowie Störungen des Nervensystems bestimmen den Verlauf und die Prognose des Diabetes. Beim insulinpflichtigen Typ I-Diabetiker überwiegen unter den Spätschäden die Mikroangiopathien, die sich als diabetische Retinopathie und Nephropathie manifestieren. Der Typ II-Diabetiker ist in erster Linie von Makroangiopathien betroffen, die der Arteriosklerose des Nichtdiabetikers entsprechen. Sowohl Typ I- als auch Typ II-Diabetiker haben ein stark erhöhtes Risiko für kardiovaskuläre Ereignisse wie Schlaganfall und Herzinfarkt.

Diabetes kann zu folgenden Spätschäden führen:
- Makroangiopathien
  Die diabetische Makroangiopathie entspricht der Arteriosklerose des Nichtdiabetikers, die bei Typ II-Diabetikern häufig durch Übergewicht, Hypertonie und Hyperlipoproteinämie gefördert wird. Das Herzinfarkt- und Schlaganfallrisiko ist dadurch um das 3- bis 4-fache erhöht.
- Mikroangiopathien
  Die diabetische Mikroangiopathie äußert sich durch Schäden an den Nieren (Nephropathie) und an der Netzhaut (Retinopathie). In den westlichen Industrienatio-

nen ist die diabetische Retinopathie die häufigste Erblindungsursache im Erwachsenenalter! Die Gefahr für den Diabetiker zu erblinden, ist etwa 10- bis 20-mal höher als für die übrige Bevölkerung.
- Neuropathien
Etwa 60 bis 90 % aller Diabetiker sind von dieser Art von Nervenschädigungen betroffen. Neuropathien können sich in Form sensorischer Symptome (z. B. Taubheitsgefühl, Parästhesien), motorischen (z. B. Muskelschwäche) und gastrointestinalen Störungen (z. B. Obstipation) sowie Impotenz äußern.
- Diabetischer Fuß
Die aufgeführten Angiopathien können im schlimmsten Fall zur Entwicklung des sogenannten diabetischen Fußes führen, der als Folge eines über Jahre schlecht eingestellten Diabetes mit diabetischer Neuropathie auftritt. Beim Diabetiker ist das Risiko einer Gangrän, d. h. das Absterben eines Zehs oder sogar des ganzen Fußes, im Vergleich zum Gesunden um bis zu 20- bis 50-mal höher! Jede zweite Amputation wird bei einem Diabetiker durchgeführt.

10.1.1 Pathogenese der Gefäßerkrankungen beim Diabetiker

Die Pathogenese von Mikro- und Makroangiopathien beim Diabetiker ist ein multifaktorieller Prozess. Das größte Problem ist dabei der zeitweise erhöhte und stark schwankende Blutzuckerspiegel, der sich auch durch orale Antidiabetika oder Insulin nicht vollständig kontrollieren lässt.

Aldose-Reduktase-Reaktion → Katarakt und diabetische Neuropathie

Durch den erhöhten Blutzuckerspiegel wird Glucose intrazellulär, im sogenannten Polyolstoffwechsel, vermehrt durch das Enzym Aldose-Reduktase zu dem schwer permeablen Zuckeralkohol Sorbitol reduziert. Bei diesem irreversiblen, auch als **Aldose-Reduktase-Reaktion** bezeichneten Prozess, werden durch die Reduktion von Glucose zu Sorbitol wichtige Reduktionsäquivalente wie NADPH verbraucht. Das Enzym Aldose-Reduktase findet sich vor allem im Linsenepithel und den Schwannschen Zellen der peripheren Nervenfasern. Sorbitol reichert sich in der Augenlinse und den Myelinscheiden der Nerven an und führt zu einer osmotischen Schwellung (Wasser und Natrium treten in die Zelle). Gleichzeitig verliert die Zelle in ihrem Bemühen, den steigenden osmotischen Druck auszugleichen, Glutathion, Vitamin C, Vitamin E und Magnesium (ATP). Die osmotische Zellschädigung fördert in der Augenlinse die Kataraktentwicklung (Linsentrübung) und im peripheren Nervengewebe die diabetische Neuropathie.

Proteinglykosilierung → Angiopathien, Nephropathien, Neuropathien, Retinopathien

Bei Hyperglykämie kann Glucose neben Hämoglobin (HbA_{1C}-Wert) mit zahlreichen anderen körpereigenen Eiweißen wie LDL, Proteinen der Nierentubuli, Linsenproteinen und Myelin in Form einer nichtenzymatischen Glykosilierung reagieren. Dabei kondensiert Glucose reversibel mit Aminogruppen ($-NH_2$) der Proteine (siehe Abb. 10.1) unter Bildung einer Schiffschen Base.

Bei hohen Glucosekonzentrationen wird die Schiffsche Base irreversibel zu einem schwer abbaubaren Ketoamin, einem sogenannten Advanced Glycosylation Endproduct (AGE) umgelagert. Die damit verbundenen Strukturveränderungen und Funktionsstörungen sind maßgeblich an der Entwicklung diabetischer Spätfolgen wie Arteriosklerose, Niereninsuffizienz, Retino- und Neuropathien beteiligt.

Oxidativer Stress → Makroangiopathien

Die Stoffwechsellage des Diabetikers ist infolge Hyperglykämie und Hyperlipidämie

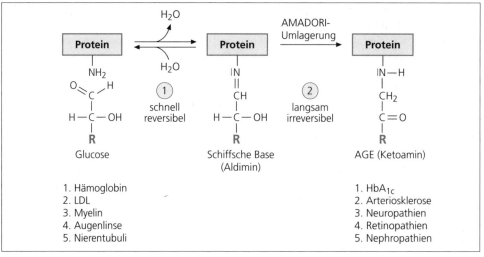

Abb. 10.1: Nicht-enzymatische Glykosilierung von Proteinen – AGE-Bildung

durch eine permanente oxidative Belastung gekennzeichnet. Glucose und die im Rahmen der Proteinglycosilierung gebildeten Ketoamine (AGE's) sind leicht oxidierbar und fördern die Bildung reaktiver Sauerstoffspezies (ROS). Die Oxidation mehrfach ungesättigter Fettsäuren sowie die Aktivierung von Monozyten und Thrombozyten durch freie Radikale führt beim Diabetiker zu vorzeitigen Endothelschäden und zur Entwicklung arteriosklerotischer Gefäßveränderungen (Makroangiopathien).

10.2 Ernährung

Die Ernährung des Typ I- und normalgewichtigen Typ II-Diabetikers sollte einer gesunden, vollwertigen Ernährung mit bedarfsgerechter Energie- und Nährstoffzufuhr entsprechen. Eine prozentuale Verteilung von 50 bis 55 % Kohlenhydrate, 25 bis 30 % Fett und 20 % Eiweiß (Fisch!) an der Gesamtenergiezufuhr wird empfohlen. Kohlenhydrate sollten als komplexe Kohlenhydrate in Form von Vollkornprodukten, Obst und Gemüse mit niedrigem glykämischen Index aufgenommen werden. Darüber hinaus wird die tägliche Aufnahme von 30 g Ballaststoffen und mindestens 1,5 Liter Flüssigkeit empfohlen. Diese Art der Ernährung ist unerlässliche Grundlage jeglicher Therapie!

Der größte Teil der übergewichtigen Typ II-Diabetiker könnte allein durch eine konsequente Diät und Gewichtsreduktion effektiv behandelt werden. Eine Gewichtsabnahme durch Reduktion der Energieaufnahme (Reduktionsdiät) und regelmäßige körperliche Aktivität ist daher das primäre Therapieziel beim Typ II-Diabetiker. Regelmäßige körperliche Aktivität erhöht auch die Insulinsensitivität. Die Gewichtsreduktion führt häufig schon zu einer Verbesserung der Insulinresistenz, der Blutglucose- und Triglyceridwerte.

10.2.1 Mikronährstoffe

Antioxidanzien

Die Bildung aggressiver Sauerstoffradikale wird beim Diabetiker vor allem durch die nichtenzymatische Glykosilierung von Proteinen und die damit verbundene Bildung leicht oxidierbarer Ketoamine induziert. Die intrazellulären Konzentrationen von Vitamin C, Vitamin E und das Verhältnis von Ascorbinsäure zu Dehydroascorbinsäure sind bei Diabetes erniedrigt. Der Organismus des Diabetikers unterliegt einer starken oxidativen Belastung. Der Bedarf und Verbrauch antioxidativ wirksamer Mikronährstoffe wie Vitamin C, E, Selen und α-Liponsäure ist beim Diabetiker dadurch deutlich erhöht.

Vitamin C hemmt die Proteinglykosilierung, indem es Glucose an den Bindungsstellen (NH_2-Gruppen) der Proteine verdrängt. Erhöhte Cholesterin- und Triglyceridwerte werden durch Vitamin C gesenkt (1). Darüber hinaus reduziert Vitamin C signifikant die intrazelluläre Umwandlung von Glucose zu Sorbitol. In einer kontrollierten Studie führte die tägliche Substitution von 500 mg Vitamin C bei Gesunden zu einer Reduktion der erythrozytären Sorbitolspiegel um 12,6 % und bei einer täglichen Gabe von 2000 mg Vitamin C um 56,1 %. Bei Diabetikern sanken die Sorbitolkonzentrationen in den Erythrozyten bei täglicher Gabe von 2000 mg Vitamin C um 44,5 % (2).

Vitamin E hemmt die Lipidperoxidation und erhöht die Oxidationsresistenz der LDL. Zusätzlich wird durch Vitamin E die Prostacyclinsynthese gefördert und die Thromboyzentenaggregation reduziert. Die Substitution von 600 mg bzw. 1200 mg Vitamin E in einer placebokontrollierten Studie an insulinabhängigen Diabetikern resultierte in einer signifikanten Reduktion der Proteinglykosilierung (HbA_1). Dabei war bei den Patienten, die täglich 1200 mg Vitamin E erhielten, die Senkung am stärksten ausgeprägt (3).

Die adjuvante Gabe von Antioxidanzien wie Vitamin C und Vitamin E kann dazu beitragen, der Entwicklung diabetischer Gefäßkomplikationen vorzubeugen und ihre Progression zu verzögern.

B-Vitamine

Die Vitamine der B-Gruppe spielen als Coenzyme eine wichtige Rolle im Kohlenhydrat-, Protein- und Fettstoffwechsel. Die Stoffwechselstörungen des Diabetikers sind mit einem erhöhten Verbrauch an B-Vitaminen verbunden. Zusätzlich verliert der Diabetiker bei schlechter Einstellung vermehrt B-Vitamine über den Urin (Glucosurie).

Diabetiker weisen häufig durch ein Zinkdefizit auch eine Unterversorgung mit Folsäure auf. Die Folsäuredekonjugase ist zinkabhängig, so dass bei einem Zinkmangel die Bioverfügbarkeit der Folsäure (Umwandlung der Poly- in Monoglutamate) eingeschränkt ist. Folsäuremangel führt zu Störungen im Abbau der Aminosäure Methionin und geht daher häufig mit einer Homocysteinämie einher. Homocystein ist einer der Hauptrisikofaktoren für die Entstehung von Herz-Kreislauf-Erkrankungen. Eine Substitution von Folsäure, Vitamin B_6 und B_{12} zur Senkung des Homocysteinspiegels ist für den Diabetiker zur Reduktion des kardialen Risikos von besonderer Bedeutung.

Die Vitamine B_1 (in Form des lipophilen Benfotiamin), B_6 und B_{12} spielen für den Diabetiker auch eine wichtige Rolle bei der Vorbeugung und Therapie peripherer Neuropathien. Sie sollen die Energieversorgung und den gestörten Stoffwechsel der Nerven verbessern und die Regeneration geschädigter Myelinscheiden fördern. Vitamin B_6 hemmt die nichtenzymatische Glykosilierung von Proteinen und senkt erhöhte HbA_{1c}-Werte. Die bei einem Mangel an Vitamin B_6 auftretenden Störungen im Stoffwechsel der Aminosäure Tryptophan führen zu vermehrten Zinkverlusten und beeinträchtigen zusätzlich die diabetische Stoffwechsellage.

Nicotinamid wirkt in hohen Dosierungen von 3000 mg pro Tag (25 bis 30 mg pro kg KG) präventiv auf die Neumanifestation und Progression eines Diabetes mellitus Typ I (siehe Kap. 3.2.4). Als Bestandteil der beiden Coenzyme Nicotinamid-Adenin-Dinucleotid (NAD) und Nicotinamid-Adenin-Dinucleotid-Phosphat (NADPH) liefert Nicotinamid wichtige Reduktionsäquivalente für eine Vielzahl von Redoxreaktionen im Intermediärstoffwechsel. Nicotinamid hemmt die Zerstörung und fördert die Regeneration der B-Zellen (4)(5). Dadurch wird die B-Zellfunktion und die Insulinsensitivität gesteigert sowie die Glucoseverwertung verbessert. Die Proteinglykosilierung und die HbA_1-Werte werden durch Nicotinamid reduziert.

α-Liponsäure

α-Liponsäure ist als Biokatalysator für den Energiestoffwechsel von zentraler Bedeutung. Als Coenzym der Pyruvatdehydrogenase katalysiert α-Liponsäure die Umwandlung von Pyruvat zu Acetyl-Coenzym A („aktives Acetat") unter Bildung von NADH und ATP. Die Glucoseverwertung wird durch α-Liponsäure gesteigert. α-Liponsäure inaktiviert zudem freie Radikale und regeneriert im Redoxrecycling Vitamin C und Vitamin E. Bei diabetischer Polyneuropathie führt die orale und parenterale Gabe von α-Liponsäure zu einer signifikanten Verbesserung neuropathischer Symptome wie Schmerzen, Taubheitsgefühl und Parästhesien.

Zink

Diabetiker weisen sowohl im Plasma als auch intrazellulär deutlich erniedrigte Zinkkonzentration auf. Im Vergleich zu Gesunden scheiden Diabetiker zwei- bis dreimal soviel Zink über den Urin aus. Gleichzeitig ist die Zinkresorption (z. B. durch Störungen im Tryptophanstoffwechsel) beim Diabetiker reduziert. In den β-Zellen des Pankreas wird Insulin in Form eines Zink-Insulin-Komplexes gespeichert. Bei einem Zinkmangel ist die Aktivität des Enzyms Carboxypeptidase, welches die Umwandlung von Proinsulin in Insulin katalysiert, eingeschränkt. Zinkmangel vermindert die Effektivität und Neusynthese von Insulin. Durch die Beeinträchtigung Zink-abhängiger Enzyme im Kohlenhydratstoffwechsel ist der zelluläre Glucosetransport und die Glucosetoleranz reduziert. Darüber hinaus ist Zinkmangel beim Diabetiker häufig mit einem Folsäuremangel und einer verzögerten Wundheilung (Unterschenkelgeschwüre!) verbunden. Eine ausreichende Zinkzufuhr ist daher beim Diabetiker und auch in prädiabetischen Stadien von besonderer Bedeutung.

Chrom

$Chrom^{3+}$ ist aktiver Bestandteil des sogenannten Glucosetoleranzfaktors (GTF), der nur bei ausreichender Anwesenheit von Chrom gebildet werden kann. Ein Chrommangel wird mit verminderter Glucosetoleranz und Insulinsensitivität der Gewebe sowie erhöhten Triglycerid- und Cholesterinwerten assoziiert. Chrom verbessert beim Diabetiker die zelluläre Glucoseaufnahme, die Glucosetoleranz, vermindert die Insulinresistenz und senkt die Nüchtern-Blutzuckerspiegel. Gleichzeitig werden Gesamtcholesterin und Triglyceride gesenkt, während HDL erhöht wird.

Magnesium

Diabetiker weisen häufig einen Magnesiummangel auf. Magnesium ist zusammen mit Vitamin B_6 an vielen Schritten im Kohlenhydratstoffwechsel beteiligt. Ein Mangel an Magnesium ist mit Hyperglykämie, verminderter Glucosetoleranz und erhöhter Insulinresistenz assoziiert (6). Im Hinblick auf die günstigen Effekte von Magnesium auf das Herz-Kreislauf-System müsste Magnesiummangel beim Diabetiker neben Hypertonie, Hyper- bzw. Dyslipidämie, Übergewicht und Hyperinsulinämie als weiterer Risikofaktor

Tab. 10.1: Dosierungsempfehlungen bei Diabetes mellitus

Mikronährstoff	Empfohlene Tageszufuhr
Vitamin C	1000–3000 mg
Vitamin B_1 (als Benfotiamin)	50– 100 mg
Vitamin B_2	50– 100 mg
Vitamin B_3	60– 200 mg
bei Neumanifestation:	3000 mg Nicotinamid (s. Kap. 3.2.4)
Vitamin B_5	50– 500 mg
Vitamin B_6	50– 100 mg
Biotin	0,3– 5 mg
Vitamin B_{12}	100–1000 µg
Folsäure	0,4– 1 mg
Vitamin E	500–1800 I.E.
Magnesium (als Orotat)	300– 800 mg
Chrom	200– 500 µg
Mangan	5– 30 mg
Zink	15– 25 mg
bei Wundheilungsstörungen:	30– 50 mg
Selen	100– 200 µg
Ω-3-Fettsäuren	1,5– 2 g (**immer** zusammen mit Vitamin E und Vitamin C!)
Coenzym Q10	30– 60 mg
L-Carnitin	250– 500 mg
α-Liponsäure	50– 150 mg
Bioflavonoide	200–1000 mg
Anthocyane	200– 300 mg
bei Hyperlipidämie	
Panthetin	600– 900 mg (s. Kap. 3.2.5)
bei Neuropathien	
α-Liponsäure oral:	300–600 mg
parenteral:	bis zu 1200 mg
γ-Linolensäure	200– 480 mg (s. Kap. 6.2.2)

dem metabolischen Syndrom zugerechnet werden.

Bioflavonoide und Anthocyane

Flavonoide und Anthocyane wirken gefäßabdichtend und können die pathologisch erhöhte Permeabilität der Gefäße bei Diabetes vermindern. Zusätzlich weisen Flavonoide ausgeprägte antioxidative Eigenschaften auf.

Dosierungsempfehlungen

Zu den Dosierungen der wichtigsten Mikronährstoffe bei Diabetes mellitus siehe Tabelle 10.1.

Referenzen

(1) Eriksson, Johan, M.D., Ph.D., Magnesium and ascorbic acid supplementation in diabetes mellitus. Annals of Nutrition and Metabolism, 39, 217–223, 1995.

(2) Vinson, J. A., Staretz, M. E., et al., In vitro and in vivo reduction of erythrocyte sorbitol by ascorbic acid. Diabetes, 38 (8), 1036–1041, 1989.

(3) Ceriello, A., Giugliano, D., et al., Vitamin E reduction of protein glycosilation in diabetes. New prospect for prevention of diabetic complications? Diabetes Care, 14 (1), 68–72, 1991.

(4) Pozilli, B., et al., Double blind trial of nicotinamide in recent-onset insulin-dependent diabetes mellitus. Diabetolog, 38 (7), 848–852, 1995.

(5) Andersen, H. U., et al., Nicotinamide prevents interleukin-1 effects on accumulated insulin release and nitric oxide production in rat islets of langerhans. Diabetes, 43, 770–777, 1994.

(6) Tosiello, Lorraine, M.D., Hypomagnesemia and diabetes mellitus. Archives of Internal Medicine, 156, 1143–1148, 1996.

11 Hauterkrankungen

Akne, Neurodermitis und Psoriasis gehören zu den chronischen bzw. chronisch rezidivierenden entzündlichen Hauterkrankungen. Dabei handelt es sich nicht allein um Erkrankungen des Schutz- und Immunorgans Haut, sondern in der Regel um eine generalisierte Stoffwechselstörung, die sich überwiegend in Form entzündlicher Veränderungen der Haut äußert. Durch eine individuelle Umstellung der Ernährungsgewohnheiten, Normalisierung des Prostaglandinstoffwechsels sowie Kompensation der an der Entzündungsreaktion beteiligten oxidativen Prozesse lässt sich das Krankheitsbild dieser entzündlichen Dermatosen günstig beeinflussen.

11.1 Akne

Die Akne vulgaris ist eine der häufigsten Hauterkrankungen. Bis zu 70 % der jungen Menschen in der Pubertät und im frühen Erwachsenenalter sind betroffen. Die Pathogenese der Akne ist multifaktoriell. Es handelt sich um eine follikuläre Verhornungsstörung mit genetischer Prädisposition, die mit gesteigerter Talgproduktion (Seborrhö), bakterieller Besiedlung (*Propionibakterium acnes*) und entzündlichen Hautveränderungen (Papeln, Pusteln) verbunden ist. Daneben spielen hormonelle Einflüsse (Androgene) eine wichtige pathogenetische Rolle.

11.1.1 Ernährung

Die Theorien über einen direkten Zusammenhang zwischen dem Einfluss bestimmter Nahrungsmittel und Akne, insbesondere dem Verzehr von Schokolade, konnten nicht bestätigt werden. Dass die Ernährungsgewohnheiten dennoch von Bedeutung sind, zeigt die Tatsache, dass Heilfasten und Eliminationsdiäten zu einer Verbesserung des Hautbildes führen (1). Patienten mit Akne sollten den Verzehr raffinierter Zucker (Saccharose) einschränken und fettreiche Nahrungsmittel mit hohem Anteil an gesättigten Fettsäuren meiden. Eine übermäßige Zufuhr einfacher Kohlenhydrate und gehärteter Fette kann die Talgproduktion steigern. Auch Alkohol, Hefe und scharfe Gewürze können das Hautbild bei Akne verschlechtern. Eine vollwertige und ballaststoffreiche Ernährung trägt zu einer Verbesserung der Erkrankung bei.

11.1.2 Mikronährstoffe

Vitamin A und Retinoide

Vitamin A ist für eine normale Entwicklung und Zelldifferenzierung der Haut und der Schleimhäute essenziell. Bei Patienten mit Akne reduziert Vitamin A die Talgproduktion und normalisiert das abnorme Zellwachstum. Vitamin A wird in Dosierungen von 30 000 bis 90 000 I.E. pro Tag in Kombination mit Vitamin E (schützt Vitamin A vor der Oxidation) eingesetzt (2)(3).

Bei mittelschweren und schweren Akneformen (Acne conglobata und Acne fulminans) wird Vitamin A in Form seiner Säurederivate Tretinoin (all-trans-Retinsäure) und Isotretinoin (13-cis-Retinsäure) angewendet. Das systemisch verabreichte Isotretinoin wirkt entzündungshemmend, normalisiert die follikuläre Hyperkeratose, verkleinert die Talgdrüsen, reduziert die Talgproduktion und die Besiedlung der Talgdrüsenfollikel mit Propionibakterien. Isotretinoin wird im Allgemeinen in einer täglichen Dosierung von 0,5 mg bis 1 mg pro kg Körpergewicht eingesetzt (4).

CAVE: Aufgrund der schwerwiegenden Nebenwirkungen (Teratogenität!) dürfen Vitamin A und seine Derivate nur nach strenger Indikationsstellung durch den Arzt angewendet werden. Bei Frauen im gebärfähigen Alter muss vor Beginn der Therapie eine Schwangerschaft ausgeschlossen und im Verlauf sowie bis mindestens einen Monat nach Ende der Therapie auf eine wirksame Kontrazeption geachtet werden!

Zink

Bei Patienten mit Akne sind häufig erniedrigte Zinkwerte im Serum und in den Haaren nachweisbar. Zink normalisiert den Vitamin A-Stoffwechsel, hemmt über eine Beeinflussung des Testosteronstoffwechsels die Talgproduktion und das Wachstum von *Propionibacterium acnes*. Die in der Therapie der Akne häufig eingesetzten Tetracycline vermindern zudem die intestinale Resorption und können zu einer Unterversorgung mit diesem für die intakte Hautfunktion so wichtigen Spurenelement beitragen. Zink ist insbesondere bei entzündlichen Akneformen gut wirksam.

Vitamin E und Selen

Die Antioxidanzien Vitamin E und Selen reduzieren die bei entzündlichen Dermatosen auftretende oxidative Belastung und greifen regulierend in den Arachidonsäurestoffwechsel und die Prostaglandinsynthese ein.

Pantothensäure

In einer Studie an 100 Patienten chinesischer Abstammung im Alter zwischen 10 und 30 Jahren wird über eine bemerkenswerte Verbesserung des Hautbildes durch die hochdosierte systemische Gabe von 10 g Pantothensäure pro Tag (aufgeteilt in 4 Einzelgaben) in Kombination mit einer 20%igen Pantothensäure-Creme berichtet, die 4- bis 6-mal täglich auf die betroffenen Stellen aufgetragen wurde. 2 bis 3 Tage nach Therapiebeginn ging die Talgsekretion im Gesicht deutlich zurück. Nach 2 Wochen begannen sich die bestehenden Effloreszenzen zurückzubilden und die Entstehung neuer Läsionen verlangsamte sich. Als Erklärung wird eine durch Pantothensäure induzierte Normalisierung des Hormon- und Fettsäurestoffwechsels diskutiert. Bei schwerer Akne kann eine Dosisanpassung von 15 bis 20 g Pantothensäure pro Tag und eine langfristige Anwendung von bis zu 6 Monaten und länger erforderlich sein. Nebenwirkungen wurden bei dieser Therapie nicht beobachtet (5).

Vitamin B_6 und Magnesium

Vitamin B_6 wird bei prämenstrueller Akne in einer Dosierung von 50 bis 100 mg pro Tag, zusammen mit Magnesium, eine Woche vor und während der Menstruation empfohlen (6).

Es gibt Hinweise darauf, dass Biotin und Vitamin B_1 das Wachstum der Propionibakterien fördern und dadurch zu einer Verschlechterung der Akne führen können. Auch Vitamin B_2, B_6 und B_{12} können in hohen Dosierungen das Krankheitsbild beeinträchtigen. Eine hochdosierte Gabe von B-Vitaminen (Hefe!) in Form eines Multivitaminpräparates an Aknepatienten ist daher nicht unbedingt empfehlenswert (7).

Essenzielle Fettsäuren

Essenzielle ungesättigte Fettsäuren, wie Linolsäure und γ-Linolensäure spielen eine wichtige Rolle beim Aufbau von Membranlipiden. Das Follikelepithel wird, zum einen über das Blut und zum anderen über das Sebum, mit Linolsäure versorgt. Obwohl bei Akne die Lipidproduktion der Talgdrüsen erhöht ist, finden sich erniedrigte Linolsäurekonzentrationen im Sebum. Ein Mangel an Linolsäure führt möglicherweise zu einer Beeinträchtigung der follikulären Differenzierung und Barrierefunktion (8).

Dosierungsempfehlungen

Zu den Dosierungen der wichtigsten Mikronährstoffe bei Akne siehe Tabelle 11.1.

Tab. 11.1: Dosierungsempfehlungen bei Akne

Mikronährstoff	Empfohlene Tagesdosis
Vitamin A (als Retinolpalmitat)	30 000–90 000 I.E.
Vitamin E	500– 1200 I.E.
Vitamin C	1000– 5000 mg
Zink	20– 60 mg
Selen	100– 200 µg
Chrom	200– 500 µg
Pantothensäure	(s. oben)
γ-Linolensäure	400– 1000 mg
bei PMS:	
Magnesium (als Aspartat oder Citrat)	300– 500 mg
Vitamin B_6	50– 100 mg

11.2 Neurodermitis

Neben dem allergischen Asthma und der Rhinitis allergica zählt die Neurodermitis zu den sogenannten atopischen Erkrankungen, bei denen infolge immunologischer Störungen eine Überempfindlichkeit der Haut und der Schleimhäute auftritt. Die Neurodermitis äußert sich durch flächenhafte Rötungen, nässende Knötchen und starken Juckreiz. Die Ursachen, die zur Manifestation der Hautsymptome führen, sind noch nicht vollständig geklärt. Eine erhöhte Bildung von Immunglobulin E, gesteigerte Freisetzung proinflammatorisch wirkender Zytokine und verminderte Zahl von T-Suppressor-Lymphozyten sind am entzündlichen Prozess beteiligt.

11.2.1 Ernährung

Neurodermitiker reagieren oft auf bestimmte Nahrungsmittel wie Milch und Milchprodukte, Soja, Ei, Meerestiere oder Nüsse allergisch. Besonders häufig sind Allergien gegen Nickel. Durch kurzfristige Eliminationsdiäten lassen sich individuelle Unverträglichkeiten ermitteln und eine gezielte Diät ableiten.

Die beste präventive Diät für Neugeborene ist Muttermilch. Stillen schützt möglicherweise vor dem Auftreten atopischer Erkrankungen (Neurodermitis, allergisches Asthma), da Muttermilch im Vergleich zu Kuhmilch bedeutend höhere Konzentrationen an essenziellen Fettsäuren (γ-Linolensäure, Dihomo-γ-Linolensäure) aufweist. Es empfiehlt sich daher, Neugeborene mindestens vier bis sechs Monate lang zu stillen.

11.2.2 Mikronährstoffe

Vitamin C

Vitamin C senkt die bei Allergikern erhöhten Histaminspiegel und die Anzahl der Eosinophilen. Darüber hinaus werden immunologische Parameter wie die Aktivität der natürlichen Killerzellen, die Interferonsynthese und die Anzahl der T-Lymphozyten durch Vitamin C günstig beeinflusst. Die Permeabilität der Zellmembranen und entzündliche

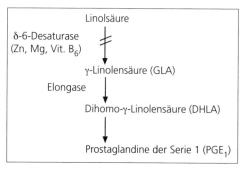

Abb. 11.1: Stoffwechsel der Ω-6-Fettsäure γ-Linolensäure (GLA)

Tab. 11.2: Dosierungsempfehlungen bei Neurodermitis

Mikronährstoff	Empfohlene Tagesdosis
Vitamin C	oral: 1000–5000 mg
	parenteral: 7,5 bis 15 g
	1–2 × pro Woche
Vitamin A	5000–25 000 I.E.
β-Carotin	15–60 mg
Vitamin E	200–800 I.E.
γ-Linolensäure (GLA)	400–1000 mg
Leinsamenöl	1 bis 2 Esslöffel
Selen	100–200 µg
Zink	15–45 mg

Gewebeschwellungen werden durch Vitamin C reduziert.

γ-Linolensäure

Eine Hypothese zur Pathogenese der Neurodermitis geht davon aus, dass Neurodermitiker durch einen Defekt des Enzyms δ-6-Desaturase erniedrigte γ-Linolensäure-Konzentrationen aufweisen (9). γ-Linolensäure (GLA) ist der Präkursor für die Synthese von Prostaglandin E_1 (siehe Abb. 11.1). Dieses antientzündlich wirkende Prostaglandin reguliert die Differenzierung der T-Lymphozyten und reduziert die Freisetzung von Entzündungsmediatoren aus Mastzellen und Granulozyten.

Ein Mangel an GLA äußert sich beim Neurodermitiker in Form entzündlicher Ödeme und trockener, schuppiger Haut. Zur Substitution wird γ-Linolensäure in Form von Borretschöl oder Nachtkerzenöl empfohlen (10). Neben der oralen Substitution empfiehlt sich als Begleitmedikation die Anwendung γ-Linolensäure-haltiger und allergenfreier Salben oder Cremes. Wie bei allen essenziellen Fettsäuren ist auch hier nur eine langfristige Anwendung sinnvoll!

Dosierungsempfehlungen

Zu den Dosierungen der wichtigsten Mikronährstoffe bei Neurodermitis siehe Tabelle 11.2.

11.3 Psoriasis vulgaris

Die Psoriasis vulgaris (Schuppenflechte) ist eine entzündliche Hauterkrankung mit chronisch rezidivierendem Verlauf, die ungefähr 2–3 % der Bevölkerung betrifft. Charakteristisch sind Effloreszenzen in Form infiltrierender Erytheme mit silberglänzenden und locker haftenden Schuppen, die überwiegend an Ellbogen, Knien und am behaarten Kopf auftreten. Histologisch findet sich eine übermäßige Vermehrung und gestörte Reifung der Keratinozyten. An der Pathogenese der Psoriasis sind neben einer erblichen Prädisposition wahrscheinlich auch Umweltfaktoren und Stoffwechselstörungen beteiligt.

11.3.1 Ernährung und Mikronährstoffe

Für Patienten mit Psoriasis wird eine vollwertige, fettarme Ernährung mit geringem Protein- und hohem Rohkostanteil empfohlen. Als Proteinquelle sollten vorzugsweise Kaltwasserfische wie Makrele, Heilbutt und Lachs dienen. Alkohol kann die Freisetzung von Histamin fördern und dadurch die Krankheit verschlimmern. Durch Eliminationsdiäten lassen sich Nahrungsmittelunverträglichkeiten ermitteln und beseitigen.

Ω-3-Fettsäuren

Eine Störung im Stoffwechsel der Arachidonsäure ist bei der Psoriasis von pathophysiologischer Bedeutung. In psoriatischen Entzündungsherden werden zum Teil stark erhöhte Arachidonsäurespiegel sowie erhöhte Konzentrationen von Leukotrien B4 und anderen Produkten des Lipoxygenasezyklus gefunden. Durch die gesteigerte Zufuhr von Ω-3-Fettsäuren (EPA) lässt sich die Synthese entzündungsfördernder Leukotriene reduzieren.

Eine Reihe von Studien bestätigt mittlerweile die positiven Einflüsse einer adjuvanten Gabe von Ω-3-Fettsäuren auf das Krankheitsbild der Psoriasis (11)(12). Es kommt zu einer signifikanten Verbesserung von Juckreiz, Erythem und Schuppenbildung. Auch die entzündlichen Infiltrationen gehen zurück. Daneben können Ω-3-Fettsäuren die Nebenwirkungsrate der in Therapie der Psoriasis eingesetzten Arzneimittel vermindern. Die bei oraler Applikation von Retinoiden auftretende Hypertriglyceridämie kann durch Ω-3-Fettsäuren reduziert werden (13). Ebenso gibt es Hinweise darauf, dass Ω-3-Fettsäuren die renale Toxizität von Ciclosporin A vermindern (14). Ω-3-Fettsäuren verdrängen Ω-6-Fettsäuren und deren Abbauprodukte aus den Zellmembranen. Dieser Prozess ist reversibel, so dass nur eine langfristige Einnahme sinnvoll ist!

Vitamin D

Der therapeutische Einsatz von Vitamin D bzw. von Vitamin D_3-Analoga bei Psoriasis geht auf die Osteoporosetherapie zurück. So wurde bei der Behandlung eines Osteoporose-Patienten nach oraler Gabe von 1-Hydroxy-Colecalciferol gleichzeitig eine Besserung der bestehenden Psoriasis beobachtet (15). Diese Entdeckung führte in der Folge zur Entwicklung von Vitamin D_3-Analoga für die topische Anwendung bei Psoriasis. Vitamin D_3-Analoga wie Calcipotriol, Tacalcitol und Calcitriol hemmen die Hyperproliferation der Hautzellen, reduzieren den Entzündungsprozess und greifen regulierend in die gestörte Zelldifferenzierung ein. Im Gegensatz zur systemischen Anwendung wird der Calciumstoffwechsel bei topischer Applikation nur geringfügig beeinflusst.

Unter Beachtung der Calciumzufuhr gilt auch die orale Anwendung von Calcitriol (1,25-Dihydroxy-Colecolciferol) in der Psoriasis-Therapie als sicher (16).

Die systemische oder lokale Therapie mit Vitamin A und Vitamin D in der Therapie entzündlicher Hauterkrankungen sollte grundsätzlich nur unter ärztlicher Kontrolle erfolgen!

Selen

Psoriatiker weisen häufig deutlich erniedrigte Selenserumspiegel auf, insbesondere Patienten, die auch mit Methotrexat und Retinoiden behandelt werden (17).

Zink

Bei Psoriatikern werden neben erniedrigten Zinkplasmaspiegeln auch häufig erniedrigte Zinkkonzentrationen in den Erythro-

Tab. 11.3: Dosierungsempfehlungen bei Psoriasis

Mikronährstoff	Empfohlene Tagesdosis
Vitamin A (als Retinolpalmitat)	30 000–90 000 I.E.
Vitamin E	500–1200 I.E.
Vitamin D	(s. oben)
Vitamin C	1000–5000 mg
Zink	20– 60 mg
Kupfer	1– 3 mg
Selen	100– 200 µg
Ω-3-Fettsäuren (EPA, DHA)	2,5– 6 g
Leinsamenöl	1–2 Esslöffel

zyten und den Leukozyten gefunden. Darüber hinaus weisen die Serumspiegel von Psoriatikern zum Teil erhöhte Gesamtkupferwerte auf, ein Hinweis auf einen gesteigerten Kupferumsatz. Neben Zink empfiehlt sich beim Psoriatiker möglicherweise auch eine Substitution mit Kupfer im Verhältnis Zink:Kupfer von etwa 10:1.

Dosierungsempfehlungen

Zu den Dosierungen der wichtigsten Mikronährstoffe bei Psoriasis siehe Tabelle 11.3.

Referenzen

(1) Borok, G., MB, Acne and foods. South African Family Practice, November, 591–592, 1989.
(2) Ayres, S., Jr., Mihan, R., Acne vulgaris and lipid peroxidation: New concepts in pathogenesis and Treatment. International Journal of Dermatology, 17(4), 305–307, 1978.
(3) Kligman, A., et al., Oral vitamin A in acne vulgaris. International Journal of Dermatology, 20, 278–285, 1981.
(4) Plewig, G., Albrecht, G., et al., Systemische Behandlung der Akne mit Isotretinoin: Aktueller Stand. Der Hautarzt, 48, 881–885, 1997.
(5) Leung, Lit-Hung, M.D., A stone that kills two birds: Pantothenic acid in the treatment of acne vulgaris and obesity. Journal of Orthomolecular Medicine, 12 (2), 99–114, 1997.
(6) Snider, B. L., et al., Pyridoxine therapy for premenstrual acne flare. Letter to the editor. Arch. Dermatol., 110, 130–131, 1974.
(7) Sherertz, Elizabeth, F., M.D., Acneiform eruption due to 'mega-dose' vitamin B_6 and B_{12}. Cutis, 48, 119–120, 1991.
(8) Downing, D. T., et al., Essential fatty acids and acne. Journal of the American Academy of Dermatology, 14, 221–225, 1986.
(9) Manku, M. S., et al., Reduced levels of prostaglandin precursors in the blood of atopic patients: Defective delta-6-desaturase function as a biochemical basis of atopy. Prostaglandins Leukotrienes Med., 9 (6), 615–628, 1982.
(10) Wright, S., Burton, J. L., Oral evening-primrose-seed oil improves atopic eczema. Lancet, November 20, 2(8308), 1120–1122, 1982.
(11) Grupta, A. K., Ellis, C. N., et al., Double-blind, placebo-controlled study to evaluate the efficacy of fish oil and low-dose UV-B in the treatment of psoriasis. British Journal of Dermatology, 120, 801–807, 1989.
(12) Linker, U., et al., Improvement of psoriatic symptoms by fish oil. II. International conference of the health effects of omega-3-polyunsaturated fatty acids in seafoods. Washington D.C., 20.–23. März, 1990.
(13) Ashley, J. M., et al., Fish oil supplementation results in decreased hypertriglyceridemia in patients with psoriasis undergoing etretinate or acitretin therapy. Journal of the American Academy of Dermatology, 19 (1), 76–82, 1988.
(14) Stoof, T. J., et al., Does fish oil protect renal function in cyclosporin-treated psoriasis patients? Journal of Internal Medicine, 226, 437–441, 1989.
(15) Morimoto, S., Kumahara, Y., A patient with psoriasis cured by 1-α-hydroxy-vitamin D_3. Medical Journal of Osaka University, 35, 51–54, 1985.
(16) Perez, A., et al., Safety and efficacy of oral calcitriol (1,25-dihydroxyvitamin D_3) for the treatment of psoriasis. British Journal of Dermatalology, 134, 1070–1078, 1996.
(17) Michaelsson, Gerd, et al., Selenium in whole blood and plasma is decreased in patients with moderate and severe psoriasis. Acta Dermat. Venereol, Stockholm, 69, 29–34, 1989.

12 Osteoporose

In Deutschland leiden nach Schätzungen etwa 6 bis 7 Millionen Menschen (über zwei Drittel Frauen!) an Osteoporose. Frauen nach der Menopause, Männer mit nachgewiesenem Testosteronmangel und alte Menschen ab dem 70. Lebensjahr sind besonders Osteoporose-gefährdet. Die Volkskrankheit Osteoporose wird definiert als eine systemische Skeletterkrankung, die durch eine niedrige Knochenmasse und Störung der Mikroarchitektur des Knochengewebes, zu erhöhter Knochenbrüchigkeit sowie erhöhtem Frakturrisiko der Wirbel- und Röhrenknochen führt. 1990 wurden weltweit etwa 1,7 Millionen Hüftgelenkfrakturen registriert. Die damit verbundenen Therapiekosten haben sich zu einer enormen ökonomischen Größe entwickelt. Für die Betroffenen ist Osteoporose gleichbedeutend mit einem deutlichen Verlust der Lebensqualität, bis hin zu lebenslanger Invalidität und Pflegebedürftigkeit.

Nahrungsabhängiger Calciummangel ist bei Osteoporose ein pathogener Hauptfaktor. Allerdings sind für den Skelettaufbau außer Calcium zahlreiche andere Nahrungsbestandteile wie z. B. Magnesium, Vitamin D und Vitamin K essenziell. Zur umfassenden Prophylaxe und Therapie gehört daher neben Hormonsubstitution, regelmäßiger körperlicher Aktivität (1) und einer calciumreichen Ernährung auch eine ausreichende Versorgung des Organismus mit einem komplexen Spektrum knochenwirksamer Mikronährstoffe.

12.1 Ernährung

Es ist leichter, Osteoporose vorzubeugen als sie zu therapieren! Neben hormonellen (z. B. Estrogenmangel) und genetischen Faktoren, Bewegungsmangel, Arzneimitteln (Glucocorticoide „Steroid-Osteoporose"), Nikotin- und Alkoholabusus spielt die Ernährung eine wichtige Rolle bei der Osteoporoseentwicklung. Eine knochengesunde und ernährungsphysiologisch hochwertige Ernährung besteht aus calciumreichen Milchprodukten und naturbelassenen Nahrungsmitteln mit einem hohen Anteil an frischem Obst und Gemüse. Da die Hauptmasse des Knochens im Alter bis zu etwa 20 Jahren gebildet wird, ist eine calciumreiche Ernährung in der Kindheit und Jugend von besonderer Bedeutung. Der Verzehr von einfachen raffinierten Kohlenhydraten, von Kochsalz (2), tierischem Eiweiß und Fett sollte sich in Grenzen halten. Tierisches Protein kann durch seinen hohen Gehalt an Methionin zu einer Übersäuerung des Organismus und damit zu erhöhten Calciumverlusten beitragen.

12.1.1 Mikronährstoffe

Calcium

Die Integrität des Skelettsystems ist von einer regelmäßigen und ausreichenden Calciumversorgung abhängig. Die Calciumbilanz kann durch verschiedene Ernährungsfaktoren gestört werden. Kochsalz, viel tierisches Eiweiß, hoher Kaffee- und Alkoholkonsum führen zu erhöhten renalen Calciumverlusten. Hohe Konzentrationen von Oxalat und Phytat in Lebensmitteln beeinträchtigen die Bioverfügbarkeit von Calcium. Calciumpräparate sollten daher zwischen den Mahlzeiten eingenommen werden.

Viele Calciumpräparate enthalten Calcium in Form von schwer löslichen Calciumcarbonat-Verbindungen, aus denen Calcium relativ schlecht resorbiert wird. Dies spielt vor allen Dingen eine Rolle bei älteren Patienten, die häufig eine eingeschränkte Magensäureproduktion haben. Wissenschaftliche Untersuchungen haben gezeigt, dass Patienten mit eingeschränkter Magensäureproduktion nur zu etwa 4 % das oral applizierte Calcium aus Calciumcarbonat-Verbindungen resorbieren, im Vergleich zu einer enteralen Calcium-Resorptionsquote von etwa 45 % bei Calciumcitrat-Verbindungen (3)(4). Citrate vermindern zudem die Gefahr der Nierensteinbildung. Patienten mit einer erniedrigten Magensäureproduktion sollten Calcium daher in Form von Citraten oder Lactogluconaten substituieren. Generell weisen diese Verbindungen im Vergleich zu Calciumcarbonat eine signifikant bessere Bioverfügbarkeit auf.

Vitamin D

Einer der wichtigsten Cofaktoren für eine ausreichende Calciumversorgung ist das Vitamin D. Ältere Menschen weisen häufig in den Wintermonaten einen Vitamin D-Mangel auf. Vitamin D fördert die Calciumresorption im Darm und steigert die Einlagerung von Calcium in den Knochen. Vitamin D ist sozusagen der Schlüssel, der Calcium die Tür zum Knochen öffnet (5).

Vitamin K

Vitamin K ist an der γ-Carboxylierung des Knochenmatrixproteins Osteocalcin beteiligt. Osteocalcin ist ein nichtkollagenes Glykoprotein, das in den Osteoblasten gebildet wird. Es kommt vor allem in schnell wachsenden Knochenabschnitten vor und ist für den Einbau von Calcium und Phosphat in den Knochen von Bedeutung. Der hohe Vitamin K-Gehalt in grünem Gemüse ist vermutlich eine Erklärung dafür, dass überwiegend vegetarisch lebende Personen ein geringeres Osteoporoserisiko aufweisen. Bei Patienten mit Osteoporose ist die Carboxylierung des Osteocalcins reduziert. Ebenso wurde ein Zusammenhang zwischen der alimentären Vitamin K-Aufnahme, erhöhter Calciumausscheidung über den Urin und verringerter Knochendichte bei Osteoporose festgestellt. Insbesondere Frauen in der Postmenopause, bei denen der Knochenverlust oft schnell voranschreitet, können von einer Vitamin K-Substitution profitieren (6).

Magnesium

Neben Calcium ist auch eine ausreichende Versorgung mit Magnesium in der Prävention und Therapie der Osteoporose von großer Bedeutung. Etwa die Hälfte des menschlichen Magnesiumbestandes sind im Skelett gespeichert. Die Umwandlung von Vitamin D in seine aktive Wirkform 1,25-Dihydroxycolecalciferol in der Niere durch das Enzym 1-α-Hydroxylase ist magnesiumabhängig. Eine ausreichende Versorgung mit Magnesium fördert die Calciumresorption und die Knochenmineralisation (7).

Kupfer, Mangan und Zink

Kupfer ist essenziell für den Stoffwechsel des Bindegewebes und der Knochen. Das kupferabhängige Enzym Lysyl-Oxidase steuert die Quervernetzung der Kollagenfasern. Dadurch wird das Kollagen zusätzlich stabilisiert und gefestigt (8). Vitamin B_6 ist an dieser Reaktion als prosthetische Gruppe beteiligt (9). Beim Menke-Syndrom, einer seltenen Erkrankung, bei der die Kupferresorption und -verwertung gestört ist, kommt es bei Kleinkindern zu schweren Knochenanomalien und Osteopathien.

Mangan ist an der Knochenmineralisation und der Knorpelbildung beteiligt. Das manganabhängige Enzym Glykosyltransferase katalysiert die Bildung saurer Mucopolysaccharide, die neben Kollagen eine organische Hauptkomponente der Knochengrundsubstanz bilden.

Zink ist essenziell für die Knochenbildung. Bei postmenopausalen Frauen mit Osteoporose ist durch die erhöhte Knochenresorption die Ausscheidung von Zink im Urin erhöht (10)(11).

In einer doppelblinden und placebokontrollierten Studie an 137 postmenopausalen Frauen war die kombinierte tägliche Substitution von 1000 mg Calcium zusammen mit 2,5 mg Kupfer, 5 mg Mangan und 12,5 mg Zink der alleinigen Gabe von 1000 mg Calcium deutlich überlegen. Während in der Calciumgruppe nach zwei Jahren die Knochendichte um 0,5 % abnahm, erhöhte sich die Knochendichte der Gruppe, die Calcium zusammen mit Spurenelementen eingenommen hatte, um 1,28 % (12).

Bor

In einigen Untersuchungen an postmenopausalen Frauen reduzierte die tägliche Gabe von 3 mg Bor deutlich die renale Calciumausscheidung (13). Auch ein Anstieg der Estrogenspiegel wurde beobachtet.

Fluorid

In hoher Dosierung steigert Fluorid die Aktivität der Osteoblasten, stimuliert das Knochenwachstum und erhöht die Knochenstabilität. Bei der hochdosierten knochenwirksamen Osteoporosetherapie mit Natriumfluorid besteht allerdings die Gefahr einer Fluorose. Die Fluorose ist mit einer starken Verdichtung und Verhärtung des Knochens, erhöhter Sprödigkeit des Knochengewebes und gesteigertem Frakturrisiko verbunden. Die Fluoridgabe im Rahmen der Osteoporosetherapie hat daher grundsätzlich nur unter ärztlicher Kontrolle zu erfolgen!

Tab. 12.1: Dosierungsempfehlungen bei Osteoporose

Mikronährstoff	Empfohlene Tagesdosis
Vitamin A	2500–7500 I.E.
Vitamin D	400– 800 I.E.
Vitamin E	400– 800 I.E.
Vitamin K	80– 200 µg
Vitamin C	600–1500 mg
Vitamin B-Komplex	20– 100 mg
Folsäure	0,4– 0,8 mg
Calcium (als Citrat, Gluconat oder Lactogluconat)	1000–1500 mg
Magnesium (als Citrat oder Aspartat)	400– 600 mg
Kupfer	1– 3 mg
Mangan	5– 15 mg
Zink	10– 15 mg
Bor	3 mg
Chrom	100– 200 µg

Folsäure, Vitamin B$_6$ und B$_{12}$

Homocystein beeinträchtigt die Quervernetzung von Elastin und Kollagenfasern und spielt möglicherweise auch bei der Osteoporose eine pathogenetische Rolle (14).

Dosierungsempfehlungen

Zu den Dosierungen der wichtigsten Mikronährstoffe bei Osteoporose siehe Tabelle 12.1.

Referenzen

(1) Nelson, Miriam, E., et al., A 1-Y walking program and increased dietary calcium in postmenopausal women: Effects on bone. American Journal of Clinical Nutrition, 53, 304–1311, 1991.
(2) Devine, Amanda, et al., A longitudinal study of the effect of sodium and calcium intake on regional bone density in postmenopausal women. American Journal of Clinical Nutrition, 62, 740–745, 1995.
(3) Recker, R., Calciumabsorption and achlorhydria. New England Journal of Medicine, 313, 70–73, 1985.
(4) Nicar, M. J., and Pak, C. Y. C., Calcium bioavailability from calcium carbonate and calcium citrate. Journal of Clinical Endocrinology and Metabolism. 61, 391–393, 1985.

(5) Dawson-Hughes, Bess, M.D., et al., Effect of vitamin D supplementation on wintertime and overall bone loss in healthy postmenopausal women. Annals of Internal Medicine, 115 (7), 505–512, 1991.

(6) Binkley, N. C. and Suttie, J. W., Vitamin K nutrition and osteoporosis. Journal of Nutrition, 125, 1812–1821, 1995.

(7) Abraham, Guy, E., M.D., The importance of magnesium in the management of primary osteoporosis. Journal of Nutritional Medicine, 2, 165–178, 1991.

(8) Eaton-Evans, Jill, et al., Copper supplementation and the maintenance of bone mineral density in middle-aged women. The Journal of Trace Elements in Experimental Medicine. 9, 84–87, 1996.

(9) Masse, P. G., et al., Pyridoxine deficiency effects biochemical properties of chick tibial bone. Bone, 18 (6), 567–574, 1996.

(10) Relea, P., et al., Zinc, biochemical markers of nutrition, and type I osteoporosis. Age and Ageing. 24, 303–307, 1995.

(11) King, Janet, C., Does poor zinc nutriture retard skeletal growth and mineralization in adolescents? American Journal of Clinical Nutrition. 64, 375–376, 1996.

(12) Trace elements enhance bone-preserving effect of calcium supplements. Geriatrics, 46 (7), 67, 1991.

(13) Hunt, Curtiss, D., et al., Metabolic response of postmenopausal women to supplemental dietary boron and aluminium during usual and low magnesium intake: Boron, Calcium and Magnesium absorption and retention and blood mineral concentrations. American Journal of Clinical Nutrition, 65, 803–813, 1997.

(14) Brattstrom, L. E., et al., Folic acid responsive postmenopausal homocysteinemia. Metabolism, 34, 1073–1077, 1985.

13 Prämenstruelles Syndrom

Das prämenstruelle Syndrom (PMS) ist ein Symptomenkomplex, unter dem mehr als ein Drittel aller Frauen im gebärfähigen Alter leiden. Die Symptome des PMS treten während der Lutealphase, etwa sieben bis zehn Tage vor der Menstruation auf. Die Dauer und Stärke der Beschwerden ist individuell sehr unterschiedlich und kann bei einigen Frauen zu einer schweren Beeinträchtigung der beruflichen und familiären Tätigkeiten führen. In der Regel enden sie mit dem Beginn der Blutungen, können aber auch in körperliche Beschwerden während der Menstruation übergehen. Mit über 150 verschiedenen Symptomen ist das Beschwerdebild des prämenstruellen Syndroms außerordentlich komplex (siehe Tab. 13.1). Nur selten klagen die Betroffenen über ein einzelnes Symptom, meistens treten mehrere Beschwerden gleichzeitig auf.

Zu den typischen Symptomen gehören:

- Physische Beschwerden
  Mastodynie (Schmerzen und Spannungsgefühl in den Brüsten), Ödembildung und Gewichtszunahme, Kopfschmerzen und verstärkte Migräneneigung, Schmerzen in Rücken und Unterleib, Blähungen, Müdigkeit, Hautveränderungen (z. B. Akne), Übelkeit, Erbrechen
- Psychische Beschwerden
  Depressionen, Stimmungsschwankungen, Schlafstörungen, Konzentrationsstörungen
- Verhaltensänderungen
  Nervosität, Aggressivität, Reizbarkeit, Heißhunger auf Süßes oder Salziges.

Die Ätiologie des prämenstruellen Syndroms ist noch nicht geklärt. Aufgrund der Vielfalt der Symptome kommen verschiedene Ursachen in Frage. Als mögliche Ursachen werden eine Estrogen-Überproduktion und/oder Mangel an Progesteron, eine Hyperprolactinämie, ein Pyridoxin- und Serotoninmangel sowie eine Beeinflussung des Renin-Angiotensin-Aldosteron-Systems diskutiert. Außerdem scheint eine Störung im Stoffwechsel der essenziellen Fettsäuren und der Prostaglandine eine Rolle zu spielen.

Tab. 13.1: Klassifizierung des PMS nach Leitsymptomen, modifiziert nach (1)

	Symptome	mögliche Ursachen	Häufigkeit
PMS-A (Anxiety)	Angst, Nervosität, Reizbarkeit, innere Unruhe, Stimmungsschwankungen	Estrogene ↑ Progesteron ↓	60 bis 80 %
PMS-H (Hyperhydration)	Ödembildung, Gewichtszunahme, Mastodynie, Kreislaufstörungen	Aldosteron ↑	60 bis 70 %
PMS-C (Craving)	Heißhunger auf Süßes, Appetitzunahme, Kopfschmerzen, Migräne	Glucosetoleranz, Magnesium ↓, Prostaglandin E_1 ↓	25 bis 40 %
PMS-D (Depression)	Depressionen; Weinen, Verwirrtheit, Suizidabsichten,	Androgene der Nebennieren, Progesteron	20 bis 30 %

13.1 Ernährung

Die Ernährung spielt eine zentrale Rolle in der Entwicklung des PMS. Die Reduktion einfacher Kohlenhydrate (Süßigkeiten, Zucker), tierischer Fette, Salz, Kaffee, Tee, Kakao und Alkohol kann zu einer wesentlichen Besserung der PMS-Symptomatik beitragen. Auch der Verzicht auf Milch und Milchprodukte kann die Symptome verbessern. Eine ausgewogene, ballaststoffreiche und gleichzeitig salzarme Ernährung vermindert die Wassereinlagerung und Gewichtszunahme in der zweiten Zyklushälfte. Nahrungsmittel mit hohem Gehalt an mehrfach ungesättigten Fettsäuren können den gestörten Prostaglandinstoffwechsel normalisieren (z. B. 1 bis 2 Esslöffel Leinöl pro Tag).

Die Betroffenen werden häufig von Heißhungerattacken auf Süßigkeiten überfallen. Kohlenhydrate führen zu einer insulininduzierten gesteigerten Aufnahme verzweigtkettiger Aminosäuren in die quergestreifte Muskulatur. Dadurch wird die Bioverfügbarkeit von Tryptophan und Serotonin im ZNS erhöht und die Stimmungslage verbessert. Allerdings birgt die exzessive Zufuhr einfacher Kohlenhydrate wiederum die Gefahr in sich, eine Hypoglykämie zu entwickeln, die zu einer Verschlechterung der psychischen Symptome (Reizbarkeit, depressive Verstimmung) führt. Zur Vermeidung einer Hypoglykämie und Verbesserung der Stimmungslage empfiehlt sich die Kombination komplexer Kohlenhydrate und serotoninreicher Nahrungsmittel.

13.1.1 Mikronährstoffe

Vitamin B_6

Vitamin B_6 ist in Form seines Coenzyms Pyridoxal-5-phosphat an der Synthese von Serotonin, Dopamin und der Prostaglandine beteiligt. Hohe Estrogenspiegel können zu einer Entleerung der hepatischen Vitamin B_6-Speicher führen und den Stoffwechsel der Neurotransmitter Serotonin und Dopamin stören. Niedrige Dopaminspiegel fördern die Prolaktinausschüttung aus der Hypophyse (Dopamin = Prolactin-Release-Inhibiting-Hormon). Prolaktin vermindert die Progesteronsynthese im Corpus luteum. Ein Mangel an Serotonin im Zentralnervensystem verursacht depressive Verstimmungen. In Dosierungen von 50 bis 500 mg führt Vitamin B_6 zu einer deutlichen Verbesserung der PMS-Symptomatik (2).

Vitamin B_6 kann in Tagesdosen von 500 mg in Abhängigkeit von der Dauer der Anwendung periphere sensorische Neuropathien hervorrufen. Deshalb sollte die hochdosierte Applikation von 250 bis 500 mg Vitamin B_6 pro Tag im Rahmen einer PMS-Therapie nur innerhalb der zweiten Zyklusphase über einen Zeitraum von 10 bis 14 Tagen erfolgen.

Magnesium

Als physiologischer Calciumantagonist vermindert Magnesium die neuromuskuläre Erregbarkeit und steigert die Relaxation der glatten und quergestreiften Muskulatur. Magnesium beeinflusst auch den Stoffwechsel der Prostaglandine. Es steigert die Synthese des vasodilatatorisch wirkenden Prostacyclins. Muskelspannungen und Stimmungsschwankungen sprechen gut auf eine Magnesiumtherapie an (3).

γ-Linolensäure

Durch die erhöhte Zufuhr der Ω-6-Fettsäure γ-Linolensäure (Borretschöl, Nachtkerzenöl) kann das Prostaglandinsynthesemuster zugunsten vasodilatatorisch und entkrampfend wirkender Prostaglandine wie Prostaglandin E_1 verschoben werden. Obwohl die Ergebnisse von doppelblind und placebokontrollierten Studien mit γ-Linolensäure in Form von Nachtkerzenöl (EPO, Evening Primrose Oil) teilweise widersprüchlich

Tab. 13.2: Dosierungsempfehlungen bei prämenstruellem Syndrom

Mikronährstoff	Empfohlene Tagesdosis
Vitamin B_6	50– 500 mg (in hohen Dosen: 250–500 mg max. 14 Tage lang!)
Vitamin B-Komplex	20– 50 mg
Vitamin E	400– 800 I.E.
Magnesium (als Aspartat oder Citrat)	300– 600 mg
γ-Linolensäure	400–1000 mg
Zink	15– 20 mg
Chrom	100– 200 µg
Mangan	5– 30 mg
L-Tryptophan	1– 3 g (bei Depressionen) (s. Kap. 7.2.12)

sind, lohnt sich dennoch ein Versuch mit Nachtkerzen- oder Borretschöl. Für einen Therapieerfolg ist eine Einnahme über mehrere Zyklen wichtig (4)(5).

Vitamin E

Vitamin E kann eine Reihe von Symptomen des PMS lindern, insbesondere Schmerzen und Spannungsgefühl in den Brüsten (6)(7).

Dosierungsempfehlungen

Zu den Dosierungen der wichtigsten Mikronährstoffe bei PMS siehe Tabelle 13.2.

Referenzen

(1) Abraham, G. E., Nutritional factors in the etiology of the premenstrual tension syndromes. Journal of Reproductive Medicine, 28 (7), 446–464, 1983.
(2) Abraham, G. E., Hargrove, J. T., Effect of vitamin B_6 on premenstrual symptomatology in women with premenstrual tension syndrome: A double-blind cross over study. Infertility, 3, 155–165, 1980.
(3) Facchinetti, Fabio, M.D., et al., Oral magnesium successfully relieves premenstrual mood changes. Obstetrics and Gynecology, 78 (2), 177–181, 1991.
(4) Puolakka, J. et al., Biochemical and clinical effects of treating the premenstrual syndrome with prostaglandin synthesis precursors. The Journal of Reproductive Medicine, 39 (3), 149–153, 1985.
(5) Horrobin, D. F., The role of essential fatty acids and prostaglandins in the premenstrual syndrome. Journal of Reproductive Medicine, 28 (7), 465–468, 1983.
(6) London, R. S., et al., The effect of alpha-tocopherol on premenstrual symptomatology: A double-blind trial. Journal of the American College of Nutrition, 2, 115–122, 1983.
(7) London, R. S., et al., Evaluation and treatment of breast symptoms in patients with the premenstrual syndrome. Journal of Reproductive Medicine, 28 (8), 503–508, 1983.

14 Schwangerschaft

Eine gesunde Ernährung und vernünftige Lebensführung – **vor** und während einer Schwangerschaft – ist für einen störungsfreien Verlauf der Schwangerschaft, die Geburt und die spätere Entwicklung des Kindes von besonderer Bedeutung. Da die nutritive Konstitution der Mutter nicht nur Konsequenzen für ihre eigene Gesundheit hat, sondern auch ganz entscheidend die Gesundheit und Entwicklung des heranwachsenden Kindes mitbestimmt, sollte bereits weit vor der Empfängnis und nicht erst bei der Schwangerschaftsplanung auf eine gesunde Ernährung und adäquate Versorgung mit lebenswichtigen Vitaminen und Mineralstoffen geachtet werden. Ein schlechter Mikronährstoffstatus, der bereits vor der Konzeption besteht, wird oft in die Schwangerschaft verschleppt und kann im Verlauf der Schwangerschaft nicht mehr kompensiert werden (z. B. Folsäure)!

14.1 Ernährung

An die Ernährung in der Schwangerschaft werden generell die gleichen Maßstäbe wie an eine gesunde vollwertige Ernährung gestellt. Die Ernährung sollte reich an frischem Obst und Gemüse, komplexen Kohlenhydraten, Ballaststoffen, Milchprodukten und mehrfach ungesättigten Fettsäuren (kaltgepresste Pflanzenöle; Fisch: Makrele, Heilbutt, Seelachs) sein. Qualitativ hochwertige Nahrungsmittel mit hoher Nährstoffdichte tragen auch zu einer normalen und gleichmäßigen Gewichtszunahme der Schwangeren bei. Über- und Untergewicht, die sich nachteilig auf den Schwangerschaftsverlauf auswirken, können durch eine ausgewogene und vollwertige Ernährung verhindert werden.

Der aktuelle Ernährungsbericht der Deutschen Gesellschaft für Ernährung (DGE) bestätigt, dass vor allem junge Frauen im gebärfähigen Alter ein hohes Risiko für einen Mangel an den Vitaminen der B-Gruppe, insbesondere Folsäure und Vitamin B_6, sowie der Vitamine C und E aufweisen. Besonders kritisch ist die Versorgung mit Folsäure. Etwa 75 % der 15- bis 25-jährigen Frauen erreichen nicht die von der Deutschen Gesellschaft für Ernährung (DGE) empfohlene tägliche Zufuhr von 400 µg Folsäure (Nahrungsfolat).

Folgende Faktoren können bereits vor der eigentlichen Schwangerschaft zur Entwicklung eines Mikronährstoffmangels beitragen

- Häufige Diäten („Schlankheitswahn")
- Fehlernährung
  Fast Food, Kantinenessen, Vegetarismus
- Orale Kontrazeptiva
  Mangel an Folsäure, Vitamin B_6 und B_{12}
- Kurze Schwangerschaftsfolge, nicht kompensierte Defizite aus vorausgegangenen Schwangerschaften

- Arzneimittel (z. B. Antiepileptika)
- Malabsorption
- Alkohol und Zigaretten
- Lagerung, Konservierung und Zubereitung von Lebensmitteln
- Geringe Speichermengen des jeweiligen Mikronährstoffs (z. B. Folsäure).

Generell steigt neben dem Energiebedarf in der Schwangerschaft und Stillzeit auch der Bedarf an essenziellen Mikronährstoffen wie Folsäure, Jod, Calcium, Magnesium, Zink, Eisen und Selen deutlich an. In Abhängigkeit vom jeweiligen Nährstoff kann sich der tägliche Bedarf sogar verdoppeln (z. B. Folsäure, Eisen).

14.1.1 Mikronährstoffe

Folsäure

Folsäure ist für die mütterliche Erythropoese, das Zellwachstum und die -differenzierung des Ungeborenen essenziell. Eine ausreichende Versorgung der Mutter mit Folsäure ist daher für die normale kindliche Entwicklung, vor allem im Hinblick auf die Vorbeugung von Missbildungen wie Anenzephalie (vollständig oder teilweise fehlendes Gehirn) und Spina bifida (offener Rücken) von zentraler Bedeutung. Zahlreiche Studien belegen, dass durch eine rechtzeitige Substitution mit Folsäure das Risiko von Neuralrohrdefekten um bis zu 80 % reduziert werden kann! Da sich das Neuralrohr schon zwischen dem 22. und 28. Schwangerschaftstag schliesst, also zum Teil bereits bevor eine Frau überhaupt weiß, dass sie schwanger ist, besteht die einzige wirksame Prävention von Neuralrohrdefekten durch eine generelle Folsäuresubstitution von 0,4 bis 0,8 mg Folsäure pro Tag bei allen Frauen im gebärfähigen Alter.

Bis zu 40 % der Frauen, die orale Kontrazeptiva einnehmen, weisen erniedrigte Folsäureserumspiegel auf. Zum Teil ist auch eine milde Megaloblastenanämie nachweisbar. Diskutiert wird eine durch orale Kontrazeptiva induzierte enterale Resorptionsstörung infolge Hemmung der Folsäuredekonjugase. Dadurch können die in der Nahrung enthaltenen Polyglutamate nicht mehr in resorbierbare Monoglutamate (freie Folsäure) abgebaut werden. Die Bioverfügbarkeit der Nahrungsfolate wird dadurch signifikant reduziert. Ein Folsäuremangel kann bis zu einem halben Jahr nach Absetzen der Verhütung andauern und sich dementsprechend nachteilig auf eine Schwangerschaft auswirken!

Frauen, die in einer früheren Schwangerschaft schon einen Neuralrohrdefekt erlebt haben, sollten täglich 4 mg Folsäure einnehmen. In einer doppelblinden und randomisierten Multizenterstudie an über 1800 Frauen mit vorausgegangenem Neuralrohrdefekt konnte durch die tägliche Gabe von 4 mg Folsäure das Risiko eines weiteren Neuralrohrdefektes um 72 % gesenkt werden (1).

Folsäure ist auch ein anschauliches Beispiel dafür, dass eine gesunde Ernährung zur Abdeckung des Mikronährstoffbedarfs häufig nicht mehr ausreicht. Um der von der DGE geforderten täglichen Zufuhrempfehlung von täglich 400 µg Folsäure gerecht zu werden, müsste man beispielsweise täglich 400 g Spinat oder Broccoli essen. Hinzu kommt, dass durch falsche Lagerung und Zubereitung unserer Lebensmittel die Folsäureverluste bis zu 100 % betragen können! Aus diesem Grund werden seit dem 1. Januar 1998 in den USA bestimmte Grundnahrungsmittel wie Cornflakes gezielt mit Folsäure angereichert. Dadurch wird nicht nur Neuralrohrdefekten wirksam vorgebeugt, sondern auch der Homocysteinspiegel gesenkt (2). Erhöhte Homocysteinwerte sind in der Schwangerschaft mit einem gesteigerten Risiko für Präeklampsie, Frühgeburten und Fehlbildungen vergesellschaftet.

Jod

Deutschland ist ein absolutes Jodmangelgebiet. Schätzungsweise hat jeder zweite Bundesbürger eine vergrößerte Schilddrüse. In 90 % der Fälle ist ernährungsbedingter Jodmangel die Ursache. Obwohl der tägliche Jodbedarf zwischen 150 und 200 μg liegt, werden durchschnittlich nur 100 μg Jod pro Tag aufgenommen. Jod ist essenzieller Bestandteil und limitierender Faktor für die Synthese der Schilddrüsenhormone Thyroxin (T4) und Triiodthyronin (T3), die für Wachstums- und Stoffwechselprozesse von zentraler Bedeutung sind. Daher sollte gerade in der Schwangerschaft auf eine ausreichende Versorgung mit Jod geachtet werden.

In der Schwangerschaft und Stillzeit steigt der Jodbedarf von 200 μg pro Tag auf 230 bzw. 260 μg an. Der erhöhte Jodbedarf ergibt sich aus einem gesteigerten Grundumsatz, Vergrößerung des Verteilungsraumes und aktivem Jodtransport zum Feten. Gleichzeitig ist die Jodausscheidung über die Nieren erhöht. Jodmangel in der Schwangerschaft äußert sich bei Neugeborenen in Form von Strumen, Hypothyreose sowie Störungen der körperlichen und geistigen Entwicklung. Extreme Unterversorgung mit Jod steigert die Inzidenz von Frühgeburten und die Säuglingssterblichkeit. Zur Vermeidung von Jodmangel-bedingten Schäden bei Mutter und Kind empfiehlt sich in der Schwangerschaft allgemein eine Prophylaxe mit 200 μg Jod täglich.

Eisen

In der Schwangerschaft verdoppelt sich der physiologische Eisenbedarf der Mutter von 15 mg auf 30 mg pro Tag. Eisenmangel entsteht besonders gegen Ende der Schwangerschaft (2. und 3. Trimenon) und während der Stillzeit (3). Im Verlauf der Schwangerschaft verliert die Mutter zwischen 300 mg und 400 mg Eisen. Den größten Anteil bildet dabei das dem Fetus über die Plazenta zugeführte Eisen. Hinzu kommen weitere Eisenverluste bei der Geburt (etwa 400 mg) und in der Stillzeit.

Die Eisensubstitution sollte nach gesicherter Diagnose erfolgen und regelmäßig kontrolliert werden, da bei zu hoher Zufuhr nicht alles Eisen an Transferrin gebunden wird. Freies Eisen wirkt toxisch. Bei der Bestimmung von Eisendefiziten in der Schwangerschaft ist zu berücksichtigen, dass sich durch die Vergrößerung des Gesamtblutvolumens („Hämodilution") auch der Hämoglobinwert verändert. Zur oralen Substitution empfehlen sich Eisenpräparate mit zweiwertigem Eisen (Gluconate, Lactate, Glycinate). Phytate im Getreide und Reis, Tannine im Tee und Oxalate im Gemüse bilden mit Eisen schlecht resorbierbare Komplexe. Die gleichzeitige Einnahme mit Vitamin C verbessert die Bioverfügbarkeit.

Calcium und Vitamin D

Der Calciumstatus der Schwangeren ist häufig mangelhaft und wird dem deutlich erhöhten Bedarf in der Schwangerschaft nicht gerecht. Calciumreiche Nahrungsmittel wie Milch und Milchprodukte werden von einem Großteil der Bevölkerung nicht in den Mengen verzehrt, die für eine ausreichende Calciumversorgung nötig wären. Auch Nahrungsmittelunverträglichkeiten (Lactose-Intoleranz) und häufiger Verzehr oxalat- und phosphathaltiger Lebensmittel (Limonaden, Fast Food) führen zusätzlich zu einer reduzierten Calciumaufnahme. Eine gute Versorgung mit Calcium ist aber nicht nur für das kindliche Knochenwachstum von Bedeutung, sondern kann auch das Osteoporoserisiko der Mutter reduzieren. Bei unzureichender Calciumversorgung wird nämlich vermehrt Calcium aus dem Knochengewebe der Mutter freigesetzt.

Die zusätzliche Aufnahme von Calcium senkt den systolischen und diastolischen Blutdruck sowie das Risiko von Schwangerschaftskomplikationen (z. B. Präeklampsie) (4). Die Ergebnisse einer Metaanalyse von 14 randomisierten Studien mit mehr als 2400 Frauen bestätigen, dass durch die tägliche

Supplementierung von 1500 bis 2000 mg Calcium die Präeklampsiehäufigkeit deutlich gesenkt werden kann (5).

Aufgrund seiner Bedeutung für den Calciumstoffwechsel sollte auch auf eine ausreichende Versorgung mit Vitamin D geachtet werden.

Magnesium

Der Magnesiumbedarf ist bei Schwangeren häufig nur unzureichend gedeckt. Die zusätzliche Aufnahme von Magnesium in der Schwangerschaft hat sich zur Vorbeugung vorzeitiger Wehen, Bluthochdruck, Wadenkrämpfen, Obstipation, Übelkeit und Erbrechen bewährt.

Bei Schwangerschaftserbrechen hilft oft die Substitution von Magnesium (300–600 mg/Tag) zusammen mit Vitamin B_6 (150–500 mg/Tag).

Zink

Zink spielt im Protein- und Nukleinsäurestoffwechsel eine zentrale Rolle und ist damit für jegliche Zellteilungs- und Wachstumsprozesse von zentraler Bedeutung (6). Um so erstaunlicher ist es, dass bei der Substitution essenzieller Mikronährstoffe im Rahmen einer Schwangerschaft oft nicht an Zink gedacht wird. Zinkmangel in der Schwangerschaft beeinträchtigt die körperliche und geistige Entwicklung des Kindes und kann das Risiko für Fehl- und Frühgeburten erhöhen. Der Zinkbedarf steigt in der Schwangerschaft um 50 % von 7 mg auf 10 mg an. Aufgrund der geringen Verfügbarkeit aus Nahrungsmitteln und zahlreichen Wechselwirkungen mit Nahrungsbestandteilen (Phytate, Phosphate, Oxalate) ist eine ausreichende Versorgung über die Ernährung relativ schwierig. Der häufig nach der Entbindung bei jungen Müttern beobachtete Haarausfall hängt möglicherweise mit der Erschöpfung der mütterlichen Zinkpools im Verlauf der Schwangerschaft zusammen.

Vitamin E und Vitamin C

Oxidativer Stress scheint wesentlich an der Pathogenese der Präeklampsie beteiligt zu sein. Schwangere mit erhöhtem Risiko für Präeklampsie, einer Schwangerschaftsgestose, die nach der 20. Schwangerschaftswoche auftritt und sich klinisch durch Bluthochdruck und Proteinurie äußert, können von einer Substitution mit Antioxidanzien wie Vitamin E, Vitamin C und Selen profitieren. In einer randomisierten Kontrollstudie an 283 Schwangeren mit erhöhtem Präeklampsierisiko führte die tägliche Gabe von 1000 mg Vitamin C und 400 I.E. Vitamin E von der 16. bis 22. Schwangerschaftswoche zu einer signifikanten Verringerung der Präeklampsierate gegenüber Placebo um über 70 % (7).

Bemerkenswert ist, dass der Organismus des ungeborenen Kindes die natürliche Vitamin E-Form, das D-α-Tocopherol bevorzugt anreichert (8).

Ω-3-Fettsäuren

Während sich die Substitution mit Jod und Folsäure in der Schwangerschaft und Stillzeit langsam durchsetzt, wird der Bedeutung von Ω-3-Fettsäuren für die vorgeburtliche und frühkindliche Entwicklung leider noch viel zu wenig Beachtung geschenkt. Ω-3-Fettsäuren haben wahrscheinlich eine Schlüsselrolle bei der Entwicklung des menschlichen Gehirns und damit in der Geschichte der menschlichen Evolution gespielt. Die Ergebnisse einer von Hornstra und Mitarbeitern durchgeführten Studie verdeutlichen, dass Ω-3-Fettsäuren schon im Mutterleib die Entwicklung des Zentralnervensystems beim Ungeborenen maßgeblich beeinflussen (9). Eine Unterversorgung mit Ω-3-Fettsäuren in der Schwangerschaft und Stillzeit kann zu Störungen der geistigen Entwicklung, des Sehvermögens und zu Wachstumsverzögerungen führen. Die wichtigste langkettige ungesättigte Fettsäure für die frühkindliche Entwicklung ist Docosahexaensäure (DHA). Sie ist Baustein der Gehirn-

Tab. 14.1: Dosierungsempfehlungen vor und während der Schwangerschaft und Stillzeit

Mikronährstoff	Empfohlene Tagesdosis
Vitamin A	2500–3000 I.E.
β-Carotin	3– 5 mg
Vitamin E (D α-Tocopherol)	15– 30 mg
Vitamin D	5– 10 µg (200 bis 400 I.E.)
Vitamin K_1	65– 150 µg
Vitamin C	100– 200 mg
Vitamin B_1	1,5– 3 mg
Vitamin B_2	2– 3 mg
Vitamin B_3	20– 30 mg
Vitamin B_5	6– 30 mg
Vitamin B_6	3– 5 mg
Vitamin B_{12}	3,5– 12 µg
Folsäure	0,4– 1 mg
Biotin	0,2– 0,3 mg
Calcium	1000–2000 mg
Magnesium	400– 600 mg
Eisen	30– 50 mg (v. a. in der zweiten Hälfte der Schwangerschaft, nur nach entsprechender Diagnose!)
Jod	200 µg
Zink	15– 25 mg
Chrom	60– 100 µg
Selen	70– 150 µg
Mangan	2– 5 mg
Kupfer	1– 2 mg
Molybdän	75– 200 µg
Ω-3-Fettsäuren	1– 3 g

und Nervenzellen sowie der Netzhaut des Auges. Da Ω-3-Fettsäuren die Bildung gefäßverengender Prostaglandine (Leukotriene, Thromboxane) reduzieren, wird auch eine vorbeugende Wirkung auf die Entwicklung einer Präeklampsie diskutiert (10).

Ω-3-Fettsäuren reichern sich bevorzugt in der Muttermilch an. Muttermilch enthält im Vergleich zu Kuhmilch bedeutend höhere Konzentrationen an Docosahexaensäure (DHA) und anderen essenziellen Fettsäuren. Werden Neugeborene nicht gestillt, sollte daher unbedingt auf einen DHA-Zusatz der Säuglingsnahrung geachtet werden.

Dosierungsempfehlungen

Zu den Dosierungen der wichtigsten Mikronährstoffe in der Schwangerschaft und Stillzeit siehe Tabelle 14.1.

Referenzen

(1) The MRC Vitamin Study Research Group, Prevention of neural tube defects: Results of the medical research council vitamin study. The Lancet, July 20, 338, 131–137, 1991.
(2) O'Keefe, Carolyn, A., et al., Controlled dietary folate affects status in nonpregnant women. Journal of Nutrition, 125, 2717–2725, 1995.
(3) IV Iron works where oral supplementation fails. Family Practice News, 26 (13), 29, July 1, 1996.
(4) Lopez-Jaramillo, P., et al., Calcium supplementation prevents pregnancy-induced hypertension by increasing the production of vascular nitric oxide. Medical Hypothesis, 45, 68–72, 1995.
(5) Bucher, Heiner, C., et al., Effect of calcium supplementation on pregnancy-induced hypertension and preeclampsia. A meta-analysis of randomized controlled trials. Journal of the American Medical Association (JAMA), 275, 1113–1117, 1996.
(6) Goldenberg, Robert, L., M.D., et al., The effect of zinc supplementation on pregnancy outcome. Journal of the American Medical Association (JAMA), 274 (6), 463–468, 1995.
(7) Chappel, L. C., et al., Effects of antioxidants on the occurence of pre-eclampsia in women at increased risk: a randomised trial. Lancet, 354 (9181), 810–816, 1999.
(8) Acuff, R. V., et al., Transport of deuterium labeled tocopherols during pregnancy. American Journal of Clinical Nutrition, 67, 459–464, 1998.
(9) Hornstra, G., et al., Essential fatty acids in pregnancy and early human development. European Journal of Obstetrics, Gynecology and Reproductive Biology, 61(1), 57–62, 1995.
(10) Secher, Niels, J. and Olsen, Sjurdur, F., Fish oil and preeclampsia. British Journal of Obstetrics and Gynecology, 97, 1077–1079, 1990.

15 Erkrankungen des rheumatischen Formenkreises

Unter dem Oberbegriff Rheuma wird eine Vielzahl unterschiedlicher Erkrankungen des Bindegewebes, die vor allem die Gelenke und die sie umgebenden Weichteile betreffen, zusammengefasst. Dazu zählen die rheumatoide Arthritis, Morbus Bechterew, Arthrosen und andere Erkrankungen des Muskel- und Skelettsystems. Gekennzeichnet werden alle rheumatischen Erkrankungen durch das gemeinsame Symptom Entzündung, die das Krankheitsbild durch Schwellungen, Bewegungseinschränkungen, Schmerz und pathologische Veränderungen im Skelett- und Halteapparat prägen. Die Entzündung kann durch bakterielle Infektionen, chemische oder physikalische Noxen sowie durch Autoimmunerkrankungen ausgelöst werden. Nach Angaben der Rheuma-Liga leiden in Deutschland mehr als vier Millionen Menschen an der Volkskrankheit Rheuma, wobei Frauen etwa dreimal so häufig betroffen sind wie Männer.

Eicosanoide (Prostaglandine, Leukotriene, Thromboxane), die durch Oxidation aus der mehrfach ungesättigten Fettsäure Arachidonsäure gebildet werden, sind maßgeblich am Entzündungsprozess beteiligt. Durch diätetische Einschränkung der Arachidonsäurezufuhr und gleichzeitig erhöhte Zufuhr von Ω-3-Fettsäuren lässt sich die Eicosanoidbildung reduzieren. Antioxidativ wirksame Mikronährstoffe (z. B. Vitamin E, C und Selen) vermindern die Oxidation der Arachidonsäure und schützen als Radikalfänger die Zellmembranen im entzündeten Gewebe vor dem Angriff hochaggressiver Sauerstoffradikale.

15.1 Ernährung

Die Ernährung hat einen großen Einfluss auf das Entzündungsgeschehen bei rheumatischen Erkrankungen. Unter Fasten wird eine deutliche Verbesserung des Entzündungsprozesses beobachtet, der sich allerdings nach Beendigung des Fastens wieder verschlechtert (1). Auch eine vegetarische Kost beeinflusst den entzündlichen Prozess positiv. Die Erklärungen für diese günstigen Effekte liegen in der, unter Fasten und bei vegetarischer Diät stark verminderten Arachidonsäurezufuhr und damit deutlichem Abfall der Eicosanoidbiosynthese. Das Ausmaß und die Intensität der Entzündung hängen somit entscheidend von der zur Verfügung stehenden Arachidonsäuremenge ab. Da Arachidonsäure ausschließlich mit tierischen Nahrungsmitteln (z. B. Fleisch, Wurstwaren) aufgenommen wird, ist für Rheumatiker eine vollwertige lacto-vegetarische Ernährung empfehlenswert.

15.1.1 Mikronährstoffe

Ω-3-Fettsäuren

Die Ω-3-Fettsäure Eicosapentaensäure (EPA) hemmt aufgrund ihrer strukturellen Ähnlichkeit mit Arachidonsäure kompetitiv die Bildung entzündungsfördernder Eicosanoide, indem sie Arachidonsäure von den Eicosanoidbildenden Enzymen verdrängt. Makrophagen lösen durch Freisetzung von Zytokinen wie Interleukin-1 (IL-1) und Tumornekrosefaktor-α (TNF-α) die akute Phase der Entzündung aus. Eicosapentaensäure reduziert die Ausschüttung dieser maßgeblich an der Entzündungsreaktion beteiligten Zytokine (IL-1, TNF-α) (2). In Studien an Patienten mit rheumatoider Arthritis führte die Zufuhr von Eicosapentaensäure zu einer signifikanten Verbesserung klinischer Parameter, wie Anzahl geschwollener und schmerzhafter Gelenke, Griffstärke und Morgensteifigkeit. Die positiven Wirkungen der Fischölfettsäuren werden durch eine gleichzeitige lacto-vegetarische Kost gesteigert (3)(4).

Vitamin E und C

Bei rheumatischen Erkrankungen sind die Vitamin E-Spiegel in der Synovialflüssigkeit der entzündeten Gelenke und im Plasma häufig erniedrigt. Im Rahmen des Entzündungsprozesses spielt die Phagozytose eine wichtige Rolle. Phagozyten (Fresszellen) übernehmen im Organismus die Aufgabe, körperfremde Stoffe wie Bakterien, Viren und auch körpereigenes abgestorbenes Gewebe, das bei rheumatischen Erkrankungen entsteht, zu beseitigen. Dabei setzen sie als Hauptwaffe aggressive Sauerstoffradikale ein, die sie aus dem eingeatmeten Luftsauerstoff bilden („respiratory burst"). Diese physiologische Reaktion kann bei entzündlichen Erkrankungen außer Kontrolle geraten und infolge einer überschießenden Phagozytose zu einer gesteigerten Radikalbildung führen. Dadurch werden vor allem Zellmembranen mit einem hohen Anteil an mehrfach ungesättigten Fettsäuren und gesundes Knorpelgewebe geschädigt.

Vitamin E inaktiviert als lipidlösliches Antioxidans die bei rheumatischen Entzündungsprozessen durch überschießende Phagozytose und gesteigerte Prostaglandinsynthese gebildeten Sauerstoffradikale (5)(6). Verschiedene Enzyme des Arachidonsäure-Stoffwechsels, wie die Phospholipase A_2, die 5-Lipoxygenase und die Cyclooxygenase können durch Vitamin E gehemmt werden. Dadurch wird die Synthese von Entzündungsmediatoren wie Leukotriene und Prostaglandine reduziert (7). Zusätzlich vermindert Vitamin E durch Hemmung der Proteinkinase C die bei entzündlichen Prozessen auftretende unerwünschte Proliferation des Bindegewebes. Vitamin E beugt der Entwicklung von Magenschleimhautschäden durch nichtsteroidale Antirheumatika (NSAR) vor und kann in hohen Dosen den Bedarf an NSAR senken.

Vitamin C ist essenziell für ein stabiles Bindegewebe und stimuliert auf vielfältige Weise das humorale und zelluläre Immunsystem. So erhöht es die Lymphozytenproliferation und die Interferonsynthese. Die Tatsache, dass Patienten mit rheumatoider Arthritis zum Teil deutlich erniedrigte Vitamin C-Konzentrationen in der Synovialflüssigkeit aufweisen, gibt einen Hinweis auf einen erhöhten Vitamin C-Bedarf und -Verbrauch. Als Regenerator von Vitamin E ist eine ausreichende Versorgung mit Vitamin C zudem für die Funktionsfähigkeit des Redoxrecyclings notwendig.

Calcium und Vitamin D

Patienten mit rheumatoider Arthritis sollten unbedingt auf eine ausreichende Versorgung mit Calcium und Vitamin D achten! Die schmerzbedingte verminderte körperliche Aktivität und vor allem die notwendige Medikation mit Glucocorticoiden erhöhen signifikant das Osteoporoserisiko. Starke Schmerzen, abnehmende Körpergröße und zunehmende Rundung des Rückens durch Wirbeldeformation sind die typischen Zeichen für eine begleitende Osteoporose. Eine medizinisch notwendige Langzeitbehandlung des Rheumatikers mit Glucocorticoiden ist daher immer eine Gratwanderung zwischen Ent-

Tab. 15.1: Dosierungsempfehlungen bei Erkrankungen des rheumatischen Formenkreises

Mikronährstoff	Empfohlene Tageszufuhr
Vitamin C oral:	1000–3000 mg
Infusionen:	7,5– 15 g/ 1–2 × pro Woche
Vitamin E	1000–3000 I.E.
Vitamin D	200– 400 I.E.
Calcium	500–1000 mg
Selen	100– 200 µg
Zink	15– 30 mg
Kupfer	1,5– 3 mg
Mangan	5– 15 mg
Ω-3-Fettsäuren (EPA, DHA)	2,5– 6 g

Weitere Empfehlungen: Die Arachidonsäure-Zufuhr durch lacto-vegetarische Ernährung vermindern. Tierische Fette vermeiden, dafür hochwertige kaltgepresste Pflanzenöle (Olivenöl, Leinöl, Weizenkeimöl) verwenden. 2 bis 3 Fischmahlzeiten pro Woche. Wenig Alkohol!

zündungshemmung und Osteoporosegefährdung.

Selen, Zink und Kupfer

Im Vergleich zu gesunden Kontrollpersonen haben Patienten mit rheumatischen Erkrankungen häufig erniedrigte Plasmaspiegel von Selen, Zink und Kupfer. Als Cofaktoren antioxidativ wirksamer Enzyme wie Glutathionperoxidase (Selen) und Superoxiddismutase (Zink, Kupfer) können sie den Entzündungsprozess positiv beeinflussen.

Dosierungsempfehlungen

Zu den Dosierungen der wichtigsten Mikronährstoffe bei rheumatischen Erkrankungen siehe Tabelle 15.1.

Referenzen

(1) Kjeldsen-Kragh, Jens, et al., Controlled trial of fasting and one year vegetarian diet in rheumatoid arthritis. The Lancet, 338, 899–902, 1991.
(2) Espersen, G. T., et al., Plasma cytokine levels in patients with rheumatoid arthritis in relation to dietary supplements with n-3 fatty acids. European Journal of Clinical Investigation, 21 (2), 25, 1991.
(3) Kremer, J. M., et al., Effects of manipulation of dietary fatty acids on clinical manifestations of rheumatoid arthritis. Lancet, 1, 184–187, 1985.
(4) Adam, O., Rheuma und Ernährung. Aktuelle Ernähr. Medizin. 20, 180–184, 1995.
(5) Link, P., und R. Dreher, D-alpha-Tocopherolacetat versus Diclofenac-Na in der Therapie der aktivierten Arthrose. Eine kontrollierte klinische Doppelblindstudie. Der Kassenarzt, 22, 48–52, 1990.
(6) Klein, K. G. und G. Blankenhorn, Vergleich der klinischen Wirksamkeit von Vitamin E und Diclofenac-Natrium bei Spondylitis ankylosans (Morbus Bechterew). Ergebnisse einer kontrollierten Doppelblindstudie. VitaMinSpur, 2, 137–142, 1987.
(7) Scherak, O., Kolarz, G. et al., Hochdosierte Vitamin E-Therapie bei Patienten mit aktivierter Arthrose. Zeitschrift für Rheumatologie, 49, 369–373, 1990.

16 Asthma bronchiale und allergische Rhinitis

Eine Allergie ist durch eine veränderte Reaktionsweise des Immunsystems auf fremde Stoffe, sogenannte Allergene gekennzeichnet. Durch eine Antigen-Antikörper-Reaktion löst das Allergen (Antigen) im Organismus eine Überempfindlichkeitsreaktion aus, die zu Gewebe- und Zellschäden führt. Dabei induziert das Antigen die Bildung von Antikörpern, die sich an die Oberfläche immunkompetenter Zellen (Mastzellen, Basophile) anlagern und zur Freisetzung von Entzündungsmediatoren wie Histamin, Leukotrienen und Prostaglandinen führen. Diese Mediatoren verursachen die für eine Allergie typischen Symptome wie Bronchienverengung, Juckreiz und Blutdruckabfall. Allergische Reaktionen äußern sich in einer Vielzahl klinischer Krankheitsbilder, von denen im Folgenden das Asthma bronchiale und die allergische Rhinitis besprochen werden sollen.

16.1 Asthma bronchiale

Das Asthma bronchiale ist eine chronisch entzündliche Erkrankung der Atemwege mit Hyperreagibilität des Bronchialsystems und variabler Atemwegsobstruktion. Der entzündliche Prozess ist mit zunehmender bronchialer Hyperreaktivität gegenüber einer Vielzahl von Stimuli verbunden, durch die eine Bronchokonstriktion und damit ein Asthmaanfall ausgelöst werden kann. Je nach Disposition wird die komplexe Entzündungsreaktion zum Beispiel durch Allergene, Schadstoffe in der Luft (SO_2, NO_2, Ozon), Rauchen, physikalische Reize, Stress oder körperliche Belastung ausgelöst. Zu den typischen Symptomen, die besonders nachts und in den frühen Morgenstunden auftreten, gehören: Anfallsartige Atemnot, Brustenge, Husten und pfeifende Geräusche.

Neben der klassischen Asthmatherapie mit Beta$_2$-Sympathomimetika, Glucocorticoiden, Theophyllin und Leukotrien-Rezeptorantagonisten kann der adjuvante Einsatz orthomolekularer Substanzen die Therapie günstig beeinflussen.

16.1.1 Mikronährstoffe

L-Glutathion und N-Acetylcystein

Bei Patienten mit Asthma bronchiale ist der Selenstatus und die Aktivität der Glutathionperoxidase (GSH-Px) in den Erythrozyten reduziert (1)(2). Entzündliche Lungenerkrankungen, wie akute und chronische Bronchitis, idiopathische Lungenfibrose und Asthma bronchiale sind mit einem vermehrtem Einstrom von Entzündungszellen in das Lungengewebe verbunden. Mastzellen und Makrophagen setzen neben Entzündungsmediatoren aggressive Sauerstoffradikale in der Lunge frei („respiratory burst") und potenzieren dadurch den entzündlichen Prozess. Der daraus resultierende oxidative Stress führt zu einem Mehrverbrauch physiologischer Antioxidanzien, vor allem von L-Glutathion, dem wichtigsten Antioxidans im epithelialen Flüssigkeitsfilm (ELF, Epithelial lining fluid) der Lunge. Durch inhalative Anwendung von L-Glutathion oder die orale Applikation des Mukolytikums und Glutathion-Prodrugs N-Acetylcystein lassen sich die Glutathionspiegel in der Lunge korrigieren (3).

Vitamin C

Asthmatiker, insbesondere Kinder mit Asthma bronchiale, weisen häufig erniedrigte Vitamin C- und gleichzeitig erhöhte Histaminspiegel auf. Neben Glutathion ist Vitamin C das wichtigste Antioxidans im epithelialen Flüssigkeitsfilm der Lunge und im Bronchialsekret.

Histamin spielt eine zentrale Rolle bei allergischen Erkrankungen und ist der Auslöser vieler allergischer Symptome. Der Histaminspiegel im Blut verhält sich umgekehrt proportional zum Vitamin C-Plasmaspiegel. Durch die Gabe von Vitamin C, das in der orthomolekularen Medizin auch als „natürliches Antihistaminikum" bezeichnet wird, lassen sich die Bluthistaminspiegel deutlich senken (4) und die bronchokonstriktorischen Wirkungen des Histamins reduzieren. Vitamin C reduziert die durch Histamin induzierte Erhöhung der Epithel- und Gefäßpermeabilität und kann die Lungenfunktionsparameter wie Einsekundenkapazität (FVC) und forciertes expiratorisches Volumen in der ersten Sekunde (FEV_1) verbessern (5). Von einer Vitamin C-Substitution scheinen vor allem Patienten mit bewegungs- bzw. belastungsinduziertem Asthma zu profitieren (6)(7).

Magnesium

Patienten mit Asthma bronchiale haben relativ häufig ein Defizit an Magnesium. Neben anderen Faktoren wird dabei auch eine Erniedrigung des Magnesium-Serumspiegels durch β_2-Sympathomimetika wie Salbutamol diskutiert (8). Die intravenöse Applikation von Magnesium als Magnesiumsulfat ist bei einem akuten Asthmaanfall wirksam (9)(10). Magnesium führt zu einer deutlichen Bronchodilatation und allgemeinen Verbesserung der Lungenfunktion. Bemerkenswert ist auch, dass in einigen Untersuchungen die inhalative Anwendung von Magnesiumsulfat die bronchokonstriktorische Wirkung von Metacholin oder Natriummetabisulfit verminderte (11).

Ω-3-Fettsäuren

Aus Arachidonsäure entsteht mit Hilfe des Enzyms Lipoxygenase die stark bronchokonstriktorisch wirkenden Leukotriene der Serie 4 (SRS-A = Slow Reacting Substances of Anaphylaxis). Durch die Gabe von Ω-3- Fettsäuren wie Eicosapentaensäure (EPA) lässt sich die Leukotriensynthese modifizieren und dadurch die Symptomatik des Asthma bronchiale günstig beeinflussen (12)(13). Aus Eicosapentaensäure (EPA) entstehen die nur sehr schwach entzündungsfördernden Leukotriene der Serie 5.

Vitamin B_6 und B_{12}

Asthmatiker weisen im Vergleich zu Gesunden zum Teil signifikant niedrigere Pyridoxal-5-Phosphatspiegel im Plasma und in den Erythrozyten auf. Die Substitution von Pyri-

Tab. 16.1: Dosierungsempfehlungen bei Asthma bronchiale

Mikronährstoff	Empfohlene Tagesdosis
Vitamin C oral:	2000–5000 mg
Infusionen:	7,5– 15 g
	1–2 × wöchentlich!
Vitamin B_6	50– 200 mg
Vitamin B_{12}	100– 500 µg oral (oder 1000 µg i.m./Woche)
Vitamin B-Komplex	25– 50 mg
Vitamin E	200– 500 I.E.
β-Carotin	15– 30 mg
Magnesium	300– 500 mg
Selen	100– 200 µg
NAC	500–1000 mg
Ω-3-Fettsäuren	1,5– 4 g

doxin kann die Symptome verbessern und den Bedarf antiasthmatischer Medikamente reduzieren (14).

In einer Untersuchung an Patienten mit Asthma führte auch die wöchentliche intramuskuläre Applikation von 1000 μg Vitamin B_{12} über einen Zeitraum von 4 Wochen zu einer deutlichen Verbesserung der Asthmasymptomatik (15).

Dosierungsempfehlungen

Zu den Dosierungen der wichtigsten Mikronährstoffe bei Asthma bronchiale siehe Tabelle 16.1.

16.2 Allergische Rhinitis

Bei der Rhinitis allergica handelt es sich um eine allergische Erkrankung der Schleimhäute der Augen, der Nase und der Luftröhre. Schätzungsweise sind 10 bis 20 % der Bevölkerung, vor allem Jugendliche und Erwachsene jüngeren Lebensalters, davon betroffen. Unterschieden werden die saisonale allergische Rhinitis, der sogenannte Heuschnupfen und die chronische allergische Rhinitis. Auslöser sind häufig Pollen, Staub (Hausstaubmilbenallergie), Tierhaare, Federn oder Schimmelpilze. Gleichzeitig kann eine Lebensmittelunverträglichkeit vorliegen. Birkenpollenallergiker vertragen kein Kern- und Steinobst (z. B. Äpfel, Pfirsiche). Zu den typischen Symptomen des Heuschnupfens gehören wässriger Fließschnupfen, hartnäckige Niesattacken und brennende Augen. Darüber hinaus klagen die Patienten häufig über trockene Schleimhäute, blockierte Nasenatmung und Infektionen der oberen Atemwege.

Im Laufe der Jahre kann sich der Heuschnupfen bis hin zum allergischen Asthma verschlimmern (in 20 bis 30 % der Fälle). Beide Krankheitsformen, Asthma bronchiale und allergische Rhinitis, sind mit Abgeschlagenheit und allgemeiner Leistungsschwäche verbunden.

16.2.1 Mikronährstoffe

Über den Einsatz orthomolekularer Mikronährstoffe in der Therapie der Rhinitis allergica gibt es leider noch relativ wenig Literatur. Dennoch sollte eine Anwendung aufgrund der mit dieser Erkrankung verbundenen oxidativen Belastung und des beeinträchtigten Allgemeinbefindens der Patienten zumindest versucht werden.

Dosierungsempfehlungen

Zu den Dosierungen der wichtigsten Mikronährstoffe bei allergischer Rhinitis siehe Tabelle 16.2.

Tab. 16.2: Dosierungsempfehlungen bei Rhinitis allergica

Mikronährstoff	Empfohlene Tagesdosis
Vitamin C oral:	2000–5000 mg
Infusionen:	7,5–15 g 1–2mal wöchentlich!
Quercetin	500–1000 mg
Vitamin B-Komplex	25– 50 mg
Vitamin E	200– 500 I.E.
β-Carotin	15– 60 mg
Magnesium	300– 500 mg
Calcium	500–1500 mg
Selen	100– 200 μg
Ω-3-Fettsäuren	1,5– 4 g

Referenzen

(1) Kadrabova, Jana, et al., Selenium status is decreased in patients with intrinsic asthma. Biological Trace Element Research, 52, 241–248, 1996.
(2) Bibi, H., M.D., et al., Erythrocyte glutathione peroxidase activity in asthmatic children. Annals of Allergy, 61, 339–340, 1988.
(3) Buhl, R., Bargon, J. und W. Caspary, Antioxidanzien zur Therapie von Lungenerkrankungen. Konzepte und Realität. Medizinische Monatsschrift für Pharmazeuten, 10, 287–293, 1996.

(4) Clemetson, C., Alan, B., et al., Histamine and ascorbic acid in human blood. Journal of Nutrition, 110, 662–668, 1980.

(5) Schachter, E., Neil, M.D., and Schlesinger, Alan, M.D., The attenuation of exercise-induced bronchospasm by ascorbic acid. Annals of Allergy, 48, 146–151, 1982.

(6) Cohen, Herman, A., M.D., et al., Blocking effect of vitamin C in exercise-induced asthma. Archives of Pediatric and Adolescent Medicine, 151, 367–370, 1997.

(7) McKinney, Merritt, Vitamin C helps reduce asthma after exercise. Medical Tribune, June 5, 1997.

(8) Rolla, Giovanni and Bucca, Caterina, Magnesium, beta-agonists and asthma. The Lancet, April 30, 989, 1988.

(9) Okayama, Hiroshi, M.D., et al., Bronchodilating effect of intravenous magnesium sulfate in bronchial asthma. Journal of the American Medical Association (JAMA), 257 (8), 1076–1078, 1987.

(10) Skobeloff, Emil, M., et al., Intravenous magnesium sulfate for the treatment of acute asthma in the emergency department. Journal of the American Medical Association (JAMA), 262 (9), 1210–1213, 1989.

(11) Nannini, Luis, J., Jr., M.D. and Hofer, Daniel, M.D., Effect of magnesium sulfate on sodium metabisulfite-induced bronchoconstriction in asthma. Chest, 111 (4), 858–861, 1997.

(12) Broughton, K. Shane, et al., Reduced asthma symptoms with n-3 fatty acid ingestion are related to 5-series leukotriene production. American Journal of Clinical Nutrition, 65, 1011–1017, 1997.

(13) Knapp, H. R., Omega-3-Fatty acids in respiratory diseases: A review. Journal of the American College of Nutrition, 14, 18, 1995.

(14) Collipp, Platon, J., M.D., Pyridoxine treatment of childhood bronchial asthma. Annnals of Allergy, 35, 93–97, 1975.

(15) Simon, William, S., M.D., Vitamin B12 therapy in allergy and chronic dermatoses. Journal of Allergy, 2, 183–185, 1951.

17 Katarakt

In den westlichen Industrienationen gehören altersbedingte Linsentrübungen, auch als senile Katarakt oder grauer Star bezeichnet, zu den Hauptursachen für das Nachlassen der Sehkraft und das vermehrte Auftreten von Erblindungen im Alter. Allein in Deutschland müssen jährlich etwa 400 000 Menschen aufgrund einer altersbedingten Trübung der Augenlinse operiert werden. Obwohl der graue Star in gewisser Weise eine Begleiterscheinung und Folge des natürlichen Alterns darstellt, ist seine Entwicklung nicht nur auf das höhere Lebensalter zurückzuführen. Der graue Star ist vielmehr das Ergebnis eines multifaktoriellen Prozesses, bei dem die Ernährung eine ätiologische Schlüsselrolle zu spielen scheint. Eine Reihe von Studien bestätigt, dass sich durch diätetische Maßnahmen und eine gezielte Substitution antioxidativer Mikronährstoffe die Entwicklung und Progression des grauen Stars günstig beeinflussen lassen.

Die Entwicklung einer Katarakt resultiert aus einer oxidativen Veränderung in der Struktur der Linsenproteine. UV-Licht, reaktive Sauerstoffverbindungen und Stoffwechselstörungen, wie Diabetes mellitus, sind maßgeblich an der Pathogenese der Katarakt beteiligt (1). Dabei führt die Oxidation von Linsenproteinen durch Sauerstoffradikale und die Störung der enzymatischen Beseitigung von geschädigtem Linsenmaterial zu dessen Anreicherung in der Augenlinse und damit zur vorzeitigen Linsentrübung.

Folgende Faktoren sind an der Kataraktentwicklung beteiligt:
- Sonnenlichtexposition
Photooxidation von Linsenproteinen und Beeinträchtigung von Enzymen (z. B. Proteasen), die geschädigte Proteine aus der Augenlinse entfernen können.
- Verminderter Antioxidanzienspiegel durch falsche Ernährung, Rauchen, Alkohol
- Nichtenzymatische Verzuckerung von Proteinen (Proteinglykosilierung)
- Linsenschwellung (siehe Kap. 10)
- Arzneimittel (Glucocorticoide).

17.1 Ernährung

Raucher haben durch verminderte Antioxidanzienspiegel und falsche Ernährungsgewohnheiten (wenig Obst und Gemüse) ein erhöhtes Kataraktrisiko. Die Kataraktinzidenz ist auch bei Individuen mit starker Sonnenlichtexposition deutlich erhöht. Epidemiologische Studien bestätigen, dass Personen mit einem hohen Verzehr Carotinoid- und Vitamin C-reicher Nahrungsmittel (z. B. Spinat, Grünkohl) im Vergleich zu Personen mit einer geringen Aufnahme ein signifikant reduziertes Risiko für senile Katarakt aufweisen (2). Zur Vorbeugung von altersbedingten Linsentrübungen sollte eine übermäßige Sonnenbestrahlung vermieden (Sonnenbrille!) und auf eine Ernährung mit

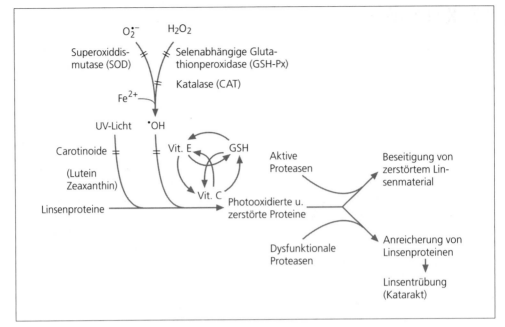

Abb. 17.1: Oxidativer Stress und Kataraktentwicklung

viel frischem Obst und Gemüse geachtet werden.

17.1.1 Mikronährstoffe

Antioxidanzien

Die Resistenz der Linsenproteine gegenüber der Oxidation durch reaktive Sauerstoffverbindungen ist abhängig von der Konzentration antioxidativer Nährstoffe in der Augenlinse. Antioxidanzien wie Vitamin C, Vitamin E, Glutathion und Carotinoide spielen eine zentrale Rolle beim Schutz der Proteinstrukturen vor oxidativem Stress. Vitamin C und das Tripeptid L-Glutathion sind die wichtigsten Antioxidanzien in der Augenlinse. Die Vitamin C-Konzentrationen in der Augenlinse sind etwa 30- bis 50-mal höher als im Serum.

Die Ergebnisse einer Studie an 175 Patienten mit Katarakt bestätigen, dass durch die Substitution von Vitamin C und Vitamin E das Risiko der Entwicklung einer senilen Katarakt gesenkt werden kann. Personen, die regelmäßig Vitamin C-Supplemente in einer Dosierung von 300 bis 600 mg pro Tag einnahmen, hatten im Vergleich zu Personen ohne Supplementierung ein um 70 % geringeres Kataraktrisiko.

Eine tägliche Aufnahme von 400 I.E. Vitamin E verringerte das Kataraktrisiko um 50 % (2)(3).

Die exogenen Antioxidanzien Vitamin C, Vitamin E, Lutein und Zeaxanthin schützen im Zusammenspiel mit endogenen enzymatischen (SOD, GSH-Px, CAT) und nichtenzymatischen Antioxidanzien (GSH) die Proteasen der Augenlinse, die für die Entfernung von geschädigtem Linsenmaterial und für die Aufrechterhaltung der physiologischen Linsenfunktion verantwortlich sind [siehe Abb. 17.1, (4)(5)].

Dosierungsempfehlungen

Zur Prävention und adjuvanten Therapie der senilen Katarakt sollte daher auf eine ausreichende Versorgung mit einem möglichst breiten Spektrum antioxidativer Mikronährstoffe geachtet werden (siehe Tab. 17.1).

Referenzen

(1) Jacques, Paul, F. and Chylak, Leo T., Jr., Epidemiologic evidence of a role for the antioxidant vitamins and carotinoids in cataract prevention. American Journal of Clinical Nutrition, 53, 352S–355S, 1991.
(2) Robertson, J., McD, DVM, MSc, Cataract prevention: Time for a clinical Trial. British Journal of Clinical Practice, 40 (11), 475–476, 1990.
(3) Robertson, James, McD, A possible role for vitamins C and E in cataract prevention. American Journal of Clinical Nutrition, 53, 346S–351S, 1991.
(4) Taylor, A., Cataract: Relationship between nutrition and oxidation. Journal of the American College of Nutrition, 12 (2), 138–146, 1993.
(5) Weiß, H. E. und Biesalski, H. K., Vitamine und spezielle Augenerkrankungen. In: Vitamine. Physiologie, Pathophysiologie, Therapie. Georg Thieme Verlag, Stuttgart, 1997.

Tab. 17.1: Dosierungsempfehlungen zur Vorbeugung und adjuvanten Therapie bei grauem Star

Mikronährstoff	Empfohlene Tageszufuhr
Vitamin C	600–3000 mg
Vitamin B_2 (in Form eines B-Komplexes)	10– 50 mg
Vitamin A	3000–10 000 I.E.
Vitamin E	400– 800 I.E.
Carotinoid-Komplex mit β-Carotin	15– 45 mg
Lutein/Zeaxanthin	4– 15 mg
Zink	15– 25 mg
Selen	100– 300 µg
Anthocyane	100– 300 mg
Quercetin	200–1000 mg
N-Acetylcystein (Präkursor für L-Glutathion)	200– 600 mg
Taurin	500–2000 mg

18 Chronisch entzündliche Darmerkrankungen

Morbus Crohn ist eine chronische, unspezifische Darmentzündung, die alle Abschnitte des Magen-Darm-Traktes befallen kann, jedoch vor allem im Bereich des unteren Dünndarms und des Dickdarms auftritt. Dabei können sich Fisteln und Abszesse bilden. Als Symptome treten starke Schmerzen im rechten Unterbauch sowie Durchfälle, Fieber und Gewichtsverlust auf. Das Allgemeinbefinden ist stark beeinträchtigt, es kommt zu Blutarmut, Abmagerung und Kräfteverfall.

Bei der **Colitis ulcerosa** handelt es sich um eine chronisch-rezidivierende Entzündung des Dickdarms, die mit Ulzerationen der Mukosa und Submukosa einhergeht. Häufig kommt es zu blutig-schleimigen Durchfällen. Während bei Morbus Crohn Granulome auftreten, werden bei der Colitis ulcerosa vermehrt Autoantikörper gefunden. Patienten mit Colitis ulcerosa haben zudem ein erhöhtes Lebenszeitrisiko für kolorektale Karzinome.

Chronisch entzündliche Darmerkrankungen verlaufen in Schüben, zwischen denen jeweils längere symptomfreie Phasen liegen. 40 bis 50 % der Patienten erleiden innerhalb eines Jahres nach Remission einen erneuten Schub. Da der Darm mit der Zeit stark geschädigt wird, müssen sich die Patienten zum Teil Operationen unterziehen, die bei Morbus Crohn bis zur Resektion des Dünndarms und bei Colitis ulcerosa zur Kolektomie (auch aufgrund des erhöhten Karzinomrisikos) führen können.

Die Krankheitsursachen sind noch nicht vollständig geklärt. Neben genetischen und immunologischen Faktoren werden exogene Einflüsse wie bakterielle und virale Infektionen, Lebensführung und vor allen Dingen die Ernährung diskutiert. Einen möglichen Zusammenhang zwischen Ernährung und Krankheitsentstehung unterstreicht zum einen die höhere Inzidenz von Colitis ulcerosa und Morbus Crohn in Nordeuropa im Vergleich zu Südeuropa. Die mediterrane Kost ist reich an mehrfach ungesättigten Fettsäuren, komplexen Kohlenhydraten, Ballaststoffen, Vitaminen und pflanzlichen Antioxidanzien.

Zum anderen bestätigen einige Untersuchungen an Patienten mit Morbus Crohn die Annahme, dass ein erhöhter Zuckerverbrauch und geringer Verzehr von frischem Obst und Gemüse ursächlich an der Krankheitsentstehung beteiligt sind (1)(2).

In Abhängigkeit von der Lokalisation, Aktivität und Ausdehnung der Erkrankung weisen Patienten mit chronisch entzündlichen Darmerkrankungen häufig Symptome einer allgemeinen Mangelernährung wie Gewichtsverlust bzw. Untergewicht, negative Stickstoffbilanz und Hypoalbuminämie auf. Bei Kindern und Jugendlichen kann es durch die inadäquate Ernährung zu Wachstumsstörungen und verzögerter Pubertät kommen. Von den mit der Erkrankung verbundenen Resorptionsstörungen sind neben Proteinen und Fetten auch Mikronährstoffe betroffen (siehe Tab. 18.1).

An der Entstehung der allgemeinen Mangelernährung sind folgende Faktoren beteiligt:

Tab. 18.1: Prävalenz von Mikronährstoffmangel bei hospitalisierten Patienten mit chronisch entzündlichen Darmerkrankungen, modifiziert nach (3)

Erniedrigte Serumwerte	Häufigkeit
25-Hydroxy-Colecalciferol	25–65 %
Folsäure	54–64 %
Vitamin B_{12}	48 %
Vitamin A	21 %
Vitamin C	12 %
Zink	40–50 %
Eisen	40 %
Magnesium	14–33 %
Kalium	6–20 %

Daneben gibt es Hinweise auf weitere Defizite, vor allem an den fettlöslichen Vitaminen K und E (4), sowie Niacin und Kupfer.

- Unzureichende Zufuhr durch einseitige Ernährung, frühe Sättigung, notwendige parenterale oder enterale Ernährung, Nahrungsmittelunverträglichkeiten, Schmerzen, Anorexie, Diarrhö, Nausea, Fieber.
- Erhöhter Verlust von Mineralstoffen und Spurenelementen bei Durchfall, Erbrechen, Blutungen und pathologischer Schleimexsudation.
- Malabsorption
Krankheitsbedingte oder infolge Resektion verminderte Resorptionsfläche und bakterielle Überwucherung. Der Verlust an Gallensäuren führt zu gestörter Fettresorption, vermehrter Fettausscheidung mit dem Stuhl und Calciumverlusten. Nahrungsfett ist ein wichtiger Kalorienlieferant bzw. Energiespeicher und ist Träger essenzieller Fettsäuren und fettlöslicher Vitamine!
- Arzneimittel (Glucocorticoide, Sulfasalazin)
Glucocorticoide fördern den Eiweißabbau, unterdrücken die Proteinsynthese, vermindern die Wundheilung und wirken Vitamin D-antagonistisch. Sie hemmen die intestinale Calciumresorption, die Zellproliferation der Osteoblasten und aktivieren die Osteoklasten. Unter Glucocorticoidtherapie ist der Vitamin C-Bedarf erhöht. Sulfasalazin kann über eine Hemmung der Folsäuredekonjugase die Folsäureresorption beeinträchtigen.
- Katabole Stoffwechsellage
Operationen und Infektionen führen zur Glutaminverarmung und damit zu weiteren Einschränkungen der Darmfunktion, insbesondere der natürlichen Mukosabarriere.

18.1 Ernährung

Die Ernährungstherapie bei chronisch entzündlichen Darmerkrankungen spielt eine große Rolle. Sie kann den Entzündungsprozess reduzieren, den Stoffwechsel normalisieren, die intestinale Funktion verbessern sowie Mikronährstoffdefizite ausgleichen.

Patienten mit chronisch entzündlichen Darmerkrankungen wird eine zuckerarme und an komplexen Kohlenhydraten reiche Vollwerternährung empfohlen, die individuelle Nahrungsmittelintoleranzen (Hefe, Milch, Weizenprodukte, Gewürze, Zitrusfrüchte, Schweinefleisch) berücksichtigt („Eliminationsdiät") (5). Bei ausgedehnter Stenosierung im Darm ist eine ballaststofffreie Ernährung jedoch kontraindiziert. Aufgrund der katabolen Stoffwechsellage sollte auf eine ausreichende Proteinversorgung in Form leichtverdaulicher niedermolekularer Proteinhydrolysate (Cystein, glutaminreich!) geachtet werden.

Während eines akuten Morbus Crohn-Schubes kann allein durch die künstliche enterale Ernährung in Form einer Elementardiät eine Remission erzielt werden (6). Die Elementardiät ist zum Teil gleich effektiv wie die Behandlung mit Steroiden. Dabei wird nicht nur der Ernährungszustand verbessert, sondern auch die Entzündung und die Permeabilität der Darmschleimhaut reduziert. Im Hinblick auf Wachstumsstörungen können insbesondere Kinder mit Morbus Crohn von einer enteralen Ernährung profitieren.

18.1.1 Mikronährstoffe

L-Glutamin

Erhöhter metabolischer Stress durch Operationen führt zu einer negativen Stickstoffbilanz und Glutaminmangel. Glutamin ist ein unentbehrlicher Nährstoff zur Aufrechterhaltung der normalen Funktion des Darmes, unseres größten Immunorgans. Ein Mangel führt zu einer gestörten Barrierefunktion, so dass vermehrt Toxine und Keime aus dem Darmlumen übertreten können (Translokation).

Ω-3-Fettsäuren

An der für Morbus Crohn und Colitis ulcerosa typischen Schleimhautentzündung sind neben T- und B-Zellen proinflammatorisch wirkende Eicosanoide, sogenannte Leukotriene, beteiligt. Die Ω-3-Fettsäure Eicosapentaensäure reduziert die Synthese des vermehrt in der Schleimhaut auftretenden und stark entzündungsfördernden Leukotrien B_4, Thromboxan A_2 sowie der Zytokine Interleukin-1 und Tumornekrosefaktor-α.

In einer einjährigen, randomisierten und doppelblinden Studie an 78 Patienten mit Morbus Crohn wurde untersucht, ob ein dünndarmlösliches Fischölpräparat die Rückfallrate günstig beeinflussen kann. Die Patienten erhielten täglich 1,8 g Eicosapentaensäure und 0,9 g Docosahexaensäure oder Placebo. Nach einem Jahr waren noch 59 % der Patienten in der Fischölgruppe gegenüber 26 % der Patienten in der Placebogruppe in Remission (7).

Vitamin A und Zink

Durch den Verlust an Gallensäuren ist vor allem die Fettresorption und damit die Aufnahme der fettlöslichen Vitamine A, D, E und K reduziert. Erniedrigte Vitamin A-Serumspiegel werden bei etwa 20 % der Morbus Crohn-Patienten gefunden und korrelieren mit der Aktivitität der Erkrankung. Vitamin A ist unerlässlich für die Integrität der intestinalen Schleimhautepithelzellen sowie für die Regeneration der Mucosabarriere nach Schädigung des Epithels (8).

Diarrhöen und Resorptionsstörungen sind verantwortlich dafür, dass Patienten mit chronisch entzündlichen Darmerkrankungen relativ oft einen Mangel an Zink aufweisen. Viele Komplikationen, die im Gefolge der Erkrankungen auftreten, wie schlechte Wundheilung (z. B. Fisteln), Hautveränderungen, Augenfunktionsstörungen, verminderte zelluläre Immunität und Anorexie können mit einem Zinkmangel verbunden sein.

Vitamin D und Calcium

Vitamin D-Mangel ist der häufigste Mikronährstoffmangel bei chronisch entzündlichen Darmerkrankungen. Dadurch haben die betroffenen Patienten ein deutlich erhöhtes Osteoporoserisiko. Neben der krankheitsbedingten Störung der Calcium- und Vitamin D-Resorption spielt hier auch die durch Glucocorticoide induzierte Osteopenie eine Rolle. Die negative Calciumbilanz führt möglicherweise zu einem sekundären Hyperparathyreoidismus. In einigen Untersuchungen an Patienten mit Morbus Crohn war die intestinale Absorption von 25-Hydroxy-Colecalciferol im Vergleich zu Colecalciferol deutlich besser (9).

Vitamin E, C und Selen

Oxidativer Stress, d. h. eine Imbalance zwischen oxidativer Belastung und antioxidativen Schutzmechanismen bildet bei der Pathogenese und Progression chronisch entzündlicher Darmerkrankungen einen wichtigen Faktor (10)(11). Die Entzündung wird u. a. durch die Einwanderung und Aktivierung von Granulozyten und Monozyten aus der Blutzirkulation in die Darmschleimhaut unterhalten. Dabei werden vermehrt proinflammatorische Zytokine und reaktive Sauerstoffradikale gebildet. Diese führen zu einer Schädigung der Zellmembran und Erhöhung der Gefäßpermeabilität. Sie tragen dadurch wesentlich zur entzündlichen Reaktion bei.

Patienten mit chronisch entzündlichen Darmerkrankungen haben aufgrund der gesteigerten oxidativen Belastung einen deutlich erhöhten Bedarf an Antioxidanzien, wie Vitamin E, C und β-Carotin. Vitamin E reduziert zudem die Bildung von Entzündungsmediatoren durch Eingriff in den Arachidonsäurestoffwechsel und Hemmung der Leukotriensynthese. Die Vitamin C-Serum- und Leukozytenspiegel sind bei Patienten mit Morbus Crohn im Vergleich zu Gesunden signifikant erniedrigt. Vitamin C ist möglicherweise für die Vorbeugung von Fisteln von Bedeutung (12).

In Abhängigkeit von der Intensität der Erkrankung sind bei Morbus Crohn und Colitis ulcerosa die Selenserumspiegel und die Glutathionspiegel im gastrointestinalen Gewebe deutlich erniedrigt (13)(14). Bei Colitis ulcerosa korreliert die Glutathiondepletion mit der Schwere der Entzündung (15). Die antioxidative Schutzfunktion der Glutathionperoxidase ist dadurch vermindert. Möglicherweise besteht sogar ein Zusammenhang zwischen erniedrigten Selen- und Glutathionspiegeln und dem deutlich erhöhten Risiko für Colonkarzinome bei Colitis ulcerosa.

Vitamin B_{12} und Folsäure

Insbesondere Patienten mit Morbus Crohn weisen einen Mangel an Vitamin B_{12} auf. Als Ursachen werden Ileitis, Resektion, bakterielle Überwucherung des Dünndarms und ein Mangel an Intrinsic-Faktor diskutiert. Aufgrund der Fehlfunktionen wird Vitamin B_{12}, wenn überhaupt, nur unzureichend resorbiert. Vitamin B_{12} sollte daher parenteral substituiert werden. Der häufige Mangel an Folsäure wird neben unzureichender Zufuhr und Malabsorption bei Darmresektion auch auf eine kompetitive Hemmung durch Sulfasalazin zurückgeführt (16).

Eisen

Patienten mit Colitis ulcerosa leiden wegen der stärkeren Blutungsneigung häufiger an Eisenmangelanämie als Patienten mit Morbus Crohn.

Dosierungsempfehlungen

Zu den Dosierungen der wichtigsten Mikronährstoffe bei Morbus Crohn und Colitis ulcerosa siehe Tabelle 18.2.

Referenzen

(1) Girmes, D. S., Refinde carbohydrate, smooth-muscle spasm and disease of the colon. Lancet, 1, 395–397, 1976.
(2) Thornton, J. R., et al., Diet and Crohn's disease: Characteristics of the pre-illness diet. British Medical Journal, 2, 762–764, 1979.
(3) Rosenberg, I. H., Bengoa, J. M. and Sitrin, M. D., Nutritional aspects of inflammatory bowel disease. Ann. Rev. Nutr., 5, 463–484, 1985.

Tab. 18.2: Dosierungsempfehlungen bei chronisch entzündlichen Darmerkrankungen

Mikronährstoff	Empfohlene Tagesdosis
Vitamin A	5000–25 000 I.E.
β-Carotin	15– 30 mg
Vitamin D	400– 800 I.E.
Vitamin E	500–1000 I.E.
Vitamin K	100– 400 µg
Vitamin C (als Ascorbat)	600–3000 mg
Vitamin B-Komplex	50– 100 mg
Vitamin B_{12}	100– 500 µg, besser: 1000 µg i.m. alle 3–4 Monate
Folsäure	400– 800 µg
Calcium	500–1200 mg
Magnesium (als Citrat oder Aspartat)	300– 500 mg
Eisen (nur bei nachgewiesenem Mangel!)	15– 20 mg
Zink (als Picolinat oder Orotat)	15– 30 mg
Selen	100– 200 µg
Ω-3-Fettsäuren	3– 6 g

(4) Krasinski, S. D. et al., The prevalence of vitamin K deficiency in chronic gastrointestinal disorders. American Journal of Clinical Nutrition, 41 (3), 639–643, 1985.
(5) Candyis, S., et al., The value of an elimination diet in the management of patients with ulcerative colitis. South African Medical Journal, 85 (11), 1176–1179, 1995.
(6) Teahon, Kathy, et al., The effect of elemental diet on intestinal permeability and inflammation in Crohn's diseases. Gastroenterology, 101, 84–89, 1991.
(7) Kim, Young-In, M.D., Can fish oil maintain Crohn's disease in remission? Nutrition Reviews, 54 (8), 248–257, 1996.
(8) Dvorak, A. M., Vitamin A in Crohn's disease. Lancet, 1, 1303–1304, 1980.
(9) Leictmann, Georges, A., Intestinal absorption of cholecalciferol and 25-hydroxycholecalciferol in patients with chrohn's disease and intestinal resection. American Journal of Clinical Nutrition, 51, 548–552, 1991.
(10) Lih-Brody, Lisa, M.D., et al., Increased oxidative stress and decreased antioxidant defenses in mucosa of inflammatory bowel disease. Digestive Diseases and Sciences, 41 (10), 2078–2086, 1996.
(11) Hoffenberg, Edward, J., et al., Children with inflammatory bowel disease. American Journal of Clinical Nutrition, 65, 1482–1488, 1997.
(12) Gerson, C. D. and Fabry, E. M., Ascorbic acid deficiency and fistula formation in regional enteritis. Gastroenterology, 67, 428–433, 1974.
(13) Mortensen, P. B. et al., Serum selenium concentrations in patients with ulcerative colitis. Danish Medical Bulletin, 36 (6), 568–570, 1989.
(14) Loeschke, K. et al., Low blood selenium concentration in Crohn disease. Annals of Internal Medicine, 106 (6), 908, 1987.
(15) Ruan, Eduardo, A., et al., Glutathione levels in chronic inflammatory disorders of the human colon. Nutrition Research, 17 (3), 463–473, 1997.
(16) Halsted, C. H., et al., Sulfasalazine inhibits the absorption of folates in ulcerative colitis. New England Journal of Medicine, 305 (25), 1513–1517, 1981.

19 Leistungssport

Regelmäßige körperliche Aktivität in Form von moderatem Ausdauersport (täglich 30 min. Radfahren, Schwimmen oder Laufen) erzeugt positiven Stress („Eustress"), stärkt das Immunsystem und beugt der Entwicklung von Herz-Kreislauf-Erkrankungen vor (1). Dagegen ist Leistungssport und leistungsorientierter Breitensport nicht immer mit gesundheitlicher Förderung verbunden, insbesondere dann nicht, wenn die durch den gesteigerten Energieumsatz resultierenden Nährstoffdefizite nicht ausreichend kompensiert werden. Die Folgen können sein:
- Erhöhtes Verletzungsrisiko
- Leistungseinbußen
- Verminderte Regenerationsfähigkeit
- Schwächung des Immunsystems und erhöhte Infektanfälligkeit.

19.1 Ernährung

Eine abwechslungsreiche und vollwertige Mischkost unter Verwendung von Lebensmitteln mit hoher Nährstoffdichte ist die Grundlage der Ernährung des Leistungssportlers. Komplexe Kohlenhydrate in Form von Reis, Kartoffeln oder Vollkornnudeln bilden die Hauptenergiequelle. In Wettkampf und Training decken zusätzlich Mono-, Disaccharide und Maltodextrine den erhöhten Energiebedarf. Eine kohlenhydratreiche Ernährung vor dem Training (etwa 2 h vorher) und unmittelbar danach, regeneriert nicht nur die Glykogenspeicher sondern kann auch die Glykogenspeicherkapazität erhöhen und zu einer Verbesserung der Leistungsfähigkeit beitragen.

Eine ausreichende Eiweißzufuhr ist für den Aufbau und Erhalt der Muskulatur wichtig. Der Proteinbedarf eines Leistungssportlers liegt, in Abhängigkeit der jeweiligen Sportart, zwischen 15 und 20 % der Gesamtenergiezufuhr (0,8–1,4 g/kg Körpergewicht pro Tag) und ist bei Kraftsportarten erhöht (bis zu 2 g/kg KG/Tag). Eine dauerhaft erhöhte Proteinzufuhr von mehr als 2 g/kg Körpergewicht pro Tag belastet allerdings unnötig die Nieren und steigert die Exkretion von Harnstoff. Als Proteinquelle sollte hochwertiges Nahrungseiweiß dienen. Tierisches Eiweiß (z. B. Fisch, mageres Fleisch, Eier) ist für den Menschen generell hochwertiger als pflanzliches Eiweiß. Verschiedene Nahrungseiweiße ergänzen sich in ihrem Aminosäurespektrum und können durch geeignete Kombination (z. B. Eier/Kartoffeln) eine höhere biologische Wertigkeit erzielen. Bei Kraftsportarten kann zusätzlich ein hochwertiges Eiweißkonzentrat ergänzt werden.

Fette sind als Energielieferanten für den Sportler weniger geeignet, da ein zu hoher Fettkonsum die Leistungsfähigkeit beeinträchtigt. Die Fettzufuhr sollte daher auch nicht 30 % der Gesamtenergiezufuhr überschreiten. Bei der Fettaufnahme sollte auf pflanzliche Fette mit hohem Anteil an ungesättigten Fettsäuren geachtet werden.

Wasser bildet das Milieu biochemischer Stoffwechselprozesse. Ein Wasserverlust von 1,4 Liter bei einem Körpergewicht von 70 kg führt auf zellulärer Ebene bereits zu einer signifikanten Funktionsbeeinträchtigung und Leistungsminderung. Leistungssportler verlieren je nach körperlicher Belastung – Wettkampf oder Training – bis zu 3 kg Wasser. Eine ausreichende Flüssigkeitszufuhr ist Voraussetzung für körperliche Leistungsfähigkeit. Zum effektiven Ausgleich der verlorenen Flüssigkeit sind hypo- oder isotone Getränke geeignet.

19.1.1 Mikronährstoffe

Antioxidanzien

Bei intensivem Training metabolisiert der Körper eines Athleten durch den gesteigerten Energieumsatz (ATP-Produktion) ein Vielfaches an Sauerstoff mehr als unter Ruhebedingungen (2). Insbesondere Sportarten wie Marathonlauf, Radrennen oder Triathlon sind mit einem gesteigerten mitochondrialen Sauerstoffverbrauch und einer vermehrten Bildung reaktiver Sauerstoffspezies (ROS) verbunden. Eine Supplementierung mit Vitamin E kann die Lipidperoxidation und Erschöpfung der Vitamin E-Vorräte in der Muskulatur reduzieren. Tierversuche haben gezeigt, dass Vitamin E-Mangel die Ausdauerleistung vermindert, die Zellatmung und zelluläre Integrität beeinträchtigt sowie die Anfälligkeit für oxidative Muskelschäden erhöht. Zur Vorbeugung oxidativer Muskelschäden sollte bei Leistungssportlern auf eine ausreichende Zufuhr antioxidativer Mikronährstoffe wie Vitamin E, β-Carotin, Vitamin C und Selen geachtet werden.

Mineralstoffe und Spurenelemente

Eine unzureichende Versorgung mit Mineralstoffen und Spurenelementen äußert sich beim Leistungssportler in einer geringeren Leistungs- und Regenerationsfähigkeit sowie erhöhter Infektanfälligkeit. Leistungssportler verlieren durch den hohen Energieumsatz, die vermehrte Schweißsekretion und Ausscheidung über die Nieren erhebliche Mengen an Mineralstoffen und Spurenelementen. Nach intensivem Training oder nach Wettkämpfen kann es auch noch Tage später zu einer vermehrten Ausscheidung kommen.

Ursachen für Mineralstoff- und Spurenelementmangel beim Leistungssportler sind:

- Erhöhte Verluste
  Schweißproduktion (Natrium, Kalium, Zink), okkulte intestinale Blutungen (Eisen!), renale Exkretion (Chrom, Zink)
- Energie- und Sauerstoffumsatz
  Erhöhter Verbrauch an Antioxidanzien (Selen, Mangan)
- Entzündliche Prozesse
- Ernährung
  Verminderte Zufuhr (Magnesium, Calcium, Zink)
- Resorptionsstörungen
  Belastungsinduzierte Minderdurchblutung des GIT.

Elektrolyte wie Natrium, Kalium und Chlorid sind von zentraler Bedeutung für den Wasserhaushalt, die Erregungsbildung und Reizleitung in den Nerven- und Muskelzellen. Magnesium ist Cofaktor nahezu aller Enzyme des Energiestoffwechsels. Ein Mangel an Magnesium führt zu deutlichen Leistungseinbußen und gesteigerter Krampfanfälligkeit.

Knochen- und Muskelmasse stehen in enger Verbindung zueinander. Calcium ist das wichtigste Bauelement für das Knochengerüst und essenziell für die Stabilisierung von Zellmembranen. Ein Calciummangel äussert sich beim Sportler in Übererregbarkeit des peripheren Nervensystems und in Muskelkrämpfen (Tetanie).

Die oxidative Belastung führt zu einer starken Beanspruchung endogener antioxidativer Schutzsysteme und erhöht zusätzlich den Bedarf an Spurenelementen. Antioxidativ wirksame Enzyme wie die Glutathionperoxidase, die Superoxiddismutase (SOD) oder die Katalase sind in ihrer Entgiftungskapazität von der Zufuhr essenzieller Spurenelemente wie Selen, Mangan, Kupfer und Zink abhängig.

Die bei Ausdauersportarten mit hoher Belastungsintensität auftretende Hämolyse führt nicht nur zu Eisenverlusten, sondern begünstigt möglicherweise auch über die Freisetzung des Übergangsmetalls die Lipidperoxidation.

L-Carnitin und Coenzym Q10

Intensive körperliche Belastung und fleischarme Ernährung können beim Leistungssportler einen Carnitinmangel hervorrufen. L-Carnitin ist für den Leistungssportler in zweierlei Hinsicht von Bedeutung. Bei Ausdauersportarten wie Marathonlauf wird ein Großteil der Energie durch die Verstoffwechselung von Fett freigesetzt. L-Carnitin kann die Energiegewinnung aus der Verbrennung körpereigener Fette verbessern und zum anderen das Immunsystem stärken (3). Im Hinblick auf die günstigen Eigenschaften auf den Energiestoffwechsel des Herzens ergänzen sich Coenzym Q10 und L-Carnitin. Darüber hinaus ist Coenzym Q10 neben Vitamin E ein wichtiges fettlösliches Antioxidans.

Arginin, Ornithin, Glutamin und verzweigtkettige Aminosäuren

Die Aminosäuren L-Glutamin, L-Arginin und L-Ornithin werden bei Kraftsportarten aufgrund ihrer Wachstumshormonfreisetzenden Wirkung zum Muskelaufbau und zur Fettverbrennung eingesetzt.

L-Glutamin und die verzweigtkettigen Aminosäuren Leucin, Isoleucin und Valin fördern nicht nur den Muskelaufbau, sondern minimieren auch den vermehrten Muskelabbau bei langandauernder intensiver körperlicher Belastung. Eine ausreichende Versorgung mit L-Glutamin stärkt zudem das Immunsystem und beugt erhöhter Infektanfälligkeit vor.

Kreatin

Kreatin ist eine körpereigene Verbindung, die aus Arginin, Glycin und Methionin gebildet wird. Der größte Teil befindet sich in der Muskulatur. Da der ATP-Vorrat der Muskulatur begrenzt ist, greift der Muskel zur Energieversorgung auf Kreatinphosphat – das ATP kontinuierlich regeneriert – als Reservephosphat zurück. Der Kreatingehalt der Muskulatur kann durch eine Zufuhr von täglich 20 g über 5 Tage signifikant erhöht werden. Kreatin wird zur Leistungssteigerung bei kurzen intensiven Belastungen (Maximalkraft-Training, Sprints) eingesetzt (4)(5).

Dosierungsempfehlungen

Zu den Dosierungen der wichtigsten Mikronährstoffe bei Leistungssport siehe Tabelle 19.1.

Tab. 19.1: Dosierungsempfehlungen für Leistungssportler

Mikronährstoff	Empfohlene Tagesdosis
Vitamin A	2500–7500 I.E.
β-Carotin	15– 30 mg
Vitamin E	500–1500 I.E.
Vitamin D	200 I.E.
Vitamin K	60– 100 µg
Vitamin C	1000–3000 mg
Vitamin B-Komplex	25– 100 mg
Nicotinamid	60– 200 mg
Folsäure	400– 800 µg
Calcium	500–1000 mg
Magnesium (als Orotat oder Aspartat)	300– 600 mg
Natrium/Kalium	(in Form isotonischer Getränke)
Chrom	100– 200 µg
Jod	150– 200 µg
Mangan	2– 15 mg
Kupfer	0,5– 3 mg
Eisen (nur bei nachgewiesenem Mangel!)	10– 30 mg
Zink	15– 20 mg
Selen	100– 200 µg
Coenzym Q10	30– 120 mg
L-Carnitin	500–2000 mg; Wettkampf: 2000 bis 4000 mg (2–3 h vorher)

Referenzen

(1) Kushi, Lawrence, H., Sc.D., et al., Physical activity and mortality in postmenopausal women. Journal of the American Medical Association (JAMA), 277 (16), 1287–1292, 1997.

(2) Giuliani, A. and Cestaro, B., Exercise, free radical generation and vitamins. European Journal of Cancer Prevention, 6 (Suppl. 1), S55–S67, 1997.

(3) Swart, L., et al., The effect of L-Carnitine supplementation on plasma carnitine levels and various performance parameters of male marathon athletes. Nutrition Research, 17 (3), 405–414, 1997.

(4) Maughan, Ronald, J., Creatine supplementation and exercise performance. International Journal of Sports Nutrition, 5, 94–101, 1995.

(5) Schneider, Donald, A., et al., Creatine supplementation and the total work performed during 15-s and 1-min bouts of maximal cycling. The Australian Journal of Science and Medicine in Sport, 29 (3), 65–68, 1997.

Teil IV
Anhang

Glossar

Achylie fehlende Sekretbildung im Magen, die durch den Mangel an Salzsäure und Pepsin den Aufschluss von Nährstoffen beeinträchtigt.

ADI, Acceptable Daily Intake Tägliche und lebenslange Aufnahme eines Stoffes, der nach dem gegenwärtigen Stand der Wissenschaft kein erkennbares gesundheitliches Risiko beinhaltet.

Advanced Glycosilation Endproducts, AGE AGE entstehen bei der nichtenzymatischen Bindung von Zuckern an Proteinstrukturen.

Amenorrhoe Fehlen der monatlichen Regelblutung.

anabol Als anabole Stoffwechselprozesse werden Biosynthesevorgänge bezeichnet, die, ausgehend von einfachen Molekülen, zu komplexen, höher molekularen Verbindungen führen.

Anämie Blutarmut.

Angina pectoris Durchblutungsstörungen im Koronarsystem, die zu einer mangelhaften Sauerstoffversorgung des Herzmuskels führen, verursachen Schmerzanfälle, die mit einem charakteristischen Druck- und Engegefühl hinter dem Brustbein (Angina pectoris) verbunden sind.

Anorexie Appetitverlust, kann ein Symptom maligner Erkrankungen sein.

Antioxidanzien Substanzen, die den Redoxstatus der Zelle modulieren, reaktive Sauerstoffradikale neutralisieren und radikalinduzierte Schäden an der DNA verhindern. Antioxidanzien werden in enzymatische und nicht-enzymatische Antioxidanzien eingeteilt. Das wichtigste Selen-abhängige enzymatische Antioxidans ist die Glutathionperoxidase (GSH-Px). Vitamin C, Lycopin, Coenzym Q10 und Vitamin E sind wichtige nicht-enzymatische Antioxidanzien.

antiphlogistisch entzündungshemmend.

antiproliferativ die Zellvermehrung hemmend.

antithrombotisch die Bildung von Thromben verhindernd.

Apoptose programmierter Zelltod. Die Apoptose spielt eine wichtige Rolle bei der Rückbildung krankhafter Gewebeveränderungen oder eines Tumors (siehe auch *p53*).

Arteriosklerose Die Arteriosklerose ist eine degenerative Erkrankung der Arterien mit Ablagerung von Lipiden, komplexen Kohlenhydraten, Kalk und Blutbestandteilen, die zur Verhärtung, Elastizitätsverlust und Einengung des Gefäßlumens führen.

Atmungskette In der Atmungskette wird mit Hilfe aus der Vereinigung von Wasserstoff mit dem, durch äußere Atmung, herangeführten Sauerstoff (Verbrennung zu Wasser) Energie (ATP) gewonnen. Die Atmungskette besteht aus einer Reihe hintereinander geschalteter Redoxsysteme abfallender Energieniveaus (Kaskaden), über die Wasserstoff bzw. dessen Elektronen von Verbindungen mit negativen Elektronenpotentialen zu Verbindungen mit positiveren Potentialen transportiert werden. Sämtliche Enzyme der Atmungskette sind an der inneren Membran der Mitochondrien lokalisiert. Die beteiligten Redoxsysteme sind: $NADH+H^+/NAD^+$, $FMNH_2/FMN$, $CoQ10_{red}/CoQ10_{ox}$ und die Cytochrome b, c und a.

ATP Adenosin-Triphosphat, wichtigster Energiespeicher und Energieüberträger des Intermediärstoffwechsels und ein Gruppen übertragendes Coenzym.

Burning feet Syndrom anfallsweise auftretendes schmerzhaftes Brennen der Füße.

Chelat, Aminosäurechelat organische Verbindung, die mittels ihrer verschiedenen funktionellen Gruppen (z. B. –COOH) mit Metallionen ringförmige Komplexe, sog. Chelate, bildet. Mengen- und Spurenelemente, die in Form organischer Chelate vorliegen (z. B. Zinkpicolinat, Calciumlactogluconat) werden in der Regel wesentlich besser resorbiert als anorganische Verbindungen (Calciumcarbonat).

Chemotaxis Dringen Bakterien oder Viren in Körpergewebe ein, werden Phagozyten durch chemische Fremdstoffe oder Bakteriengifte angelockt. Chemotaxis ist eine zielgerichtete Bewegung aus dem Blut an den Ort der Schädigung, die durch chemische Substanzen mittels Chemorezeptoren vermittelt wird.

Caeruloplasmin (Coeruloplasmin) Das kupferhaltige Enzym Caeruloplasmin, auch als Ferrioxidase I bezeichnet, katalysiert die Oxidation von zweiwertigem Eisen zu dreiwertigem Eisen.

Coenzyme und Cofaktoren Enzyme benötigen für ihre enzymatische Aktivität zusätzliche Cofaktoren. Als Cofaktoren können Metallionen (z. B. Selen – Glutathionperoxidase) oder organische Moleküle (z. B. Riboflavin – Glutathionreduktase), sogenannte Coenzyme, dienen.

Dismutation Reaktion zwischen Molekülen, bei der ein Teil oxidiert und gleichzeitig ein anderer Teil reduziert wird. Beispiel: Katalysierte Umsetzung des Superoxidanionradikals zu elementarem Sauerstoff und Wasserstoffperoxid durch das Enzym Superoxiddismutase (SOD).

Dysmenorrhoe schmerzhafte Regelblutung.

Eklampsie Auftreten von tonisch-klonischen Krämpfen mit und ohne Bewusstseinsverlust infolge einer schweren Spätgestose (schwangerschaftsspezifische Erkrankung).

Elementardiät Bilanzierte Diät.

Eliminationsdiät therapeutische bzw. diagnostische Diät mit Elimination aller möglichen Nahrungsallergene und Erreichen von Symptomfreiheit.

Endogen körpereigen.

Endothel einschichtiges Plattenepithel, das alle Gefäße und Kapillaren auskleidet. Das Endothel ist mengenmäßig das größte menschliche Organ.

Enzyme (Biokatalysatoren) Enzyme sind Proteine, die biochemische Stoffwechselprozesse beschleunigen (katalysieren).

Erythropoese Bildung der roten Blutkörperchen.

Exkretion Ausscheidung.

Flush Erweiterung der Gefäße mit Rötung, Juckreiz und Wärmegefühl (siehe Vitamin B_3).

free radical diseases Moderne Zivilisationskrankheiten (Arteriosklerose, Katarakt, Krebs, Rheuma), an deren Pathogenese freie Radikale beteiligt sind, werden als free radical diseases bezeichnet.

freie Radikale Freie Radikale sind chemisch instabile Atome oder Molekülbruchstücke, die ein ungepaartes Elektron im äußeren Orbital der Elektronenhülle tragen und bestrebt sind, ihren instabilen Zustand auszugleichen, indem sie anderen Molekülen Elektronen entreißen. Dabei entstehen in Form einer Radikalkettenreaktion permanent neue Radikale, wenn die Reaktion nicht durch ein Antioxidans unterbrochen wird.

Genom Gesamtheit aller Gene, gesamtes Erbgut des Organismus.

Gestose schwangerschaftsspezifische Erkrankung.

Glossitis Zungenentzündung.

Gluconeogenese Neubildung von Glucose aus Nichtzuckern.

Glucosetoleranz Fähigkeit des Organismus, eine definierte Menge an Glucose ohne Auftreten pathologisch erhöhter Blutzucker- oder Harnzuckerwerte zu ertragen.

Glucosurie Ausscheidung von Glucose im Urin.

Glutathion, GSH Ein vor allem in den Erythrozyten vorhandenes Tripeptid – bestehend aus den drei Aminosäuren Glutaminsäure, Cystein und Glycin – das deren Zellmembranen vor oxidierenden Substanzen schützt. Glutathion (GSH) ist Substrat der endogenen enzymatischen Antioxidanzien Glutathionperoxidase (GSH-Px) und Glutathionreduktase.

Glykosilierung Bindung von Glucose an Proteine.

Glykogen Kohlenhydrat-Speicherform beim Menschen (in der Leber und Muskulatur).

Glykoproteine Eiweiße mit einem Kohlenhydratbaustein. Zu den Glykoproteinen gehören die meisten Plasmaproteine und Proteine der Zellmembranen.

HbA$_1$ HbA$_1$ ist Teil des roten Blutfarbstoffes Hämoglobin (Hb). Es wird in den roten Blutkörperchen gebildet durch Reaktion von Glucose mit Hämoglobin (HbA$_{1C}$). Je höher der Glucosegehalt im Blut (Blutzucker), um so höher ist der HbA$_1$-Wert (Angabe in %):

Nichtdiabetiker	6–7 %
Gut eingestellte Diabetiker	6–7 %
Mäßig eingestellte Diabetiker	7–9 %
Schlecht eingestellte Diabetiker	> 10 %

Der HbA$_1$-Wert gibt eine Aussage über die durchschnittliche Blutzuckerlage der letzten 4 bis 6 Wochen.

HDL high density lipoprotein, sog. gutes Cholesterin.

Hyperkeratose Verdickung der Hornschicht der Haut.

Hyperparathyreoidismus Überfunktion der Nebenschilddrüse.

Hyperurikämie erhöhter Harnsäurespiegel.

Hypoglykämie verminderter Glucosegehalt des Serums (< 70 mg/100 ml).

Hypoxie Sauerstoffmangel im Gewebe.

Imerslund Syndrom selektive Störung der Vitamin B_{12}-Resorption im Darm (autosomal-rezessiv), mit schwerer megaloblastischer Anämie, körperlichen und geistigen Entwicklungsstörungen. Therapie erfolgt durch parenterale Gabe von Vitamin B_{12}.

Interferone Interferone gehören zu den Zytokinen. Zytokine sind regulatorisch wirkende Proteine, die in körpereigenen Zellen gebildet werden. Interferone wirken antiviral, antiproliferativ und immunmodulierend.

Intrinsic-Faktor, IF in der Magenschleimhaut von den Belegzellen gebildetes Glykoprotein, das mit Vitamin B_{12} (Extrinsic-Faktor) einen Komplex bildet und dadurch die Resorption des Vitamins ermöglicht.

Ischämie Blutleere von Organen infolge mangelnder Blutzufuhr.

ischämisch blutleer.

Kachexie körperlicher Verfall und Auszehrung mit Verlust der Körperzellmasse durch schlechten Ernährungszustand (bei AIDS, Krebs: Tumorkachexie). Bei Krebserkrankungen korreliert der körperliche Verfall direkt mit der Überlebensrate und ist praktisch die häufigste Todesursache.

kardiovaskulär Herz und Gefäße betreffend.

kariogen Substanzen, die die Zahnfäule fördern (Mono- und Disaccharide).

katabol Unter katabolen oder abbauenden Stoffwechselprozessen werden Umsetzungen verstanden, bei denen größere Moleküle zu kleineren abgebaut werden (z. B. Proteine zu Aminosäuren, Fette zu Fettsäuren). Katabole Vorgänge laufen unter Freisetzung der von den Molekülen gebundenen Energie (ATP) ab. Zytokine wie Interleukin-1 und Tumornekrosefaktor-α hemmen die Proteinsynthese und steigern den Abbau von Strukturproteinen wie z. B. der Muskulatur (katabole Stoffwechsellage).

Kolpitis Scheidenentzündung.

Konjunktivitis Augenbindehautentzündung.

Koronarsklerose Arteriosklerose der Koronararterien.

LDL low density lipoprotein, sog. schlechtes Cholesterin.

Lipoprotein (a) Lipoprotein (a) ist das Lipoprotein mit dem höchsten Arteriosklerosepotential. Es besteht aus LDL, das als Proteinkomponenten Apo-B-100 und Apo-(a) enthält. Apo-(a) hat strukturelle Ähnlichkeit mit Plasminogen.

Makroangiopathie Diese Erkrankung betrifft größere Gefäße (daher Makro-).

Malabsorption Störungen der enteralen Resorption von Nährstoffen.

Mastodynie mit jedem Menstruationszyklus wiederkehrende schmerzhafte Schwellung der weiblichen Brustdrüsen.

Megaloblasten abnorm große Erythrozytenvorstufen.

metabolisches Syndrom Das metabolische Syndrom, auch Syndrom X oder tödliches Quartett genannt, ist eine Vorstufe des manifesten Typ-II-Diabetes und ist gekennzeichnet durch Adipositas, Bluthochdruck, Hyper- bzw. Dyslipoproteinämie und Hyperinsulinämie.

Metallothionein Metallothionein ist ein cysteinreiches intrazelluläres Transportprotein, das mit vielen Metallen (Zink, Kupfer) Verbindungen eingeht und antioxidative Eigenschaften besitzt.

Mikroangiopathie Veränderungen an kleinen und sehr kleinen Gefäßen (daher Mikro-), wobei besonders die sogenannte Basalmembran (Häutchen zwischen der inneren Auskleidung dieser kleinen Gefäße und der äußeren Zellschicht) betroffen ist. Sie wird durch Einlagerung von Zuckerproteinen breiter, zum Teil undurchlässiger, zum anderen brüchiger und für Blut durchlässig. Die Mikroangiopathie bedroht vor allen Dingen die Netzhaut der Augen und das Nierenparenchym.

Mitochondrien Mitochondrien, auch als Energiekraftwerke bezeichnet, sind die wesentlichen Elemente für die Energiegewinnung (ATP-Produktion) unserer Zellen.

Multienzymsysteme In der Zelle läuft eine Vielzahl von enzymkatalysierten Stoffwechselprozessen in einer geordneten Reihenfolge ab. Bestimmte Stoffwechselsequenzen werden dabei durch ein Multienzymsystem katalysiert, in dem die einzelnen Enzyme in einem Komplex vereinigt vorliegen (z. B. Atmungskette, Citratzyklus).

Nährstoffdichte Die Nährstoffdichte dient zur Beurteilung der Qualität eines Lebensmittels. Sie wird definiert als Quotient aus dem Nährstoffgehalt und dem Brennwert des betreffenden Lebensmittels. Je höher die Nährstoffdichte desto günstiger ist das Verhältnis zwischen dem Nährstoff- und Energiegehalt eines Nahrungsmittels.

NAD^+, $NADP^+$ Nicotinamidadenindinukleotid (NAD^+) und Nicotinamidadenindinukleotidphosphat ($NADP^+$) sind Coenzyme einer Reihe von wasserstoffübertragenden Enzyme.

neoplastisch eine bösartige Geschwulst betreffend.

oxidativer Stress (oxidative Belastung) Ein Ungleichgewicht zwischen pro- und antioxidativen Prozessen zugunsten oxidativer Prozesse wird als oxidativer Stress bezeichnet. Oxidativer Stress entsteht vor allem durch einen Mangel an Antioxidanzien.

p53 Das Tumorsuppressorgen p53 verhindert unkontrolliertes Zellwachstum, indem es in defekten Zellen den programmierten Zelltod, die sogenannte Apoptose auslöst.

Pauling, Linus Carl (1901–1994) 1929 bis 1964 Professor am California Institute of Technology in Pasadena, 1967–1969 an der University of California in San Diego, seit 1969 an der Stanford University. 1949 Präsident der American Chemical Society. Pauling führte den Begriff Elektronegativität ein und ist einer der Begründer der Quantenmechanik. 1954 erhielt er den Nobelpreis für Chemie für seine Arbeiten auf dem Gebiet der Röntgenstrukturanalyse und der Entdeckung der sogenannten α-Helix als Struktur der Proteine. 1962 wurde Pauling mit dem Friedensnobelpreis ausgezeichnet (Gegner von Atombombentests). Linus Pauling ist der Urvater der orthomolekularen Medizin. 1968 definierte er in der Zeitschrift Science den Begriff orthomolekular und formulierte damit ein neues Ernährungsparadigma, das auf der individuellen und bedarfsgerechten Versorgung des Einzelnen mit essenziellen Mikronährstoffen basiert.

Parästhesie krankhaft abnorme Empfindung, z. B. Ameisenlaufen, Kribbeln.

Phagozytose Aufnahme von Fremdkörpern (z. B. Bakterien, Viren) in lebende Zellen (z. B. Makrophagen).

Phospholipide Lipide, die aus Fettsäuren, Glycerin, Phosphorsäure und Cholin oder Inosit aufgebaut sind. Phospholipide sind wichtige Bestandteile aller Zellmembranen und der Lipoproteine. Beispiel: Lecithin.

Picolinate, Picolinsäure Derivate der Nikotinsäure (aus dem Stoffwechsel der Aminosäure L-Tryptophan).

Präeklampsie Spätgestose ohne tonisch-klonische Krämpfe mit den Symptomen Ödeme, Proteinurie und Bluthochdruck.

Prostaglandine Gewebshormone.

Proteinglykosilierung Bindung von Glucose an Proteine (siehe HbA_1).

Proteinkinase C Enzym, das die Zellproliferation (Wachstum) stark anregt.

proteinogen am Aufbau körpereigener Proteine beteiligt.

P/S-Quotient Verhältnis mehrfach ungesättigter Fettsäuren zu gesättigten Fettsäuren, sollte über 1 liegen.

PUFA polyunsaturated fatty acids, mehrfach ungesättigte Fettsäuren.

Quenchen, Quenching (löschen, kühlen) Das physikalische Inaktivieren reaktiver Sauerstoffverbindungen, wie z. B. Singulettsauerstoff, wird als Quenchen oder Quenching bezeichnet. Dabei wird die erhöhte Energie des Singulettsauerstoffs vom Carotinoid-Molekül übernommen und in unschädliche Wärme umgewandelt.

Radikale siehe: freie Radikale.

RDA recommended dietary allowances empfohlene tägliche Zufuhrempfehlungen für essenzielle Mikronährstoffe des Food & Nutrition Board of the National Research Council, Washington, D.C., USA.

Redoxrecycling gegenseitige Regenerierung der einzelnen Antioxidanzien im Redoxzyklus in Abhängigkeit vom jeweiligen Redoxpotential. Beispiel: Vitamin C ist ein wichtiger Regenerator von Vitamin E.

Reduktionsäquivalent Der bei Redoxreaktionen übertragene Wasserstoff wird auch als Reduktionsäquivalent bezeichnet. In der Atmungskette wird der in Form von NADH + H^+ als Reduktionsäquivalent auftretende Wasserstoff unter Bildung von Wasser auf Sauerstoff übertragen.

renal die Niere betreffend.

Reperfusion Wiederdurchblutung.

Resektion operative Teilentfernung eines Organs (z. B. Darmresektion, Magenresektion).

Respiratory burst Die Anfangsphase der Phagozytose, bei der körperfremde (z. B. Bakterien, Viren) und körpereigene Stoffe (z. B. Gewebereste, die im Rahmen von rheumatischen Erkrankungen entstehen) von Makrophagen phagozytiert werden, ist durch eine verstärkte Sauerstoffaufnahme (respiratory burst) sowie Freisetzung und Oxidation von Arachidonsäure gekennzeichnet.

Selenoproteine Die selenhaltigen Proteine Glutathionperoxidase, Thioredoxinreduktase, Selenoprotein P und Typ-I-Thyroxin-5'-Deiodase werden auch als Selenoproteine bezeichnet. Selenoproteine sind an der Aufrechterhaltung des zellulären Redoxstatus, der Abwehr radikalinduzierter DNA-Schäden durch reaktive Sauerstoffspezies, der Zelldifferenzierung einschließlich Apoptose und am

Stoffwechsel der Schilddrüsenhormone beteiligt.

Serum-Fruktosamin Bezeichnung für die Bestimmung aller glykosilierten Gruppen, die im Serum vorkommen.

Scavenger (Aasfresser) Unter Scavengen versteht man das Abfangen von Radikalen unter Bildung neuer Radikale. Antioxidanzien werden oft als Scavenger oder Radikalfänger bezeichnet. Man teilt Scavenger in nicht-enzymatische wie z. B. Vitamin C, Bioflavonoide, Anthocyane und enzymatische wie z. B. Superoxiddismutase (SOD) und Glutathion-Reduktase (GSSG-Reduktase) ein. Nicht-enzymatische Scavenger werden selbst wieder radikalisch, während dies bei enzymatischen Scavengern nicht der Fall ist.

Stickstoffbilanz Differenz zwischen dem mit der Nahrung aufgenommenen Eiweiß (N-Protein) und dem im Harn und Stuhl abgegebenen Stickstoff. Eine negative Stickstoffbilanz und katabole Stoffwechsellage findet sich z. B. bei chronischen Erkrankungen (AIDS, Krebs), Traumata oder Verbrennungen.

Thioredoxinreduktase Das Selen-abhängige Enzym Thioredoxinreduktase reduziert Thioredoxin. Thioredoxin ist wahrscheinlich am Wachstum und der malignen Transformation humaner Krebszellen beteiligt.

Vagus Der Nervus vagus ist der Hauptnerv des parasympathischen Systems (X. Hirnnerv).

Ventrikel, linksventrikuläre Auswurfleistung Das menschliche Herz gliedert sich in zwei Abschnitte, das rechte und das linke Herz, die jeweils aus einem kleineren Vorhof (Atrium) und einer größeren Kammer (Ventrikel) bestehen. Der rechte Vorhof nimmt das sauerstoffarme Blut aus den großen Hohlvenen auf und leitet es in die rechte Kammer (Ventrikel) weiter. Von dort wird das Blut in die Lunge transportiert. Das mit Sauerstoff angereicherte Blut fließt dem linken Vorhof zu. Von hier gelangt es in die linke Kammer und wird dann in die Hauptschlagader (Aorta) ausgeworfen.

Xenobiotika Fremdstoffe, die den Körper zu Abwehrreaktionen veranlassen, u. U. auch Arzneimittel.

Zivilisationskrankheiten Sammelbezeichnung für Erkrankungen, die durch zivilisierte Lebensweise begünstigt werden (Alkoholmissbrauch, Fehl- und Überernährung).

Zöliakie (glutenbedingte Enteropathie) Chronisch manifeste Verdauungsinsuffizienz, die meist im Kleinkindalter infolge Unverträglichkeit von Gliadin (Kleberproteine in Hafer, Weizen, Roggen) auftritt.

Zollinger-Ellison Syndrom meistens bösartiges Neoplasma (Karzinom) des Pankreas mit vermehrter Gastrinproduktion.

Zytokine regulatorisch wirkende Proteine, die in körpereigenen Zellen z. B. Makrophagen gebildet werden. Die Zytokine Tumornekrosefaktor-α (TNF-α) und Interleukin-1 (IL-I) spielen eine zentrale Rolle bei entzündlichen Prozessen.

Tabelle I: Referenzwerte für die tägliche Zufuhr von Vitaminen (nach DGE, 2000)

Altersgruppe	Empfohlene tägliche Zufuhr									Schätzwerte für eine angemessene Zufuhr pro Tag			
	Vit. A mg RA	D µg	B_1 mg	B_2 mg	Niacin mg NÄ[2]	B_6 mg	Folsäure µg FÄ[1]	B_{12} µg	C mg[4]	E mg TA	K µg	Biotin µg	Pantothensäure mg
Säuglinge													
0 bis unter 4 Monate	0,5	10	0,2	0,3	2	0,1	60	0,4	50	3	4	5	2
4 bis unter 12 Monate	0,6	10	0,4	0,4	5	0,3	80	0,8	55	4	10	5–10	3
Kinder													
1 bis unter 4 Jahre													
männlich	0,6	5	0,6	0,7	7	0,4	200	1,0	60	6	15	10–15	4
weiblich	0,6	5	0,6	0,7	7	0,4	200	1,0	60	5	15	10–15	4
4 bis unter 7 Jahre													
männlich	0,7	5	0,8	0,9	10	0,5	300	1,5	70	8	20	10–15	4
weiblich	0,7	5	0,8	0,9	10	0,5	300	1,5	70	8	20	10–15	4
7 bis unter 10 Jahre													
männlich	0,8	5	1,0	1,1	12	0,7	300	1,8	80	10	30	15–20	5
weiblich	0,8	5	1,0	1,1	12	0,7	300	1,8	80	9	30	15–20	5
10 bis unter 13 Jahre													
männlich	0,9	5	1,2	1,4	15	1,0	400	2,0	90	13	40	20–30	5
weiblich	0,9	5	1,0	1,2	13	1,0	400	2,0	90	11	40	20–30	5
13 bis unter 15 Jahre													
männlich	1,1	5	1,4	1,6	18	1,4	400	3,0	100	14	50	25–35	6
weiblich	1,0	5	1,1	1,3	15	1,4	400	3,0	100	12	50	25–35	6
Jugendliche und Erwachsene													
15 bis unter 19 Jahre													
männlich	1,1	5	1,3	1,5	17	1,6	400	3,0	100	15	70	30–60	6
weiblich	0,9	5	1,0	1,2	13	1,2	400	3,0	100	12	60	30–60	6
19 bis unter 25 Jahre													
männlich	1,0	5	1,3	1,5	17	1,5	400	3,0	100	15	70	30–60	6
weiblich	0,8	5	1,0	1,2	13	1,2	400	3,0	100	12	60	30–60	6
25 bis unter 51 Jahre													
männlich	1,0	5	1,2	1,4	16	1,5	400	3,0	100	14	70	30–60	6
weiblich	0,8	5	1,0	1,2	13	1,2	400	3,0	100	12	60	30–60	6
51 bis unter 65 Jahre													
männlich	1,0	5	1,1	1,3	15	1,5	400	3,0	100	13	80	30–60	6
weiblich	0,8	5	1,0	1,2	13	1,2	400	3,0	100	12	65	30–60	6
65 Jahre und älter													
männlich	1,0	10	1,0	1,2	13	1,4	400	3,0	100	12	80	30–60	6
weiblich	0,8	10	1,0	1,2	13	1,2	400	3,0	100	11	65	30–60	6
Schwangere	1,1[3]	5	1,2[3]	1,5[3]	15[3]	1,9[3]	600	3,5	110	13	60	30–60	6
Stillende	1,5	5	1,4	1,6	17	1,9	600	4,0	150	17	60	30–60	6

1 mg Retinol-Äquivalent (RA) = 3000 IE Vitamin A
 = 6 mg all-trans-β-Carotin
 = 12 mg andere Provitamin-A-Carotinoide
 = 1,15 mg all-trans-Retinylacetat
 = 1,83 mg all-trans-Retinylpalmitat
 1 IE = 0,3 µg Retinol
1 mg RRR-alpha-Tocopherol-Äquivalent (TA)
 = 1,1 mg RRR-alpha-Tocopherolacetat
 = 2 mg RRR-beta-Tocopherol
 = 4 mg RRR-gamma-Tocopherol
 = 100 mg RRR-delta-Tocopherol
 = 3,3 mg RRR-alpha-Tocotrienol
 = 1,49 mg all-rac-alpha-Tocopherylacetat
 1 IE = 0,67 mg RRR-alpha-Tocopherol

[1] 1 µg Folat-Äquivalent = 1 µg Nahrungsfolat
 = 0,5 µg synthetische Folsäure
 berechnet nach der Summe folatwirksamer Verbindungen in der üblichen Nahrung. Frauen, die schwanger werden wollen, sollten spätestens 4 Wochen vor Beginn der Schwangerschaft zusätzlich 400 µg synthetische Folsäure (= Pteroylmonoglutaminsäure) in Form von Supplementen aufnehmen, um Neuralrohrdefekten vorzubeugen !
[2] 1 mg Niacin-Äquivalent = 60 mg Tryptophan
[3] Ab dem vierten Schwangerschaftsmonat
[4] Raucher 150 mg Vitamin C pro Tag

Tabelle II: Referenzwerte für die tägliche Zufuhr von Mineralstoffen und Spurenelementen (nach DGE, 2000)

Altersgruppe	Empfohlene tägliche Zufuhr						Schätzwerte für eine angemessene Zufuhr pro Tag				
	Calcium mg	Magnesium mg	Phosphor mg	Eisen mg	Jod µg	Zink mg	Kupfer mg	Mangan mg	Selen µg	Chrom µg	Molybdän µg
Säuglinge											
0 bis unter 4 Monate	220	24	120	0,5	40	1	0,2–0,6		5–15	1–10	7
4 bis unter 12 Monate	400	60	300	8	80	2	0,6–0,7	0,6–1,0	7–30	20–40	20–40
Kinder											
1 bis unter 4 Jahre	600	80	500	8	100	3	0,5–1,0	1,0–1,5	10–40	20–60	25–50
4 bis unter 7 Jahre	700	120	600	8	120	5	0,5–1,0	1,5–2,0	15–45	20–80	30–75
7 bis unter 10 Jahre	900	170	800	10	140	7	1,0–1,5	2,0–3,0	20–50	20–100	40–80
10 bis unter 13 Jahre											
männlich	1100	230	1250	12	180	9	1,0–1,5	2,0–5,0	25–60	20–100	50–100
weiblich	1100	250	1250	15	180	7	1,0–1,5	2,0–5,0	25–60	20–100	50–100
13 bis unter 15 Jahre											
männlich	1200	310	1250	12	200	9,5	1,0–1,5	2,0–5,0	25–60	20–100	50–100
weiblich	1200	310	1250	15	200	7	1,0–1,5	2,0–5,0	25–60	20–100	50–100
Jugendliche und Erwachsene											
15 bis unter 19 Jahre											
männlich	1200	400	1250	12	200	10	1,0–1,5	2,0–5,0	30–70	30–100	50–100
weiblich	1200	350	1250	15	200	7	1,0–1,5	2,0–5,0	30–70	30–100	50–100
19 bis unter 25 Jahre											
männlich	1000	400	700	10	200	10	1,0–1,5	2,0–5,0	30–70	30–100	50–100
weiblich	1000	310	700	15	200	7	1,0–1,5	2,0–5,0	30–70	30–100	50–100
25 bis unter 51 Jahre											
männlich	1000	350	700	10	200	10	1,0–1,5	2,0–5,0	30–70	30–100	50–100
weiblich	1000	300	700	15	200	7	1,0–1,5	2,0–5,0	30–70	30–100	50–100
51 bis unter 65 Jahre											
männlich	1000	350	700	10	180	10	1,0–1,5	2,0–5,0	30–70	30–100	50–100
weiblich	1000	300	700	10	180	7	1,0–1,5	2,0–5,0	30–70	30–100	50–100
65 Jahre und älter											
männlich	1000	350	700	10	180	10	1,0–1,5	2,0–5,0	30–70	30–100	50–100
weiblich	1000	300	700	10	180	7	1,0–1,5	2,0–5,0	30–70	30–100	50–100
Schwangere	1000[1]	310[2]	800[3]	30	230	10	1,0–1,5	2,0–5,0	30–70	30–100	50–100
Stillende	1000[1]	390	900[3]	20	260	11	1,0–1,5	2,0–5,0	30–70	30–100	50–100

[1] Schwangere und Stillende unter 19 Jahre 1200 mg Calcium pro Tag
[2] Schwangere unter 19 Jahre 350 mg Magnesium pro Tag
[3] Schwangere und Stillende unter 19 Jahre 1250 mg Phosphor pro Tag

Sachregister

A
Abführmittel, Interaktionen 92, 96, 100, 105
ACE-Hemmer, Interaktionen 96, 99, 101
Acerola 31
Acetylcholin 37, 88
N-Acetylcystein 5, **153ff.**, 190
–, Angina pectoris 155
–, Antibiotika, Wechselwirkung 156
–, Antitussiva, Wechselwirkung 156
– bei Paracetamolvergiftung 155
–, Haarausfall und Nagelwachstum 156
–, Katarakt und Makuladegeneration 156
–, Krebs 155
–, Lebererkrankungen 155
–, Lipoprotein (a) 155
–, Lungenerkrankungen 156
–, Magen-Darm-Erkrankungen 156
–, Nebenwirkungen und Wechselwirkungen 156
–, Nitrattoleranz 155
–, Nitroglycerin, Wechselwirkung 156
Acetyl-L-Carnitin s. L-Carnitin
Acetylsalicylsäure 31
Achlorhydrie 50
Achylie 51f., 239
Acne conglobata 201
– fulminans 201
Acrodermatitis enteropathica 110f.
–, Therapie 111
S-Adenosylmethionin 162
– als Methylgruppendonator 162
–, Anwendungsgebiete 162
–, Depressionen 162
–, Nebenwirkungen 162
–, Osteoarthritis 162
–, physiologische Bedeutung 162
ADI, Acceptable Daily Intake 239
ADI-Wert, β-Carotin 66
Adipositas 13, 194
Adrenochrom 4
Adrenochrom-Hypothese **4**
Adriamycin 34, 42, 86
–, Kardiotoxizität 107

Advanced Glycosylation Endproducts 29, 122, **195**, 239
Aflatoxine 154
Ahornsirupkrankheit 170
AIDS s.a. HIV-Infektion 35, 48, 50f., 60, 65, 78, 80f., 85, 107, 112, 116, 149, 151, 154f., **180ff.**
AIDS-related complex 183
Akne 58, 61, 111, 123, 144, **200ff.**
–, Ernährung 200
–, γ-Linolensäure 202
–, Pantothensäure 201
–, Retinoide 200
–, Vitamin A 200
– vulgaris 45
–, Zink 201
Aktivität, körperliche 174f., 233
– und AIDS 181
– und Blutdruck 175
– und HDL-Cholesterin 175
– und Insulinsensitivität 175
– und Krebs 186
Alanin 146, 151
Alanin-Glyoxylat-Aminotransferase 47
Alanyl-Glutamin 151f.
Aldehydoxidase 127
Aldimin 196
Aldose-Reduktase 195
Aldose-Reduktase-Reaktion 195
– und Diabetes 195
Alkalose 20
Alkohol, Energiegehalt 22
–, Magnesiumdiurese 96
Alkoholdehydrogenase 60, 109
Alkoholismus 38, 49
Alkoholkonsum 22, 96
– und Brustkrebsrisiko 53
Allergen 221
Allergie 32, 221
all-trans-Retinsäure 61, 201
–, akute Promyelozytenleukämie 61
Alopezia areata 111
Alopezia, diffuse 111

Alter **8**, 16, 20, 110, 113
–, Coenzym Q10-Substitution 85
– und oxidativer Stress 8
–, Vitaminbedarf 8
–, Vitaminmangel 8
–, Zinkmangel 112
Altersdiabetes 194
– und Gewichtsreduktion 196
Alterskrankheiten, Inzidenz 13
– und Ernährung 13
Alterspigmente s. Lipofuszineinlagerungen
Alterungsprozess 84
– und oxidativer Stress 133
Alzheimer **69**, 81, 88, 133
AMADORI-Umlagerung 196
Amalgam 107, 110
Amalgamsanierung 107, 113
Amenorrhoe 239
Aminkolpitis 35
Aminoglykoside 96
γ-Aminobuttersäure s. GABA
Aminosäuren 146ff.
–, Definition 146
–, Einteilung 146
–, entbehrliche und unentbehrliche 146
–, essenzieller Bedarf 146
–, essenzielle und nicht-essenzielle 146
–, Funktionen 146f.
–, verzweigtkettige **168ff.**, 181, 235
–, –, Ahornsirupkrankheit 170
–, –, Anwendungsgebiete 169
–, –, Bedarf 168
–, –, chronische Lebererkrankungen 169
–, –, Gegenanzeigen 170
–, –, Gehalt in Nahrungsmitteln 169
–, –, Leistungssport 169
–, –, physiologische Bedeutung 168
–, –, weitere Anwendungsgebiete 170
α-Aminosäuren 146
–, entbehrliche 17
–, unentbehrliche 17
–, Aminosäurechelate 11, 240
Ammoniakentgiftung 126, **153**, 169
Amphotericin B 96
Ampicillin 161
Amylase 102
β-Amyloid-Protein 69
Analfissur 45
Anämie, hyperchrome 55
–, hypochrome 48, 60
–, makrozytäre 54
–, mikrozytäre 115, 125
–, perniziöse 51
–, sideroblastische 48

Anderson, Richard 123
Anenzephalie 55, 214
Angina pectoris 66, 80, 82, 85, **88**, 100, 142, 149, 239
–, L-Arginin 149
Anorexia nervosa **52**, 96, 100
Anorexie 239
Antazida 92, 110, **115f.**, 125
Anthocyane 104, **136**, 227
Anthracycline, Toxizität 70, 87, 190
–, Kardiotoxizität 86
Antibiotika, Interaktionen 39, 56, 59, 156
Antiepileptika, Interaktionen 46, 53, 56, 69, 76
–, Folsäure-Interaktion 53, 55
Antikoagulanzien, Überdosierung 76
–, Vitamin E 71
Antikonvulsiva 72, 92
–, Vitamin-D-Interaktion 72
Antioxidanzien 130ff.
–, Dosierung 6
–, endogene 133
–, exogene 133
–, hydrophile 133
–, lipophile 133
–, pflanzliche 133, 136x
–, Synergismus 136
Antithiamin 37
Aortenverkalkung s. Vitamin K
Aphthen 61
Apoptose 81, 104, 106, 180, **239**
Arachidonsäure 137, **139**, 218
Arachidonsäurekaskade 105
Arginase 126, 148
L-Arginin **147ff.**, 151, 159f., 191, 235
–, Anwendungsgebiete 149
–, Diabetes mellitus 149
–, Gehalt in Nahrungsmitteln 148
–, Harnstoffzyklus 148
–, Herz-Kreislauf-Erkrankungen 149
–, Hyerammonämie 149
–, Immunfunktion 148
–, Immunsystem 149
–, Infertilität 149
–, kardioprotektive Eigenschaften 148f.
–, Leistungssport 149
–, Lysin 150
–, Nebenwirkungen, Wechselwirkungen und Gegenanzeigen 150
–, physiologische Bedeutung 147
–, Stickstoffmonoxid 147
–, Wachstumshormon 148
–, Wundheilung 149
Arteriosklerose 32, 48, 54, 65, 70, 75, 97, 106, 117, 123, 132, 142, 160, **173ff.**

–, Antioxidanzien 175
–, N-Acetylcystein 178
–, L-Arginin 177
–, L-Carnitin 177
–, Coenzym Q10 177
–, Ernährung 174
–, Homocystein 48, 175
–, L-Lysin 178
–, Magnesium 177
–, L-Prolin 178
–, Ω-3-Fettsäuren 176
–, oxidativer Stress 174
–, Pathophysiologie 173
–, Prävention 173ff.
–, Risikofaktoren 173
–, Therapie 173ff.
Arthritis, degenerative 42
–, rheumatoide 35, 45, 125, 142, 159, **218**
L-Ascorbinsäure s. Vitamin C
Asparagin 146
Asparaginsäure 87, 146
Aspergillus flavus 154
Asthma 51, 139, 156
–, belastungsinduziertes 222
– bronchiale 32, 47, 156, **221**
–, Magnesiummangel 222
–, –, Ω-3-Fettsäuren 222
–, –, N-Acetylcystein 221f.
–, –, Vitamin B_6 222
–, –, Vitamin C 222
ATBC-Studie 66, 188
Atemwegserkrankungen 156
Atherom 174
Atmungskette 84, 130, 132f., 136, 185, **240**
ATP, physiologische Bedeutung 79, 84, 97, 162
ATP-Depletion 177
ATP-Produktion, freie Radikale 79, 84, 87, 95, 130, 133, 234
Avidin 57
Avitaminose 10
Azidose 20
–, latente 20f.
–, –, Therapie 21

B
Ballaststoffe 14, 17, **19f.**, 22
–, Beschreibung und Funktion 20
– und Krebsrisiko 187
Bang 139
Barbiturate 31
Basel-Studie 187ff.
BCAA 168
Benfotiamin 37, 199
–, Diabetes mellitus 197

Benfotiamin s. Vitamin B_1
Benserazid 41
Beriberi 8, 37f.
Berlin-Eilath-Studie 66
Berzelius 17
Bindegewebe 29
Bindegewebsazidose 21
Biocytin 56
Bioflavonoide 7, **30**, 34, 193
– und Herpes-simplex-Infektion 159, 192f.
Bioreduktor 133
Biotin **56ff.**, 111, 126
–, Anwendungsgebiete 57
–, Arzneimittelwechselwirkung 56
–, Bedarf und Resorption 56
–, Biotinidasemangel 57
–, Carboxylasen, biotinabhängige 56
–, Diabetes mellitus 57
–, Gehalt in Nahrungsmitteln 56
–, Haarausfall und brüchige Fingernägel 57
–, Mangelsyndrom 57
–, physiologische Bedeutung 56
–, Ursachen für einen Mangel 56
Biotin-Antagonist 57
Biotinidase 56
Biotinidasemangel 57
Biotinmangel, Antiepileptika-induzierter 56
Bitot-Flecke 60
Blei 90, 107
Blutdruck 96, 140
Blutdruckkrisen 163
Blutgerinnung 91
Blutgerinnungsstörungen bei Neugeborenen, Prophylaxe 76
Bluthochdruck 32, 85, 97, **101**, 142, 148, 165
Blutzuckerregulierung 16
Bor 120, **128f.**, 208
–, Bedarf, Mangel, Mangelsymptome 129
–, Nebenwirkungen und Wechselwirkungen 129
–, physiologische Bedeutung 128
– und Knochenstoffwechsel 128
Borretschöl 137, **203**, 211
Branched-chain amino acids 168
Bronchialkarzinom 61
Bronchitis, chronische 156
Brubacher 9
Brustkrebs **34**, 86, 143
Burning feet-Syndrom 37f., 44
B-Vitamine 36ff.
–, Funktionen 25
–, Grund für die Kombination 25f.

C

Cadmium 90, 107
Calcipotriol 74, 204
Calcitonin 72, 90
–, Calciumstoffwechsel 91
–, Interaktionen 31
–, Vitamin-C-Verbrauch 31
Calcitriol **71ff.**, 90, 204
Calcitriol s.a. Vitamin D
Calcium 5, 72, **90ff.**, 93, 96, 127
–, Abführmittel 92
–, Allergien 93
–, Anwendungsgebiete 93
–, Bedarf und Resorption 91
–, Bluthochdruck 93
–, Calciumsalze 91
–, Digitalis 94
–, Gegenanzeigen 94
–, Gehalt in Nahrungsmitteln 91
–, Interaktionen 92
–, Kolonkarzinom 93
–, Magnesium 91
–, Mangelsymptome 92
–, Nebenwirkungen 94
–, Osteoporose 93
–, physiologische Bedeutung 90
–, Rachitis 92
–, rheumatische Erkrankungen 94
–, Schwangerschaft, Präeklampsie 93
–, Tetanie 94
–, Tetracycline 94
– und Ernährung 92
–, Ursachen für einen Mangel 92
–, Wechselwirkungen 94
Calciumcarbonat 21, 207
Calciumcitrat 207
Calciumoxalat-Steine 99
–, Magnesiumcitrat 99
Calciumsalze 91
Cameron 34
Candida-Infektionen 112
Carbamazepin 168
Carbenicilline 161
Carbidopa 41
Carboanhydrase 109
CARET-Studie 188
L-Carnitin 77ff., 159f., 164, 235
–, Acetyl-L-Carnitin 81
–, Adipositas 80
–, AIDS 80
–, Alzheimer 81
–, Anthracycline 82
–, Anwendungsgebiete 80
–, Arzneimittel 80
–, ATP-Produktion 79
–, Bedarf und -Resorption 79
–, Cholin 83
–, Coenzym Q10 83
–, D-Form 83
–, Diabetes mellitus 81
–, Dosierung 83
–, Entgifter, mitochondrialer 79
–, Erythropoetin 81
–, Fettsäureverbrennung 79
–, Gehalt in Nahrungsmitteln 80
–, Hämodialyse 81
–, Herz-Kreislauf-Erkrankungen 81
–, Hyperlipidämien 82
–, Krebs 82
–, Leistungssport 82
–, Mangel 80
–, Nebenwirkungen 83
–, periphere arterielle Verschlusskrankheit 82
–, physiologische Bedeutung 79
–, Pivampicillin 80
–, Post-Polio-Syndrom 83
–, Präkursor 160
–, Pyrimethamin 80
–, Schwangerschaft und Stillzeit 82
–, Sulfadiazin 80
– und Herzfunktion 79
– und Immunsystem 79
–, Valproinsäure (Lebertoxizität) 80
–, Wechselwirkungen 83
–, weitere Anwendungsgebiete 83
–, Zidovudin 80f.
Carnosin 158
α-Carotin 64
β-Carotin 58, **63ff.**, 135, 188
–, gap junctions 63
–, physiologische Bedeutung 63
–, Quenching 63
–, Singulettsauerstoff 63
– und Lipidperoxidation 63
Carotinoide 22, 63ff., 135
–, ADI-Wert 66
–, AIDS und Immunfunktion 65
–, Anthocyanidine 65
–, Anwendungsgebiete 65
–, Bedarf und Resorption 64
–, 15,15-Dioxygenase 63
–, Dunaliella salina 64
–, erythropoetische Protoporphyrie 66
–, gap junctions 63
–, Gegenanzeigen 67
–, Gehalt in Nahrungsmitteln 64
–, Hautschutz 66
–, Herzinfarkt 64

Sachregister

–, Herz-Kreislauf-Erkrankungen 66
–, Katarakt 65
–, Krebs 66
–, Lutein 64
–, Lycopin 64
–, Makuladegeneration 65
–, Nebenwirkungen 66
–, polymorphe Lichtdermatosen 66
–, Prostatakrebs 64
–, Quenching 63
–, Singulettsauerstoff 63
– und Lipidperoxidation 63
– und Lungenkrebs 66
– und UV-Licht induzierte Hautschäden 66
–, Ursachen für Mangel, Mangelsymptome 65
–, Vitamin-E-Verbrauch 67
–, Wechselwirkungen 67
–, Zeaxanthin 64
Cartier, Jaques 26
Cathcart, Robert F. 10
Cellulose 20
Cephalosporine 76
–, Vitamin-K-Interaktion 76
CHAOS-Studie 6
Chemotaxis 29, 240
Chemotherapeutika 56
–, L-Glutamin 151
–, Nebenwirkungsrate 107
Chemotherapie, Mikronährstoffe 34, 107, 151, 190
Chinese-Restaurant-Syndrom 47
Chloroquin 53
Cholecystokinin 99
Cholesterin 18, 21
Cholesterol-7-hydroxylase 28
Cholin 83, 88
–, L-Carnitin-Interaktion 83
–, Cholinbitartrat 88
–, natürliches Vorkommen 88
–, Phosphatidylcholin 88
–, Präkursor 160
Chrom 41, 121
–, Anwendungsgebiete 122
–, Bedarf und Resorption 121
–, Diabetes mellitus 122
–, Gehalt in Nahrungsmitteln 122
–, Glucosetoleranzfaktor 121
–, Hypercholesterinämie 123
–, Leistungssport 123
–, Mangelsymptome 122
–, Nebenwirkungen, Wechselwirkungen, Gegenanzeigen 123
–, nutritive oder reaktive Hypoglykämie 122
–, parenterale Ernährung 123

–, sechswertiges 121
– und Kohlenhydratstoffwechsel 121
–, Ursachen für einen Mangel 122
–, weitere Anwendungsgebiete 123
Chrompolynicotinat 121
Chromverbindungen 121
Ciclosporin A 96, 143
–, Nierenschäden, Ω-3-Fettsäuren 204
Cisplatin 34, 96
–, Nephrotoxizität 107
Citratzyklus 126
Citrovorumfaktor 54
Citrullin 147, 149
Claudicatio intermittens s. arterielle Verschlusskrankheit, periphere
Clomipramin 162
Coenzym A 44
– Q10 30, 79, **83f.**, 136, 162, 190
– –, AIDS 85
– – als Antioxidans 84
– –, Alter 85
– –, Anthracycline, Kardiotoxizität 86
– –, Anwendungsgebiete 85
– –, Arzneimittelwechselwirkung 85
– –, ATP-Produktion 84
– –, Bedarf 84
– –, Bluthochdruck 85
– –, CSE-Hemmer 85f.
– –, Herz-Kreislauf-Erkrankungen 85
– –, Krebs 86
– –, Leistungssport 86
– –, Mangelsymptome 85
– –, natürliches Vorkommen 85
– –, Nebenwirkungen 86
– –, physiologische Bedeutung 84
– –, Ursachen für einen Mangel 85
– –, Vitamin-E-Spareffekt 84
– –, Vitamin K 87
– –, Wechselwirkungen 86
– –, weitere Anwendungsgebiete 86
– –, Zahnerkrankungen 86
Coeruloplasmin 31, 124f., **240**
Colchicin 50
Colecalciferol s. Vitamin D
Colestyramin, Interaktionen 50, 53, 59, 69, 72, 115f.
Colitis ulcerosa 54, 74, 92, 110, 116, 142, 152, 156, **228ff.**, 231
–, Eisen 231
Connexin 59
Corticoid-Osteoporose 72
Corticosteron 28
Corticosteroide 31
Corticotropin 28

Cortisol 28
Cotrimoxazol 53, 81
Craving 210
CRH 28
Cryptoxanthin 64
CSE-Hemmer 85ff.
–, Coenzmy Q10-Interaktion 86f.
Cushing-Syndrom 100
Cyanocobalamin s. Vitamin B_{12}
Cyclooxygenase 141
Cyclophosphamid, Glutathionstatus 190
Cystathionase 176
Cystathionin 48
Cystathionin-β-Synthase 48
–, Vitamin B_6 176
L-Cystein 147, 153
–, Haarausfall 111, 156
–, Mikronährstoffe 160, 164
–, Krebs 189
–, Präkursor 160
Cystin, Gehalt in Nahrungsmitteln 161
Cystinurie 35
Cytochrom-C-Oxidase 124
Cytochromoxidase 124
Cytochrom P 450 29, 41

D

Darmerkrankungen, chronisch-entzündliche 151, 228ff.
–, Antioxidanzien 230f.
–, Calcium 230
–, Ernährung 229
–, Ω-3-Fettsäuren 230
–, Folsäure 231
–, Glucocorticoide 229
–, L-Glutamin 230
–, Mikronährstoffmangel 229
–, Sulfasalazin 229
–, Vitamin A 230
–, Vitamin B_{12} 231
–, Vitamin D 230
–, Zinkmangel 230
Darmresektion 231
Darmverträglichkeitsgrenze, orale 11
DART 142
Decarboxylasehemmer, Vitamin-B_3-Interaktion 41
Dehydroascorbinsäure 28, **30**, 197
Dekubitus 35, 45
Demenz vom Alzheimer Typ 52
Dentalfluorose 121
Depressionen, Zink 110
–, Therapie 162
–, L-Tryptophan 167

Dermatitis 41
–, seborrhoische 57f.
δ-6-Desaturase **109**, 111, 144
–, Enzymdefekt 203
Desipramin 162
Detoxifikation von Schwermetallen 161
Dexpanthenol 44f.
D-Glucose 27
Diabetes mellitus 33, 38, 47, 51, 54, 57, 70, 73, 81, 97, 110, 122, 127, 129, 142, 165, **194ff.**
–, Anthocyane 199
–, Antioxidanzien 197
–, Bioflavonoide 199
–, B-Vitamine 197
–, Ernährung 196
–, Folgeschäden 194
–, Gefäßerkrankungen, Entwicklung 194ff.
–, α-Liponsäure 198
– Typ I 43
–, –, Prävention 198
– Typ II 70
–, Übergewicht 194, 196
–, und Magnesiummangel 198
–, Zink 198
Dialyse 107
Diazepam 41
Diclofenac 70
Digitalis, Interaktionen 94, 96, 100
Dihomo-γ-Linolensäure 137, 143f.
Dihydroliponsäure s. α-Liponsäure
5-Dihydrotestosteron 111
1,25-Dihydroxy-Colecalciferol 128
Dimethylselenid 108
15,15-Dioxygenase 63
Dismutation 135
Diuretika, Interaktionen 31, 53, 59f., 95ff., 101, 105, 110
–, Kalium-Intoxikation 101
–, kaliumsparende 99, 101
–, Magnesiumverlust 97
3D-Krankheit 42
–, Schmerzbehandlung 163
DNA-Polymerase 109
Docosahexaensäure 15, **19**, 139f., 217
L-Dopa 41, 161
–, Vitamin-B_6-Interaktion 49
Dopamin 28, 162
Dopamin-β-Hydroxylase 124
Dopamin-Hypothese 157
Dunaliella salina 11, 64
Dünndarm, Glutaminmangel 151
Durchfall **20**, 96, 101f.
Dyerberg 139
Dysfunktion, endotheliale 32, 149, **174f.**

Sachregister

–, erektile 149
Dysplasie, zervikale 55

E
Eaton 14
Eicosanoide 18
Eicosapentaensäure (EPA) 15, **19**, 139, 142
Eisen 79f., 158, 164
–, AIDS 116
– als Pro-oxidans 115
–, Antazide 116
–, Anwendungsgebiete 116
–, Bedarf und Resorption 114
–, Colestyramin 116
–, Eisenmangelanämie 116
–, Eisenresorption 29
–, Eisensalze 115
–, Gehalt in Nahrungsmitteln 115
–, Gyrasehemmer 116
–, Mangelsymptome 115
–, Nebenwirkungen, Wechselwirkungen und Gegenanzeigen 116
–, physiologische Bedeutung 114
–, Tetracycline 116
–, Transferrin 115
–, Ursache für einen Mangel 115
–, Vitamin C 29, 115
Eisenmangelanämie 115, 116
–, Eisenvergiftung 116
Eisensalze 115
Eisenvergiftung 116
Eiweißwertigkeit, biologische 17
Eklampsie 240
Elaidinsäure 19
Elementardiät 229, 240
Eliminationsdiät 229, 240
Endorphine 163
Endothel 240
Endothelial Derived Relaxing Factor 148
Energiestoffwechsel, mitochondrialer 130
Englische Krankheit s. Rachitis
Enkephalinase 163
Enolase 119
Entgiftung von Schwermetallen 107, 113
Enzephalopathie, hepatische 169
–, Aminosäuren, verzweigtkettige 169
Eosinophilie 168
Epilepsie 48, 69, **126f.**, 133, 144
Epiphysenschluss, vorzeitiger 62
Erbrechen **20**, 96, 101f.
Erkältungskrankheiten 34f., 112
Ernährung 13ff.
–, enterale 151, 230
–, lacto-vegetarische 218, 220

–, Mangel 120
–, moderne 14f.
–, paläolithische 14
–, parenterale 123, 151
– und Arteriosklerose 174f.
– und HIV-Infektion 180f.
– und Krebs 186ff.
–, vollwertige 15ff.
Ernährungsgewohnheiten, moderne 15ff.
– in Deutschland 187
Ernährungsregeln 21f.
Erythem, lichtinduziertes 66
Erythropoese 214
Erythropoetin 81
Eskimoernährung 139
Ethinylestradiol, Vitamin-C-Interaktion 35
Ethylenbistryptophan 168
Etoposid 70, 190
Eustress 233
Extrinsic-Faktor 49

F
fatty streaks 174
Fenton-Reaktion 115, 132
Ferrioxidase 124
Ferritin 114
Fette 18ff.
Fettkonsum 18
Fettleber, alkoholische 78
Fettsäuren, einfach ungesättigte 18, 137
–, –, Olivenöl 18
–, –, Ölsäure 18
–, essenzielle, mehrfach ungesättigte 137
–, gesättigte 18, 137, 186
–, mehrfach ungesättigte 19, 137
–, mittelkettige 18
Fettsäureverbrennung 79
FEV_1 222
Fibrinogen 175
Fibrinolyse 28
Fingernägel, brüchige 57
–, weiße Flecken 110
Five-a-day 22, 187
Flavinadenindinukleotid 39
Flavinmononukleotid 39
Flavonoide 22, 136
Flavoproteine 84
Fluor 119ff.
–, Anwendungsgebiete 120
–, Bedarf und Resorption 119
–, Fluorgehalt 120
–, Kariesprophylaxe 120
–, Nebenwirkungen 121
–, Osteoporose 120

–, physiologische Bedeutung 119
–, Trinkwasser 120
– und Kariesentstehung 119
–, Wechselwirkungen und Gegenanzeigen 121
Fluorapatit 119
Fluorid s. Fluor
Fluoridsubstitution 120
Fluorouracil 37
Flush 42, 241
Folinsäure 54
Folsäure **52**, 62, 85, 109, 161, 189
–, antikanzerogene Eigenschaften 189
–, Anwendungsgebiete 54
–, Arzneimittel 53
–, Bedarf und Resorption 52
–, chronisch entzündliche Darmerkrankungen 54
–, Citrovorumfaktor Rescue 54
–, Diabetes mellitus 54
–, Einnahme oraler Kontrazeptiva 54
–, Gehalt in Nahrungsmitteln 53
–, Herz-Kreislauf-Erkrankungen 54
–, Krebs und zervikale Dysplasien 55
–, makrozytäre Anämie 54
–, Nebenwirkungen 55
–, physiologische Bedeutung 52
–, psychische Erkrankungen 55
–, Schwangerschaft 55
–, Mangel 53, 158
–, Wechselwirkungen 55
–, weitere Anwendungsgebiete 55
Folsäure-Antimetaboliten 53
Folsäuredekonjugase 53, **108**, 197, 214
Formaldehyd 164
Fovea centralis 65
Free Radical Diseases 8, 136
–, Definition 133
–, Entwicklung 132
Frühgeborene 143
Fuß, diabetischer 195

G

GABA 48, 52f.
Gallensäurekonjugate 157
Gallensteine 165
Gangrän 195
gap junctions 59, 63, **189**
Gastrin 28
Gastritis 152
–, atrophische 51f.
–, chronisch-atrophische 33f.
–, –, Helicobacter pylori 34
–, –, Nitrosaminbildung 34
–, –, Vitamin C 34
–, chronische 50

Gedächtnisstörungen, altersbedingte 52
Gefäßverkalkung 74
Genom 241
Gestose 241
Gewichtsreduktion 80, 123
–, L-Carnitin 80
Gicht 17, 127f.
Gingivitis 60, 86
GISSI-Studie 177
Glaser 121
Glomerulonephritis 166
Glossitis 40, 47, **241**
Glucocorticoide, Interaktionen 59, 72, 92, 94ff., 100, 110, 219, 229
Glucokinase 57
Gluconeogenese 56, 241
Glucose 102
–, Beschreibung und Funktion 16
–, Nachweis im Urin
–, –, Störung durch Vitamin C 35
Glucoseintoleranz 121f.
Glucose-6-phosphat-Dehydrogenase 134
–, Mangel 36
Glucosetoleranz 73, 123, 127, **241**
–, Ω-3-Fettsäuren 142
Glucosetoleranzfaktor 121
Glucosurie 110, 122
Glucuronyl-Transferase 76
Glutamat 47, **152**, 155, 157f.
Glutamatdehydrogenase 109, 152f.
Glutamat-Hypothese 157
L-Glutamin 87, 147, **150ff.**, 153, 181, 235
–, Anwendungsgebiete 151
–, Chemotherapie 151
–, Darmerkrankungen, chronisch entzündliche 151
–, Dünndarm und Immunsystem 150f.
–, Immunschwäche 151
–, Leistungssport 152
–, Muskulatur 151
–, Nebenwirkungen 152
–, Parenterale und enterale Ernährung 151
–, physiologische Bedeutung 150
–, Wachstumshormon 151
L-Glutaminsäure **152ff.**
– als Neurotransmitter 152, 158
–, Ammoniakentgiftung 153
–, Anwendungsgebiete 153
–, Gehalt in Nahrungsmitteln 153
–, Konzentrations- und Gedächtnisstörungen 153
–, Nebenwirkungen, Wechselwirkungen und Gegenanzeigen 153
–, physiologische Bedeutung 152

Sachregister

L-Glutathion s.a. N-Acetylcystein 33, 134f., 150, **153ff.**, 160, 189
–, AIDS und Immunschwäche 154f.
–, antioxidative Schutzfunktion 30, 32, 77, 153
–, Anwendungsgebiete 154
–, Immunsystem 154
–, Körperzellmasse 154
–, physiologische Bedeutung 153
Glutathionperoxidase 77, **134**, 160, 226
–, Selenmangel 104
Glutathionperoxidase (GSH-Px) 134
Glutathionreduktase 134
Glyceroltrinitrat 148
Glycin 47, 121, 135, 146, **157f.**, 159, 165
– als Co-Agonist 158
– als Neurotransmitter 157
–, Konjugation 157
–, physiologische Bedeutung 157
–, Schizophrenien 157f.
Glykogenspeicherkapazität 233
Glykolyse 97
Glykosyltransferase 126f., 208
GSH-Peroxidase 153
GSH-Reduktase 39ff.
GSSG-Reduktase 153f.
GTF 41
Guanidinbernsteinsäure 161
Guanylatcyclase 148
L-Gulonolacton-Oxidase 27
L-Gulonsäure 27
Gürtelrose 192
Gyrasehemmer 116

H

Haarausfall 57, **111**, 156
–, Schwangerschaft 111
–, Therapie 111
Haar-Mineral-Analyse 10
Haarwachstum 57
Haarwurzelzellen 57
Haber-Weiß-Reaktion 131
Hagebutte 31
Halpern 121
Halsschmerzen 112
Hämbildung 124
Hämochromatose 36, 116
Hämodialyse 81, 110
–, Selen 107
Hämodilution 215
Hämoglobin 115, 158
– glykosiliertes 33
Hämoglobinsynthese 158
Hämolyse 134

Harn, Ansäuerung 161
Harnsäure 127
–, Nachweis im Urin
–, –, Störung durch Vitamin C 35
Harnsäuresteine 101
Harnstoffzyklus **126**, 148, 169
–, Glutaminsynthetase 153
Harnwegsinfektionen 161
–, L-Methionin 161
Hautkrebs 106, 133
HbA$_1$ 197, 241
HbA$_{1c}$ 43, 47, **195ff.**
H$_2$-Blocker 50
HDL-Cholesterin 123
Health Professional Follow-up Study 70
Heißhunger 123, 210
Helicobacter pylori 33f.
Hell-Dunkel-Adaptation 112
–, Störungen 60
Hemicellulose 20
Hepatitis C 155
Herpes labialis 34, 192
– zoster 38, 192
Herpes-simplex-Infektionen 159
–, auslösende Faktoren 191
–, Ernährung 191
–, L-Arginin 191
–, L-Lysin 191
Herpesvirus 159
Herzglykoside 101
–, Kalium-Interaktionen 101
Herzinfarkt 61, 80, 82, 97, 106, 133, 194
–, Sekundärprophylaxe 142
Herzinsuffizienz 37, 81, 97, 100, **133**, 148
–, Coenzym Q10 85f.
–, Taurin 165
Herz-Kreislauf-Erkrankungen, Mikronährstoffe 80, 82, 97, 106
–, Risiko 61, 133, 194
–, Sekundärprophylaxe 142
Herzrhythmusstörungen, Mikronährstoffe 82, 96f., 100, 140, 165
Hesperidin 30, 136
Heuschnupfen 223
Histamin 32, 93, 113, **158**, 221f.
L-Histidin 147, 158f.
–, Anwendungsgebiete 158
–, Arthritis, rheumatoide 159
–, Bedarf 158
–, Gehalt in Nahrungsmitteln 158
–, Hämoglobin 158
–, Histidinbelastungstest 158
–, physiologische Bedeutung 158
–, Resorption von Eisen 158

–, Resorption von Eisen und Zink 158
–, weitere Anwendungsgebiete 159
HIV-Infektionen 112, **180ff.**
–, B-Vitamine 182
–, β-Carotin 182
–, CD_4-Zell-Zunahme 65
–, Diarrhoe assoziierte Morbidität 60
–, Eiweißbedarf 181
–, Eiweißmangel 180
–, Empfehlungen zur Ernährung 181
–, Gewichtsverlust 180
–, Glutathionspiegel 182
–, intestinale Permeabilität 151
–, Körperzellmasse 154, 181
–, L-Arginin 183
–, L-Carnitin 183
–, L-Glutamin 183
–, Mangel 107
–, Morbidität bei Neugeborenen 182
–, Mortalität bei HIV-infizierten Kindern 182
–, N-Acetylcystein 181f.
–, Neugeborene, Morbidität 60
–, oxidativer Stress 107
–, Selen 182
–, Spurenelementstatus 181
–, Ursachen für Nährstoffmangel 180f.
–, Vitamin A 182
–, Vitamin-A-Mangel und Mortalitätsrisiko 60
–, Vitamin C 182
–, Vitaminstatus 181
–, Zink 183
HIV-Kachexie 154, 180f.
HIV-Progression, Glutathionmangel 154
HMG-CoA-Reduktase 68
Hoffer, Abram 4, 42
Homocystein 47ff., 51f., 54, 161, 173, **175f.**, 197, 208
–, Arteriosklerose 175
–, Pathophysiologie 175
–, Schwangerschaft 214
–, Stoffwechsel 175f.
– urie 48, 161
Homo orthomolecularis 14
Homocysteinmethyltransferase 50
Hormon-Ersatz-Therapie 5
HSV-1 191
HSV-2 191
Hydralazin 46
Hydrocephalus 60
Hydroxocobalamin 51
25-Hydroxy-Colecalciferol 71
Hydroxylapatit 103, 119
1-α-Hydroxylaseaktivität, Magnesium 91
–, Hydroxylradikal 131

Hydroxyllysin 28
Hydroxyprolin 28
5-Hydroxytryptophan 47
Hyperaktivität 110
Hyperaldosteronismus 100
Hyperammonämie 149
Hyperbilirubinämie 40, 76
Hypercalcämie 74, 103
Hypercholesterinämie 42, 122f.
–, Therapie 42
Hyperemesis gravidarum 49
Hyperglykämie 194
Hyperhomocyst(e)inämie 161
Hyperinsulinämie 17, 122
Hyperkaliämie 101
Hyperkeratose 60
Hyperkinese 99
Hyperlipidämie **32**, 45, 142
Hyperoxalurie 47
Hyperparathyreoidismus 73, 103f.
Hypertonie 93, 163
Hypertriglyceridämie 142
Hyperurikämie 17
Hypocalcämie 96
hypochlorige Säure 29
Hypochlorit 164f.
Hypoglykämie 43, 113, **242**
–, reaktive 122f.
–, –, Ernährung 123, 211
–, –, Symptome 123
Hypokaliämie 100
Hypoparathyreoidismus 73
Hypophosphatämie 103
Hypothyreose 39, 118
Hypovitaminose 9, 25

I

Ileitis 231
Imerslund-Syndrom 50, 242
Immunabwehr, geschwächte
–, L-Arginin 149
–, L-Glutamin 151
Immunschwäche 32, 48
Individualität, biochemische 8
Indometacin 32
Infektanfälligkeit 32
Infektionskrankheiten 61
Infektsteine 161
Infertilität 112
Initiation 29, 189
Inositol 88
– hexanicotinat s. Vitamin B_3
– nicotinat s. Vitamin B_3
Insektenabwehr 38

Insulin 5, 71, **110**
– und Vitamin C 33
–, Vitamin-E-Interaktionen 71
Insulin-like growth factor 148
Insulinresistenz 121, 194
Insulinsekretion 168
Insulinsensitivität 43, 57, 97, **110**, 122, 129, 149
Interferon **29**, 109, 112
Interleukin 1 **141**, 154, 185, 219, 230
Intrinsic-Faktor 49
Ischämie 133
Ischialgien 39
Isoleucin,. s.a. Aminosäuren, verzweigtkettige **146**, 167f., 235
Isoniazid 41, 46
–, Vergiftung 49
Isopentenylpyrophosphat 86
Isopren 86
Isotretinoin, Aknetherapie 61, 201

J
Jeejeeboy 121
Jod 5, 22, **117f.**
–, antioxidative Eigenschaften 117
–, Bedarf 117
–, Gehalt in Nahrungsmitteln 117
–, Mangelsymptome 118
–, physiologische Bedeutung 117
–, präoperative Ruhigstellung 118
–, Schwangerschaft und Stillzeit 118
–, Therapie der euthyreoten Struma 118
–, Thyreostatika 119
– und Schilddrüsenfunktion 117
–, Ursachen für einen Mangel 117
–, Wechselwirkungen und Gegenanzeigen 119
Jodakne 119
Jodallergie 119
–, Nebenwirkungen 119
Jodmangelkropf 117
–, Prophylaxe 118

K
Kachektin 154
Kachexie 110, 143, 147, **154**, 190, 242
Kaffee 22
Kalium 96, 98f.
–, ACE-Hemmer 101
–, Alkalose 99
–, Anwendungsgebiete 100
–, Arzneimittelwechselwirkung 100
–, Azidose 99
–, Bedarf und -resorption 100
–, Bluthochdruck 101
–, Diuretika 101

–, Gegenanzeigen 101
–, Erbrechen, Durchfall 101
–, Gehalt in Nahrungsmitteln 100
–, Glucocorticoide 100
–, Herzglykoside 101
–, Herz-Kreislauf-Erkrankungen 100
–, Leistungssport 101
–, Magnesiummangel 100
–, Mangelsymptome 100
–, Nebenwirkungen, 101
–, NSAR 101
–, Obstipation 101
–, physiologische Bedeutung 99
–, Schleifendiuretika 100
–, Thiazide 100
–, Wechselwirkungen 101
–, Ursachen für einen Mangel 100
–, Verbrennungen 101
–, Verlust 96
–, weitere Anwendungsgebiete 101
Kaliumchlorid 102
Kaliumcitrat 21, 101
Kammerflimmern 142
Kardiomyopathie 80, 85
–, dilatative 104, 106
Karies 17, 21
Kariesprävention 119
Kariesprophylaxe 120x, 128
Karnofsky-Index 190
Karpaltunnelsyndrom 48
Karzinoidsyndrom 168
Kashin-Beck-Erkrankung 104, 106
Katabolie 151
Katalase 134, 226
Katarakt, seniler 32f., 40, 64, 70, 112, 117, 133, 156, 165, **225ff.**
–, Antioxidanzien 226
–, Ernährung 225
–, Lutein 226
–, Pathogenese 225f.
–, Risiko, erhöhtes 225
–, Taurin 227
–, Vitamin C 226
–, – E 226
–, Zeaxanthin 226
–, Zinkstatus 112
Kataraktentwicklung 226
Kaufman, William 42
Keshan-Erkrankung 104, 106
Ketoazidose 101
Kindstod, plötzlicher 57
Knochenmarksdepression 54
Knochenmarkstransplantationen 108, 151
Knochenmatrix 95

Knochenmetastasen 190
–, Schmerzreduktion 34
Knollenblätterpilzvergiftungen 78
Kochsalz 22
Kohlenhydrate 16f.
–, einfache 16
–, Energieinhalt 16
–, komplexe 16
Kohlenwasserstoffe, polyzyklische aromatische 185
Kollagen **26**, 28, 159
Kollagenose 142
Kolonkarzinom 93
Kolonkrebs 107
Kolpitis 242
Komplement 29
Konjunktivitis 60, 242
Konner 14
Kontrazeptiva, orale, Interaktionen 31, 37, 39, 46, 54f., 96, 110
–, –, Folsäuremangel 53
–, –, Folsäure-Substitution 54
–, –, Vitamin-B_6-Mangel 47
Konzentrationsstörungen 52, 153
Koronare Herzkrankheit 32
–, Mikronährstoffe 81f., 85, 88, 97, 100, 106, 148f., 174
Koronarsklerose 174
Körpergewicht, Stabilisierung 112
Körperzellmasse, Aufrechterhaltung 154f.
Kraftsport 149, 233
Krampfanfälle, Vitamin-B_6-abhängige 48
Kreatin 157
–, Präkursor 160
Kreatin-Adenosintriphosphat, Magnesium 177
Kreatinphosphat 177, 235
Krebs 32f., 55, 61, 66, 70, 73, 86, 106, 112, 143, 149, 154f., **185ff.**
–, Cystein- und Glutaminplasmaspiegel 155
–, Ernährung 185ff.
–, Glutamatplasmaspiegel 155
–, Körperzellmasse 155
–, oxidativer Stress 185
–, Pathophysiologie 185
–, Prävention, Obst- und Gemüsezufuhr 187
–, Risikofaktoren 186
–, Selen-Therapie 106f.
– und Mikronährstoffe 187ff.
–, Vitamin-A-Hochdosistherapie 61f.
Krebs-Henseleit-Zyklus 148
Krebstherapie, adjuvante 34
Kretinismus 118
Kupfer 124ff., 135
–, antioxidative Schutzfunktion 124

–, Anwendungsgebiete 125
–, Bedarf und Resorption 124
–, Gehalt in Nahrungsmitteln 124
–, Kupfermangelanämie 125
–, Nebenwirkungen, Wechselwirkungen, Gegenanzeigen 125
–, physiologische Bedeutung 124
–, rheumatische Erkrankungen 125
– und Knochenaufbau 124
– und Metallothionein 124
–, Ursachen für einen Mangel 125
–, weitere Anwendungsgebiete 125
–, Zink-Interaktionen 113
Kupferarmbänder 125
Kupfermangel 113
Kupfervergiftung 125
Kynureninhydroxylase 41

L
Langerhanszellen, Epidermis 66
Laurinsäure 18
Laxanzien s. Abführmittel
Laxanzienabusus 101
LDL-Cholesterin 18, 140
LDL-Rezeptor 118
Lebererkrankungen 78, 113
Leberfunktionsstörungen 43
Leberinsuffizienz 148f.
Leberzirrhose 78, 110, 113, 155, **169**
–, Fahrtauglichkeit 169
Leinöl 19
Leinsamenöl 139, 141
–, kaltgepresst 7
Leistungssport 82, 98, 101, 123, 149, 152, 169, **233ff.**
–, Antioxidanzien 234
–, L-Carnitin 235
–, Coenzym Q10 235
–, Ernährung 233
–, L-Glutamin 235
–, Kreatin 235
–, Mineralstoffe 234
–, Spurenelemente 234
Lernschwäche 110
Lernschwierigkeiten 52, 153
Leucin 146, 167f., 235
Leucin s. Aminosäuren, verzweigtkettige
Leukämie, akute 151
Leukopenie 54
Leukotrien B_4 143
Leukotriene 139
–, Eigenschaften 139
–, Serie 4 138f., 141
–, Serie 5 138f.

Levodopa s. L-Dopa 161
Lichtdermatose, polymorphe 66
Lichtschutz 66
Lignin 20
Lind, James 27
γ-Linolensäure 109, 111, **137**, 199
–, Neurodermitis 144
–, Neuropathie
–, –, diabetische 144
–, Stoffwechsel 203
Linolsäure 19, 109, 111, 137, 141
γ-Linolensäure 109, 111, **137**, 199
–, Neurodermitis 144
–, Neuropathie
–, –, diabetische 144
–, Stoffwechsel 203
Linxian-Studie 66, **106**, 188
Lipidperoxidation 69, **131**, 135
Lipidsenker 110
Lipofuszineinlagerungen 69
α-Liponsäure 30, **77f.**, 190
–, AIDS 78
–, antioxidative Eigenschaften 77
–, Anwendungsgebiete 78
–, Bedarf 77
–, Diabetes mellitus 78
–, diabetische Polyneuropathie 78
–, Insulin 78
–, Leberfunktionsstörungen 77
–, Liponamid-Dehydrogenase 77
–, Mangel 77
–, Morbus Wilson 77
–, natürliches Vorkommen 77
–, Nebenwirkungen, Wechselwirkungen 78
–, orale Antidiabetika 78
–, physiologische Bedeutung 77
–, Schwermetallvergiftungen 77
–, weitere Anwendungsgebiete 78
Lipoprotein (a) **27ff**, 42, 140, 159, 242
– als Risikofaktor 19, 28, 32
–, Funktionen 27
–, Plasmaspiegel 28
–, Reduktion mit N-Acetylcystein 155
–, Synthese 28
–, Zusammensetzung 28
Lipoprotein (a)-Hypothese 27
Lipoxygenase 141
Lovastatin 85f.
Lozenges 112
Lungenkrebs 61, 106, **187f.**
–, Risiko 187
Lungenödem 165
Lutein 64f., 226f.
Lycopin 64, 135

Lymphozytenblastogenese 29
L-Lysin 28, 150
–, Anwendungsgebiete 159ff.
–, Gehalt in Nahrungsmitteln 159
–, Herpes-simplex-Infektion 191
–, Herpes-simplex-Infektionen 159
–, Nebenwirkungen 160
–, physiologische Bedeutung 79, 146, 159
– und Lipoprotein (a) 159f.
–, weitere Anwendungsgebiete 160
Lysyl-Oxidase 124, 127, **207**

M
Macula lutea 64
Magenkrebs 33, 187f.
–, Alkoholabusus 96
Magenulzera 43
Magnesium 9f., 88, 90, **94ff.**, 144
–, Abführmittel 96
–, ACE-Hemmer 99
–, Adenosintriphosphat 95
– als physiologischer Calciumantagonist 95
–, Anwendungsgebiete 96, 99, 123, 167, 199
–, Arzneimittelwechselwirkungen 39, 96, 99
–, Bedarf und Resorption 95
–, Bluthochdruck 97
–, Diabetes mellitus 198
–, Diuretika 99
–, –, kaliumsparende 99
–, Gegenanzeigen 99
–, Gehalt in Nahrungsmitteln 95
–, Herz-Kreislauf-Erkrankungen 97
–, Leistungssport 98
–, Magnesiumcitrat 97
–, Magnesiumsalze 95
–, Mangelsymptome 46, 96, 100
–, Migräne 97
–, Muskelkrämpfe 97
–, Natrium/Kalium-Pumpe 95
–, Nebenwirkungen 99
–, Nierensteine 99
–, Obstipation 99
–, physiologische Bedeutung 94
–, Präklampsie 98
–, prämenstruelles Syndrom 98
–, Schwangerschaft 98
–, Stress 98
–, Tetracycline 99
Magnesiumdepletion 177
Magnesiumnitrat 95
Magnesiumorotat, s.a. Orotsäure **87f.**, 95, 97
Magnesiumsalze 95
Makroangiopathie 194
Makuladegeneration 112f., 156

–, altersbedingte 64f., 113
Malondialdehyd 106
Mangan 123, **125f.**, 148
–, Anwendungsgebiete 127
–, Bedarf und Resorption 126
–, Diabetes 127
–, Epilepsie 127
–, Gehalt in Nahrungsmitteln 126
–, Hypoglykämie 127
–, Kupfer-Interaktionen 125
–, Mangel 126
–, Nebenwirkungen, Wechselwirkungen und Gegenanzeigen 127
–, Osteoporose 127
–, physiologische Bedeutung 126
–, rheumatoide Arthritis 127
Manganvergiftung, chronische 127
MAO-Hemmer 163, 168
Marathonlauf 234
Margarine 19
Masern 59, 61
Masernsterblichkeit 61
Mastodynie 210
Matrix-Gla-Protein 75
Maus, Vitamin-C-Biosynthese 27
Meerschwein 27
„Megadosis"-Therapie 4
Megaloblastenanämie 53f., 214
Melanin 124, 162
Melatonin 166
Menachinon s. Vitamin K
Menadion s. Vitamin K
Menkes-Syndrom 125
Mertz 121
metabolisches Syndrom 242
Metacholin 32, 222
Metallothionein 109, 124, **243**
Metformin 50f.
Methämoglobinämien 35
L-Methionin 146
–, Abbau 127, 130
–, Ampicillin 161
–, Anwendungsgebiete 160
–, Bedarf 160
–, Carbenicilline 161
–, L-Carnitin 79
–, L-Dopa 161
–, Gehalt in Nahrungsmitteln 161
–, Haarausfall 58, 111, 156
–, Harnwegsinfekte 160f.
–, Infekt- bzw. Phosphatsteine 161
–, Lebererkrankungen 161
–, Nalixidinsäure 161
–, Niereninsuffizienz, chronische 161

–, Nitrofurantoin 161
–, physiologische Bedeutung 28, 88, 104, 153, 160, 162, 164
–, Sulfonamide 161
– und Homocystein 49, 54, 84, 161, 175
– und Selen 160
Methionin-Synthase, Vitamin B_{12} 176
Methotrexat 34, 53
–, Folsäure-Substitution 54
Methylcobalamin s. Vitamin B_{12}
N-Methyl-D-Aspartat-Rezeptor 157
Methylmalonsäure 50
N-Methyltetrahydrofolsäure 49, 55
N-Methyl-Transferase 4
Migräne 40, **97**, 143
Mikroangiopathie 194
Mikronährstoffe 21
–, antikanzerogene Eigenschaften 188
Mikronährstoffmangel, Diagnose 10
Milchkonsum, Calcium 92
Mineralstatus, Bestimmung 10
Mineralstoffe 90
–, Dosierung 6
–, Funktionen 90
Mitochondrien 79, 84, **243**
Mitochondrien-DNA 133
Mitomycin 70, 190
Möller-Barlowsche Erkrankung 26
Molybdän 127f.
–, Anwendungsgebiete 128
–, Bedarf und Resorption 128
–, Fluorid 128
–, Gehalt in Nahrungsmitteln 128
–, Mangel 128
–, Nebenwirkungen, Wechselwirkungen und Gegenanzeigen 128
–, physiologische Bedeutung 127
Monoaminooxidase 163
Morbus Addison 101f.
– Alzheimer 38
– Bechterew 71, 218
– Crohn 50f., 54, 62, 74, 92, 110, 128, 142, 152, 156, **228ff.**
– Wilson 77, 113, **125**
Morphin 163
Mukosaatrophie 151
Mukoviszidose 156
Multiple Sklerose 38, **51**, 69, 108, 133, 143
Mundwinkelrhagaden, Mikronährstoffe 40, 43, 116
Muskelkrämpfe 97, 101
Muskelschäden, oxidative 234
Muttermilch 140, 217
Myoglobin 114
Myristinsäure 18

N
NAC 5
Nachtblindheit 60
Nachtkerzenöl 137, **203**, 211
Nährstoffbedarf
– im Alter 8
–, individueller 8
Nährstoffdichte 15, 243
Nalixidinsäure 161
Natrium 15, 99, **101ff.**, 234
–, Anwendungsgebiete 102
–, Bedarf und Resorption 102
–, Mangel 102
–, Nebenwirkungen, Wechselwirkungen und Gegenanzeigen 103
–, physiologische Bedeutung 102
–, Rehydratation 102
Natriumbicarbonat 21
Natriumchlorid 101f.
Natriumetabisulfit 222
Natriumfluorid 94, 208
Natriumhydrogencarbonat 102
Natrium/Kalium-ATPase 95, 102, 165
Natriumselenit 35, 108
Neomycin 50
Nephropathie 194ff.
–, diabetische 166
nephrotisches Syndrom 166
Neuralrohrdefekte 54f., 214
–, Folsäure-Substitution 55
–, Prävention 214
Neurodermitis 32, 43, 111, 144, **202f.**
–, Ernährung 202
–, γ-Linolensäure 203
Neuroleptika, Interaktionen 37, 39, 163
Neuropathie, diabetische 47, 51, 57, 144, **195**
–, periphere 57, 123
Neuropathien 50
Neutralfett 18
Niacin 46, 77, 79
Niacinäquivalent 41
Niacin/Niacinamid s. Vitamin B$_3$
nichtsteroidale Antirheumatika 219
Nicotinamid 199
–, Diabetesprävention 198
Nicotinsäure 5, 166
–, Hypercholesterinämie, Therapie 42
Nierenerkrankungen 166
Niereninsuffizienz **81**, 104, 116, 159
–, chronische 73, 161
–, –, L-Methionin 161
Nierensteinprophylaxe 101
Nitrattoleranz 155, 178
Nitrofurantoin 161

Nitroglycerin 155f., 178
Nitrosaminbildung 34, 189
N-Nitrosamine 68, 187, **189**
N-Nitrosoverbindungen 29
NMDA-Rezeptor 157
Noradrenalin 162
Nukleosid-Analoga 181
Nurses Health Study 70

O
Oberschenkelhalsfraktur 73
Olivenöl **18**, 21, 137f.
–, Zusammensetzung 18
Ölsäure 137f.
–, kardioprotektive Eigenschaften 18
Omega-3-Fettsäuren s. Ω-3-Fettsäuren
Omega-6-Fettsäuren s. Ω-6-Fettsäuren
Ω-3-Fettsäuren 19, 137ff., **140f.**
–, Anwendungsgebiete 142
–, Bedarf 141
–, Bluthochdruck 142
–, chronisch entzündliche Darmerkrankungen 142
–, Diabetes mellitus 142
–, Frühgeborene 143
–, gestörte Glucosetoleranz 142
–, Herz-Kreislauf-Erkrankungen 142
–, Hyperlipidämie 142
–, Krebs und Krebsprävention 143, 186
–, Mangelsymptome 141
–, Nebenwirkungen 143
–, physiologische Bedeutung 140
–, Psoriasis 143
–, rheumatischer Formenkreis 142
–, Schwangerschaft und Wachstum 140, 143
–, Stillzeit 143
–, Transplantationsmedizin 143
– und Immunfunktion 141
– und Vitamin E 141
–, Vorkommen in Nahrungsmitteln 138f.
–, weitere Indikationen 143
Ω-6-Fettsäuren 19, 137ff., **144**
–, Anwendungsgebiete 144
–, diabetische Neuropathie 144
–, Nebenwirkungen, Wechselwirkungen und Gegenanzeigen 144
–, Neurodermitis 144
–, γ-Linolensäure 144
–, Vorkommen in Nahrungsmitteln 137
orale Kontrazeptiva 50, 53f.
L-Ornithin **126**, 148f., 235
Orotsäure **87f.**, 95, 99
–, Anwendungsgebiete 88
–, ATP-Produktion 87

–, Herz-Kreislauf-Erkrankungen 88
–, Leistungssport 88
–, Magnesiumorotat 88, 95, 97
–, natürliches Vorkommen 88
–, Nebenwirkungen, Wechselwirkungen,
   Gegenanzeigen 88
–, physiologische Bedeutung 87
orthomolekulare Medizin 3f.
–, biochemische Individualität 8
–, Definition 4
–, Dosierung und Anwendungsdauer 6
–, Geschichte 4
–, Grundregeln 5
– und Schulmedizin 6
–, Wirkstoffe 5
–, Ziele 3
orthomolekulare Produkte, Kennzeichen 11
Osmond, Humphry 4, 42
Ösophaguskrebs 128
Osteoarthritis **42**, 71, 162
–, Therapie 162
Osteoblasten **72**, 75, 119f.
Osteocalcin 75
Osteofluorose 121
Osteoklasten 72
Osteoporose 49, **206ff.**
–, Bor 208
–, Calcium 91ff., 206f.
–, Calciumsalze, Resorption 207
–, Ernährung 18, 206
–, Kupfer, Mangan, Zink 125ff., 207f.
–, Magnesium 207
–, Natriumfluorid 120, 208
–, Osteocalcin 207
–, Vitamin D 73, 207
–, Vitamin K 75, 207
Osteoporoseprophylaxe 93
Otosklerose 62
Oxaluturolithiasis 36
– und Vitamin-C-Aufnahme 35
Oxalsäure 47, 92
Oxidationsresistenz 174
–, LDL-Cholesterin 174
8-Oxoguanin 130
Ozon 132, 164

P

Paclitaxel 34
Paläolithikum, Ernährung 14
Palmitinsäure 18, 137
Pankreasinsuffizienz, Vitamine 50, 52, 76
Pankreatitis 60, 62
–, akute 71, 108
–, –, Selen 108

–, –, Therapie 108
–, –, Vitamin E 108
Pantethin s.a. Vitamin B_5 44f., 199
–, Diabetiker mit Hyperlipidämien 45
Pantothensäure s. Vitamin B_5
para-Aminobenzoesäure 88
Paraaminosalicylsäure 50
Paracetamol-Vergiftung 154
Paraffin, Vitaminmangel 59, 69, 72
Parästhesie 243
Parathormon 72, **90f.**, 103
–, Calciumstoffwechsel 91
Parkinson 69, 133
Parodontitis 86
Parodontopathien 32, 35
Pauling, Linus Carl 3f., 26f., 34, **243**
Pektin 20
Pellagra 8, 41f.
D-Penicillamin 46
Peroxylradikal 131
Pflanzeninhaltsstoffe
–, sekundäre 136, 187
–, –, Eigenschaften 136
p53-Gen 189, 243
–, Punktmutationen 185
–, Tabakrauch 187
–, Vitamin E 68
Phagozytose, überschießende 219
Phenobarbital 72
Phenothiazine 39
Phenprocoumon 76f., 87
–, Vitamin-K-Interaktionen 77
D,L-Phenylalanin 162
L-Phenylalanin 146, 162ff.
–, Anwendungsgebiete 163
–, Bedarf 162
–, Coenzym Q10 84
–, Depressionen 163
–, Gehalt in Nahrungsmitteln 163
–, Lebererkrankungen
–, MAO-Hemmer 163
–, Nebenwirkungen, Wechselwirkungen und
   Gegenanzeigen 163
–, Neuroleptika 163
Phenylalanin-Hydroxylase 163
Phenylethanolamin 163, 169
Phenylketonurie 108, 147, **162ff.**
–, L-Carnitin 164
–, Eisenmangel 164
–, Ernährung mit Muttermilch 164
–, Selen 164
–, Therapie 164
Phenylpropan 20
Phenytoin, Therapie 41, 98, 168

Phosphat 92, 127
Phosphatase, alkalische 127
Phosphatidylcholin 88
Phosphatidylserin 162
Phosphat s. Phosphor
Phosphatsteine 161
Phosphor 103
–, Bedarf und Resorption 103
–, Gehalt in Nahrungsmitteln 103
–, Nebenwirkungen, Wechselwirkungen und Gegenanzeigen 104
–, physiologische Bedeutung 103
Phototherapie 40
Phyllochinon s. Vitamin K
Phytinsäure 110
Picolinsäure 111, 166
–, Synthese 166
Pigmentstörungen 66
Pivampicillin 80
Plaque 119
Plasminogen 28
Plattenepithelkarzinome 61f.
– der Lunge 61
– des HNO-Bereichs 61
Plummer 118
Pneumocystis carinii 112, 183
Polyarthritis, chronische 70f.
Polyneuropathie 37
–, diabetische 198
–, –, α-Liponsäure 198
–, –, Therapie 78
Polyphenole 136
polyunsaturated fatty acids 137
Post-Polio-Syndrom 83
Präeklampsie 93, **98**, 143, 214ff.
– und oxidativer Stress 216
Präeklampsierate, Reduktion 216
Präeklampsierisiko, erhöhtes 216
prämenstruelles Syndrom (PMS) 48, 98, 144, **210ff.**
–, Ernährung 211
–, Leitsymptome, Klassifizierung 210
–, γ-Linolensäure 211
–, Magnesium 211
–, Vitamin B_6 211
Pravastatin 85
Primidon 72
Proanthocyanidine 136
Progesteron 211
Progoitrin 118
Proguanil 53
Prolactin 211
L-Prolin 159f.
Prolin-Hydroxylase 26

Promotion 29, 189
Promyelozytenleukämie, akute 189
–, –, Therapie 61
Propionibacterium acnes 111, 200f.
Prostacyclin 32
Prostacyclinsynthese 68
Prostaglandine, Eigenschaften 139
–, Serie 1 138
–, Serie 2 138f.
–, Serie 3 138f.
Prostaglandin E_1 203
Prostatahyperplasie, benigne 113
Prostatakrebs, Risiko 64, 106f., 188
Proteasehemmer 181
Protein C 75
Proteine 17f.
–, Beschreibung und Funktion 17
–, Energiegehalt 17
Proteinglykosilierung 29, 70, 195f., 225
–, Mechanismus 196
–, Vitamin C 197
–, Vitamin E 197
Proteinkinase C 68, 219
Protein S 75
Prothrombin 75, 91
Protoporphyrie, erythropoetische 66
Psoriasis 111, 143, **203ff.**
–, Ernährung 203
–, Ω-3-Fettsäuren 204, 139
–, Kupfer 205
–, Selen 204
–, Vitamin A 58, 61
–, Vitamin D 74, 204
–, Zink 204
P/S-Quotient 19, 244
Psychosen 41
–, schizophrene 4
–, –, Vitamin B_3 4
–, –, Vitamin C 4
Pteroylglutaminsäure s. Folsäure
Purine 21
Pyridoxalphosphat 48
Pyridoxal-5-Phosphat 46
Pyridoxin, Pyridoxal s. Vitamin B_6
Pyrimethamin 80
Pyruvatcarboxylase 57, 126
Pyruvatdehydrogenase 57, 77

Q
Quecksilber 90, 107
Quenching 63, 135
Quercetin 7, 30, **136**, 192, 223
Quickwert, Überwachung 76f., 87, 143

R

Rachitis **73f.**, 92, 94
Rachitisprophylaxe 74
Radikale, freie, Angriffsziele 130
–, Arten 131
–, Definition 131
–, Funktion 131
–, Generierung durch die Atmungskette 130
–, Haber-Weiß-Reaktion 131
– und Kanzerogenese 185
– und Krebs 188
Rapsöl 19, 139
Redoxrecycling **30**, 136, 188
5-α-Reduktase 111
Reduktionsdiät 196
Rehydratation 102
Reichstein, Tadeus 27
Reiseübelkeit 49
Remethylierung 175
Renin-Angiotensin-Aldosteron-System 102
Repellent 38
Reperfusion 133
Respiratory burst 131, 164, **219**, 221
Retinodehydrogenase 109
Retinoide 58, **63**, 189, 204
–, Hypertriglyceridämie, Ω-3-Fettsäuren 204
–, Onkogensuppression 189
Retinoidrezeptor 58, 189
Retinol-bindendes Protein 111
Retinol-Dehydrogenase 112
Retinolpalmitat 59
Retinopathie 194f.
Retinol s. Vitamin A
Retinsäure 58
Rheuma s. Rheumatischer Formenkreis, Erkrankungen
rheumatischer Formenkreis, Erkrankungen 125, **218ff.**
–, Calcium 219
–, Ernährung 218
–, Ω-3-Fettsäuren 139, 142, 218f.
–, Osteoporoserisiko 219
–, Selen 107
–, Vitamin C 219
–, Vitamin D 219
–, Vitamin E 70, 219
Rhinitis allergica (allergische Rhinitis) 32, 93, **223**
– sicca 61
Rhinoviren 112
Rhodanid 118
Rhodopsin 58
Riboflavin s. Vitamin B_2
RNA-Polymerase 109
Rutin 30, 136

S

Salbutamol 222
Sanddorn 31
Sauerstoffradikale, s.a. Radikale 130
Sauerstoffspezies, reaktive 131
Säure-Basen-Gleichgewicht 20, 102
Säure-Basen-Haushalt **20**, 100, 103, 150, 158, 160f.
Scavenger 133
–, endogen enzymatische 134
–, nicht-enzymatische hydrophile 135
–, nicht-enzymatische lipophile 135
Schaumzellen 174
Schiffsche Base 195f.
Schilddrüsenhormone 92
Schizophrenie 42, 157
Schlafstörungen 41, 167
–, L-Tryptophan 167
Schlaganfall 61, 194
Schleifendiuretika 100
Schleimhautentzündungen 45
Schmerzbehandlung 163
Schuppenflechte 203
Schwangerschaft 54, 82, **213ff.**
–, Calcium 93, 215f.
–, Eisen 215
–, Ernährung 213
–, Ω-3-Fettsäuren 143, 261f.
–, Folsäuremangel 214
–, Haarausfall 111
–, Jod 118, 215
–, Magnesium 98, 216
–, Mikronährstoffmangel 213
–, Vitamin D 215
–, Zink 216
Schwangerschaftserbrechen 49, 216
Schwangerschaftsstreifen 71
Schwarz 104, 121
Schwermetalle 62, **105**, 132
Schwermetallselenide 105
Schwermetallvergiftungen 10, 78, 110
Sehpurpur 58
Selen 6, 69, **104ff.**, 113, 134, 160, 164, 231
–, Abführmittel 105
–, Adriamycin 107
–, antioxidative Schutzfunktion 71, 104
–, Anwendungsgebiete 106, 108
–, Arachidonsäurekaskade 105
–, Arzneimittelwechselwirkungen 105, 108
–, Bedarf und Resorption 105
–, Cisplatin 107
–, Dialyse 107
–, Gehalt in Nahrungsmitteln 105
–, Glutathionperoxidase 104

–, Herz-Kreislauf-Erkrankungen 106
–, HIV-Infektionen 107
–, Keshan-Krankheit 104
–, Krebs 190
–, –, Prophylaxe und Therapie 106
–, Mangelsymptome 105f., 118
–, Nebenwirkungen 108
–, physiologische Bedeutung 104
–, rheumatische Erkrankungen 107, 220
–, Schwermetallbelastung 107
–, Schwermetalle 105
–, tumorprotektive Eigenschaften 106
–, Überdosierung 108
– und Schilddrüsenfunktion 105
–, –, mit Vitamin C 30, 35, 108
Selenhefe 106
Selenomethionin 105, 108
Selenoproteine 104f., 244
Serin 146f., 157
Serotonin 28, 37, 46, **166f.**, 169
Serotonin-Syndrom 168
Serotonin-Wiederaufnahme-Hemmer 168
SH-Donatoren 154
Sichelzellanämie 101
Sildenafil 149
Simvastatin 86
Skorbut 8, **26**, 31
Slow Reacting Substances of Anaphylaxis 222
Soja 110
Sojaöl 137
Somatomedin C 148
Somatropin 148
Sonnenallergie, Mikronährstoffe 43, 66, 93
Sonnenlichtexposition 225
Sorbitol 27, 195
Spermatogenese 58
Sphingolipide 46
Spina bifida 54f., 214
Sprue 50, 92
Spurenelemente 104ff.
–, Dosierung 6
–, Funktionen 90
Spurenelementstatus, Bestimmung 10
SRS-A 222
Staphylococcus aureus 111
Steroid-Osteoporose 206
STH 148
Stickstoffbilanz 154
–, negative **155**, 181, 228, 230
Stickstoffdioxid 132
Stickstoffmonoxid 32, **147ff.**, 177
–, Freisetzung 68, 148, 174
–, Funktionen 148
Stillzeit 143, 217

Stoffwechsellage, katabole 151
Stomatitis 47, 60
Strahlentherapie **34**, 107, 190
Streptococcus mutans 119
Stress 38, 98
–, oxidativer 131f.
–, –, Alterungsprozess 133
–, –, Arzneimittel 132
–, –, Definition 132
–, –, endogene und exogene Faktoren 132
–, –, Herzinsuffizienz 133
–, –, Kataraktentwicklung 133, 226
–, –, Krebsentstehung 185
–, –, mehrfach ungesättigte Fettsäuren 132
–, –, neurodegenerative Erkrankungen 133
–, –, Proteinglykosilierung 133
–, – und Alterungsprozess 8
Stressabschirmung 95
Strontium 120
Strukturfett 18
Struma s. Jodmangelkropf
Sulfadiazin 80
Sulfamethoxazol 35
Sulfasalazin 53f., **229**, 231
Sulfitoxidase 127
Sulfitoxidasemangel 128
Sulfonamide 39, 161
Superoxidanion-Radikal 131
Superoxiddismutase 77, 109, 124, 126, **134f.**, 226
β$_2$-Sympathomimetika 222
Syndrom, metabolisches 194, 199
Synergismus 188
Szent-Györgi, Albert 3, 27

T
Tabakrauch 187
Tacalcitol 204
Taurin 136, **164ff.**, 227
–, antioxidative Eigenschaften 164
–, Anwendungsgebiete 165
–, Augenerkrankungen 165
–, Diabetes mellitus 165
–, Entgiftung 164
–, Herz-Kreislauf-Erkrankungen 165
–, Konjugation 165
–, Lungenerkrankungen 165
–, Nebenwirkungen 166
–, Nierenerkrankungen 166
–, physiologische Bedeutung 164
–, Präkursor 160
– und Herzfunktion 165
Tee, schwarzer 22
Teratogenität 62

Tetanie **92**, 94, 96, 234
Tetracycline, Interaktionen 99, 110, 115f.
–, Calcium-Interaktionen 92, 94
–, Vitamin-C-Interaktionen 31
–, Zink-Interaktionen 113
Tetrahydrobiopterin 162f.
Tetrahydrofolsäure 29, **52**, 54f.
Thalassämie 36, 116
Theophyllin 46f., 96, **221**
–, Vitamin-B$_6$-Interaktionen 47
Thiaminase 37
Thiamin s. Vitamin B$_1$
Thiazide 74, 100
Thiazole, Vitamin-D-Interaktionen 74
Thioctsäure s. α-Liponsäure
Thiole 131
Thioredoxin-Reduktase 104, 245
Threonin 146
Thrombin 91
Thromboxan A$_2$ 68
Thrombozytopenie 54
Thymin-Glykol 130
Thymulin 109f.
Thyreoperoxidase 117
Thyreostatika 119
Thyreotropin 28, 118
Thyroxin 105, **117f.**, 162
Tinnitus 62
Tocopherole 67
Tocopheroxyl-Radikal 68, 135
Tocotrienole 67f.
Torsades de pointes Tachykardien 97
Transaminase, erythrozytäre 47
Transferrin 114f., 215
–, Funktion 115
Transfettsäuren 19, 21
–, Wirkung auf den Lipidstoffwechsel 19
Transketolase, erythrozytäre 36
Translokation, bakterielle 152
Transplantationsmedizin 143
Transsulfurierung 176
Trauma 151, 154
TRH 28
Triathlon 234
Trigeminusneuralgien 39, 52
Trijodthyronin (T$_3$) 105, **117f.**, 162
L-Tryptophan 146, 167ff.
–, Anwendungsgebiete 111, 167, 222
–, Bedarf 167
–, Carbamazepin 168
–, Depressionen 167
–, eosinophiles Myalgie-Syndrom 168
–, Gehalt in Nahrungsmitteln 167
–, Hydroxylierung 166

–, MAO-Hemmer 168
–, Nebenwirkungen, Wechselwirkungen und Gegenanzeigen 167
–, Neurotransmittersynthese 166
–, Phenytoin 168
–, physiologische Bedeutung 166
–, PMS 167
–, Schlafstörungen 167
–, Serotonin 28, 46
–, Serotonin-Wiederaufnahme-Hemmer 168
– und Insulin 167
Tumorkachexie 154f.
–, N-Acetylcystein 155
Tumornekrosefaktor-α 141, 154, 185, 219, 230
Tyramin 163, 169
L-Tyrosin 162f.
–, Lebererkrankungen 169
–, MAO-Hemmer 163
–, Nebenwirkungen, Wechselwirkungen und Gegenanzeigen 163
–, Neuroleptika 163
–, physiologische Bedeutung 84, 147
Tyrosinase 124
Thyroxin-5'-Deiodase, Typ-I- 105, 117

U
Übergangsmetall 131f.
Übergewicht s. Adipositas
Übersäuerung 18
–, chronische 20f.
Ubichinon 10 s. Coenzym Q10
Ulcus cruris 35, 45
Ulcus ventriculi 113
Ulzera 113
Unterschenkelgeschwüre 113
Urämietoxin 161
Urat, antioxidative Eigenschaften 127
Urin, Gelbfärbung 40

V
Valin s.a. Aminosäuren, verzweigtkettige 146, **167f.**, 235
Valproinsäure 80
–, Lebertoxizität 80
Vanadium 129
Verbrennungen 35, **45**, 101, 151
–, schwere 151
Verschlusskrankheit, periphere arterielle 82
Verstimmungen, depressive 47
Verzehrsstudie der BRD, nationale 187
Viagra® 149
Virushepatitis 78, 149
Vitamin A 5, 26, **58ff.**, 112
–, Akne 61

Sachregister

–, akute Promyelozytenleukämie 61, 189
–, Anwendungsgebiete 60, 62
–, Aphthen 61
–, Arzneimittelwechselwirkung 59, 62
–, Augenerkrankungen 60
–, Bedarf und Resorption 59
–, biologische Aktivität 59
–, Erkrankungen der Haut und der Schleimhäute 61
–, gap junctions 59
–, Gegenanzeigen 62
–, Gehalt in Nahrungsmitteln 59
–, Herz-Kreislauf-Erkrankungen 61
–, Infektionskrankheiten und Masern 61
–, Isotretinoin 61
–, Krebs 61
–, Krebsprävention 189
–, Leber 62
–, Mangelsymptome 10, 59f.
–, –, Mortalitätsrisiko bei HIV 60
–, Nebenwirkungen, Überdosierung 62, 74
–, Ohrenerkrankungen 62
–, physiologische Bedeutung 58
–, Plattenepithelkarzinome 61
–, – des HNO-Bereiches und der Lunge 62
–, Psoriasis 61
–, Schlaganfall 61
–, Teratogenität 201
–, tumorprotektive Eigenschaften 61
–, Überdosierung, akute 62
–, –, chronische 62
– und Immunfunktion 29
– und Schwangerschaft 62
–, Vitamin E 62
Vitamin-A-Hochdosistherapie 62
Vitamin B_1 **36ff.**, 77, 197
–, Alkohol 37
–, Alli-Thiamine 37
–, Anwendungsgebiete 38
–, Arzneimittelwechselwirkungen 37
–, Bedarf und Resorption 37
–, Beriberi 38
–, Immunschwäche 38
–, Magnesium 39
–, Mangelsymptome 37, 39
–, Nebenwirkungen, Wechselwirkungen 39
–, Repellent 38
–, Speicherkapazität 37
–, Stress 38
–, Thiaminpyrophosphat 36
–, Wernicke-Korsakoff-Syndrom 38
Vitamin B_2 25, **39ff.**, 104, 134, 227
–, Arzneiwechselwirkungen 39
–, Bedarf und Resorption 39

–, Eisen 40
–, Gehalt in Nahrungsmitteln 39
–, GSH-Reduktase 39
–, Mangel 39f., 46
–, Migräne 40
–, Nebenwirkungen 40
–, physiologische Bedeutung 39
–, Sichelzellenanämie 40
–, Vitamin-B_6-Interaktionen 46
–, Wechselwirkungen 40
–, Indikationen 40, 156
Vitamin B_3 4, **41ff.**, 79, 121
–, Adriamycin 42
–, Anwendungsgebiete 42f.
–, Arzneimittelwechselwirkungen 41
–, Bedarf und Resorption 41
–, Diabetes mellitus 43
–, Flush 42
–, Gegenanzeigen 43
–, Gehalt in Nahrungsmitteln 41
–, Herz-Kreislauf-Erkrankungen 42
–, Hyperlipidämie 42
–, Krebs 42
–, Kynureninhydroylase 41
–, Mangelsymptome 41
–, Nebenwirkungen 43
–, Niacinäquivalent 41
–, Osteoarthritis 42
–, Pellagra 42
–, physiologische Bedeutung 41
–, Schizophrenien 42
–, L-Tryptophan 41
–, Typ-I-Diabetes 43
–, Vitamin B_6 41
–, Vitamin B_2 41
–, Wechselwirkungen 43
Vitamin B_5 25, 44
–, Akne vulgaris 45
–, Anwendungsgebiete 45
–, Bedarf und Resorption 44
–, Burning Feet Syndrom 44
–, L-Carnitin 44
–, Coenzym Q10 44
–, Diabetiker mit Hyperlipidämien 45
–, Gehalt in Nahrungsmitteln 44
–, Hyperlipidämie 45
–, Mangelsymptome 44
–, Nebenwirkungen, Wechselwirkungen, Gegenanzeigen 45
–, physiologische Bedeutung 44
–, rheumatoide Arthritis 45
–, Schleimhautentzündungen 45
–, Wundheilungsstörungen 45
Vitamin B_6 **46ff.**, 144, 153, 161, 164, 183

–, AIDS 48
–, Alkohol 46
–, δ-Aminolävulinsäure-Synthetase 47
–, Anwendungsgebiete 47, 49, 167
–, Arzneimittelwechselwirkungen 46
–, Asthma 47
–, Bedarf und Resorption 46
–, Chinese-Restaurant-Syndrom 47
–, depressive Verstimmungen 47
–, Diabetes mellitus 47, 197
–, L-Dopa 49
–, Epilepsie 48
–, Gehalt in Nahrungsmitteln 46, 53
–, Haarausfall 47, 57, 111
–, Herz-Kreislauf-Erkrankungen 48, 54
–, Homocystinurie 48
–, Immunsystem 48
–, Karpaltunnelsyndrom 48
–, Kinetosen 49
–, Kraftsport 46
–, Magnesium 46
–, Mangel 46f., 80
–, Nebenwirkungen 49
–, physiologische Bedeutung 46, 79
–, Picolinsäureproduktion 46
–, prämenstruelles Syndrom 48, 211f.
–, primäre Hyperoxalurien vom Typ I 47
–, Pyridoxin-responsive sideroblastische Anämie 48
–, Schwangerschaftserbrechen 49
–, Selen-Interaktionen 106
–, Tryptophanstoffwechsel 46
–, Vitamin B_2 46
–, Wechselwirkungen 49, 99, 113
–, Xanthurensäure 47
–, Zink 46
Vitamin B_{12} **49ff.**, 54f., 85, 161
–, AIDS 50f.
–, Anwendungsgebiete 50, 52
–, Arzneimittelwechselwirkungen 50
–, Asthma bronchiale 51, 223
–, Bedarf und Resorption 49
–, Diabetes mellitus 51
–, Folsäure 49, 52f.
–, Folsäurestoffwechsel 50
–, Gastritis, Typ A 51
–, Gehalt in Nahrungsmitteln 49
–, Herz-Kreislauf-Erkrankungen 51
–, Homocystein 50f.
–, Homocysteinmethyltransferase 50
–, Mangel 50
–, Methylmalonsäure 50
–, Morbus Crohn 51
–, Multiple Sklerose 51

–, Nebenwirkungen 52
–, neuropsychiatrische Erkrankungen 52
–, perniziöse Anämie 51
–, physiologische Bedeutung 49
Vitaminbedarf im Alter, erhöhter 8
Vitamin-B-Komplex 123
Vitamin C 4, 10, **26ff.**, 84, 112, 114, 122f., 135, 143, 154, 188, 190, 219, 231
–, Allergien 32
– als natürliches Antihistaminikum 222
–, antikanzerogene Eigenschaften 29
–, Anwendungsgebiete 32, 35
–, Arzneimittelwechselwirkungen 31
–, Asthma 32
–, Biosynthese im tierischen Organismus 27
–, Bioverfügbarkeit 31
–, Brustkrebs 34
–, Carnitinbiosynthese 28, 77ff.
–, Bedarf und Resorption 30
–, Chemotherapie 34
–, Cholesterin 32f.
–, Cytochrom P 450 29
–, Diabetes mellitus 33
–, Eisenresorption 29
–, Entgiftungsreaktionen 29
–, Erkältungskrankheiten 34
–, Fettstoffwechsel 29
–, Folsäure 29
–, Funktionen 25
–, Gegenanzeigen 36
–, Gehalt in Nahrungsmitteln 31
–, Geschichte 26f.
–, Glucosenachweis im Harn 35
–, Helicobacter pylori 33
–, Herpes-Infektionen 34, 159, 192
–, Herz-Kreislauf-Erkrankungen 32, 160
–, Histamin 32, 222
–, Hydroxylierungsreaktionen 28
–, Isolierung 27
–, Katarakt 33
–, Magenkrebs 33
–, Mangelerkrankungen 26
–, Nebenwirkungen 35
–, Neurotransmittersynthese 28
–, Nitrosamine 34
–, orale Darmverträglichkeitsgrenze 11
–, orale Kontrazeptiva 35
–, Oxalsäureausscheidung 35
–, Pharmakokinetik oraler Vitamin-C-Dosen 30
–, physiologische Bedeutung 28
–, Präeklampsierate, Reduktion 216
–, Prostacyclin 32
–, Proteinglykosilierung 29
–, Rauchen 31, 35

–, Scavenger-Funktion 29f.
–, Selen 35, 71, 104, 107f.
–, Stickstoffmonoxid 32
–, Strahlentherapie 34
–, Sulfamethoxazol 35
–, Totalsynthese 27
–, Ursachen für einen Mangel 31
–, Vitamin-E-Regeneration 29, 68f.
–, Wechselwirkungen 35, 108, 156
–, Wundheilungsstörungen 35
Vitamin-C-Bedarf, individuelle Ermittlung 11
Vitamin-C-Infusion, Asthma bronchiale 222
–, Herpes-simplex-Infektion, akute 193
–, HIV-Infektion 183
–, Krebstherapie, adjuvante 33, 190
–, Rheuma 220
–, Rhinitis allergica 223
Vitamin D 26, **71ff.**, 103
–, Anwendungsgebiete 73
–, Arzneimittelwechselwirkungen 72
–, Bedarf und Resorption 72
–, Calciumstoffwechsel 26, 72, 91
–, chronisch entzündliche Darmerkrankungen 74
–, Diabetes mellitus 73
–, Gegenanzeigen 74
–, Gehalt in Nahrungsmitteln 72
–, Hypoparathyreoidismus 73
–, Krebs 74
–, Mangel 72f.
–, Nebenwirkungen 74
–, Niereninsuffizienz, chronische 73
–, Osteoporose 5, 73, 93, 207
–, Östrogenrezeptor 73
–, Psoriasis 74
–, Rachitis 73
–, – prophylaxe 74
–, – therapie 74
–, Wechselwirkungen 74
Vitamine 25ff., 84
–, Definition 25
–, Dosierung 6
–, Einteilung 25
–, fettlösliche 26, 58
–, –, Resorption 26
–, Funktionen 25
–, wasserlösliche 26ff.
Vitamin E 26, 67f., 77f., 104, 135, 141, 154
–, akute Pankreatitis 108
–, Alter 69
–, Antiepileptika 69
–, antikanzerogene Eigenschaften 68
–, Anwendungsgebiete 69, 71, 212
–, Arachidonsäurekaskade 68
–, Arzneimittel, Wechselwirkungen 69

–, Bedarf und Resorption 68
–, Colestyramin 69
–, Diabetes mellitus 70
–, Epilepsie 69
–, Erkrankungen des rheumatischen Formenkreises 70, 107, 142f., 219
–, Gehalt in Nahrungsmitteln 68
–, Herz-Kreislauf-Erkrankungen 70
–, Immunfunktion 68
–, Immunstatus 69
–, Insulin 71
–, Katarakt 70
–, Krebs 66, 70, 188
–, Mangelsymptome 69
–, Morbus Alzheimer 69
–, Morbus Parkinson 69
–, Multiple Sklerose 69
–, Nebenwirkungen 71
–, neurodegenerative Erkrankungen 69
–, Nitrosaminbildung 68
–, p 53 68
–, Paraffin 69
–, physiologische Bedeutung 67
–, Präeklampsierate, Reduktion 216
–, Proteinkinase C 68
–, Radikal-Inaktivierung 68
–, Regeneration 29f.
–, Stickstoffmonoxid 68
–, Synergismus mit Coenzym Q10 84
–, Tocopherole 67
–, D-α-Tocopherol 67
–, Ursachen für einen Mangel 69
– Vitamin-A-Interaktionen 62
–, Vitamin C 68
–, Vitamin K 71, 75
–, Wechselwirkungen 71, 132
Vitamin H s. Biotin
Vitamin K 26, **74ff.**, 84, 87
–, antioxidative Eigenschaften 75
–, Anwendungsgebiete 76
–, Arzneimittelwechselwirkungen 75
–, Bedarf und Resorption 75
–, Blutgerinnungsstörungen bei Neugeborenen, Prophylaxe 76
–, γ-Carboxylierung 75
–, Gehalt in Nahrungsmitteln 75
–, Hüftgelenkfrakturen 76
–, Krebsrisiko 76
–, Mangel 75f.
–, Matrix-Gla-Protein 75
–, Nebenwirkungen 76
–, Osteocalcin 75
–, Osteoporose 76, 92, 207
–, physiologische Bedeutung 74

–, Quick-Wert 77
–, Überdosierung von Antikoagulanzien 76
–, Vitamin-E-Interaktionen 71
–, Wechselwirkungen und Gegenanzeigen 77
Vitamin-K-Antagonisten 76
Vitamin-K-Prophylaxe 76
Vitaminmangel, betroffene Organe 25
–, latenter 9f.
–, Stadien 9
–, Ursachen 25
Vitaminoide 77ff.
Vitamin P 30
Vitiligo 66

W
Wachstumshormon **148**, 151, 157
Wachstumshormonfreisetzung 235
Wadenkrämpfe 97
Walnussöl 19
Warfarin 77, 87
Wasserstoffperoxid 134f.
Weizenkleie 59
Wernicke-Enzephalopathie 38, 183
Williams, Roger 8
Windpocken 59
Wundheilung 35, **113**, 149
Wundheilungsstörungen 45, 113

X
Xanthin 127
Xanthinoxidase 127, 132
Xanthurensäure 47
Xerophthalmie 60

Z
Zahnbelag 119
Zahnerkrankungen 86
Zahnkaries 119
Zeaxanthin 64f., 135, **226f.**
Zell-Zell-Kommunikation 130
–, Carotinoide 189
–, Retinoide 189
Zidovudin 80f., 183
Zigarettenrauchen 133

Zink 9f., 47, **108ff.**, 123, 127, 135, 158f., 166, 169, 201
–, Acrodermatitis enteropathica 111
–, AIDS 112
–, Akne 111
–, Alter 110
–, Anwendungsgebiete 61, 110, 113
–, Arzneimittelwechselwirkungen 53, 59, 110
–, Diabetes mellitus 54, 110, 137
–, Erkältungskrankheiten 112
–, Gegenanzeigen 113
–, Gehalt in Nahrungsmitteln 109
–, Haarausfall 57, 111, 156
–, Hauterkrankungen 111
–, Herpes-simplex-Infektion 192
–, Immunfunktion 109
–, Interfertilität 112
–, Katarakt 112
–, Krebs 112
–, Kupfer-Interaktionen 124
–, Makuladegeneration 112
–, Mangel 109f.
–, Nebenwirkungen 113
–, Neurodermitis 111, 144
–, Operationen, Wundheilung und Verbrennungen 113
–, physiologische Bedeutung 108
–, Phytinsäure 110
–, Psoriasis 111
–, Tetracycline 113
–, Thymulin 109
–, Vitamin-A-Interaktionen 60
–, Wechselwirkungen 113
–, zinkabhängige Enzyme 108
–, Zink:Kupfer-Verhältnis 113, 125
–, Zinksalze 109
Zink-Insulin-Komplex 110
Zink:Kupfer-Verhältnis 125
Zinksalze 109
Zink-Thymulin-Komplex **109**, 112, 183
Zöliakie, Resorption 50, 76, 92
Zollinger-Ellison-Syndrom 50
Zucker 21
Zytostatika 34